MEDICINA DE BOLSILLO

CASOS CLÍNICOS

MEDICINA DE BOLSILLO

CASOS CLÍNICOS

Editor

Marc S. Sabatine

Professor of Medicine
Harvard Medical School

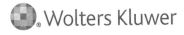. Wolters Kluwer

Philadelphia • Baltimore • New York • London
Buenos Aires • Hong Kong • Sydney • Tokyo

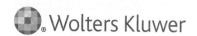

Av. Carrilet, 3, 9.ª planta, Edificio D - Ciutat de la Justícia
08902 L'Hospitalet de Llobregat, Barcelona (España)
Tel.: 93 344 47 18   Fax: 93 344 47 16   e-mail: consultas@wolterskluwer.com

Revisión científica
Rodolfo Cano Jiménez
Director General de Políticas de Investigación en Salud, Secretaría de Salud, México

Traducción
Nancy Yasmin Sánchez Zelayeta
Médico cirujano por la Universidad Nacional Autónoma de México, México

Dirección editorial: Carlos Mendoza
Editora de desarrollo: Núria Llavina
Gerente de mercadotecnia: Simon Kears
Cuidado de la edición: Doctores de Palabras
Diseño de portada: Jesús Esteban Mendoza
Impresión: C&C Offset Printing Co. Ltd. / Impreso en China

Andrew S. Allegretti, MD, MSc
Director of ICU Nephrology, Attending Physician, Nephrology Division,
Massachusetts General Hospital
Principal Investigator, Kidney Research Center, Massachusetts General Hospital
Instructor of Medicine, Harvard Medical School

Omar Al-Louzi, MD
Neurology Resident, Partners Neurology Residency

Alexander Blair, MD
Internal Medicine Resident, Massachusetts General Hospital

Michael P. Bowley, MD, PhD
Instructor in Neurology, Massachusetts General Hospital
Associate Program Director, Partners Neurology Residency Program

Leeann Brigham Burton, MD
Neurology Resident, Partners Neurology Residency

Alison C. Castle, MD
Internal Medicine Resident, Massachusetts General Hospital

Caitlin Colling, MD
Internal Medicine Resident, Massachusetts General Hospital

Jean M. Connors, MD
Medical Director, Anticoagulation Management Services, Hematology Division,
Brigham and Women's Hospital & Dana-Farber Cancer Institute
Associate Professor of Medicine, Harvard Medical School

Daniel J. DeAngelo, MD, PhD
Chief, Division of Leukemia, Dana-Farber Cancer Institute
Professor of Medicine, Harvard Medical School

Rachel Frank, MD
Internal Medicine Resident, Massachusetts General Hospital

Robert P. Friday, MD, PhD
Chief, Division of Rheumatology, Newton-Wellesley Hospital
Affiliate Physician, Rheumatology Unit, Massachusetts General Hospital
Instructor in Medicine, Harvard Medical School

Lawrence S. Friedman, MD
The Anton R. Fried, MD, Chair, Department of Medicine, Newton-Wellesley Hospital
Assistant Chief of Medicine, Massachusetts General Hospital
Professor of Medicine, Harvard Medical School
Professor of Medicine, Tufts University School of Medicine

Kristin Galetta, MD
Neurology Resident, Partners Neurology Residency

Kristen Hysell, MD
Infectious Disease Fellow, Massachusetts General Hospital

Tanya E. Keenan, MD, MPH
Hematology-Oncology Fellow, Dana-Farber/Partners CancerCare

Emily Walsh Lopes, MD
Gastroenterology Fellow, Massachusetts General Hospital

Melissa Lumish, MD
Internal Medicine Resident, Massachusetts General Hospital

Jason Maley, MD
Pulmonary Fellow, Massachusetts General Hospital

Michael Mannstadt, MD
Chief, Endocrine Unit, Massachusetts General Hospital
Associate Professor of Medicine, Harvard Medical School

Arielle Medford, MD
Internal Medicine Resident, Massachusetts General Hospital

Nino Mihatov, MD
Cardiology Fellow, Massachusetts General Hospital

Mazen Nasrallah, MD, MSc
Rheumatology Fellow, Massachusetts General Hospital

Walter J. O'Donnell, MD
Staff Physician, Pulmonary/Critical Care Unit, Massachusetts General Hospital
Assistant Professor of Medicine, Harvard Medical School

Michelle L. O'Donoghue, MD, MPH
Senior Investigator, TIMI Study Group
Associate Physician, Cardiovascular Division, Brigham and Women's Hospital
Affiliate Physician, Cardiology Division, Massachusetts General Hospital
Associate Professor of Medicine, Harvard Medical School

Nilay Patel, MD
Cardiology Fellow, Massachusetts General Hospital

Morgan Prust, MD
Neurology Resident, Massachusetts General Hospital

Stephanie M. Rutledge, MBBCh, BAO, MRCPI
Internal Medicine Resident, Massachusetts General Hospital

David P. Ryan, MD
Clinical Director, Massachusetts General Hospital Cancer Center
Chief of Hematology/Oncology, Massachusetts General Hospital
Professor of Medicine, Harvard Medical School

Marc S. Sabatine, MD, MPH
Chair, TIMI Study Group
Lewis Dexter, MD, Distinguished Chair in Cardiovascular Medicine, Brigham
and Women's Hospital
Affiliate Physician, Cardiology Division, Massachusetts General Hospital
Professor of Medicine, Harvard Medical School

Harish Seethapathy, MBBS
Nephrology Fellow, BWH/MGH Joint Nephrology Fellowship Program

Shilpa Sharma, MD
Internal Medicine Resident, Massachusetts General Hospital

Harshabad Singh, MBBS
Instructor, Gastrointestinal Cancer Treatment Center, Dana-Farber Cancer Institute

Isaac D. Smith, MD
Internal Medicine Resident, Massachusetts General Hospital

Miranda Theodore, MD
Internal Medicine Resident, Massachusetts General Hospital

Armen Yerevanian, MD
Endocrinology Fellow, Massachusetts General Hospital

Kimon C. Zachary, MD
Assistant Professor of Medicine, Infectious Disease Division, Massachusetts
General Hospital

A mis padres, Matthew y Lee Sabatine, a sus nietos homónimos, Matteo y Natalie, y a mi esposa, Jennifer.

Muchos lectores de *Medicina de bolsillo* han comentado que utilizan este libro no solo en las diversas salas médicas, sino también como auxiliar en la preparación para los diversos exámenes del consejo. Para satisfacer aún más esa necesidad, hemos elaborado un libro de *Medicina de bolsillo* para dichas revisiones.

En *Medicina de bolsillo. Casos clínicos*, hemos proporcionado a los lectores más de 500 preguntas basadas en casos de nueve especialidades. Se detallan las respuestas comentadas y se revisan los principios diagnósticos y terapéuticos clave. Los lectores verán que los casos no solo se basan en el conocimiento médico excepcional y la perspicacia clínica de los autores para cada especialidad de esta 7.ª edición de *Medicina de bolsillo*, sino que también se refleja la experiencia reciente de los miembros más jóvenes en la realización de exámenes del consejo. Una primera edición siempre experimenta desafíos únicos y agradecemos cualquier sugerencia de mejora.

Espero que no solo encuentre útil *Medicina de bolsillo. Casos clínicos* para sus exámenes, sino también para ayudarlo a perfeccionar sus conocimientos de medicina interna.

MARC S. SABATINE, MD, MPH

PREGUNTAS

1. Hombre de 59 años de edad con antecedentes de hipertensión e hiperlipidemia acude al servicio de urgencias (SU) por presentar opresión torácica subesternal de 1 h de evolución, clasificada como 8 en la escala de dolor que va del 1 al 10, con irradiación hacia el brazo izquierdo y asociada con diaforesis. Los signos vitales iniciales son presión arterial (PA) de 92/64 mm Hg y frecuencia cardíaca (FC) de 92 latidos/min. El electrocardiograma (ECG) se muestra a continuación:

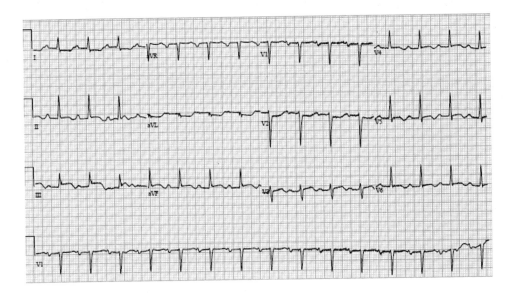

¿Cuál es el diagnóstico más probable?

A. Infarto de miocardio con elevación del segmento ST anterior

B. Infarto de miocardio con elevación del segmento ST inferior

C. Pericarditis

D. Cambios de ST que no cumplen los criterios específicos de isquemia; deben obtenerse ECG adicionales

2. Hombre de 72 años de edad con antecedentes de fibrilación auricular (FA) paroxística se presenta con dolor torácico subesternal posterior a 3 días de rinorrea y congestión nasal. Los signos vitales iniciales se caracterizan por la ausencia de fiebre y son FC 58 latidos/min, PA 102/58 mm Hg y saturación de oxígeno (SaO_2) 98% en el aire ambiente. El ECG inicial se muestra a continuación:

1

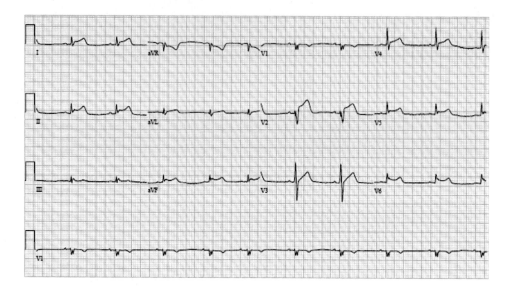

¿Cuál es el diagnóstico más probable?

A. Infarto de miocardio con elevación del segmento ST anterior

B. Infarto de miocardio con elevación del segmento ST inferior

C. Pericarditis

D. Cambios de ST que no cumplen los criterios específicos de isquemia; deben obtenerse ECG adicionales

3. Hombre de 78 años de edad con antecedentes de insuficiencia cardíaca (IC) con fracción de eyección (FE) reducida acude a la clínica para seguimiento posthospitalario. No refiere dolor torácico actual, equivalentes anginosos o disnea de esfuerzo. El ECG se muestra a continuación:

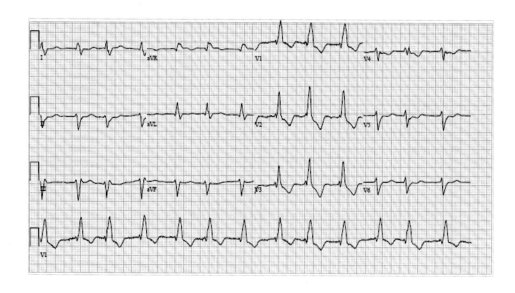

¿Cuál es la interpretación correcta?

A. FA con bloqueo de rama izquierda (BRI)

B. FA con bloqueo de rama derecha (BRD)

C. FA con BRD y bloqueo fascicular anterior izquierdo

D. Bloqueo cardíaco completo con BRD

4. Hombre de 72 años de edad con antecedentes de enfermedad renal crónica en estadio 4 secundaria a hipertensión que acude al hospital por fatiga y malestar general durante los últimos 3 días. No refiere dolor en el tórax. El ECG se muestra a continuación:

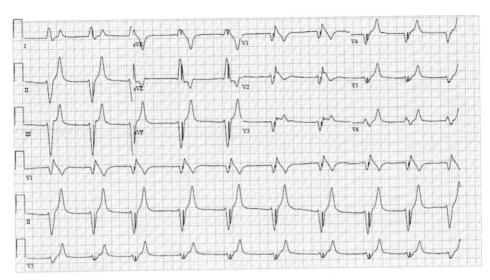

¿Cuál es la etiología más probable de los cambios en el ECG?

A. Hipercalcemia
B. Hipercalemia
C. Hipocalemia
D. Isquemia

5. Hombre de 39 años de edad con antecedentes de consumo de sustancias (metadona) ingresa con neumonía extrahospitalaria y se le administra levofloxacino. A continuación se muestra el ECG al ingreso:

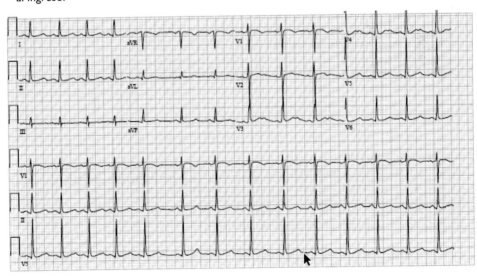

¿Cuál de las siguientes opciones aumentaría el riesgo de arritmia potencialmente mortal?

A. Reducir la dosis de metadona
B. Asegurarse de que los electrólitos estén en concentraciones normales
C. Iniciar tratamiento con bloqueadores β
D. Transición de levofloxacino a doxiciclina

6. Mujer de 45 años de edad con antecedentes de tabaquismo acude al SU con opresión torácica subesternal de reciente aparición con 20 min de evolución. Los signos vitales son FC 102 latidos/min, PA 94/68 mm Hg y SaO$_2$ 90% en el aire ambiente. En la exploración se observa distensión venosa yugular (DVY); taquicardia sin soplos, roces ni galopes; y edema de los miembros inferiores que está más atenuado en la extremidad izquierda que la derecha. El ECG se muestra a continuación:

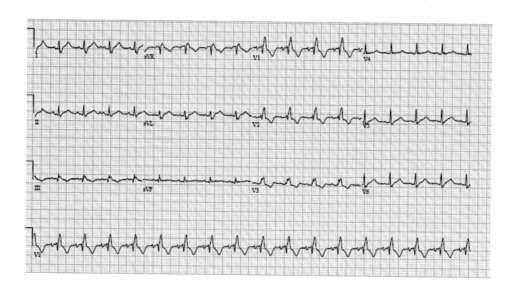

¿Cuál es el diagnóstico más probable?

A. Infarto de miocardio con elevación del segmento ST inferior
B. Infarto de miocardio sin elevación del segmento ST
C. Pericarditis
D. Embolia pulmonar

7. Hombre de 68 años de edad acude con opresión subesternal intensa acompañada de náuseas y vómitos durante los últimos 30 min. Informa que la opresión comenzó en el transcurso de 10 min y ha seguido empeorando. Se encuentra diaforético y experimenta malestar moderado. Los signos vitales son PA 118/78 mm Hg, FC 94 latidos/min y SaO$_2$ 98% en el aire ambiente. En la exploración física se perciben campos pulmonares claros sin soplos, roces o galopes a la auscultación cardíaca. Se verifica el ECG y se observa una onda R > onda S en V$_1$ con depresiones del segmento ST en V$_1$-V$_3$.

¿Cuál es el mejor paso a seguir?

A. Verificar las derivaciones posteriores
B. Descartar embolia pulmonar mediante tomografía computarizada (TC) de tórax
C. Iniciar tratamiento con colchicina para la pericarditis
D. Probar el uso de un inhibidor de la bomba de protones

8. Hombre de 69 años de edad con antecedentes de hipertensión e hiperlipidemia se presenta con dolor torácico subesternal con 90 min de evolución. El dolor se describe como una sensación de opresión con irradiación hacia el brazo izquierdo y se asocia con diaforesis. Los signos vitales iniciales son PA 92/64 mm Hg, FC 92 latidos/min y SaO$_2$ 94% en el aire ambiente. Los paramédicos le proporcionaron una dosis completa de ácido acetilsalicílico antes de su llegada. El ECG se muestra a continuación:

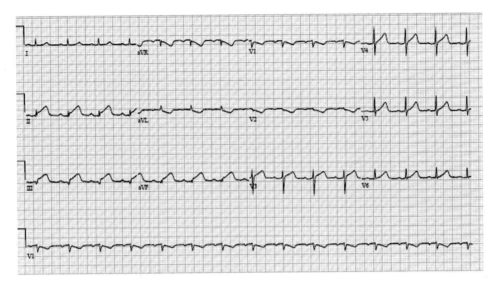

Se obtienen derivaciones del lado derecho en las que se observa elevación en la derivación V₄R. ¿Cuál es el mejor paso a seguir?

A. Notificar al laboratorio de cateterismo cardíaco para realizar revascularización urgente
B. Administrar nitroglicerina
C. Obtener las derivaciones posteriores
D. Realizar ecocardiograma transtorácico

9. Hombre de 72 años de edad con antecedentes de hipertensión presenta un dolor torácico pleurítico agudo en el lado izquierdo de reciente aparición que se irradia hacia los hombros. El dolor comenzó de forma subaguda, empeora cuando está acostado y mejora al inclinarse hacia adelante. No ha experimentado dolor torácico previamente ni disnea de esfuerzo. Durante la última semana, ha tenido rinorrea y tos seca. Los signos vitales se caracterizan por taquicardia con FC 104 latidos/min y PA 122/78 mm Hg. La SaO₂ es del 98% en el aire ambiente y la frecuencia respiratoria (FR) es de 18 respiraciones/min. El ECG se muestra a continuación:

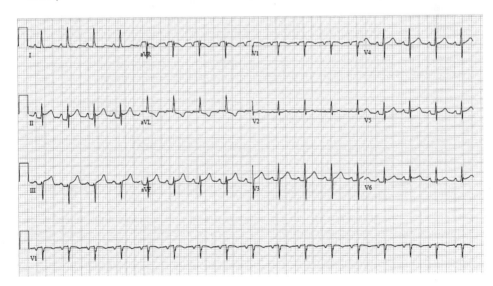

¿Cuál de las siguientes opciones es más compatible con la presentación clínica y los hallazgos del ECG?

A. Pericarditis aguda
B. Embolia pulmonar aguda
C. Disección aórtica
D. Infarto de miocardio con elevación del ST

10. Mujer de 76 años de edad con antecedentes de hipertensión y diabetes mellitus (DM) se presenta con dolor torácico y elevación en la concentración de troponina. Se le realiza cateterismo cardíaco por posible infarto de miocardio (IM) de tipo 1. En la angiografía no se encuentran indicios de enfermedad coronaria epicárdica. En el ecocardiograma se observa una FE del ventrículo izquierdo disminuida del 35% con hipocinesia global.

¿Cuál es el paso más apropiado a seguir en su evaluación?

A. Resonancia magnética (RM) cardíaca
B. Angiografía coronaria por TC
C. Prueba de esfuerzo con imágenes de perfusión
D. Ecocardiograma de esfuerzo en bicicleta en decúbito supino

11. Hombre de 68 años de edad con antecedentes de hipertensión, hiperlipidemia y DM se presenta con disnea de esfuerzo, que ha empeorado en las últimas semanas. El médico de atención primaria lo llama para preguntarle cuál es la prueba de esfuerzo óptima que se le debe solicitar. Usted revisa el expediente y ve que tiene un BRI previo y que se le realizó un reemplazo de rodilla izquierda hace 10 meses. El paciente cuenta con una capacidad de ejercicio limitada según la documentación del médico de atención primaria.

¿Qué prueba debería recomendar?

A. Ecocardiografía de esfuerzo con dobutamina
B. Solo un ECG de esfuerzo
C. Prueba de esfuerzo con imágenes de perfusión
D. Prueba de esfuerzo farmacológica con imágenes de perfusión

12. Hombre de 49 años de edad con hipertensión, hiperlipidemia, dolor crónico de rodilla que requiere un bastón y antecedentes familiares de arteriopatía coronaria (AC) temprana acude al SU por dolor torácico de varios días de evolución. El dolor no siempre se desencadena con el esfuerzo. Cuando se presenta durante el esfuerzo, no necesariamente cede con el reposo y no es ocasionado por un ejercicio más intenso. Los signos vitales están dentro de los límites normales. En el ECG no se observan cambios isquémicos. La concentración de troponina sérica está por debajo del límite superior de referencia y la función renal es normal.

¿Cuál de las siguientes opciones sería la prueba inicial más correcta para solicitar?

A. RM cardíaca sin prueba de esfuerzo
B. Angiografía coronaria
C. Angiografía coronaria por TC
D. Prueba de esfuerzo

13. Hombre de 72 años de edad con antecedentes de IM, hipertensión, hiperlipidemia y DM (última hemoglobina A_1c: 11.2%) que presenta una exacerbación de la IC. Se detecta que tiene una FE del ventrículo izquierdo reducida del 34%. Posteriormente, es llevado al laboratorio de cateterismo cardíaco para realizarle una angiografía coronaria y se observa que presenta enfermedad obstructiva de la arteria coronaria derecha y oclusión crónica de la arteria descendente anterior izquierda. La revascularización percutánea se pospuso por la presencia de DM con enfermedad de la descendente anterior izquierda. Se lleva a cabo una valoración para cirugía de revascularización coronaria (CRC) y se realiza una RM cardíaca.

¿Cuál es el propósito de la RM cardíaca?

A. Evaluación de amiloidosis cardíaca

B. Evaluación de viabilidad miocárdica

C. Evaluación de miocarditis previa

D. Evaluación de valvulopatías

14. Hombre de 68 años de edad con antecedentes de dolor torácico subesternal intermitente durante las últimas 3 semanas se presenta para una prueba de esfuerzo con ECG. Puede completar 4 MET antes de detenerse debido a la angina. La FC máxima alcanzada es de 112 latidos/min, que es el 74% de la FC máxima predicha para la edad. La PA inicial es de 136/82 mm Hg y en el ejercicio máximo es de 126/80 mm Hg. A continuación se muestra el ECG obtenido a los 7 min de recuperación:

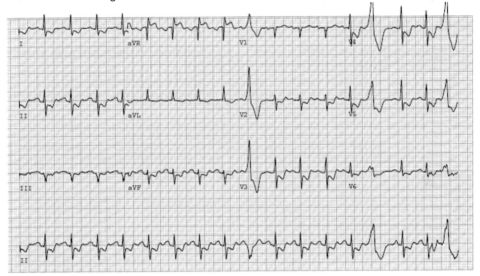

¿Cuál es la mejor prueba diagnóstica que se puede realizar?

A. RM cardíaca

B. Angiografía coronaria

C. Angiografía coronaria por TC

D. Repetir la prueba de esfuerzo farmacológica con imágenes de perfusión

15. Hombre de 72 años de edad con hipertensión se presentó en la clínica de atención primaria refiriendo dolor en el tórax por esfuerzo que remitió con el reposo. Los medicamentos que consume incluyen ácido acetilsalicílico y lisinopril. Fue remitido para una prueba de esfuerzo. Alcanzó el 90% de su FC máxima prevista y experimentó dolor en el tórax durante el ejercicio máximo. En el ECG se observaron cambios inespecíficos. En las imágenes de perfusión se observó isquemia leve de la pared lateral con una FE del ventrículo izquierdo estimada del 65%.

¿Cuál de los siguientes sería el paso más apropiado a seguir?

A. Iniciar bloqueadores β y estatinas

B. Realizar un ecocardiograma transtorácico

C. Tranquilizar al paciente y no realizar modificaciones en su tratamiento médico

D. Derivar para angiografía coronaria

16. Hombre de 57 años de edad ingresa en la unidad de cuidados intensivos (UCI) cardíacos para una monitorización más estrecha tras la colocación, sin complicaciones, de una endoprótesis vascular liberadora de fármacos en la arteria descendente anterior izquierda proximal tras presentar un IM con elevación del segmento ST anterior. Se accedió a la arteria femoral derecha para el procedimiento. Tres horas después del procedimiento, el paciente siente un «estallido» en la ingle después de toser. A partir de entonces, se observa una masa que se expande rápidamente en la ingle derecha.

¿Cuál de los siguientes es el paso más apropiado a seguir en su abordaje?

A. Administración de hemoderivados
B. Interrupción de la terapia antiplaquetaria
C. TC de abdomen
D. Compresión manual del sitio de acceso

17. Mujer de 63 años de edad, con antecedentes de hiperlipidemia y AC por la que se le realizó una colocación electiva de endoprótesis vascular liberadora de fármaco por cardiopatía isquémica estable hace 7 meses, acude al seguimiento habitual de la clínica de atención primaria. Cumple adecuadamente su doble terapia antiplaquetaria con ácido acetilsalicílico y clopidogrel. La paciente desea someterse a una artroplastia electiva de rodilla derecha, lo que requeriría la interrupción del tratamiento con clopidogrel durante el procedimiento.

¿Cuál de las siguientes opciones recomendaría?

A. Una prueba de esfuerzo farmacológica con imágenes de perfusión puede dar información sobre la seguridad de la interrupción del clopidogrel
B. Se puede suspender el clopidogrel para realizar la artroplastia de rodilla
C. La artroplastia electiva de rodilla debe aplazarse hasta que se hayan completado los 12 meses de tratamiento antiagregante plaquetario doble
D. El procedimiento se puede llevar a cabo con ayuda de un puente de cangrelor i.v. una vez que se haya interrumpido el tratamiento con clopidogrel

18. Hombre de 63 años de edad sin antecedentes médicos conocidos acude al SU con 20 min de presión torácica subesternal que se irradia a su brazo izquierdo y ocurre en reposo. Se resolvió espontáneamente poco después de su presentación. En el ECG no se observan cambios en el segmento ST ni en la onda T. Las concentraciones de troponina en serie son indetectables.

¿Cuál es el paso apropiado a seguir en su abordaje?

A. Una estrategia conservadora de ácido acetilsalicílico, bloqueadores β y nitratos, según la necesidad, seguida de una estratificación de riesgo no invasiva (prueba de esfuerzo) para ayudar a determinar si la angiografía coronaria es apropiada, siempre que el paciente permanezca asintomático
B. Dar de alta al paciente y mandarlo a casa
C. Planificar la angiografía coronaria dentro de las 24-72 h posteriores a la presentación
D. Angiografía urgente con intención de revascularización

19. Hombre de 45 años de edad sin antecedentes médicos acude por presencia de dolor torácico subesternal de inicio agudo. En la exploración física los signos vitales son PA 98/72 mm Hg, FC 108 latidos/min y FR 24 respiraciones/min. La presión venosa yugular (PVY) está elevada. La exploración cardiovascular se caracteriza por la taquicardia con un galope de R_3. Presenta estertores basilares en la auscultación posterior de sus pulmones y sus miembros inferiores están fríos al tacto. En el ECG de 12 derivaciones se muestran elevaciones del segmento ST inferior que provocan una angiografía coronaria urgente.

En esta etapa, ¿cuál de los siguientes medicamentos debe evitarse?

A. Ácido acetilsalicílico
B. Atorvastatina
C. Metoprolol
D. Ticagrelor

20. Mujer de 75 años de edad se presenta varias horas después del inicio de los síntomas con un IM con elevación del segmento ST anterior. Se realiza una angiografía coronaria de emergencia con la colocación de una endoprótesis vascular liberadora de fármaco en la arteria descendente anterior izquierda proximal a través de la arteria femoral derecha. Ingresa en la UCI cardíacos para seguimiento. Durante el tercer día de hospitalización presenta hipertensión aguda que requiere de apoyo vasopresor cada vez mayor. En la exploración física se percibe un soplo holosistólico áspero que se escucha mejor en el borde esternal inferior izquierdo con un frémito sistólico palpable. En el sitio de acceso a la arteria femoral no hay evidencia de hematoma.

¿Cuál de los siguientes es el mejor paso diagnóstico a seguir?

A. Medición de presiones intracardíacas mediante catéter en la arteria pulmonar (AP)
B. TC sin contraste de abdomen/pelvis
C. Repetición urgente de angiografía coronaria para evaluar permeabilidad de endoprótesis
D. Ecocardiografía transtorácica urgente

21. Hombre de 65 años de edad acude al centro de intervencionismo coronario por dolor torácico subesternal opresivo que comenzó mientras quitaba nieve. En el ECG se observan elevaciones del segmento ST de 2 mm en las derivaciones anteriores. Inicia la terapia apropiada, pero requiere apoyo vasopresor por evolución de choque cardiogénico. Dadas las inclemencias del tiempo, el hospital más cercano con capacidad de intervención coronaria percutánea está a más de 3 h de distancia.

¿Cuál de las siguientes serían las estrategias de gestión más adecuadas?

A. Administrar alteplasa dentro de los 30 min posteriores a la llegada al hospital y proceder con el traslado al centro con capacidad de intervención coronaria percutánea si hay evidencia de reperfusión fallida o reoclusión
B. Administrar alteplasa dentro de los 30 min posteriores a la llegada al hospital y proceder con el traslado urgente a un centro con capacidad para intervención coronaria percutánea
C. Administrar alteplasa dentro de los 30 min posteriores a la llegada al hospital y trasladar al centro con capacidad para intervención coronaria percutánea dentro de las 3-24 h
D. Iniciar el traslado inmediato al centro con capacidad de intervención coronaria percutánea

22. Hombre de 61 años de edad acude con dolor torácico subesternal implacable que inició hace 30 min, con elevación del segmento ST inferior en el ECG sin ninguna otra modificación. Hemodinámicamente estable. En la angiografía coronaria urgente se detecta oclusión en la arteria coronaria derecha media. También se observa lesión descendente anterior izquierda proximal del 80%.

Además de la endoprótesis vascular en la arteria coronaria derecha, ¿cuál sería el mejor tratamiento?

A. Programar la colocación de una endoprótesis vascular en la arteria descendente anterior izquierda en los próximos 45 días
B. No hacer planes de revascularización
C. Realizar reserva de flujo fraccional en la lesión descendente anterior izquierda
D. Programar prueba de esfuerzo ambulatoria para evaluar arteria descendente anterior izquierda

23. Mujer de 78 años de edad con hipertensión presentó un IM sin elevación del ST y se le colocó una endoprótesis vascular liberadora de fármacos en la arteria coronaria derecha. La concentración de lipoproteínas de baja densidad (LDL, *low density lipoproteins*), de 105 mg/dL, es tratada con estatinas de alta intensidad.

¿Qué cambios, en caso de ser necesarios, se deben realizar en su régimen de reducción de lípidos antes del alta?

A. Agregar un medicamento secuestrante de ácidos biliares
B. Agregar un fibrato
C. Agregar ezetimiba
D. Continuar solo con estatinas de alta intensidad

24. Mujer de 83 años de edad con antecedentes de hiperlipidemia presentó un IM sin elevación del ST y en la arteriografía coronaria hay disminución del flujo. Se utilizó manejo conservador y se inició una estatina de intensidad moderada a alta y un bloqueador β.

Inicialmente, ¿cuál de los siguientes medicamentos debería incluir su régimen antiplaquetario de forma ideal?

A. Ácido acetilsalicílico
B. Prasugrel
C. Ticagrelor
D. A y B
E. A y C

25. Hombre de 56 años de edad se presenta con episodios recurrentes de dolor torácico subesternal durante 15 min en reposo acompañados de depresiones del segmento ST en el ECG que se resuelven después de la administración de nitroglicerina sublingual. La lesión aguda del miocardio se demuestra con un aumento y disminución de la troponina. La concentración de creatinina sérica es normal.

Además del tratamiento farmacológico adecuado, ¿cuál es la mejor estrategia para él?

A. Angiografía coronaria por TC

B. Prueba de esfuerzo para pacientes hospitalizados

C. Angiografía coronaria invasiva

D. Prueba de esfuerzo para pacientes ambulatorios

26. Usted ahora está considerando el momento apropiado para realizar la angiografía del paciente. ¿Cuál sería el momento óptimo?

A. Inmediatamente

B. Dentro de las 24 h

C. Dentro de las 72 h

27. Mujer de 45 años de edad con antecedentes de migrañas se presenta con dolor torácico subesternal opresivo de inicio agudo. En el ECG se observan elevaciones marcadas del segmento ST anterior. Después de 10 min, el dolor de la paciente se resuelve abruptamente después de la administración de nitroglicerina y el ECG vuelve a la normalidad. Se realiza una angiografía coronaria en la que se muestra una mínima evidencia de AC obstructiva.

¿Qué terapia es más probable que ayude a mitigar el riesgo de que la paciente experimente síntomas recurrentes?

A. Ácido acetilsalicílico

B. Clopidogrel

C. Diltiazem

D. Metoprolol

28. Hombre de 57 años de edad con hipertensión, hiperlipidemia y DM se presenta con opresión torácica retroesternal que se irradia hacia la mandíbula que comenzó en reposo y ha tenido 1 h de duración. La concentración de troponina basal está justo por encima del límite superior normal. El ECG basal se muestra a continuación:

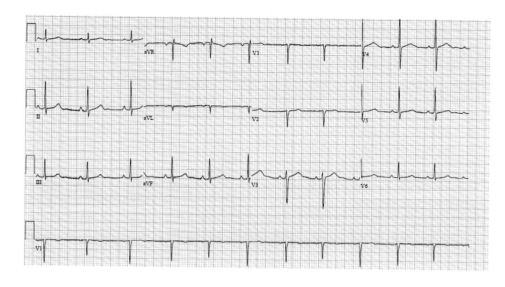

¿Cuál de los siguientes sería el siguiente mejor paso a seguir?

A. TC para evaluar una posible embolia pulmonar
B. Derivaciones posteriores (derivaciones V_7-V_9)
C. Derivaciones precordiales del lado derecho (V_4R-V_6R)
D. Mediciones seriadas de la concentración de troponina

29. Hombre de 60 años de edad con DM es hospitalizado por un IM sin elevación del ST y se le coloca una endoprótesis vascular liberadora de fármacos en la arteria coronaria derecha. No tiene otros problemas médicos y no refiere molestias. Su tratamiento actual incluye ácido acetilsalicílico, clopidogrel, metoprolol, metformina y atorvastatina. Tiene un riesgo bajo de hemorragia. El paciente pregunta cuándo puede suspender el clopidogrel.

¿Cuál sería su recomendación?

A. Suspender el clopidogrel a los 3 meses porque es una endoprótesis vascular liberadora de fármacos
B. Suspender el clopidogrel a los 6 meses porque es una endoprótesis vascular liberadora de fármacos
C. Suspender el tratamiento actual con clopidogrel y continuar la monoterapia con ácido acetilsalicílico
D. Administrar clopidogrel durante al menos 1 año

30. Hombre de 52 años de edad con antecedentes de enfermedad coronaria que se encuentra en la UCI con hipotensión, está en su día 7 de hospitalización. Durante la exploración, el paciente está intubado y se percibe incrementada su temperatura. Se le colocó un catéter de AP por empeoramiento de la inestabilidad hemodinámica. Mientras espera las pruebas de laboratorio, las imágenes, la ecografía y el ECG, usted obtiene las presiones intracardíacas del catéter de la AP, en las que se muestra una presión venosa central de 4 mm Hg, PA de 28/12 mm Hg y presión de enclavamiento pulmonar de 8 mm Hg. El índice cardíaco de Fick es de 4.2 L/min.

¿Cuál es la causa más probable del choque?

A. Choque cardiogénico
B. Choque distributivo
C. Choque hipovolémico
D. Choque obstructivo

31. Mujer de 53 años de edad con insuficiencia mitral sintomática grave secundaria a prolapso de la válvula mitral ingresa en la UCI cardíacos. Se inserta un catéter en la AP para evaluar la hemodinámica intracardíaca. La presión de enclavamiento pulmonar media es de 20 mm Hg.

¿Cuál esperaría que fueran la presión media de la aurícula izquierda y la presión telediastólica del ventrículo izquierdo (PTDVI) en comparación con la presión de enclavamiento?

A. Aurícula izquierda: superior; PTDVI: más alto
B. Aurícula izquierda: superior; PTDVI: igual
C. Aurícula izquierda: inferior; PTDVI: menor
D. Aurícula izquierda: igual; PTDVI: menor

32. Hombre de 61 años de edad con FE reducida del 20% es ingresado en la UCI por choque cardiogénico. Se inicia con dobutamina a 2 μg/kg/min y goteo de furosemida a 10 mg/h según su exploración clínica. Su FC es de 110 latidos/min y su PA de 110/70 mm Hg. Más tarde ese mismo día, se coloca un catéter en la AP y sus presiones de llenado relevantes son presión venosa central de 12 mm Hg, PA de 50/26 mm Hg, presión de enclavamiento capilar pulmonar de 24 mm Hg y resistencia vascular sistémica de 1630 dinas/s/cm^{-5}. El índice cardíaco por termodilución es de 1.8 L/min/m^2 (gasto cardíaco de 3.5 L/min).

¿Cuál de los siguientes cambios haría primero?

A. Agregar norepinefrina
B. Agregar vasopresina
C. Aumentar dobutamina
D. Incrementar la dosis de goteo de furosemida

33. Mujer de 88 años de edad ingresa en la UCI por alteración del estado mental, fiebre y escasa diuresis. Se encuentra que tiene la FE disminuida con un gasto cardíaco bajo y se inicia la administración de dobutamina. La PA continúa con tendencia a la disminución y se coloca una vía en la AP. La PA es de 90/45 mm Hg (presión arterial media: 60 mm Hg) con norepinefrina en dosis bajas con disminución de la producción de orina. La concentración de lactato es de 4.5 mg/dL. La presión venosa central es de 11 mm Hg y la presión de enclavamiento pulmonar de 12 mm Hg. El gasto cardíaco con inotrópicos es de 4 L/min, aclaramiento de 1.8 L/min/m^2 y resistencia vascular sistémica 1000 dinas/s/cm^{-5}.

¿Cómo clasificaría el choque?

A. Mixto: cardiogénico y distributivo
B. Puramente cardiogénico
C. Puramente distributivo
D. Taponamiento

34. Mujer de 79 años de edad se presentó tardíamente con un IM anterior y se le realizó una intervención coronaria percutánea primaria. La paciente estaba en estado de choque cardiogénico; se colocó un catéter en la AP, se inició con dobutamina en dosis media y se ingresó en la UCI cardíacos. Su estado hemodinámico comenzó a mejorar lentamente. Al tercer día en el hospital, la PA y la producción de orina disminuyeron y las extremidades estaban más frías. Por el contrario, la saturación venosa mixta (MVO$_2$) aumentó notablemente del 65 al 85%.

¿Cuál es el mejor paso a seguir?

A. Agregar norepinefrina
B. Continuar monitorizando la saturación de MVO$_2$
C. Disminuir la dobutamina
D. Ecocardiograma transtorácico de emergencia

35. Hombre de 54 años de edad acude a su consulta de primera vez en atención primaria. Tiene antecedentes de miocardiopatía isquémica después de un IM hace un año y disnea de esfuerzo. En el ecocardiograma transtorácico de hace 1 año se observó una FE del ventrículo izquierdo del 27%. Se realizó una implantación de un desfibrilador cardíaco hace 10 meses. Usted revisa su tratamiento actual con él.

¿Cuál de los siguientes medicamentos NO ha demostrado reducir la mortalidad en pacientes con IC sintomática con función ventricular izquierda reducida?

A. Carvedilol
B. Furosemida
C. Lisinopril
D. Espironolactona

36. Mujer de 75 años de edad con IC con FE preservada y enfermedad renal crónica en estadio 3 acude al SU con 2 semanas de aumento progresivo de peso, aumento de la circunferencia abdominal y ortopnea. Ella ha estado usando dosis crecientes de diuréticos en casa sin alivio de los síntomas (la dosis original de furosemida en el hogar es de 20 mg al día, ahora toma 40 mg dos veces al día). Los signos vitales al momento de la exploración son FC 88 latidos/min, PA 146/78 mm Hg y SaO$_2$ 94% en el aire ambiente. En la exploración física se perciben crepitantes bibasilares y DVY, y los miembros inferiores se perciben calientes con edema de grado 2+ en los muslos. En los estudios de laboratorio se detecta lesión renal aguda con una concentración de creatinina sérica de 1.7 mg/dL (valor inicial de 1.2 mg/dL 2 meses antes).

¿Cuál es el paso más apropiado a seguir en la atención de la paciente?

A. Administrar cristaloides i.v.

B. Administrar furosemida i.v.

C. Administrar furosemida v.o.

D. Iniciar administración de inotrópicos en la UCI cardíacos, debido a la preocupación por el choque cardiogénico

37. Mujer de 60 años de edad acude al SU con un IM anterior complicado por un choque cardiogénico. Tiene antecedentes de hipertensión, DM tipo 2 (DM2), miocardiopatía isquémica, FA con warfarina, aneurisma aórtico ascendente, insuficiencia aórtica moderada e insuficiencia mitral grave. Los signos vitales son FC 102 latidos/min, PA 80/50 mm Hg y SaO_2 86% en el aire ambiente. En la exploración física de escuchan ruidos cardíacos normales, las extremidades distales están frías y hay edema 1+ en los miembros inferiores. El laboratorio de cateterismo cardíaco está activado y estará listo en 30 min. Su pasante le pregunta si un balón de contrapulsación intraaórtico sería beneficioso como soporte temporal. Usted evalúa el mecanismo del balón de contrapulsación intraaórtico.

¿Cuál de los siguientes NO es un beneficio del balón de contrapulsación intraaórtico?

A. Disminución de la insuficiencia aórtica

B. Disminución de la demanda de oxígeno del miocardio

C. Aumento del gasto cardíaco

D. Aumento de la perfusión coronaria

38. Hombre de 32 años de edad con miocardiopatía dilatada idiopática (FE del ventrículo izquierdo 18%) ingresa por disnea. En la exploración física, la PVY mide 14 cm, tiene crepitaciones bibasilares y edema con fóvea 2+ en los miembros inferiores y están calientes. La concentración de lactato es de 1.2 mg/dL, las pruebas de función hepática no están alteradas, la concentración de creatinina es de 0.9 mg/dL y la producción de orina es de 100 mL/h durante las últimas 6 h. La PA es de 90/60 mm Hg.

¿Cuál de los siguientes tratamientos iniciaría en este paciente?

A. Diuresis + inotrópicos

B. Diuresis + vasopresores

C. Diuresis sola

D. Solo medicamentos inótropos

39. Mujer de 66 años de edad con hipertensión prolongada y apnea obstructiva del sueño ingresa en el hospital con disnea de esfuerzo y un aumento de peso de 14 kg. En la exploración física se observa pulso de 90 latidos/min, PA de 175/85 mm Hg, PVY de 12 cm, crepitaciones bibasilares y edema 2+ en los miembros inferiores a la altura de las espinillas. En los estudios de laboratorio se registra una concentración de creatinina de 1.2 mg/dL. En la ecocardiografía transtorácica se observa una FE del ventrículo izquierdo del 60% sin alteraciones del movimiento de la pared y función valvular normal. Ingresa en el servicio de cardiología y está diurizada. La PA se trata eficazmente con amlodipino.

¿Qué tratamiento se puede iniciar en esta paciente para reducir el riesgo de reingreso por IC?

A. Ácido acetilsalicílico

B. Lisinopril

C. Sildenafilo

D. Espironolactona

40. Hombre de 56 años de edad con miocardiopatía dilatada idiopática (FE del ventrículo izquierdo: 15%) y que suspendió todos sus medicamentos por limitaciones económicas es ingresado por IC aguda descompensada con edema pulmonar y concentraciones incrementadas de creatinina y lactato séricos. La PA es de 85/50 mm Hg. Se inicia la administración empírica de dobutamina y noradrenalina en dosis bajas. Se coloca una vía de AP, las presiones de llenado son altas y su índice cardíaco con dosis de dobutamina media a alta es de 1.5 L/min/m². Se encuentra anúrico a pesar de la administración de diuréticos y la concentración de lactato permanece aumentada.

¿Cuál es el mejor paso a seguir?

A. Aumentar los inótropos y diuréticos
B. Incrementar la noradrenalina
C. Insertar un dispositivo de asistencia ventricular izquierda percutánea (p. ej., Impella® o Tandem Heart®)
D. Insertar una bomba de balón intraaórtica

41. Un estudiante universitario de 21 años de edad es remitido al SU por fatiga generalizada y disnea. La PA sistólica inicial es de 60 mm Hg y las extremidades inferiores están frías. En la ecografía a pie de cama se observa que la función ventricular izquierda y la derecha están gravemente deterioradas. La concentración de troponina T de alta sensibilidad está elevada a 2 320 ng/L. Posteriormente, una prueba rápida de influenza da positivo. Se introduce un catéter de AP y se inicia el tratamiento con dobutamina, norepinefrina y vasopresina como soporte hemodinámico. Durante las siguientes 6 h, el tratamiento de sostén farmacológico del paciente se eleva a un apoyo ionotrópico y vasopresor máximo con estado hemodinámico marginal.

    ¿Cuál de los siguientes sería el paso más apropiado a seguir en el tratamiento?

    A. Arteriografía coronaria de emergencia
    B. Inicio del oxígeno de la membrana extracorpórea venoarterial
    C. Inserción de un dispositivo de asistencia ventricular percutánea
    D. Inserción de una bomba de balón intraaórtica

42. Hombre de 33 años de edad que acude al SU con un día de fiebre, mialgias y disnea. Tiene antecedentes de trastorno por consumo de múltiples sustancias, que incluyen alcohol, cocaína y heroína i.v. Durante los últimos 6 meses, no ha podido subir un tramo de escaleras sin experimentar disnea. Los signos vitales son notables por la taquicardia sinusal con FC en el rango de 110-120 latidos/min.

    Se realiza una prueba para influenza A con hisopado nasal y tiene resultado positivo. En una radiografía de tórax se observan opacidades pulmonares intersticiales y derrames pleurales bilaterales. Se obtiene un ecocardiograma transtorácico en el que se muestra una miocardiopatía dilatada con una FE del ventrículo izquierdo del 18%. Se realiza una investigación exhaustiva para las causas de la miocardiopatía. En la angiografía coronaria no se observa una AC significativa. En la RM cardíaca no se sugiere miocarditis aguda. Los resultados de los estudios de laboratorio incluyen prueba negativa del virus de la inmunodeficiencia humana (VIH), electroforesis de proteínas séricas normales, estudios de hierro normales, título de anticuerpos antinucleares (ANA, *antinuclear antibodies*) positivo a 1:40 y hormona estimulante de tiroides (tirotropina) normal. Se inicia tratamiento con oseltamivir y furosemida con una mejoría significativa de los síntomas. Es atendido en el servicio de psiquiatría y está comprometido a abstenerse del consumo de sustancias.

    ¿Cuál de las siguientes opciones es el mejor paso a seguir con respecto al tratamiento de la miocardiopatía?

    A. Alta con oseltamivir y furosemida además de considerar repetir el ecocardiograma transtorácico en 1 mes; si la FE aún está deprimida, iniciar el bloqueo neurohormonal
    B. Iniciar tratamiento con inhibidor de la enzima convertidora de angiotensina (ECA) y bloqueador β; repetir el ecocardiograma transtorácico en 3 meses
    C. Biopsia de miocardio para determinar la etiología de la miocardiopatía
    D. Colocación de un desfibrilador automático implantable antes del alta

43. Mujer de 52 años de edad con miocardiopatía hipertrófica obstructiva y gradiente de salida del ventrículo izquierdo de 60 mm Hg ingresa en la UCI con choque séptico. Se administran 2 L de cristaloides i.v. y antibióticos de amplio espectro. Las vías centrales y arteriales se colocan al lado de la cama. La presión venosa central ahora es de 12 mm Hg. La PA media es de 55 mm Hg y el intensivista recomienda el inicio de vasopresores para el aumento de la PA. Se comienza con norepinefrina y, a pesar del rápido aumento de la dosis, la PA continúa disminuyendo.

¿Cuál es el mejor paso a seguir en la atención de este paciente?

A. Administrar cristaloides i.v. adicionales

B. Suspender la administración de norepinefrina e iniciar fenilefrina

C. Comenzar tratamiento con dobutamina además de norepinefrina

D. Iniciar prueba de diuréticos

44. Hombre de 72 años de edad acude al SU con edema bilateral de las piernas. Tiene antecedentes de hipertensión, FA con warfarina, mieloma múltiple, enfermedad renal crónica en estadio 3 y enfermedad de Parkinson. La SaO_2 en el aire ambiente es del 86%, que mejora al 94% con 2 L de oxígeno suplementario por cánula nasal. En la exploración física destaca la PVY a 14 cm y el edema con fóvea en las rodillas. En la exploración cardíaca se escucha un soplo mesosistólico *crescendo-decrescendo* II/VI en el borde esternal superior derecho y un galope R_4. En la exploración pulmonar se perciben crepitantes bilaterales en las bases de los pulmones.

En la radiografía de tórax se observan opacidades pulmonares intersticiales y un derrame pleural derecho. NT-proBNP es de 8000 pg/mL (antes 500 pg/mL). El ECG se caracteriza por los bajos voltajes y las anomalías difusas de la onda T. En el ecocardiograma transtorácico de hace 1 año se observó una FE del ventrículo izquierdo del 66%, engrosamiento de la pared biventricular, aurícula izquierda agrandada y evidencia de disfunción diastólica.

¿Cuál es la etiología más probable de su IC diastólica?

A. Amiloidosis

B. Miocardiopatía hipertrófica

C. Hipertensión de larga duración

D. Sarcoidosis

45. Hombre de 32 años de edad con antecedentes de miocardiopatía hipertrófica obstructiva se presenta en la clínica. Hoy se siente bien y no tiene nuevos síntomas. En el ecocardiograma se observa una FE del ventrículo izquierdo del 75% con aumento del grosor de la pared del ventrículo izquierdo de 15 mm (normal 7-11 mm) y movimiento anterior sistólico de la válvula mitral. Recientemente, estaba leyendo información sobre su enfermedad cardíaca en línea y está preocupado por el riesgo de muerte cardíaca súbita.

¿Cuál de las siguientes NO es una característica de alto riesgo de muerte cardíaca súbita en los pacientes con miocardiopatía hipertrófica obstructiva?

A. Antecedentes familiares de muerte súbita cardíaca

B. Espesor de pared ventricular izquierda de 15 mm

C. Taquicardia ventricular no sostenida

D. Síncope inexplicable

46. Mujer de 58 años de edad con hipertensión e hiperlipidemia acude al SU con presión torácica y disnea. Su esposo murió inesperadamente hace 2 días. En el ECG se observan elevaciones de ST en las derivaciones V_2-V_6 y la concentración de troponina T de alta sensibilidad está ligeramente elevada a 28 ng/L. En el ecocardiograma transtorácico se observa un vértice acinético con una base hipercinética. La FE del ventrículo izquierdo es del 34%.

¿Cuál de los siguientes es el mejor paso a seguir?

A. Angiografía coronaria

B. Observación durante 24 h con troponina seriada y luego alta si no hay arritmias o inestabilidad hemodinámica

C. Tranquilidad, alta y repetición del ecocardiograma transtorácico en 1-2 semanas

D. Ensayo de antiácidos y ansiolíticos

47. Hombre de 56 años de edad se presenta con déficits neurológicos focales y posteriormente se encontró que tenía un accidente cerebrovascular (ACV) que afectaba a la arteria cerebral media (ACM) izquierda. Como parte de la evaluación para el ACV, se realiza un ecocardiograma transtorácico. En el ecocardiograma se percibe una disfunción biventricular grave con una FE del ventrículo izquierdo dilatada del 25%. No se han observado anomalías regionales en el movimiento de la pared. La evaluación de la isquemia no es concluyente. En una anamnesis adicional, el paciente informa haber ingerido seis bebidas alcohólicas de 120 mL por noche. Durante la hospitalización, se encontró que tenía FA paroxística con respuesta ventricular rápida que duraba 5 min y terminaba espontáneamente.

¿Cuál de los siguientes es el mejor consejo para el paciente con relación a su consumo de alcohol?

A. Abstinencia absoluta de alcohol
B. Limitar el consumo de alcohol a menos de 7 bebidas por semana
C. Limitar el consumo de alcohol a menos de 14 bebidas por semana
D. Sin limitaciones en el consumo de alcohol

48. Hombre de 68 años de edad acude al SU con síncope. Tiene antecedentes de FE disminuida, AC y DM2. Iba caminando hacia el baño cuando se sintió mareado y colapsó, despertando segundos después. No percibió dolor en el tórax ni palpitaciones antes del acontecimiento. Los signos vitales iniciales incluyen FC 64 latidos/min, PA 106/62 mm Hg y SaO$_2$ 96% en el aire ambiente. En el ECG se muestra ritmo sinusal normal y alteraciones de la repolarización compatibles con hipertrofia ventricular izquierda. Se realiza un ecocardiograma transtorácico en el que se observa FE del ventrículo izquierdo del 30%, engrosamiento y calcificación de la válvula aórtica, área valvular de 0.8 cm^2 y gradiente medio a través de la válvula aórtica de 28 mm Hg.

¿Cuál de los siguientes es el mejor paso a seguir?

A. Proceder a realizar un ecocardiograma de esfuerzo con dobutamina
B. Realizar un reemplazo quirúrgico de la válvula aórtica
C. Proceder al reemplazo de la válvula aórtica transcatéter
D. Repetir ecocardiograma transtorácico en 1 año

49. Mujer de 52 años de edad sin antecedentes médicos importantes es atendida por su médico de atención primaria y se encuentra que tiene un nuevo soplo. Se siente bien y mantiene un estilo de vida activo: corre 3-5 km todos los días sin presentar síntomas. Los signos vitales son FC 65 latidos/min y PA 100/60 mm Hg. En la auscultación cardíaca se observa un soplo sistólico *crescendo-decrescendo* de pico medio II/VI. Se obtiene un ecocardiograma transtorácico, en el que se muestra una válvula aórtica bicúspide con área valvular aórtica de 1.2 cm^2 y gradiente medio de 32 mm Hg.

¿Cuál es el mejor paso a seguir con respecto a su enfermedad de la válvula aórtica?

A. Consultar al servicio de cirugía cardiotorácica para reemplazo de válvula aórtica en este ingreso
B. Derivación ambulatoria para reemplazo de válvula aórtica
C. Repetir el ecocardiograma transesofágico el próximo mes
D. Repetir el ecocardiograma transesofágico cada 1-2 años

50. Hombre de 69 años de edad con hipertensión acude a la consulta de cardiología por presentar disnea de esfuerzo durante 1 mes. Posteriormente se le realiza una coronariografía invasiva, en la que se muestra una AC no obstructiva, y un ecocardiograma transtorácico, en el que se observa una estenosis aórtica grave. Tiene una válvula aórtica de tres valvas. La Society of Thoracic Surgery (STS) predijo que el riesgo de mortalidad quirúrgica es del 2%.

¿Cuál de las siguientes opciones es el mejor paso en el tratamiento?

A. Abordaje del equipo cardíaco para determinar la recomendación de reemplazo valvular aórtico quirúrgico en comparación con transcatéter
B. Derivación a cirugía cardiotorácica para reemplazo de válvula aórtica quirúrgica
C. Derivación a cardiología intervencionista para reemplazo de válvula aórtica transcatéter
D. Ensayo de tratamiento médico antes del reemplazo de la válvula aórtica

51. Hombre de 62 años de edad con obesidad acude al SU con disnea de inicio agudo. Tiene antecedentes de hábito tabáquico, hipertensión e hiperlipidemia. El paciente informa que, 3 días antes de la admisión, tuvo dolor en el tórax subesternal durante horas que pensó que era pirosis, aunque no se alivió con antiácidos de venta libre. Los signos vitales son notables: FC 120 latidos/min, PA 70/50 mm Hg y SaO$_2$ 84% en el aire ambiente. La exploración física se caracteriza por DVY y ruidos cardíacos sin alteraciones, con un soplo holosistólico I/VI en el vértice, sin frémito. En la auscultación pulmonar se perciben crepitantes bilaterales en la mitad de los campos pulmonares. En el ECG se observan ondas Q en II, III y aVF.

¿Cuál es la etiología más probable del cuadro clínico?
A. Disfunción ventricular izquierda
B. Insuficiencia mitral
C. Embolia pulmonar
D. Rotura del tabique ventricular

52. Mujer de 81 años de edad se presenta al hospital después de sufrir una caída mecánica y se descubre que tiene una fractura de cadera. Tiene antecedentes de reemplazo valvular aórtico mecánico hace 10 años, FA diagnosticada hace 3 años, hipotiroidismo e hipertensión. Su tratamiento incluye warfarina, amlodipino y levotiroxina. También tiene antecedentes de tromboembolia cardíaca hace 6 años, después de lo cual su objetivo de cociente normalizado internacional (INR, *international normalized ratio*) aumentó de 2.5 a 3.5. Los signos vitales son FC 60 latidos/min y PA 120/60 mm Hg. En la exploración física destaca la rotación externa, la abducción y el acortamiento de la pierna izquierda en comparación con la pierna derecha. Acude a la consulta con usted para el manejo perioperatorio de la anticoagulación. La paciente se trata con warfarina y se ha estado realizando estudios de anticoagulación con regularidad. El INR al presentarse es de 2.7.

¿Cuál de las siguientes opciones se recomienda?
A. Suspender la warfarina 2 días antes de la cirugía y reiniciar 12-24 h después sin ningún puente de heparina
B. Suspender la warfarina por tiempo indefinido debido al riesgo de caídas
C. Suspender la warfarina por ahora y hacer un puente con heparina no fraccionada
D. Cambiar la warfarina por dabigatrán

53. Mujer de 52 años de edad acude a su clínica para la evaluación de un soplo cardíaco. Tiene antecedentes de hipertensión en tratamiento con amlodipino. La paciente refiere que sigue viviendo un estilo de vida activo y le gusta correr para hacer ejercicio. Niega tener disnea o angina de esfuerzo. Los signos vitales son FC 80 latidos/min, PA 110/60 mm Hg y SaO$_2$ 99% en el aire ambiente. La exploración física se caracteriza por una FC regular y ruidos cardíacos normales, con un soplo holosistólico II/VI en el vértice sin frémito. En el ecocardiograma se observa una FE del ventrículo izquierdo del 55%, prolapso de la válvula mitral anterior con insuficiencia mitral grave y una dimensión telesistólica del ventrículo izquierdo (DTSVI) de 41 mm.

¿Cuál es el mejor paso a seguir en el tratamiento?
A. Iniciar furosemida
B. Solicitar monitorización de ECG ambulatorio para detectar FA
C. Envío para cirugía de la válvula mitral
D. Repetir el ecocardiograma transtorácico en 6 meses

54. Mujer de 32 años de edad en la semana 22 de su primer embarazo se presenta en su clínica para la evaluación de un soplo cardíaco. Tiene antecedentes de estenosis mitral reumática. Antes de su embarazo, se sentía bien y no tenía limitaciones para llevar a cabo el ejercicio o la actividad diaria. Durante las últimas 2 semanas, ha tenido disnea progresiva con un esfuerzo mínimo. Los signos vitales son FC 60 latidos/min, PA 120/70 mm Hg y SaO$_2$ 99% en el aire ambiente.

La exploración física se caracteriza por una frecuencia regular, ruidos cardíacos normales con un sonido diastólico temprano de tono alto que viene seguido de un estruendo diastólico medio que se escucha en el vértice. En el ecocardiograma se observa una FE del ventrículo izquierdo del 55%, estenosis mitral reumática con área valvular mitral de 1.2 cm^2 y gradiente medio de 11 mm Hg.

¿Cuál es el mejor paso a seguir en el tratamiento?

A. Iniciar metoprolol
B. Iniciar warfarina
C. Envío para cirugía de la válvula mitral
D. Enviar para realización de comisurotomía mitral percutánea con balón según lo permita la anatomía

55. Mujer de 58 años de edad con antecedentes de cáncer de mama se presenta con disnea. La paciente refiere disnea progresiva durante los últimos 3 días que ha empeorado constantemente. Los signos vitales iniciales son FC 104 latidos/min, PA 88/64 mm Hg y FR 28 respiraciones/min. En la exploración física se observa pulsación venosa yugular a 12 cm y ruidos cardíacos amortiguados. Usted verifica si hay un pulso paradójico y encuentra que es de 18 mm Hg.

¿Cuál es el mejor paso a seguir en el tratamiento?

A. Consultar con el servicio de cirugía cardiotorácica por ventana pericárdica
B. Consultar con el servicio de cardiología intervencionista por pericardiocentesis
C. Administrar 500 mL de líquido en bolo
D. Obtener una TC para evaluar la presencia de embolia pulmonar

56. Mujer de 72 años de edad con antecedentes de hipertensión, FA y cáncer de mama tratado con resección y radiación presenta dolor abdominal, edema de los miembros inferiores, aumento de peso y disnea. La paciente informa que no tiene dolor en el tórax. Los signos vitales son FC 106 latidos/min, PA 98/64 mm Hg, FR 20 respiraciones/min y SaO$_2$ 92% en el aire ambiente.

En la exploración física destaca por los pulmones, que son claros a la auscultación bilateral. Se observa que la pulsación venosa yugular aumenta con la inspiración. En la auscultación cardíaca se escucha un ritmo irregularmente irregular sin soplos, roces ni galopes. En la exploración abdominal se encuentra hepatomegalia con embotamiento cambiante en relación con la ascitis y el edema bilateral de los miembros inferiores.

En el ECG de 12 derivaciones se observan tensiones bajas. En la ecocardiografía transtorácica se observa un aumento del flujo inspiratorio a través de la válvula tricúspide con una disminución del flujo inspiratorio a través de la válvula mitral. No hay derrame presente. La paciente es enviada para un cateterismo cardíaco izquierdo y derecho simultáneo y se encuentra que tiene picos del ventrículo izquierdo y del ventrículo derecho discordantes durante el ciclo respiratorio, así como una igualación de la presión telediastólica del ventrículo derecho y del ventrículo izquierdo.

¿Qué diagnóstico hacen pensar estos hallazgos?

A. Pericarditis vírica aguda
B. Pericarditis constrictiva
C. Miocardiopatía restrictiva
D. Hipertensión pulmonar grave

57. Hombre de 32 años de edad se presenta con dolor torácico subesternal agudo de intensidad 8/10. El dolor comenzó hace unas horas y empeora con la inspiración. Refiere un episodio prodrómico de rinorrea y tos unos 7 días antes de la presentación. Los signos vitales son FC 88 latidos/min, PA 120/74 mm Hg y SaO$_2$ 100% en el aire ambiente. Se realiza una prueba de troponina y está en proceso. A continuación se muestra un ECG de 12 derivaciones:

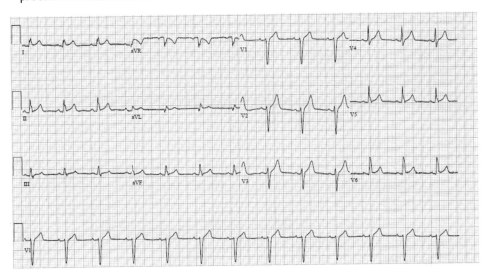

¿Cuál es el paso más apropiado a seguir en el tratamiento?

A. Angiografía coronaria de emergencia

B. Iniciar fármacos antiinflamatorios no esteroideos (AINE) en dosis altas

C. Comenzar administración de esteroides

D. Prueba de esfuerzo farmacológica con imágenes de perfusión

58. Hombre de 52 años de edad se presenta en su clínica para su chequeo anual. Es un fumador activo con antecedentes de enfermedad pulmonar obstructiva crónica y enfermedad por reflujo gastroesofágico. Los signos vitales son FC 65 latidos/min y PA 135/85 mm Hg. Al revisar su expediente clínico, usted observa que su PA ha oscilado entre 130/80 y 140/85 mm Hg durante los últimos 2 años. El paciente le pregunta si debería tomar medicamentos para la PA.

Además de asesorarlo sobre la dieta y dejar de fumar, ¿cuál de las siguientes opciones recomienda?

A. Calcular su puntuación de riesgo de enfermedad cardiovascular ateroesclerótica y, si es > 10%, comenzar un medicamento antihipertensivo en ese momento

B. Monitorización de la PA cada 6 meses e inicio de antihipertensivos si la PA > 140/90 mm Hg

C. Monitorización de la PA cada 12 meses e inicio de antihipertensivos si la PA > 150/90 mm Hg

D. Comenzar un medicamento antihipertensivo en este momento

59. Mujer de 50 años de edad se presenta en su clínica para restablecer la atención después de no ver a un médico en 10 años. La PA es 148/92 mm Hg. Por lo demás, la exploración física no tiene anomalías. En los estudios de laboratorio se observa una hemoglobina A$_1$c de 8.4% y una creatinina de 1.2 mg/dL. La paciente tiene que regresar para repetir la toma de la PA y la muestra de orina. La PA repetida es de 150/94 mm Hg y la proporción de microalbúmina/creatinina en orina es de 45 mg/g.

¿Cuál de los siguientes antihipertensivos recomendaría?

A. Amlodipino
B. Carvedilol
C. Hidroclorotiazida
D. Lisinopril

60. Hombre de 65 años de edad acude al SU refiriendo dolor torácico lacerante que se irradia hacia la espalda. Tiene antecedentes de hipertensión, hiperlipidemia y AC mal controlados que requirieron cirugía de revascularización miocárdica coronaria hace 5 años. Los signos vitales iniciales son FC 110 latidos/min, PA 190/110 mm Hg y SaO_2 94% en el aire ambiente. El resto de la exploración física es normal. El diagnóstico incluye una angiografía por TC (angio-TC), en la que se observa una disección aórtica distal de gran tamaño donde inicia la arteria subclavia izquierda.

¿Cuál de los siguientes medicamentos debe administrarse primero para controlar la PA?

A. Hidralazina i.v.
B. Labetalol i.v.
C. Nitroprusiato i.v.
D. Labetalol v.o.

61. Mujer obesa de 32 años de edad se presenta en su clínica para su revisión anual. Tiene antecedentes de hipertensión controlada con lisinopril. Comenta que desea embarazarse.

Además de recetarle un multivitamínico prenatal, ¿qué cambio le haría a su tratamiento antihipertensivo?

A. Suspender el lisinopril y controlar la PA, ya que esperaría que esta disminuyera durante el embarazo
B. Sustituir hidroclorotiazida por lisinopril
C. Sustituir lisinopril por labetalol
D. Intercambiar espironolactona por lisinopril

62. Hombre de 48 años de edad se presenta como nuevo paciente en su clínica. Informa que siempre tiene la PA alta. La PA actual es de 150/90 mm Hg. Su régimen de medicación actual es amlodipino 10 mg al día, lisinopril 40 mg al día y carvedilol 25 mg dos veces al día.

¿Cuál de los siguientes medicamentos debe agregarse a su régimen?

A. Clortalidona
B. Parche de clonidina
C. Doxazosina
D. Hidralazina

63. Mujer de 29 años de edad con hipertensión se presenta en su clínica para una visita de seguimiento. En los últimos meses, ha incrementado las dosis de los medicamentos para la PA y solo ha tenido una leve mejoría. La PA actual es de 168/92 mm Hg. En la exploración física se ausculta un soplo abdominal. La concentración de creatinina sérica es normal.

¿Cuál de las siguientes opciones es la mejor prueba diagnóstica que se debe solicitar?

A. Angiografía por resonancia magnética (angio-RM) de las arterias renales
B. TC sin contraste de la aorta torácica y abdominal
C. Metanefrinas séricas
D. Prueba de apnea del sueño

64. Hombre de 63 años de edad con hipertensión, hiperlipidemia y antecedentes de hábito tabáquico. Se descubre incidentalmente que tiene un aneurisma de la aorta torácica (AAT) medido a 4 cm por TC del tórax.

    ¿Cuándo se debe realizar la próxima evaluación del tamaño del aneurisma?

    A. 3 meses
    B. 6 meses
    C. 12 meses
    D. 24 meses

65. Hombre de 45 años de edad sin antecedentes médicos se realiza un ecocardiograma transtorácico por un soplo escuchado incidentalmente. Se identifica una válvula aórtica bicúspide con un AAT de 4.5 cm.

    ¿Cuál de las siguientes recomendaciones le ofrecería al paciente con respecto al cribado de los miembros de la familia?

    A. Todos los familiares hombres de primer grado deben ser examinados
    B. Todos los familiares de primer grado deben ser examinados
    C. Los miembros de la familia previamente informados de un soplo deben ser examinados
    D. No se requieren exámenes adicionales

66. Mujer de 64 años de edad con hipertensión, hiperlipidemia y enfermedad coronaria tiene un aneurisma aórtico abdominal de 4.9 cm de diámetro que aumentó 0.6 cm durante los 6 meses anteriores.

    ¿Qué característica de su historia clínica amerita consideración especial para la reparación quirúrgica temprana de su aneurisma aórtico?

    A. Tamaño del aneurisma de 4.9 cm
    B. Sexo femenino
    C. Tasa de crecimiento de > 0.5 cm en 6 meses
    D. La reparación quirúrgica no está indicada

67. Hombre de 78 años de edad con antecedentes de hipertensión e hiperlipidemia se presenta con dolor torácico. El dolor inicialmente comenzó de forma repentina, se irradió a su espalda y se calificó con un 10 en una escala del 1 al 10. Su dolor ahora es un 8/10. Está diaforético y parece angustiado. Los signos vitales iniciales se caracterizan por: FC 112 latidos/min, PA 168/72 mm Hg y SaO_2 92% en el aire ambiente. Se le realiza una angio-TC de emergencia del tórax, en la que se observa una disección aórtica ascendente grande. Se consulta al equipo de cirugía cardiotorácica.

    ¿Cuál es el primer paso en la gestión de medicamentos?

    A. Goteo de esmolol
    B. Bolo de metoprolol i.v.
    C. Goteo de nitroglicerina
    D. Goteo de nitroprusiato

68. Hombre de 65 años de edad con antecedentes de consumo de tabaco, hipertensión e hiperlipidemia presenta un dolor torácico desgarrante de inicio súbito que se irradia a la espalda. El dolor fue máximo al inicio y posteriormente ha disminuido a un 8/10. Está diaforético y sufre un malestar moderado al llegar. Los signos vitales son notables por la taquicardia sinusal con una FC 110 latidos/min, PA 172/94 mm Hg y SaO_2 98% en el aire ambiente. Se obtiene una radiografía de tórax que se muestra a continuación:

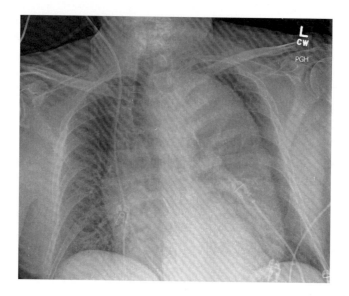

¿La radiografía de tórax preocupa por cuál de las siguientes enfermedades?

A. Disección aórtica
B. Derrame pericárdico
C. Neumotórax
D. Edema pulmonar

69. Hombre de 68 años de edad ingresa en la UCI cardíacos tras un IM con elevación del segmento ST inferior-posterior. Actualmente cuenta con tratamiento de sostén por medio de una bomba de balón intraaórtica y norepinefrina. En la reevaluación 2 h después, ya no se detecta la vía arterial radial izquierda y el pulso radial y braquial son difíciles de palpar. Los pulsos de la arteria radial y braquial derecha están intactos y son fácilmente palpables. Por medio del catéter de la AP, el gasto cardíaco y el índice cardíaco no se modifican con respecto a los anteriores.

¿Cuál es el diagnóstico más probable?

A. Disección aórtica
B. Espasmo de la arteria radial
C. Tromboembolia
D. Empeoramiento del choque cardiogénico

70. Hombre de 38 años de edad se presenta con dolor torácico de intensidad 10/10 de inicio agudo que se irradia hacia la espalda. La PA inicial es de 190/110 mm Hg. En el ECG no se detectan cambios isquémicos. En la exploración física se observa un caballero alto y delgado con angustia moderada. Presenta tórax en embudo y en la exploración cardíaca se ausculta que tiene un soplo diastólico temprano III/IV que se escucha mejor en el borde esternal superior derecho. Los pulmones se caracterizan por los estertores bibasilares, con ruidos respiratorios iguales bilateralmente. Está en proceso una angio-TC de tórax.

Según la presentación anterior, ¿cuál será el tratamiento definitivo más probable?

A. Angiografía coronaria
B. Tratamiento médico
C. Descompresión con aguja
D. Cirugía

71. Hombre de 74 años de edad con antecedentes de consumo de tabaco, hipertensión e hiperlipidemia ingresa en la UCI para seguimiento hemodinámico por una disección aórtica de tipo B que se extiende desde T4 hasta el hiato diafragmático. Su tratamiento actual incluye goteo de esmolol y nitroprusiato. Se observa que el paciente tiene una menor producción de orina. Las dosis de nitroprusiato y esmolol se han reducido para mantener la PA sistólica de 100-120 mm Hg y la FC < 60 latidos/min. Se repiten los estudios de laboratorio que se muestran a continuación:
    - Creatinina: 1.8 mg/dL (0.9 mg/dL previa)
    - Lactato: 4.2 mmol/L (1.8 mmol/L previa)
    - Gasometría arterial: pH: 7.25; P_{CO_2}: 28 mm Hg; P_{O_2}: 98 mm Hg; FiO_2 30%

    ¿Cuál es la etiología más probable de estos cambios hemodinámicos?

    A. Toxicidad por cianuro
    B. Extensión de la disección por debajo del hiato diafragmático
    C. Extensión de la disección proximalmente al arco aórtico ascendente
    D. Efecto sedante

72. Hombre de 22 años de edad que presenta fiebres intermitentes y mareos. Aproximadamente 4 semanas antes, había estado de excursión en Massachusetts y poco después notó un exantema en el muslo izquierdo que se resolvió solo. Los signos vitales son temperatura de 38.5 °C, FC 25 y PA 80/55 mm Hg. En la exploración cardíaca se percibe bradicardia. El resto de la exploración es normal. En el ECG se observa un bloqueo cardíaco completo con un ritmo de salida de la unión lento a 25 latidos/min. El paciente recibe la reanimación adecuada con líquidos i.v.; sin embargo, su PA permanece en 80/55 mm Hg.

    ¿Cuál es el tratamiento agudo más adecuado de esta arritmia?

    A. Ceftriaxona i.v.
    B. Doxiciclina v.o.
    C. Implante de marcapasos permanente
    D. Marcapasos transvenoso temporal

73. Se le pide que evalúe a hombre de 68 años de edad por un ECG anómalo. Tiene antecedentes de enfermedad pulmonar obstructiva crónica con control razonable de los síntomas mediante corticoesteroides inhalados y agonistas β de acción prolongada. Los signos vitales son FC irregular de 101 latidos/min y PA de 122/70 mm Hg. Por lo demás, la exploración cardiopulmonar no tiene complicaciones. En el ECG se observa un ritmo irregular con tres morfologías de onda P distintas.

    ¿Cuál es el mecanismo más probable de esta arritmia?

    A. Activación auricular caótica que se origina en las venas pulmonares
    B. Mayor automaticidad en múltiples sitios en las aurículas
    C. Reentrada a través de vías duales en el nódulo auriculoventricular
    D. Reentrada por medio del nódulo auriculoventricular y una vía accesoria

74. Se le pide que evalúe a hombre de 44 años de edad con antecedentes conocidos de preexcitación ventricular (Wolff-Parkinson-White [WPW]) en el SU para detectar palpitaciones que comenzaron abruptamente 1 h antes de la presentación. Los signos vitales son FC irregular de 120 latidos/min y PA de 120/65 mm Hg. En el ECG se observa una FA con preexcitación.

    ¿Cuál es la terapia inicial adecuada para el tratamiento de esta arritmia?

    A. Adenosina
    B. Digoxina
    C. Cardioversión emergente de corriente continua
    D. Procainamida

75. Se le llama de forma urgente para revisar a mujer sana de 54 años de edad que desarrolló taquicardia ventricular polimórfica inestable. Ingresó en el hospital 3 días antes para el tratamiento de una neumonía del lóbulo inferior derecho y había mejorado con antibióticos de amplio espectro. Antes de esta hospitalización, estaba sana y realizaba ejercicio aeróbico de intensidad moderada a alta durante al menos 40 min al día. Después de una desfibrilación de emergencia, recupera la circulación espontánea. Se obtiene un ECG.

¿Cuál de las siguientes opciones es más probable que esté presente en el ECG?

A. BRI
B. Intervalo QT largo
C. Seudo-BRI con elevación del segmento ST en V_1-V_3
D. Inversión de onda T en V_1-V_3

76. Mujer de 54 años de edad ingresa con taquicardia ventricular monomórfica inestable que activa la desfibrilación de su desfibrilador cardíaco implantable. Tiene antecedentes de miocardiopatía isquémica (FE del ventrículo izquierdo 20%) y tres hospitalizaciones por taquicardia ventricular monomórfica que motivaron descarga de desfibrilador cardíaco implantable en los últimos 2 meses. En el angiograma coronario más reciente, el mes pasado, se observa una enfermedad no obstructiva. Su tratamiento actual incluye ácido acetilsalicílico, atorvastatina, metoprolol, amiodarona, mexiletina y furosemida. Los signos vitales son temperatura de 37 °C, FC 75 latidos/min y PA 110/60 mm Hg. En la exploración cardíaca se observa un impulso apical desplazado lateralmente y ruidos cardíacos normales sin soplos. No hay DVY, los ruidos pulmonares son claros y no hay edema de los miembros inferiores.

¿Cuál es el paso más apropiado a seguir en la atención de la paciente?

A. Flecainida
B. Bomba de balón intraaórtica
C. Magnesio IV
D. Ablación por radiofrecuencia

77. Hombre de 65 años de edad con antecedentes de infecciones urinarias recurrentes acude al hospital con pielonefritis. Durante la noche, su enfermera lo llama porque experimenta bradicardia con una FC de 50 latidos/min y PA de 95/60 mm Hg. Se obtiene el siguiente ECG:

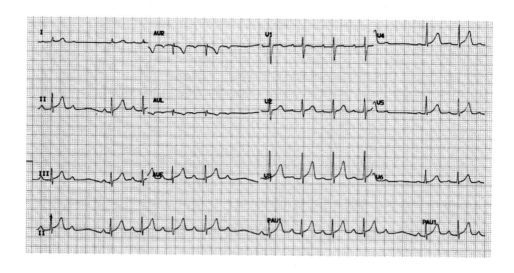

¿Cuál es el mejor paso a seguir?

A. Adenosina
B. Atropina
C. Observación
D. Marcapasos temporal

78. Hombre de 21 años de edad sin antecedentes médicos de importancia acude a urgencias con palpitaciones. Se obtiene el siguiente ECG:

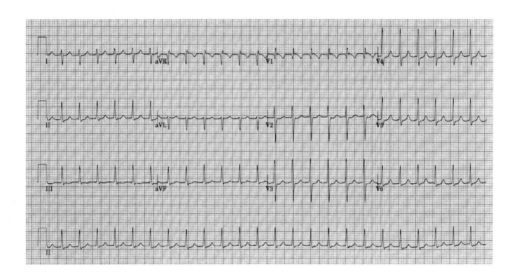

¿Cuál es el diagnóstico más probable?

A. FA
B. Aleteo auricular con bloqueo 2:1
C. Taquicardia por reentrada nodal auriculoventricular
D. Taquicardia sinusal

79. En el SU se le pide que evalúe a mujer de 66 años de edad con antecedentes de hipertensión; ha tenido palpitaciones durante los últimos días. Los signos vitales son FC 150 latidos/min y PA 100/60 mm Hg. En la exploración cardíaca se escucha un ritmo cardíaco irregular rápido sin soplos ni galopes. El resto de la exploración es normal. En el ECG se observa FA de reciente aparición con respuesta ventricular rápida.

Es admitida en el hospital y las cifras de respuesta ventricular se controlan en un rango de 110-130 latidos/min después del bloqueo del nódulo auriculoventricular, pero la PA baja limita la valoración adicional. En el ecocardiograma transtorácico se observa una leve dilatación de la aurícula izquierda y una FE del ventrículo izquierdo del 40%. Después de una investigación exhaustiva, se determina que la etiología de su disfunción sistólica es una miocardiopatía inducida por taquicardia.

¿Cuál es el tratamiento adecuado de esta arritmia?

A. Continuar con el control de la frecuencia con el régimen actual
B. Realizar cardioversión sin ecocardiograma transesofágico
C. Llevar a cabo un ecocardiograma transesofágico; si no hay trombo auricular izquierdo, realice una cardioversión
D. Derivar para ablación

80. Se le pide que evalúe a mujer de 69 años de edad con antecedentes de miocardiopatía isquémica en la UCI cardíacos. Los signos vitales son FC 125 latidos/min, PA 95/65 mm Hg y SaO$_2$ 92% con 3 L de oxígeno suplementario. Hay DVY. La exploración cardíaca se caracteriza por un ritmo cardíaco rápido e irregular con un galope R$_3$. En la exploración pulmonar se escuchan crepitantes difusos. En el ECG se observa FA de reciente aparición con respuesta ventricular rápida. Su tratamiento actual incluye ácido acetilsalicílico, atorvastatina, metoprolol, lisinopril y torasemida.

    Es ingresada en el hospital y se inicia la administración de heparina no fraccionada y furosemida i.v. Los síntomas respiratorios mejoran al tercer día de la hospitalización. En el ecocardiograma transtorácico se observa dilatación de la aurícula izquierda y FE del ventrículo izquierdo del 30%. Después de la consulta del equipo de cardiología, se recomienda una estrategia de control del ritmo para el tratamiento a largo plazo de su FA. Al equipo le gustaría iniciar el tratamiento farmacológico antes de considerar la cardioversión para ayudar a mantener el ritmo sinusal a largo plazo.

    ¿Cuál es el tratamiento médico más adecuado?

    A. Amiodarona
    B. Diltiazem
    C. Flecainida
    D. Propafenona

81. Mujer de 52 años de edad se presenta en su clínica para su chequeo anual. Tiene antecedentes de hipotiroidismo y estenosis mitral reumática. Refiere que se ha sentido bien, pero en los últimos meses nota episodios intermitentes de palpitaciones. Actualmente tiene levotiroxina como tratamiento médico. Los signos vitales son FC 90 latidos/min y PA 105/55 mm Hg. Se realiza un ECG en el consultorio, en el que se observa una FA de reciente aparición. En el ecocardiograma se detecta una estenosis mitral reumática moderada con una FE del ventrículo izquierdo preservada.

    ¿Cuál de las siguientes opciones es la mejor decisión respecto a la anticoagulación?

    A. No iniciar la anticoagulación
    B. Comenzar con ácido acetilsalicílico
    C. Iniciar rivaroxabán
    D. Iniciar warfarina

82. En el SU se le pide que evalúe a una mujer de 77 años de edad debido a una caída. Tiene antecedentes de AC, hipertensión y FA. La paciente refiere que estaba pasando la aspiradora en su casa cuando tropezó con el borde de la alfombra y se cayó, aterrizando sobre sus brazos extendidos y golpeándose la cabeza contra la mesa de café. Su tratamiento actual incluye ácido acetilsalicílico, metoprolol, furosemida, lisinopril, apixabán y un multivitamínico. Los signos vitales son FC regular de 90 latidos/min y PA de 105/55 mm Hg. Los exámenes cardíacos y neurológicos son normales. Se realiza una TC de la cabeza en la que se observa una gran hemorragia subdural. Es evaluada por neurocirugía y está previsto que vaya al quirófano para su evacuación quirúrgica.

    ¿Cuál es el siguiente tratamiento farmacológico más apropiado?

    A. Andexanet α (alfa)
    B. Plasma fresco congelado
    C. Idarucizumab
    D. Vitamina K

83. Mujer de 43 años de edad con antecedentes de estenosis mitral reumática y FA regresa a su consultorio para un seguimiento de rutina. Sus medicamentos actuales incluyen metoprolol y warfarina. Informa haber visto un anuncio en televisión de apixabán y le gustaría saber más.

    ¿Cuál de las siguientes afirmaciones sobre los anticoagulantes orales de acción directa es verdadera?

A. Los anticoagulantes orales de acción directa están indicados para la terapia antitrombótica a largo plazo en los pacientes con válvulas cardíacas mecánicas

B. Los anticoagulantes orales de acción directa no están indicados para los pacientes con FA con estenosis mitral reumática

C. Los anticoagulantes orales de acción directa conllevan un mayor riesgo de hemorragia intracraneal en comparación con la warfarina

D. No hay agentes de reversión disponibles para los anticoagulantes orales de acción directa en caso de hemorragia potencialmente mortal

84. Mujer de 70 años de edad tiene antecedentes de FA permanente de larga duración. También presenta angiopatía amiloide y ahora ingresa con una gran hemorragia intracerebral.

¿Qué opción se debe considerar para reducir su riesgo de ACV o embolia sistémica?

A. Amiodarona

B. Ácido acetilsalicílico solo

C. Apixabán de media dosis

D. Oclusión percutánea de la orejuela auricular izquierda

85. Hombre de 63 años de edad con FA permanente con metoprolol, diltiazem y digoxina acude al SU tras un episodio de síncope. Informa que su episodio fue precedido por un período muy corto de mareo y una sensación de que su corazón se aceleraba. Tuvo un episodio similar en la última semana aproximadamente 1 semana antes de la presentación. Se monitoriza al paciente durante 48 h y no se presentan episodios arrítmicos notables. Se toma la decisión de darlo de alta con un dispositivo de monitorización de ECG ambulatorio.

¿Qué tipo de monitor podría captar mejor su arritmia?

A. Monitor Holter de 48 h

B. Grabador de eventos

C. Registrador de bucle implantable

D. Dispositivo externo de monitorización de episodios cardíacos a largo plazo

86. Hombre de 72 años de edad con estenosis aórtica moderada conocida e hipertensión experimenta un episodio de síncope mientras sube un tramo de escaleras. Niega un síndrome prodrómico.

¿Cuál de los siguientes métodos puede ofrecer el mayor rendimiento para dilucidar una etiología de su episodio de síncope?

A. Ecocardiograma transtorácico

B. ECG

C. Doppler de arteria carótida

D. Anamnesis y exploración física

87. Mujer de 74 años de edad sin antecedentes médicos se presenta con un síncope que ocurrió durante la micción. El hecho fue presenciado por su hija, quien señala que no hubo evidencia de una crisis convulsiva. Los signos vitales ortostáticos a la llegada muestran una caída de 5 mm Hg en la PA sistólica desde la posición supina hasta la bipedestación, con un aumento de 20 latidos/min en la FC. Por lo demás, la exploración física no tiene anomalías. Su ECG no revela nada importante. La paciente actualmente no tiene molestias.

¿Cuál es la causa más probable de su síncope?

A. Arritmogénico

B. Neurocardiogénico

C. Neurológico

D. Hipotensión ortostática

88. Se le pide que evalúe a un hombre de 83 años de edad que ingresó en el servicio de cardiología y al que se le realizó la implantación de un marcapasos bicameral ese mismo día debido a disfunción sinusal y pausas sinusales que produjeron un síncope. Los signos vitales son FC 110 latidos/min y PA 70/55 mm Hg. Los ruidos cardíacos son normales y en la exploración pulmonar se escuchan ruidos respiratorios claros. Las venas del cuello se elevan a 15 cm H_2O con un descenso en «Y» roma. No hay ondas A en cañón. En el ECG se observa taquicardia sinusal y complejo QRS estrecho.

    ¿Cuál es la causa más probable del cuadro clínico?
    A. Edema pulmonar repentino
    B. Perforación del cable que provoca taponamiento cardíaco
    C. Taquicardia mediada por marcapasos
    D. Síndrome de marcapasos

89. Evalúa a un hombre de 60 años de edad con antecedentes de miocardiopatía isquémica posterior a un IM anterior en el 2009. Informa de síntomas de clase III de la New York Heart Association, que incluyen disnea de esfuerzo leve y ortopnea infrecuente. Los signos vitales son FC 60 latidos/min y PA 90/60 mm Hg. En la exploración física no se observa DVY; hay ruidos cardíacos normales, ruidos respiratorios claros a la auscultación pulmonar y ausencia de edema de los miembros inferiores. Los medicamentos que tiene como tratamiento incluyen ácido acetilsalicílico, atorvastatina, furosemida, metoprolol, lisinopril y espironolactona. En el ECG se observa un ritmo sinusal normal con BRI (QRS = 152 ms). En el último ecocardiograma transtorácico se observa una FE del ventrículo izquierdo del 25%.

    ¿Cuál de las siguientes opciones reducirá su riesgo de mortalidad?
    A. Terapia de resincronización cardíaca
    B. Marcapasos bicameral
    C. Desfibrilador implantable
    D. Tanto A como C

90. Se le pide que evalúe a un hombre de 65 años de edad con antecedentes de síndrome del seno enfermo que requirió la implantación de un marcapasos hace 5 meses. Hoy no tiene molestias; sin embargo, su esposa ha notado fiebres intermitentes durante los últimos días. Los signos vitales son temperatura de 39.4 °C, FC 70 latidos/min y PA 90/60 mm Hg. En la exploración se escuchan ruidos cardíacos normales con eritema y sensibilidad en el lugar de implantación del marcapasos en el pectoral izquierdo. El resto de su exploración no tiene datos de importancia. Ingresa y comienza a recibir antibióticos por vía i.v. Los hemocultivos desarrollaron *Staphylococcus aureus* sensible a meticilina (SASM). En el ecocardiograma transesofágico (ETE) no se observan vegetaciones en las válvulas cardíacas ni en el equipo implantado. Para el tercer día de hospitalización, está afebril y se siente bien.

    ¿Cuál es el mejor paso a seguir en la atención?
    A. Cambiar a antibióticos orales para completar un ciclo de 6 semanas y el alta
    B. Dar de alta y continuar con los antibióticos intravenosos para completar un ciclo de 6 semanas
    C. Planificar la extracción del sistema de marcapasos
    D. Derivación para consultar sobre el reemplazo de la válvula tricúspide

91. Mujer de 55 años de edad ingresa en el hospital para una colectomía sigmoidea abierta electiva por diverticulitis recurrente (último episodio hace 3 meses). Tiene antecedentes de DM, hipertensión, hiperlipidemia y un IM inferior hace 3 años que requirió intervención coronaria percutánea. Los signos vitales son temperatura 37 °C, FC 75 latidos/min y PA 110/60 mm Hg. La exploración física es normal. Su tratamiento actual incluye ácido acetilsalicílico, metoprolol, atorvastatina y un multivitamínico. Niega haber tenido angina o disnea de esfuerzo reciente desde su IM. Continúa yendo al gimnasio semanalmente y corre 8 km en la caminadora al menos cinco veces por semana.

¿Cuál es el paso apropiado a seguir en la atención de la paciente?

A.   Suspender la ácido acetilsalicílico en el período perioperatorio

B.   Realizar pruebas de esfuerzo

C.   Proceder a la cirugía

D.   Iniciar clopidogrel para disminuir el riesgo de IM perioperatorio

92.   Usted realiza una valoración preoperatoria a una mujer de 75 años de edad porque en 1 semana se le va a realizar una colecistectomía electiva por colelitiasis. También tiene antecedentes de estenosis aórtica sintomática grave y se le realizará un reemplazo de válvula en 1 mes. Los signos vitales son temperatura 37 °C, FC 75 latidos/min y PA 110/60 mm Hg. En la exploración cardíaca se escucha un soplo de eyección sistólico de pico tardío III/VI áspero. No hay DVY, los ruidos pulmonares son claros y no hay edema de los miembros inferiores. Los medicamentos que tiene como tratamiento incluyen ácido acetilsalicílico y un multivitamínico. Refiere una leve disnea de esfuerzo que ha progresado durante el último año.

¿Cuál es el paso apropiado a seguir en la atención de la paciente?

A.   Iniciar furosemida

B.   Realizar pruebas de estrés

C.   Posponer la colecistectomía hasta que se complete la intervención valvular

D.   Proceder a la colecistectomía según lo programado

93.   Hombre de 75 años de edad es atendido en el SU por presencia de dolor torácico y elevaciones del segmento ST anterior en el ECG. Por la presencia de DVY, se realizó una angiografía coronaria y se observó una oclusión trombótica en la arteria coronaria descendente anterior izquierda, por lo que se colocó una endoprótesis vascular liberadora de fármaco. Se inicia tratamiento con ácido acetilsalicílico, clopidogrel, metoprolol y atorvastatina. Cerca del momento del alta, se entera que está programado para una cirugía electiva de rodilla en 2 semanas y que los cirujanos deberían suspender el clopidogrel.

¿Cuál es el paso apropiado a seguir en la atención del paciente?

A.   Posponer el reemplazo de rodilla por 1 mes

B.   Retrasar el reemplazo de rodilla por 3 meses

C.   Posponer el reemplazo de rodilla de 6-12 meses

D.   Proceder al reemplazo de rodilla según lo programado en 2 semanas

94.   Hombre de 68 años de edad con antecedentes de AC no obstructiva y enfermedad renal crónica en estadio 4 presenta una úlcera que no cicatriza en la cara lateral del pie izquierdo. La úlcera ha estado presente durante 3 meses y no está purulenta ni tiene eritema. En una anamnesis adicional, describe fatiga muscular y calambres en las piernas que han limitado su tolerancia al ejercicio.

¿Cuál es la mejor prueba de diagnóstico inicial?

A.   Índice tobillo-brazo

B.   Angiografía arterial de los miembros inferiores en el laboratorio de cateterismo cardíaco

C.   Angio-TC de los miembros inferiores

D.   Angio-RM de los miembros inferiores

95.   Hombre de 59 años de edad con antecedentes de AC, enfermedad renal crónica en estadio 4, y que no cumple con su esquema de medicamentos, presenta dolor de inicio agudo en la pierna izquierda. En la exploración física, la pierna se percibe fría al tacto. Describe entumecimiento y parestesias en el pie. No son palpables los pulsos tibial posterior ni dorsal pedio. Su pie se encuentra pálido y frío, con dolor a la palpación.

Mientras obtiene los estudios de imagen de confirmación, ¿cuál es el mejor paso a seguir?

A. Iniciar heparina de bajo peso molecular
B. Obtener estudios Doppler arteriales por la mañana
C. Solicitar una consulta urgente con el servicio de cirugía vascular o medicina vascular
D. Colocar mantas calientes al pie

96. Hombre de 69 años de edad con antecedentes de enfermedad renal crónica avanzada, hipertensión e hiperlipidemia se presenta con calambres dolorosos en las piernas mientras deambula. No tiene dolor en reposo. Usted sospecha que puede tener una enfermedad arterial periférica, por lo que solicita el índice tobillo-brazo. El índice de la pierna derecha es de 0.85 y el de la pierna izquierda de 0.75.

¿Cuál sería la mejor prueba de diagnóstico a elegir?

A. Angiografía en el laboratorio de cateterismo
B. Angio-TC de los miembros inferiores
C. Índice tobillo-brazo segmentario con registro de volumen de pulso
D. Ecografía venosa de los miembros inferiores

RESPUESTAS

1. **La respuesta correcta es: B. Infarto de miocardio con elevación del ST inferior.** El paciente tiene elevaciones del ST ≥ 1 mm en dos derivaciones contiguas (III, aVF), que cumplen los criterios de IM con elevación del ST. La presencia de depresiones de ST en las derivaciones I y aVL refleja cambios recíprocos, mientras que la presencia de depresiones de ST en las derivaciones V_2 y V_3 puede indicar isquemia miocárdica posterior. Además, hay inversiones de onda T en V_4-V_6. El paciente cumple los criterios de IM con elevación del ST y requiere revascularización urgente. La ausencia de elevaciones anteriores (V_3-V_4) hace que la afectación anterior sea poco probable y la naturaleza territorial de los cambios del ECG es un argumento en contra de la pericarditis.

2. **La respuesta correcta es: C. Pericarditis.** El paciente tiene elevaciones del ST cóncavas difusas ascendentes a lo largo de múltiples territorios vasculares, lo que hace que la pericarditis sea el diagnóstico más probable. Además, la derivación aVR tiene una depresión ST con elevación del segmento PR. En resumen, este ECG es más indicativo de inflamación pericárdica. Dado el pródromo vírico, es muy probable que este paciente tenga pericarditis por virus.

    Los IM con elevación del segmento ST anterior se presentan con elevaciones en las derivaciones precordiales anteriores (V_3 y V_4) y representan la oclusión de la arteria descendente anterior izquierda o sus ramas. Los IM con elevación del ST inferior ocurren con elevaciones del ST en las derivaciones II, III y aVF e implican la oclusión de la arteria coronaria derecha (o sus ramas) en el 85% de los pacientes y de la arteria circunfleja izquierda (o sus ramas) en el 15% (en los que la arteria descendente posterior surge de la arteria circunfleja izquierda).

3. **La respuesta correcta es: C. FA con bloqueo de rama derecha (BRD) y bloqueo fascicular anterior izquierdo.** La frecuencia ventricular irregular con ausencia de ondas P visibles hace que la FA sea el ritmo auricular subyacente más probable. El paciente tiene un BRD que se manifiesta con morfología clásica en V_1-V_3. Un BRD se define por un QRS ≥ 120 ms (110-119 = retraso de la conducción intraventricular o «incompleto»), rSR' en las derivaciones precordiales R (V_1, V_2) y onda S ancha en I y V_6. A veces, se observan depresiones ST o inversiones de la onda T en las derivaciones precordiales derechas. Además, este paciente tiene una desviación del eje a la izquierda, lo que normalmente no ocurre con un BRD; esto sugiere que también está presente un bloqueo fascicular anterior izquierdo. La presencia de un BRD con bloqueo fascicular anterior izquierdo se denomina *bloqueo bifascicular*.

    El bloqueo cardíaco completo requiere evidencia de disociación auricular y ventricular con una frecuencia auricular que sea regular y exceda la frecuencia ventricular, y una frecuencia ventricular regular. La amplitud y la frecuencia de las despolarizaciones ventriculares dependen de dónde se originan los latidos ventriculares en el sistema His-Purkinje (los latidos de salida de unión más altos tienen complejos más estrechos y frecuencias más rápidas que los que se originan en el sistema de Purkinje).

    El paciente no tiene BRI. Los BRI se definen por un QRS ≥ 120 ms con un R monofásico, difuso y amplio en I, aVL y V_5-V_6. RS puede estar presente en V_5-V_6 si el paciente tiene cardiomegalia. Además, hay ausencia de ondas Q en I, V_5 y V_6. El paciente no cumple con estos criterios y por lo tanto no tiene BRI.

4. **La respuesta correcta es: B. Hipercalemia.** La hipercalemia se caracteriza por cambios en el ECG que pueden incluir ondas T hiperagudas o puntiagudas. Esto puede progresar a un acortamiento del intervalo QT, prolongación de PR y bloqueo auriculoventricular y, en caso de elevación extrema, QRS ensanchado y elevación del ST. La hipercalcemia produce un acortamiento del intervalo QT con ondas T aplanadas, ondas P y elevación del punto J. La hipocalemia causa aplanamiento de las ondas T en el ECG, presencia de ondas U y prolongación del intervalo QT. Aunque la isquemia también puede presentarse con ondas T hiperagudas, la falta de dolor torácico o equivalentes anginosos hace que este diagnóstico sea menos probable.

5. **La respuesta correcta es: C. Iniciar tratamiento con bloqueadores β.** En el ECG se muestra prolongación del complejo QT. El segmento QT se mide desde el comienzo del complejo QRS hasta el final de la onda T. El complejo QT se corrige para la FC con la fórmula de Bazett: Complejo QT = intervalo QT √RR (RR se mide en segundos). La fórmula de Bazett puede sobrecorregir en caso de FC alta y no corregirse con frecuencias bajas. El complejo QT normal para hombres es < 440 ms y para mujeres < 460 ms. Una vez que el complejo QT es > 500 ms, aumenta el riesgo de *torsade de pointes* (taquicardia ventricular en entorchado). Las FC más lentas, potencialmente inducidas por agentes nodales como los bloqueadores β, aumentan el riesgo de torsade de pointes en presencia de prolongación del complejo QT. Por lo tanto, al iniciar cualquier medicación que prolongue el intervalo QT, es prudente la monitorización por ECG de la prolongación del intervalo del complejo QT.

    El diferencial para la prolongación del intervalo QT es amplio pero incluye ciertos antiarrítmicos (como clase Ic, III), antipsicóticos (clorpromazina, haloperidol, ziprasidona, quetiapina), antimicrobianos (fluoroquinolonas, macrólidos, azoles), antieméticos (ondansetrón, droperidol), analgésicos que incluyen metadona y alteraciones electrolíticas (hipocalcemia, hipocalemia). Para este paciente, la combinación de metadona y el nuevo inicio de una fluoroquinolona pueden haber contribuido a esta prolongación del complejo QT.

    Para los pacientes en los que se observa una prolongación del intervalo QT, se recomienda la monitorización seriada del ECG, la corrección de los electrólitos PR y la interrupción de los medicamentos no esenciales que prolongan el intervalo QT. No existen pautas para la interrupción de los medicamentos que prolongan el intervalo QT y se debe utilizar el criterio clínico.

6. **La respuesta correcta es: D. Embolia pulmonar.** En el ECG se muestra taquicardia sinusal a una frecuencia de aproximadamente 100 latidos/min. Además, existe evidencia de sobrecarga del hemicardio derecho manifestada por la onda S prominente en la derivación I, la inversión de la onda T y la onda Q en la derivación III, así como un BRD. Otros hallazgos de sobrecarga del hemicardio derecho (que no se ven en este ECG) incluyen elevaciones del ST en las derivaciones precordiales. Debido al factor de riesgo de la paciente (consumo de tabaco), los hallazgos de la exploración física (incluido el edema del miembro inferior izquierdo mayor que el derecho) y los hallazgos del ECG, la embolia pulmonar es el diagnóstico más probable.

    Los IM con elevación del ST inferior se presentan con dolor torácico u otro dolor torácico equivalente, así como elevaciones del ST > 1 mm en las derivaciones inferiores (II, III, aVF). La pericarditis se manifiesta de manera temprana con elevaciones difusas del ST y con depresiones de PR (excepto aVR, que tiene elevación de PR y depresión de ST). Los IM sin elevación del ST pueden tener o no hallazgos en el ECG, incluidas depresiones del ST e inversiones de la onda T con troponina positiva, pero por lo general no se manifestarían con un BRD nuevo.

7. **La respuesta correcta es: A. Verificar las derivaciones posteriores.** Las derivaciones posteriores (V_7-V_9) deben controlarse en los pacientes con antecedentes compatibles con un síndrome coronario agudo cuando en el ECG estándar inicial de 12 derivaciones se observan depresiones del ST en V_1-V_3 (correspondientes a elevaciones posteriores del segmento ST), onda R > onda S en V_1 (correspondiente a una onda Q posterior), o sin cambios en el segmento ST. Si en las derivaciones posteriores se revelan elevaciones del segmento ST, exigiría una revascularización urgente, ya que esto sería compatible con un IM con elevación del ST. Si bien la embolia pulmonar puede causar dolor en el tórax, con mayor frecuencia es pleurítica. Los cambios en el ECG en la embolia pulmonar incluyen evidencia de sobrecarga ventricular derecha como onda S en la derivación I, onda Q en la derivación III, inversión de la onda T en la derivación III, BRD, desviación del eje derecho y elevaciones del segmento ST en las derivaciones precordiales anteriores. Si bien la pericarditis puede causar dolor de tórax, suele ser un dolor agudo que empeora con la inspiración y disminuye al sentarse hacia adelante. En la exploración física puede haber un roce pericárdico y es posible que en el ECG se observe elevación difusa del ST con depresiones PR. Si bien la colchicina es el tratamiento de primera línea, los antecedentes y las pruebas no son compatibles con la pericarditis. La enfermedad por reflujo gastroesofágico puede causar ardor en el tórax. A menudo ocurre después de comer, puede estar asociado con un sabor ácido en la boca y empeora después de la comida y con la posición en decúbito. El antecedente de dolor torácico es más preocupante por un posible síndrome coronario agudo.

8. **La respuesta correcta es: A. Notificar al laboratorio de cateterismo cardíaco para revascularización urgente.** El ECG es preocupante por un IM con elevación del ST inferoposterior y el paciente debe acudir a una coronariografía urgente. La elevación del segmento ST en las derivaciones

del lado derecho (más típicamente V$_4$R) sugiere afectación del ventrículo derecho. En estos casos, el ventrículo derecho depende de la precarga y la administración de un vasodilatador como la nitroglicerina reducirá la precarga, lo que podría provocar hipotensión. Se puede utilizar un eco-cardiograma transtorácico para evaluar anomalías en el movimiento de la pared para respaldar un diagnóstico de isquemia, pero en este caso, la historia clínica y el ECG son diagnósticos y un ecocardiograma puede contribuir a retrasos en la intervención coronaria percutánea primaria. No se espera que las derivaciones posteriores sean útiles en este caso, ya que el IM con elevación del ST ya se ha diagnosticado y, por lo tanto, no cambiará el tratamiento.

9.   **La respuesta correcta es: A. Pericarditis aguda.** La viñeta es más compatible con la pericar-ditis aguda. La descripción de un dolor pleurítico agudo que mejora al inclinarse hacia adelante y empeora al recostarse es más compatible con pericarditis. Esto puede haber sido precipitado por una enfermedad vírica reciente. Los hallazgos clásicos en el ECG incluyen depresiones de PR con un patrón difuso de elevaciones del ST que no se correlacionan con una distribución vascular coronaria única. Una disección aórtica también puede presentarse con un inicio agudo de dolor torácico agudo, aunque el dolor no suele ser posicional y, a menudo, se irradia hacia la espalda. A menudo no hay hallazgos ECG en la disección aórtica, aunque puede incluir voltajes bajos si hay un derrame pericárdico, o elevaciones del ST si la disección se extiende a una arteria coronaria (típi-camente la arteria coronaria derecha). El síndrome coronario agudo puede tener una variedad de presentaciones clínicas, que incluyen dolor torácico, presión, disnea, dolor de cuello o mandíbula, dolor de brazo y entumecimiento o parestesias en el brazo. El dolor incluso puede ser epigástrico o abdominal e incluir náuseas o vómitos. Aunque las elevaciones del ST siempre generan preocupa-ción por un síndrome coronario agudo, la presencia de elevaciones del ST ascendentes en múltiples territorios vasculares sugiere un proceso difuso como la pericarditis. La embolia pulmonar aguda también puede presentarse con dolor torácico pleurítico de aparición repentina. Los marcadores hemodinámicos incluyen hipoxemia, taquicardia e hipotensión, según el tamaño de la embolia pul-monar. Los hallazgos en el ECG pueden variar desde taquicardia sinusal hasta evidencia de tensión del ventrículo derecho. Las elevaciones del ST en múltiples territorios vasculares serían atípicas.

10.   **La respuesta correcta es: A. RM cardíaca.** A pesar de una presentación clínica que sugiere IM sin elevación del ST, las mujeres tienen menos probabilidades que los hombres de tener enfermedad coronaria obstructiva en el momento del cateterismo. Esta entidad se conoce como *IM sin AC obs-tructiva*. Las personas con IM sin AC obstructiva siguen teniendo un mayor riesgo de experimentar eventos adversos cardíacos graves, y se deben investigar etiologías alternativas para la presenta-ción del paciente. Las radiografías coronarias deben revisarse para detectar disección perdida, erosión o rotura de la placa, émbolos o espasmos. Debe realizarse una evaluación funcional del ventrículo izquierdo. En este paciente con función del VI deprimida y troponina elevada, se debe considerar un diagnóstico de miocarditis, que puede confirmarse con una RM cardíaca.

11.   **La respuesta correcta es: D. Prueba de esfuerzo farmacológica con imágenes de perfusión.** Dado que el paciente tiene BRI al inicio del estudio, no puede realizarse una prueba de tolerancia al esfuerzo con ECG, ya que el ECG por sí solo no será diagnóstico de isquemia. Además, su reciente reemplazo de rodilla y su mala tolerancia al ejercicio al inicio del estudio lo convertirían en un mal candidato para la prueba de esfuerzo. Las pruebas de esfuerzo requieren alcanzar al menos el 85% de la FC máxima prevista para maximizar el rendimiento diagnóstico. Si un paciente no puede hacer ejercicio el tiempo suficiente para alcanzar este punto final, la prueba no será interpretable. Para los pacientes con BRI subyacente, por lo general se recomienda un esfuerzo vasodilatador, preferentemente antes de un ejercicio o una evaluación cronotrópica, ya que existe un mayor riesgo de un falso positivo a FC más altas debido a la desincronización ventricular.

12.   **La respuesta correcta es: C. Angiografía coronaria por TC.** El paciente tiene un historial de dolor torácico algo atípico, pero tiene factores de riesgo que incluyen antecedentes familiares de AC temprana, hipertensión e hiperlipidemia, lo que le da una probabilidad intermedia de AC. Una angiografía coronaria por TC proporcionará información sobre la anatomía de las arterias coro-narias, así como sobre cualquier estenosis y, por lo tanto, es una prueba razonable para descartar enfermedad coronaria. Aunque tiene un alto valor predictivo negativo, es posible que sea necesa-rio confirmar los hallazgos positivos con una angiografía coronaria. La RM cardíaca sin pruebas de esfuerzo se puede utilizar para examinar la función y la estructura cardíacas, pero no es óptima

en el entorno de la sala de urgencias debido a la duración de la prueba. Una prueba de esfuerzo tiene el beneficio de evaluar la capacidad funcional y la provocación de síntomas con el ejercicio. Sin embargo, el dolor crónico de rodilla del paciente puede limitar su capacidad para alcanzar el 85% de la FC máxima prevista, lo que limita la capacidad de diagnóstico de la prueba.

13. **La respuesta correcta es: B. Evaluación de la viabilidad miocárdica.** La RM cardíaca es uno de los estudios de imagen utilizados para evaluar la viabilidad del miocardio. En un paciente con enfermedad coronaria multivascular, el beneficio de la revascularización quirúrgica es limitado si una gran parte del síndrome coronario agudo del miocardio presenta cicatrices irreversibles. Se puede realizar una evaluación de la viabilidad a través de diferentes modalidades, que incluyen RM cardíaca, tomografía por emisión de positrones (PET, *positron emission tomography*) cardíaca, gammagrafías con talio y ecocardiografía de esfuerzo con dobutamina. Estos estudios pueden ayudar a distinguir el miocardio que está dañado de manera irreversible del miocardio que está hibernando y puede recuperar su función después de la reperfusión. Si bien la miocarditis previa puede presentarse con realce tardío de gadolinio (a menudo en una distribución irregular), es probable que la miocardiopatía del paciente se explique mejor por isquemia, dada su grave enfermedad coronaria multivascular. La amiloidosis cardíaca puede causar una disminución de la FE al final del curso de la enfermedad y puede tener un realce tardío de gadolinio en la RM cardíaca. Si bien con la RM cardíaca se puede evaluar la enfermedad valvular, la ecocardiografía transtorácica es la modalidad preferida para la evaluación de la enfermedad valvular.

14. **La respuesta correcta es: B. Angiografía coronaria.** El paciente tiene una prueba de esfuerzo de alto riesgo por varias razones. Logró solo 4 MET antes de detenerse debido a la angina. Además, su PA no aumentó con el ejercicio, lo que generó preocupación por posible AC principal o multivascular izquierdo. El ECG a los 7 min de recuperación tiene depresiones ST > 2 mm de forma difusa y elevación del ST en aVR. Los hallazgos ECG de alto riesgo son depresiones del ST ≥ 2 mm o ≥ 1 mm en la etapa 1 de la prueba de esfuerzo, depresiones que ocurren en ≥ 5 derivaciones o ≥ 5 min de recuperación. En resumen, los hallazgos del caso son muy preocupantes por una posible AC significativa que requiere la definición de su anatomía coronaria y considerar la revascularización.

    Otras características de alto riesgo en las pruebas de esfuerzo incluyen una puntuación en la cinta rodante de Duke < −11, una caída en la FE durante el esfuerzo (si se obtienen imágenes), ≥ 1 defectos de perfusión grandes o 2 moderados, dilatación transitoria del ventrículo izquierdo o aumento de la captación pulmonar de radionúclido trazador (si se obtienen imágenes de perfusión).

15. **La respuesta correcta es: A. Iniciar bloqueadores β y estatinas.** El paciente tiene un síndrome compatible con angina estable. La prueba de esfuerzo confirma el diagnóstico de AC con isquemia demostrable en un solo territorio. El mejor paso a seguir en el tratamiento sería la institución de tratamiento médico óptimo que incluya dosis bajas de ácido acetilsalicílico, bloqueadores β y estatinas (y posiblemente algún hipolipemiante). La angiografía coronaria debe considerarse en aquellos pacientes con síntomas resistentes a pesar del tratamiento médico óptimo y en aquellos con resultados de prueba de esfuerzo de alto riesgo (FE baja, dilatación isquémica transitoria [que sugiere enfermedad de tres vasos], respuesta hipotensiva al ejercicio, ≥ 2 territorios de isquemia moderada o > 1 territorio de isquemia grave, arritmias inducidas por el ejercicio). En ausencia de enfermedad del tronco común izquierdo en la angio-TC coronaria, es razonable considerar primero un ensayo de tratamiento médico optimizado antes de considerar la revascularización coronaria en pacientes con isquemia de moderada a grave (ensayo ISCHEMIA). El ecocardiograma transtorácico ayudaría a identificar anomalías cardíacas estructurales, lo que es poco probable que explique los síntomas del paciente.

16. **La respuesta correcta es: D. Compresión manual del sitio de acceso.** Debe sospecharse hemorragia en el lugar de acceso en los pacientes postoperados con hipotensión, dolor abdominal o lumbar o hematoma de rápida expansión. El primer paso en el tratamiento de la hemorragia activa requiere un control primario de la hemorragia con compresión manual de la arteria femoral común. A partir de entonces, se puede considerar si los hemoderivados deben administrarse empíricamente para facilitar la estabilización hemodinámica. La TC de abdomen puede ser útil cuando el diagnóstico es incierto y los parámetros hemodinámicos se han estabilizado. Si bien la mayoría de las hemorragias se detienen con la presión manual, se puede considerar una intervención

quirúrgica o percutánea después del fracaso de la compresión manual. La terapia con ácido acetil-salicílico e inhibidores de P2Y12 no se revierte rápidamente y, por lo tanto, suspenderla no ayudaría en el contexto agudo. Cualquier decisión sobre la modificación de la terapia antiplaquetaria a largo plazo (lo que sería poco probable) debe tomarse en consulta con el cardiólogo.

17. **La respuesta correcta es: B. Se puede suspender el clopidogrel para realizar la artroplastia de rodilla.** En este escenario clínico, el clopidogrel puede mantenerse para permitir que el paciente se someta a un reemplazo de rodilla. La decisión inicial sobre la duración del tratamiento antiagregante plaquetario doble depende de la indicación de colocación de una endoprótesis vascular. Se considera que los pacientes a los que se les realiza colocación de una endoprótesis vascular para el tratamiento de un síndrome coronario agudo tienen un mayor riesgo de trombosis de la endoprótesis vascular e IM recurrente; por lo tanto, la terapia antiplaquetaria dual se recomienda idealmente durante un mínimo de 12 meses, independientemente del tipo de endoprótesis vascular. Por el contrario, las endoprótesis vasculares colocados para la cardiopatía isquémica estable exigen un tratamiento antiplaquetario doble durante un mínimo de 6 meses si se coloca una endoprótesis vascular liberadora de fármacos. El cangrelor, un inhibidor de P2Y12 intravenoso, no funciona para los procedimientos electivos, pero puede considerarse como un puente intravenoso de uso no aprobado con esta indicación para los procedimientos semiurgentes en pacientes en los que el riesgo de trombosis de la endoprótesis vascular debido a la terapia antiplaquetaria dual se considera alto. Las pruebas de esfuerzo no tienen ningún papel para orientar la duración de la terapia antiplaquetaria dual.

18. **La respuesta correcta es: A. Una estrategia conservadora de ácido acetilsalicílico, bloqueadores β y nitratos según la necesidad, seguida de estratificación de riesgo no invasiva (prueba de esfuerzo) para ayudar a determinar si la angiografía coronaria es apropiada, siempre que el paciente permanezca asintomático.** Todos los pacientes que presenten angina inestable o IM sin elevación del ST deben realizarse una evaluación del riesgo, que se puede realizar con dos puntuaciones de uso común: trombólisis en el infarto de miocardio (TIMI) o puntuaciones del Global Registry of Acute Coronary Events. Se debe realizar una angiografía de diagnóstico urgente/inmediata con la intención de revascularizar en aquellos pacientes con IM sin elevación del ST que tengan angina refractaria o inestabilidad hemodinámica/eléctrica. La angiografía diagnóstica temprana (dentro de las 24 h) con la intención de revascularizar está indicada en pacientes estabilizados con IM sin elevación del ST que tengan un alto riesgo de eventos clínicos. En los pacientes, como en este ejemplo, de bajo riesgo (puntuación TIMI 0-2 o puntuación del Global Registry of Acute Coronary Events ≤ 108), se siguió una estrategia conservadora de tratamiento médico óptimo con angiografía coronaria en aquellos pacientes con síntomas persistentes o recurrentes o se pueden considerar los resultados de la prueba de esfuerzo de alto riesgo.

19. **La respuesta correcta es: C. Metoprolol.** En este paciente que tiene un IM con elevación del segmento ST y planes de realizarse una intervención coronaria percutánea primaria, la exploración física sugiere características de insuficiencia de la bomba cardíaca en evolución (DVY elevada, estertores basilares y S3) con datos de hipoperfusión (extremidades inferiores frías) e inestabilidad hemodinámica (taquicardia, hipotensión con presión de pulso estrecha). Se recomienda la terapia con bloqueadores β dentro de las primeras 24 h en pacientes con IM con elevación del ST, pero debe posponerse en aquellos con IC, gasto cardíaco disminuido o con riesgo de desarrollar choque cardiogénico, ya que puede bloquear el sistema simpático compensatorio de respuesta.

20. **La respuesta correcta es: D. Ecocardiografía transtorácica urgente.** La terapia de reperfusión rápida ha disminuido la incidencia de complicaciones mecánicas del IM. No obstante, se requiere un alto índice de sospecha. Los pacientes con presentaciones tardías de IM de territorio más grande, especialmente de la pared anterior, tienen mayor riesgo de desarrollar un defecto del tabique ventricular. El soplo holosistólico áspero en el borde esternal inferior, especialmente en presencia de frémito sistólico palpable, es patognomónico de comunicación interventricular. El diagnóstico se realiza típicamente mediante ecocardiograma transtorácico, aunque un aumento de la SaO_2 venosa entre la aurícula derecha y la AP por cateterismo cardíaco derecho puede ser indicativo. El tratamiento definitivo requiere reparación quirúrgica. Los fármacos reductores de la poscarga (nitroprusiato) y las intervenciones (bomba de balón intraaórtico) pueden ayudar a disminuir la derivación de izquierda a derecha a través del defecto del tabique ventricular como puente hacia la cirugía.

21. La respuesta correcta es: B. Administrar alteplasa dentro de los 30 min posteriores a la llegada al hospital y proceder con el traslado urgente a un centro con capacidad para intervención coronaria percutánea. En los pacientes que se presenten en un hospital apto para intervención coronaria no percutánea con IM con elevación del segmento ST y que sean candidatos a reperfusión, se debe realizar el traslado a un hospital apto para intervención coronaria percutánea si el tiempo previsto desde el primer contacto médico hasta la terapia con el dispositivo es de menos de 120 min. Cuando el tiempo de traslado anticipado excede los 120 min, la terapia fibrinolítica debe administrarse dentro de los 30 min posteriores a la llegada al hospital. Los pacientes con choque cardiogénico o IC grave deben ser trasladados a un hospital con capacidad de intervención coronaria percutánea lo antes posible, independientemente del tiempo transcurrido desde el IM. En ausencia de choque cardiogénico o IC, la transferencia se puede realizar con urgencia si hay evidencia de reperfusión farmacológica fallida (síntomas continuos) o dentro de las 24 h para aquellos pacientes en los que se está siguiendo una estrategia invasiva.

22. La respuesta correcta es: A. Programar la colocación de una endoprótesis vascular en la arteria descendente anterior izquierda en los próximos 45 días. Los ensayos aleatorizados, incluido el ensayo COMPLETE, tuvieron un riesgo menor de eventos adversos cardiovasculares mayores recurrentes cuando se colocan endoprótesis vasculares en lesiones no causales de daño, además de la lesión sí causal en pacientes con IM con elevación del segmento ST. Esto puede realizarse durante la hospitalización inicial o durante los primeros 45 días. La reserva fraccional de flujo sería razonable para una estenosis moderada (50-69% de estenosis), pero no es necesaria para las estenosis más graves. La colocación de endoprótesis vasculares en lesiones no causales no debe realizarse en pacientes con signos o síntomas de choque cardiogénico.

23. La respuesta correcta es: C. Agregue ezetimiba. A todos los pacientes con síndrome coronario agudo se les debe prescribir una estatina de alta intensidad, independientemente de las LDL basales. Los datos del ensayo IMPROVE-IT sugieren un beneficio aditivo del uso de la ezetimiba en un contexto de estatinas de intensidad moderada y se recomienda para pacientes en los que las LDL aún no se encuentran en el objetivo.

24. La respuesta correcta es: E. A y C. Incluso en ausencia de endoprótesis, los pacientes con síndrome coronario agudo deben considerarse para la terapia antiplaquetaria dual durante aproximadamente 12 meses. En algunos estudios se mencionan duraciones más prolongadas de la terapia. No se ha demostrado que prasugrel beneficie a los pacientes con síndrome coronario agudo sin elevación del ST que se tratan de forma conservadora. También puede ser necesario considerar una reducción de la dosis con prasugrel para pacientes mayores de 75 años de edad. Por el contrario, se ha demostrado que ticagrelor reduce el riesgo de eventos adversos cardiovasculares importantes en un contexto de ácido acetilsalicílico, independientemente de si los pacientes se someten a una endoprótesis vascular coronaria. Los datos más recientes pueden sugerir que el ácido acetilsalicílico se puede suspender de manera segura con la monoterapia continua del inhibidor de P2Y12 de 1-3 meses después de la intervención coronaria percutánea. No obstante, la estrategia de tratamiento inicial debe incluir la terapia antiagregante plaquetaria dual.

25. La respuesta correcta es: C. Angiografía coronaria invasiva. El paciente está experimentando un IM sin elevación del ST, y según las pautas del American College of Cardiology y la American Heart Association (ACC/AHA), se recomienda una estrategia invasiva en estos pacientes de alto riesgo para reducir el riesgo de recurrencia de IM espontáneo.

26. La respuesta correcta es: B. Dentro de las 24 h. Para los pacientes de alto riesgo con troponina elevada, cambios en el segmento ST o una puntuación alta del Global Registry of Acute Coronary Events (> 140), se recomienda una angiografía temprana dentro de las 24 h. Los pacientes de menor riesgo (p. ej., aquellos sin las características anteriores, pero con DM, enfermedad renal crónica, intervención coronaria percutánea en los últimos 6 meses, CRC previa o FE del ventrículo izquierdo < 40%) pueden someterse a una angiografía dentro de 72 h. Los pacientes con angina refractaria o recurrente o inestabilidad hemodinámica o eléctrica deben someterse a una angiografía de inmediato.

27. La respuesta correcta es: C. Diltiazem. La angina vasoespástica o de Prinzmetal es un síndrome clínico de angina de reposo con elevación transitoria del segmento ST, angina que responde a nitratos o espasmo coronario angiográficamente evidente. La enfermedad coronaria obstructiva puede ser la causa de vasoespasmo y, por lo tanto, debe descartarse por medios invasivos o no

invasivos. Los bloqueadores de los canales de calcio son el tratamiento de primera línea para la angina vasoespástica, ya que previenen la vasoconstricción y promueven la vasodilatación. Los nitratos de acción prolongada también pueden ser eficaces, pero la tolerancia a los nitratos los hace menos deseables. Deben evitarse los bloqueadores β, en particular los no selectivos, ya que pueden precipitar el vasoespasmo. El ácido acetilsalicílico debe usarse con precaución, puesto que es un inhibidor de la prostaciclina en dosis altas y también puede precipitar vasoespasmos.

28. **La respuesta correcta es: B. Derivaciones posteriores (derivaciones V_7-V_9).** En un paciente con factores de riesgo cardiovascular y antecedentes clínicos compatibles con síndrome coronario agudo, se debe mantener un alto índice de sospecha. Si el ECG de presentación no es diagnóstico, se deben verificar las derivaciones posteriores para evaluar la arteria circunfleja izquierda distal y el territorio de la arteria coronaria derecha, que pueden irrigar la pared posterior del ventrículo izquierdo. Las elevaciones de ST posteriores pueden ayudar a diagnosticar un IM con elevación de ST posterior que puede no ser eléctricamente evidente en un ECG estándar de 12 derivaciones. Las derivaciones precordiales del lado derecho son útiles en los pacientes que presentan un IM inferior para ayudar a detectar la afectación del ventrículo derecho y no serían útiles en este caso. Las mediciones seriadas de la concentración de troponina serían apropiadas después de completar el ECG de derivación posterior. En este paciente con síntomas de reposo altamente indicativos de síndrome coronario agudo, la TC de embolia pulmonar no sería el mejor paso a seguir (pero podría seguirse después de descartar definitivamente el síndrome coronario agudo).

29. **La respuesta correcta es: D. Administrar clopidogrel durante al menos 1 año.** Las pautas actuales de ACC/AHA apoyan el uso continuo de la terapia antiplaquetaria dual durante al menos 12 meses para pacientes después de un síndrome coronario agudo. A los 12 meses, se puede considerar continuar con el inhibidor de P2Y12 durante más tiempo si se cree que el paciente tiene un riesgo de hemorragia bajo. Para los pacientes que se realizan una intervención coronaria percutánea electiva para una AC estable, pueden ser posibles ciclos más cortos de terapia antiplaquetaria doble. La evidencia emergente sugiere que se puede considerar la monoterapia con un inhibidor de P2Y12 con la interrupción del ácido acetilsalicílico 1-3 meses después de la intervención coronaria percutánea, pero este enfoque aún no ha sido adoptado por las guías de recomendaciones.

30. **La respuesta correcta es: B. Choque distributivo.** El gasto cardíaco normal de este paciente apunta hacia un choque distributivo, porque con todas las otras causas uno esperaría un gasto cardíaco disminuido. Para los pacientes hospitalizados, el choque distributivo siempre debe permanecer en el diferencial dada la alta frecuencia de sepsis por una infección nosocomial. Los pacientes con choque distributivo suelen tener un gasto cardíaco alto, una resistencia vascular sistémica baja y presiones de llenado bajas/normales. En el choque cardiogénico, se espera un bajo gasto cardíaco y altas presiones de llenado. En el choque hipovolémico, esperamos tanto un gasto cardíaco bajo como presiones de llenado bajas. El gasto cardíaco es bajo en el choque obstructivo y las presiones de llenado varían según la etiología del choque obstructivo.

31. **La respuesta correcta es: D. Aurícula izquierda: igual; PTDVI: más baja.** La presión de enclavamiento de la AP es una estimación de la PTDVI en condiciones ideales sin flujo. Esto ocurre al final de la diástole, cuando las presiones de la aurícula izquierda y del ventrículo izquierdo son iguales (asumiendo que no hay gradiente transmitral). La presión media de enclavamiento de la AP se utiliza a menudo para estimar la PTDVI. La insuficiencia mitral es una de varias afecciones en las que la presión media de la AP puede sobrestimar significativamente la PTDVI debido al flujo regurgitante crónico que regresa a la aurícula izquierda durante cada sístole cardíaca. En la insuficiencia mitral, la presión media de la aurícula izquierda es más alta que la PTDVI. La presión media de la aurícula izquierda se transmite a la presión de enclavamiento. Por lo tanto, en este escenario, presión de enclavamiento =presión de la aurícula izquierda > PTDVI.

32. **La respuesta correcta es: C. Aumente dobutamina.** Este paciente tiene un índice cardíaco bajo, una alta resistencia vascular sistémica y altas presiones de llenado compatibles con un choque cardiogénico en curso. El aumento de la dobutamina incrementará la contractilidad, lo que permitirá un mayor flujo hacia adelante y diuresis. Aumentar la dosis de diurético sin incrementar la contractilidad tendrá un beneficio mínimo. Agregar norepinefrina y vasopresina intensificará la poscarga en el corazón y, por lo tanto, no será tan beneficioso como un inodilatador como la dobutamina.

33. **La respuesta correcta es: A. Mixto: cardiogénico y distributivo.** Su hipotensión sugiere un cuadro mixto de choque cardiogénico (con gasto cardíaco reducido a pesar del apoyo inotrópico debido a la función disminuida del ventrículo izquierdo) y distributivo (extremo bajo de la resistencia vascular sistémica normal pero con un vasopresor). En caso de choque cardiogénico puro y de taponamiento, esperaríamos presiones de llenado elevadas. En el choque distributivo puro en un paciente con sepsis, esperaríamos un gasto cardíaco normal/alto.

34. **La respuesta correcta es: D. Ecocardiograma transtorácico de emergencia.** El cambio repentino en el estado hemodinámico de un paciente que ha sufrido IM es preocupante debido a las complicaciones mecánicas del mismo infarto. El aumento de MVO_2 no encaja con su cuadro clínico de empeoramiento del choque cardiogénico y probablemente refleje el desarrollo de un defecto del tabique ventricular. Se necesita una ecocardiografía urgente para confirmar el diagnóstico, cuyo tratamiento suele ser una cirugía urgente. En la exploración física, uno podría esperar escuchar un nuevo soplo holosistólico fuerte con un frémito y ver un aumento ($> 7\%$) en la SaO_2 venosa central (prederivación de izquierda a derecha) a venosa mixta (posderivación de izquierda a derecha).

35. **La respuesta correcta es: B. Furosemida.** Se ha demostrado en múltiples ensayos que los diuréticos reducen los síntomas relacionados con la congestión; sin embargo, nunca se ha demostrado que reduzcan la mortalidad. Los fármacos que han demostrado reducir la mortalidad en pacientes con IC sintomática con FE reducida incluyen inhibidores de la enzima convertidora de angiotensina (IECA), antagonistas de los receptores de angiotensina (ARA; si no se toleran los IECA), ARIN (ARA + inhibidores de neprilisina), bloqueadores β (específicamente carvedilol, metoprolol y bisoprolol) y antagonistas de los receptores de mineralocorticoides (espironolactona y eplerenona). Cabe destacar que se ha demostrado que los ARIN son superiores a los IECA en pacientes con IC sintomática y función ventricular izquierda reducida, pero los dos nunca deben usarse en combinación. La evidencia más reciente también puede apoyar el uso de inhibidores de SGLT2 en estos pacientes.

36. **La respuesta correcta es: B. Administrar furosemida i.v.** En esta paciente con evidencia indicativa de una exacerbación de la IC, su lesión renal aguda probablemente se explica por un síndrome cardiorrenal que se cree que es impulsado por una variedad de factores, incluida la congestión venosa. El tratamiento inicial de elección es la diuresis, que debería mejorar sus síntomas de congestión y probablemente mejorará su creatinina. Se está mentalizando bien con perfusión normal (extremidades calientes) y presión de pulso normal. Los cristaloides intravenosos probablemente empeorarían la exacerbación de la IC. Dada su respuesta limitada a los diuréticos orales, es posible que experimente una mala absorción intestinal debido al edema intestinal. Por lo tanto, el paso más adecuado es administrar furosemida i.v. u otro diurético i.v.

37. **La respuesta correcta es: A. Disminución de la insuficiencia aórtica.** Los beneficios de una bomba de balón intraaórtica son dos: a) el inflado durante la diástole aumenta la perfusión coronaria y b) el desinflado durante la sístole reduce la poscarga y mejora el gasto cardíaco, lo que puede disminuir aún más la demanda de oxígeno del miocardio. Uno de los principales riesgos de la bomba de balón intraaórtica es que el inflado durante la diástole aumentará la insuficiencia aórtica preexistente. Los aneurismas aórticos y la regurgitación aórtica son contraindicaciones relativas para la colocación de la bomba de balón.

38. **La respuesta correcta es: C. Diuresis sola.** Cuando los pacientes presentan IC aguda descompensada, es importante evaluar su grado de congestión (húmeda frente a seca) y la adecuación de la perfusión (tibia frente a fría). La PVY elevada de este paciente, los crepitantes en la exploración pulmonar y el edema de los miembros inferiores sugieren una sobrecarga de volumen (húmeda). La concentración de lactato normal, así como las pruebas de función hepática y la concentración de creatinina, las extremidades calientes y la producción de orina razonable son datos que sugieren una perfusión adecuada de los órganos terminales o un flujo directo (caliente). En un paciente que está «caliente y húmedo», el paso inicial de la terapia es la diuresis sola. Si se demuestra una perfusión inadecuada, el paciente también puede beneficiarse de la adición de inotrópicos.

39. **La respuesta correcta es: D. Espironolactona.** En muchos ensayos clínicos no se ha logrado demostrar el beneficio del tratamiento farmacológico para reducir la mortalidad entre los pacientes con IC con FE conservada. En un ensayo clínico, la espironolactona no redujo la mortalidad, pero se demostró que disminuye el riesgo de rehospitalización por IC (Pitt B, Pfeffer MA, Assmann SF, et al. NEJM. 2014;370(15):1383). Las guías de la ACC/AHA ofrecen actualmente una recomendación de clase IIa (debe considerarse) para el uso de espironolactona en los pacientes con IC con FE conservada con péptidos natriuréticos elevados u hospitalización con IC en el último año. No se ha podido demostrar en un ensayo clínico que los IECA, los inhibidores de la fosfodiesterasa tipo 5 y el ácido acetilsalicílico reduzcan el riesgo de hospitalización por IC en los pacientes con IC con FE conservada. Se están realizando ensayos de SGLT2i en pacientes con IC con FE preservada.

40. **La respuesta correcta es: C. Insertar un dispositivo de asistencia ventricular izquierda percutánea (p. ej., Impella® o Tandem Heart®).** Este paciente se encuentra en estado de choque cardiogénico debido a una insuficiencia descompensada aguda. El aumento de la dosis del vasopresor no solucionaría su choque cardiogénico. Es poco probable que el aumento de la dobutamina sea suficiente y podría correr el riesgo de sufrir más daño en los órganos diana. Tampoco es probable que una bomba de balón intraaórtica ofrezca un apoyo adecuado. Un dispositivo de asistencia ventricular izquierda percutánea puede proporcionar un gasto cardíaco de hasta 5 L/min y sería el siguiente mejor paso. Sin embargo, cabe señalar que actualmente faltan ensayos aleatorizados que respalden el uso de dispositivos de asistencia.

41. **La respuesta correcta es: B. Inicio del oxígeno de la membrana extracorpórea venoarterial.** El paciente tiene evidencia de IC biventricular por una presunta miocarditis por virus de la influenza. Con cuidados de apoyo, se espera la recuperación del miocardio y, por lo tanto, con el aumento del soporte farmacológico, también se debe considerar el soporte circulatorio mecánico. Dada la insuficiencia biventricular del paciente, un dispositivo de soporte del ventrículo izquierdo puro sería insuficiente. Por lo tanto, el paciente debe ser considerado para oxígeno de membrana extracorpórea venoarterial. Cabe señalar que aún no se han realizado grandes ensayos aleatorizados que respalden este abordaje.

42. **La respuesta correcta es: B. Iniciar tratamiento con inhibidor de la ECA y bloqueador β; repetir el ecocardiograma transtorácico a los 3 meses.** En este caso, el paciente presenta una miocardiopatía dilatada y se encuentra que tiene una infección por influenza. Si bien esta puede ser la etiología de su IC sistólica, la RM cardíaca no apoyó el diagnóstico de miocarditis aguda. También tiene un historial de exposición significativa a toxinas, incluido el alcohol y la cocaína, que pueden provocar disfunción sistólica. Debe buscar la abstinencia e iniciar de inmediato la terapia médica adecuada dirigida por las pautas para promover la remodelación positiva del ventrículo izquierdo y posiblemente mejorar su FE. El ecocardiograma transtorácico se puede repetir en 3 meses para evaluar la recuperación de la función; 1 mes puede ser demasiado pronto para esperar una mejoría significativa. Si tiene una disfunción del ventrículo izquierdo significativa y persistente, se puede considerar un desfibrilador cardíaco implantable en este momento. No se debe colocar un desfibrilador cardíaco implantable de prevención primaria si existe una expectativa razonable de recuperación de la función ventricular izquierda. La biopsia de miocardio no está indicada en este caso, ya que por lo general se realiza en casos de inestabilidad hemodinámica o eléctrica cuando se espera que la patología cambie el tratamiento.

43. **La respuesta correcta es: B. Suspender la administración de norepinefrina e iniciar la fenilefrina.** La paciente tiene antecedentes de miocardiopatía hipertrófica obstructiva, que indica hipertrofia septal con un tracto de salida subaórtico estrecho. Los agonistas β, como la noradrenalina, aumentarán la cronotropía y la inotropía, lo que puede empeorar la obstrucción del flujo de salida y provocar un empeoramiento de la hipotensión. En este caso, el vasopresor de elección sería la fenilefrina, que es un agonista α puro y, por lo tanto, aumentará la resistencia vascular sistémica sin incrementar la cronotropía o la inotropía. Una FC más lenta puede resultar ventajosa al aumentar el tiempo de llenado del ventrículo izquierdo y, en consecuencia, disminuir el gradiente del flujo de salida. La adición de otros inótropos, como la dobutamina o la epinefrina, probablemente empeorará su estado de choque. La pérdida de volumen también puede empeorar la obstrucción, pero en este momento parece estar euvolémica con una presión venosa central de 12 mm Hg en su trazo más reciente.

44. **La respuesta correcta es: A. Amiloidosis.** La discordancia de los voltajes bajos en el ECG, a pesar de las paredes ventriculares gruesas en el ecocardiograma transtorácico, es un hallazgo ECG clásico de amiloidosis cardíaca para alguien que se sospecha que está en riesgo. Las pruebas de diagnóstico adicionales incluyen electroforesis de proteínas en suero y orina, cuantificación de la proporción de cadenas ligeras libres en suero y posible biopsia de la almohadilla de grasa y RM cardíaca. La sarcoidosis es otro tipo de miocardiopatía infiltrativa; sin embargo, sus antecedentes (incluidos mieloma múltiple e insuficiencia renal) y los hallazgos del ECG son más característicos de la amiloidosis. Los pacientes con sarcoidosis no suelen tener un aumento del grosor de la pared del ventrículo izquierdo, ya que la afectación puede ser bastante irregular. En caso de hipertensión prolongada o miocardiopatía hipertrófica, un ecocardiograma transtorácico suele mostrar engrosamiento de la pared del ventrículo izquierdo debido a hipertrofia concéntrica; sin embargo, esto se refleja típicamente en voltajes normales o altos en el ECG.

45. **La respuesta correcta es: B. Espesor de la pared del ventrículo izquierdo de 15 mm.** El grosor de la pared del ventrículo izquierdo $\geq$ 15 mm es uno de los criterios diagnósticos de miocardiopatía hipertrófica. El grosor de la pared del ventrículo izquierdo $\geq$ 30 mm, así como las opciones de respuesta A, C y D, son características de alto riesgo de muerte súbita cardíaca. Se recomienda un desfibrilador cardíaco implantable para todos los pacientes con miocardiopatía hipertrófica y antecedentes de paro cardíaco o taquicardia ventricular sostenida. Los pacientes con miocardiopatía hipertrófica deben ser evaluados para detectar características de alto riesgo y, si las hubiera, considerar la implantación de un desfibrilador cardíaco implantable.

46. **La respuesta correcta es: A. Angiografía coronaria.** El siguiente mejor paso es obtener un angiograma coronario urgente para descartar una AC obstructiva. Si bien los antecedentes y el ecocardiograma sugieren una miocardiopatía de tipo *takotsubo* debido al factor estresante reciente y la evidencia de abombamiento apical, es necesario descartar definitivamente la rotura aguda de la placa antes de diagnosticar una miocardiopatía inducida por estrés.

47. **La respuesta correcta es: A. Abstinencia absoluta de alcohol.** Si bien la causa de su nueva miocardiopatía podría deberse a etiologías alternativas, puede deberse al consumo de alcohol o este puede estar contribuyendo. El tratamiento, además de la terapia médica dirigida por las guías para la IC con reducción de la FE y control de la frecuencia o el ritmo para la FA, es la abstinencia total del alcohol.

48. **La respuesta correcta es: A. Proceder a realizar un ecocardiograma de esfuerzo con dobutamina.** Este paciente debe ser evaluado con un eco de esfuerzo con dobutamina antes de considerar el reemplazo de la válvula aórtica para comprender mejor si presenta estenosis aórtica grave de flujo bajo, gradiente bajo. En los pacientes con FE reducida y área valvular aórtica $<$ 1 cm^2, puede resultar difícil distinguir si el área valvular aórtica estimada es baja debido a la FE reducida o debido a una estenosis aórtica grave verdadera. Si el área de la válvula aórtica calculada aumenta sustancialmente con la administración de dobutamina, esto sugeriría una «estenosis seudoaórtica», ya que la estimación inicial del área de la válvula aórtica probablemente se explica por un flujo hacia adelante deficiente. De manera similar, es importante saber si el gradiente medio a través de la válvula aumenta significativamente en respuesta a la dobutamina. Si el gradiente medio se incrementa sustancialmente y el área de la válvula aórtica no cambia, el paciente se beneficia del reemplazo de la válvula aórtica.

49. **La respuesta correcta es: D. Repetir el ecocardiograma transesofágico cada 1-2 años.** Incidentalmente, se descubrió que esta paciente tenía una válvula aórtica bicúspide y evidencia ecocardiográfica de estenosis aórtica moderada mientras se sometía a exámenes de detección de fiebre. La intervención de la válvula aórtica no está indicada para la estenosis aórtica moderada; por lo tanto, necesita una monitorización periódica de rutina con ecocardiograma transtorácico repetido una vez al año o cada 2 años. Los pacientes con válvula aórtica bicúspide también tienen riesgo de desarrollar AAT. En estos casos, la sustitución valvular aórtica puede estar indicada en los pacientes con estenosis o regurgitación aórtica en el momento de la intervención quirúrgica en la aorta ascendente.

50. **La respuesta correcta es: A. Abordaje del equipo cardíaco para determinar la recomendación de reemplazo valvular aórtico quirúrgico en comparación con transcatéter.** Este

paciente tiene estenosis aórtica grave sintomática; por lo tanto, está indicado el reemplazo de la válvula aórtica. La puntuación STS se utiliza para determinar el riesgo de mortalidad quirúrgica para muchos procedimientos quirúrgicos, incluido el reemplazo de la válvula aórtica. Se ha demostrado que la sustitución percutánea de la válvula aórtica no es inferior a la sustitución quirúrgica de la válvula aórtica para pacientes con puntuación STS alta ($> 8\%$) (ensayo PARTNER A), pacientes con puntuación STS intermedia (4-8%) (PARTNER 2) y, más recientemente, pacientes con puntuación STS baja ($< 4\%$) (ensayo PARTNER 3, publicado en 2019). Un abordaje de reemplazo de válvula aórtica transcatéter por lo general ofrece una recuperación hospitalaria más rápida, pero tiene una mayor incidencia de colocación de marcapasos permanente. Para este paciente con un puntaje STS bajo, puede ser apropiado el reemplazo de válvula aórtica quirúrgica o transcatéter, y la decisión de cuál recomendar al paciente debe tomarla un equipo cardíaco multidisciplinario.

51. La respuesta correcta es: B. Insuficiencia mitral. Lo más probable es que este paciente tuviera un IM inferior perdido que se produjo hace 3 días, según lo sugerido por sus síntomas y la aparición de ondas Q inferiores en su ECG. Los pacientes tienen riesgo de complicaciones mecánicas, como rotura del músculo papilar, rotura del tabique ventricular y rotura de la pared pericárdica aproximadamente 2-7 días después del IM. Esto es particularmente cierto en los infartos más grandes que no se revascularizan. El músculo papilar posteromedial suele ser inervado por la arteria descendente posterior fuera de la arteria coronaria derecha. Debido a su fuente única de irrigación sanguínea, es más propenso a romperse que el músculo papilar anterolateral. La rotura del músculo papilar se manifiesta típicamente con inicio agudo de disnea, hipoxia, edema pulmonar, soplo holosistólico (de tono bajo y puede ser difícil de apreciar) e hipotensión. Esto requiere reparación quirúrgica inmediata y puede evaluarse mediante ecocardiograma. El defecto del tabique ventricular es otra complicación posterior al IM, pero por lo general tiene un soplo sistólico más fuerte y con frecuencia se acompaña de un frémito. Aunque puede haber una disfunción del ventrículo izquierdo y una embolia pulmonar, primero se debe considerar una complicación mecánica durante este período después del IM.

52. La respuesta correcta es: C. Suspender la warfarina por ahora y hacer un puente con heparina no fraccionada. Los pacientes con una válvula mecánica en posición aórtica y factores de riesgo adicionales para ACV, como FA, tromboembolia previa, hipercoagulabilidad y FE < 30-35%, deben tratarse con un objetivo de warfarina de 2.5-3.5. Los nuevos anticoagulantes, incluido el inhibidor directo de la trombina dabigatrán y los inhibidores del factor Xa, están contraindicados en los pacientes con válvula mecánica. Los pacientes con válvula mitral mecánica o válvula aórtica mecánica con factores de riesgo de ACV deben ser puenteados con heparina cuando se interrumpe el tratamiento con warfarina. Para los pacientes con un reemplazo de válvula aórtica mecánica sin características de alto riesgo, la decisión de puentear con anticoagulación puede depender de factores del paciente, el procedimiento que se realice y otras enfermedades concomitantes.

53. La respuesta correcta es: C. Envío para cirugía de la válvula mitral. Los pacientes con insuficiencia mitral primaria grave crónica debido a prolapso de la válvula mitral deben ser derivados para reemplazo de la válvula mitral si tienen una FE entre 30 y 60% o una dimensión telesistólica del ventrículo izquierdo (DTSVI) > 40 mm, independientemente del estado de los síntomas. No presenta signos de congestión, por lo que la furosemida no está indicada. Dado que tiene una indicación para la intervención de la válvula mitral, no está indicada la realización de pruebas adicionales con monitorización ambulatoria de ECG o ecocardiografía repetida.

54. La respuesta correcta es: D. Enviar para la realización de comisurotomía mitral percutánea con balón según lo permita la anatomía. Las pacientes con estenosis mitral reumática pueden tener fases asintomáticas prolongadas; sin embargo, la carga de volumen adicional del embarazo a menudo da como resultado síntomas evidentes de IC. Actualmente describe síntomas compatibles con la IC de clase III de la New York Heart Association. En presencia de síntomas de moderados a graves y embarazo, se debe considerar una posible intervención de la válvula mitral si se continúa con la gestación. Para las pacientes en las que la anatomía es adecuada, se prefiere un procedimiento percutáneo. Las mujeres en edad fértil con estenosis de la válvula mitral conocida deben recibir asesoramiento sobre los posibles riesgos del embarazo.

55. **La respuesta correcta es: C. Administrar 500 mL de líquido en bolo.** La paciente se presenta con la tríada de Beck (ruidos cardíacos distantes, pulsación elevada de la vena yugular e hipotensión) que preocupa por un posible taponamiento. El tratamiento inicial de la sospecha de taponamiento se basa en la expansión del volumen mientras se formula un plan diagnóstico y terapéutico. Debe obtenerse un ecocardiograma transtorácico de emergencia para medir el tamaño y la ubicación del derrame. Los derrames susceptibles de pericardiocentesis son de localización anterior y de al menos 10 mm de tamaño (medidos durante la diástole). Puede ser necesaria una ventana pericárdica en derrames posteriores no susceptibles de pericardiocentesis. Los antecedentes y la exploración física son más indicativos de un derrame pericárdico, por lo que una TC para embolia pulmonar no sería el primer paso.

56. **La respuesta correcta es: B. Pericarditis constrictiva.** La pericarditis constrictiva puede ocurrir en el 1-2% de los casos después de la pericarditis. En los pacientes con tuberculosis, infecciones bacterianas, neoplasias o, como en este caso, exposición a radioterapia, el riesgo de desarrollar pericarditis constrictiva es mayor. La pericarditis constrictiva tiene lugar cuando hay adherencias entre el pericardio visceral y el parietal, lo que produce un pericardio rígido que limita el llenado diastólico y aumenta las presiones venosas. La limitación del retorno venoso ocurre solo después de la etapa de llenado rápido que sigue a la apertura de la válvula tricúspide. Estos pacientes suelen tener presente el signo de Kussmaul, que se manifiesta como una pulsación venosa yugular que no disminuye con la inspiración. A veces, puede haber un golpe pericárdico. El ECG puede mostrar voltajes bajos, pero la pericarditis constrictiva no causa enfermedad de la conducción, que se observa con mayor frecuencia en la miocardiopatía restrictiva. Clínicamente, los pacientes suelen tener signos y síntomas de IC derecha en la exploración con pulmones sin alteraciones. Desde el punto de vista diagnóstico, el ecocardiograma transtorácico revela una variación respirofásica, en la que durante la inspiración se observa un aumento del flujo a través de la válvula tricúspide y una disminución del flujo a través de la válvula mitral. Otros hallazgos incluyen la inversión del flujo de la vena hepática espiratoria. En el cateterismo cardíaco izquierdo y derecho simultáneo, hay una igualación de las presiones telediastólicas ventriculares entre los ventrículos derecho e izquierdo y una discordancia de los picos de presión del ventrículo derecho y del ventrículo izquierdo durante el ciclo respiratorio.

57. **La respuesta correcta es: B. Iniciar fármacos antiinflamatorios no esteroideos (AINE) en dosis altas.** La pericarditis puede manifestarse con cambios en el ECG, incluidas elevaciones del ST de manera difusa (a menudo cruzando múltiples territorios vasculares, como las derivaciones I y II). La morfología de elevación del ST es clásicamente cóncava hacia arriba. También se puede observar depresión de RP. La excepción a estos cambios es en la derivación aVR, donde puede haber depresión del ST y elevación de PR como se ve aquí. En última instancia, el ECG puede revelar inversiones de la onda T.

    Los AINE en dosis altas siguen siendo la columna vertebral del tratamiento de la pericarditis aguda. En los pacientes con un IM reciente, se puede utilizar ácido acetilsalicílico. Se debe agregar colchicina durante un período de 3 meses para disminuir el riesgo de pericarditis refractaria o recurrente. Los esteroides solo deben utilizarse en aquellos pacientes con contraindicaciones para los AINE o pericarditis refractaria, ya que se ha demostrado que los esteroides aumentan el riesgo de recurrencia.

58. **La respuesta correcta es: A. Calcular su puntuación de riesgo de enfermedad cardiovascular ateroesclerótica y, si es > 10%, comenzar un medicamento antihipertensivo en ese momento.** Según las pautas de PA más recientes de ACC/AHA de 2017, una PA confirmada entre 130-139/80-89 mm Hg se considera hipertensión en estadio 1. Para esta población de pacientes, la recomendación es iniciar un antihipertensivo si hay enfermedad cardiovascular clínica (cardiopatía isquémica, IC, ACV) o si su riesgo de enfermedad cardiovascular ateroesclerótica calculado es > 10%.

59. **La respuesta correcta es: D. Lisinopril.** Los antihipertensivos de primera línea incluyen IECA, bloqueadores de los canales de calcio y diuréticos. La elección de qué antihipertensivo comenzar está guiada por la presencia de enfermedades concomitantes. Los pacientes con

DM con microalbuminuria deben ser tratados en primera línea con un IECA, en ausencia de contraindicaciones.

60. La respuesta correcta es: B. Labetalol i.v. En esta paciente con urgencia hipertensiva complicada por disección aórtica, inicialmente se necesitan fármacos intravenosos para lograr un control rápido de la FC y la PA. El uso de un vasodilatador puro puede provocar taquicardia refleja, lo que aumenta la fuerza contráctil del ventrículo izquierdo y puede propagar la disección aórtica. Como tal, la primera elección de un medicamento intravenoso debería limitar la respuesta de la FC, como un bloqueador β. Después se puede agregar un vasodilatador para lograr el control de la PA.

61. La respuesta correcta es: C. Sustituir lisinopril por labetalol. Los IECA deben suspenderse en mujeres que planean concebir, debido al riesgo de malformación del feto durante el primer trimestre e insuficiencia renal en el segundo/tercer trimestre. Los fármacos preferidos para la hipertensión durante el embarazo son metildopa, labetalol y nifedipino. La hipertensión puede empeorar durante el embarazo y causar un daño significativo al feto. Por lo tanto, no se recomienda suspender los medicamentos antihipertensivos durante el embarazo en mujeres con indicación de su uso continuado.

62. La respuesta correcta es: A. Clortalidona. La sobrecarga de volumen oculta es a menudo la base de la hipertensión difícil de controlar. Por lo tanto, todos los pacientes con preocupación por una posible hipertensión resistente deben tomar un diurético. La definición de hipertensión resistente incluye ≥ 3 fármacos con al menos un fármaco que es un diurético.

63. La respuesta correcta es: A. Angio-RM de las arterias renales. En este paciente joven con hipertensión intensa y soplo abdominal, debe sospecharse fuertemente una estenosis de la arteria renal secundaria a displasia fibromuscular. La angio-RM de las arterias renales sería un primer paso razonable en su evaluación diagnóstica. Aunque se puede considerar una ecografía dúplex, no puede descartar definitivamente la displasia fibromuscular. En una TC sin contraste no se visualizará la vasculatura de manera adecuada. En algunos casos, puede ser necesaria la visualización directa con angiografía renal si la sospecha clínica sigue siendo alta, pero no se puede establecer un diagnóstico de forma no invasiva. Para los pacientes con displasia fibromuscular confirmada en los que no se puede controlar la PA, se debe considerar la angioplastia renal transluminal percutánea.

64. La respuesta correcta es: B. 6 meses. Todos los pacientes que tienen un aneurisma aórtico recién descubierto deben repetirse una evaluación a los 6 meses para asegurar la estabilidad del aneurisma y la tasa de crecimiento. A partir de entonces, los AAT se pueden controlar anualmente si están estables.

65. La respuesta correcta es: B. Todos los familiares de primer grado deben ser examinados. Se recomienda la detección de AAT en todos los pacientes con válvula aórtica bicúspide. Los familiares de primer grado de pacientes con AAT, válvula aórtica bicúspide o trastorno del tejido conjuntivo deben realizarse pruebas de detección para AAT.

66. La respuesta correcta es: C. Tasa de crecimiento de > 0.5 cm en 6 meses. Se debe realizar la reparación quirúrgica de los aneurismas de la aorta abdominal en los pacientes con aneurismas de un tamaño ≥ 5.5 cm o aquellos asociados con síntomas. Se debe considerar la reparación quirúrgica en las mujeres con aneurismas ≥ 5 cm y en aquellas en las que la tasa de crecimiento es > 0.5 cm/año.

67. La respuesta correcta es: A. Goteo de esmolol. La paciente tiene una disección aórtica de tipo A y debe realizarse una evaluación quirúrgica inmediata. En el intervalo, la clave para el tratamiento médico inicial es disminuir el impulso (dP/dt) con cada latido del corazón, con el objetivo de una FC < 60 latidos/min y una PA sistólica < 120 mm Hg. La PA debe titularse a partir de la lectura de PA más alta, ya que la disección que afecta la arteria subclavia puede producir lecturas falsamente bajas. El primer fármaco óptimo consiste en administrar esmolol en goteo, un bloqueador β que proporciona una farmacocinética predecible de fácil ajuste. Comenzar con nitroprusiato o nitroglicerina causaría taquicardia refleja y puede propagar la disección. Cualquiera de estos

puede administrarse después del inicio del bloqueador β. Debe evitarse el nitroprusiato en caso de disfunción renal, ya que puede precipitar la toxicidad por cianuro. Un goteo continuo de bloqueadores β por vía iv. probablemente ofrecería un mejor control y oportunidades para la titulación que una sola inyección de metoprolol i.v.

68. La respuesta correcta es: A. Disección aórtica. La silueta mediastínica del paciente se agranda, lo que genera preocupación por una patología aórtica como la disección. Se observa una radiografía de tórax anómala en el 60-90% de los pacientes con disección aórtica. Sin embargo, una radiografía de tórax normal no descarta una disección o patología aórtica. Dada la historia clínica de un dolor de espalda lacerante que fue máximo al inicio y sigue siendo grave, con hipertensión, hiperlipidemia y antecedentes de hábito tabáquico, es muy probable que el paciente del caso clínico esté experimentando una disección aórtica aguda.

Hay marcas pulmonares que se extienden a la periferia de los campos pulmonares, lo que hace que el neumotórax sea incorrecto. Si bien la tráquea parece estar desplazada hacia la derecha, puede ser el resultado de la aorta tortuosa y no representa un neumotórax a tensión, ya que ambos pulmones aparecen completamente inflados en la radiografía de tórax. Si bien puede haber marcas vasculares sutilmente aumentadas en los campos pulmonares, el edema pulmonar no es el hallazgo predominante. Es más probable que un derrame pericárdico que produzca un aumento de la silueta cardíaca se asocie con taponamiento (hipotensión, taquicardia, DVY) que con hipertensión.

69. La respuesta correcta es: A. Disección aórtica. Las bombas de balón intraaórticas se utilizan para incrementar la presión de perfusión coronaria y aumentar el gasto cardíaco. Una de las complicaciones de las bombas de balón intraaórticas incluye la disección aórtica. La propagación de la disección hacia una arteria subclavia, femoral o carótida puede causar déficit de pulso. En el caso clínico, el balón provocó una disección, que se propagó hasta afectar la arteria subclavia izquierda, lo que ocasionó la pérdida del trazado de la línea arterial radial. Si bien el empeoramiento del gasto cardíaco puede hacer que los pulsos distales sean más difíciles de palpar (en el contexto de una mayor resistencia vascular sistémica), el gasto cardíaco y el índice cardíaco no se modifican en la viñeta. Además, la asimetría del examen hace que un proceso global, como el empeoramiento del choque cardiogénico, sea poco probable. Puede ocurrir un espasmo de la arteria radial, particularmente si la arteria está cateterizada, pero no debería afectar la arteria braquial. Puede haber una tromboembolia en caso de IM anterior grande en el contexto de acinesia ventricular izquierda. Este paciente, sin embargo, experimentó un IM con elevación del segmento inferior-posterior que es menos probable que conduzca a un trombo ventricular izquierdo en comparación con los infartos de miocardio anteriores.

70. La respuesta correcta es: D. Cirugía. El paciente tiene un hábito corporal que puede ser compatible con el síndrome de Marfan y su soplo diastólico puede sugerir una disección proximal. La insuficiencia aórtica aguda está presente en aproximadamente el 44% de los pacientes con disección aórtica proximal. El paciente también presenta nuevos signos de IC (estertores pulmonares bilaterales), que pueden ser un signo de disección proximal que conduce a insuficiencia aórtica.

El tratamiento para una disección aórtica proximal (tipo A) suele ser una cirugía urgente. Las disecciones distales (tipo B) pueden tratarse médicamente disminuyendo la dP/dt y apuntando a una FC < 60 latidos/min y PA sistólica central < 120 mm Hg. Si bien los pacientes con síndrome de Marfan tienen un mayor riesgo de neumotórax, este paciente tiene un soplo diastólico, hipertensión y dolor de espalda, por lo que es preocupante una posible disección proximal.

71. La respuesta correcta es: B. Extensión de la disección por debajo del hiato diafragmático. La insuficiencia renal aguda, la disminución de la producción de orina y la acidosis láctica son preocupantes por la alteración del flujo sanguíneo hacia las arterias renales y el riego sanguíneo visceral. Esto podría deberse a la extensión directa de la disección a arterias adicionales o debido a la disminución del flujo sanguíneo debido a la obstrucción por una falsa luz en el colgajo de disección. Si bien la disección proximal puede causar hipotensión, el mecanismo suele ser a través de insuficiencia aórtica aguda, taponamiento o choque cardiogénico. Este paciente tiene

signos de mala perfusión debajo del diafragma, lo que hace que esta sea la etiología más probable. La toxicidad por cianuro es una complicación de los pacientes tratados con nitroprusiato. Los factores de riesgo de toxicidad por cianuro incluyen hipoalbuminemia y altas dosis de nitroprusiato. Sin embargo, el paciente no tiene evidencia de disminución de la oxigenación en su gasometría arterial, lo que hace que este diagnóstico sea menos probable. Se deben considerar medicamentos alternativos para la reducción de la poscarga dada la insuficiencia renal aguda. El efecto sedante no debe provocar insuficiencia renal ni acidosis láctica.

72. **La respuesta correcta es: D. Marcapasos transvenoso temporal.** Este paciente tiene un síndrome clínico relacionado con la enfermedad de Lyme diseminada temprana, que incluye fiebres intermitentes, antecedentes recientes de una erupción en forma de diana y viajes a un área endémica. En este contexto, sus hallazgos electrocardiográficos de bloqueo cardíaco completo con un ritmo de salida lento probablemente sean secundarios a una carditis de Lyme aguda. Su bloqueo cardíaco completo puede resolverse después de un ciclo de antibióticos; por lo tanto, no está indicado de inmediato un marcapasos permanente. Sin embargo, se debe colocar un marcapasos temporal en este escenario, ya que permanece hemodinámicamente inestable.

73. **La respuesta correcta es: B. Mayor automaticidad en múltiples sitios en las aurículas.** El ECG revela un ritmo irregular con tres morfologías de onda P distintas, lo que es compatible con una taquicardia auricular multifocal (TAM). Se cree que el mecanismo de esta arritmia se debe a una mayor automaticidad en múltiples sitios en las aurículas (cada sitio es responsable de una onda P distinta). La TAM no es frecuente, pero a veces se observa en pacientes con enfermedad pulmonar crónica. La activación auricular caótica que se origina en las venas pulmonares es a menudo el presunto mecanismo de la FA (no se observan ondas P en el ECG). La reentrada a través de vías duales en el nódulo auriculoventricular es el mecanismo de la taquicardia reentrante del nódulo auriculoventricular. La reentrada a través del nódulo auriculoventricular y una vía accesoria es el mecanismo de la taquicardia reentrante auriculoventricular. Los ritmos de reentrada nodal auriculoventricular pueden presentar una onda P retrógrada en el ECG.

74. **La respuesta correcta es: D. Procainamida.** Para los pacientes con WPW, una taquicardia supraventricular rápida puede conducirse tanto a través del nódulo auriculoventricular como de la vía accesoria. Si se administra un fármaco que bloquea puramente el nódulo auriculoventricular, existe el riesgo de que el ritmo se desplace exclusivamente por la vía accesoria y degenere en fibrilación ventricular. Por esta razón, la procainamida es el fármaco de elección, ya que estabilizará el ritmo auricular. La digoxina y la adenosina se dirigirán principalmente al nódulo auriculoventricular y, por lo tanto, están contraindicadas. Eventualmente, es posible que se requiera cardioversión con corriente continua, pero no es emergente en este momento si el paciente está estable.

75. **La respuesta correcta es: B. Intervalo QT largo.** Este caso clínico presenta a una mujer de 54 años de edad, por lo demás sana, que ingresa con neumonía y está en tratamiento con antibióticos. Su reciente exposición a antibióticos de amplio espectro y un paro de taquicardia ventricular polimórfica generan preocupación por un síndrome de QT largo adquirido. Un seudo-BRD con elevación del segmento ST en V_1 a V_3 es un patrón de ECG clásico que se observa en el síndrome de Brugada (un tipo raro, congénito, de mutación del canal de sodio asociado con muerte súbita cardíaca). La inversión de la onda T en V_1 a V_3 puede observarse en el cambio arritmogénico del ventrículo derecho, así como en otras miocardiopatías del ventrículo derecho; sin embargo, estos típicamente se asocian con taquicardia ventricular monomórfica y son raros. Un BRI puede sugerir isquemia, que es una causa importante de taquicardia ventricular polimórfica; sin embargo, es una mujer relativamente joven sin síntomas cardiovasculares ni factores de riesgo y con una excelente condición cardiovascular. En este caso, la causa más probable de su taquicardia ventricular polimórfica es un intervalo QT largo adquirido. Cualquier tratamiento que prolongue el intervalo QT debe suspenderse inmediatamente.

76. **La respuesta correcta es: D. Ablación por radiofrecuencia.** El paciente presenta un cuarto episodio de taquicardia ventricular monomórfica en los últimos 2 meses. Esto ha estado ocurriendo

a pesar de la terapia médica adecuada (bloqueadores β, mexiletina, amiodarona). Su angiograma coronario más reciente apunta a que su taquicardia ventricular no es provocada por isquemia. Para la taquicardia ventricular recurrente o la tormenta de taquicardia ventricular, la ablación por radiofrecuencia puede ser una terapia eficaz y es el siguiente paso más apropiado en la atención.

77. **La respuesta correcta es: C. Observación.** El trazado del ECG revela un bloqueo auriculoventricular de segundo grado tipo 1 (también llamado Mobitz I o Wenckebach). Esta arritmia suele ser asintomática y casi por lo general se puede controlar sin intervención. Los pacientes sintomáticos con bloqueo auriculoventricular de segundo grado tipo 2 (también llamado Mobitz II) o bloqueo cardíaco de tercer grado pueden requerir un marcapasos. La atropina está indicada para la bradicardia sintomática.

78. **La respuesta correcta es: C. Taquicardia por reentrada nodal auriculoventricular.** El paciente presenta una taquicardia de complejo estrecho a 150 latidos/min. El ECG revela una frecuencia regular. Se puede observar una onda P retrógrada inmediatamente después del complejo QRS en las derivaciones V_1 y V_2, lo que sugiere que este ritmo es una taquicardia reentrante del nódulo auriculoventricular. Los ECG de pacientes con aleteo auricular revelarían ondas de aleteo en un circuito típico de 300 latidos/min que se visualizan mejor en las derivaciones II, III y aVF. El aleteo auricular es un ritmo irregular. La taquicardia por reentrada del nódulo auriculoventricular generalmente se puede terminar con adenosina intravenosa, ya que interrumpe la vía de reentrada que involucra al nódulo auriculoventricular.

79. **La respuesta correcta es: C. Realizar un ecocardiograma transesofágico; si no hay trombo en la aurícula izquierda, realice una cardioversión.** La paciente presenta una nueva FA complicada por una miocardiopatía inducida por taquicardia. En los pacientes con FA, se ha demostrado que una estrategia de control de la frecuencia tiene resultados comparables a una estrategia de control del ritmo. Sin embargo, en este caso, tiene un control de frecuencia inadecuado en su régimen actual y su PA tiene una titulación adicional limitada. Por lo tanto, es probable que la restauración del ritmo sinusal le brinde la mejor oportunidad para recuperar la función del ventrículo izquierdo. Como se desconoce la duración de su FA, debe someterse a un ecocardiograma transesofágico antes de cualquier intento de cardioversión. Todos los pacientes después de la cardioversión eléctrica deben recibir varias semanas de anticoagulación. Las decisiones sobre la anticoagulación a largo plazo deben basarse en el cálculo de su riesgo de ACV embólico. Por lo general, la ablación de la FA solo se realiza después de varias recurrencias.

80. **La respuesta correcta es: A. Amiodarona.** La paciente tiene FA de nueva aparición y antecedentes de miocardiopatía isquémica. Tanto la flecainida como la propafenona son fármacos antiarrítmicos de clase Ic y pueden ser útiles para el tratamiento de la FA. Sin embargo, los fármacos de clase Ic están contraindicados en los pacientes con isquemia o cardiopatía estructural. Aunque la amiodarona tiene efectos secundarios potenciales, puede usarse para mantener el ritmo sinusal en personas con cardiopatía estructural. Un bloqueador de los canales de calcio no dihidropiridínico, como el diltiazem, puede ser útil para el control de la frecuencia, pero no suele considerarse un tratamiento antiarrítmico y está contraindicado en la IC.

81. **La respuesta correcta es: D. Iniciar warfarina.** Esta paciente presenta FA valvular secundaria a estenosis mitral reumática. Debe usarse la puntuación CHA_2DS_2-VASc para ayudar a evaluar el riesgo de un paciente de ACV o episodios embólicos sistémicos en pacientes con FA no valvular. Sin embargo, la anticoagulación está indicada para pacientes con estenosis mitral reumática moderada o grave en presencia de FA. Los pacientes con estenosis mitral reumática moderada o grave fueron excluidos de los ensayos de anticoagulantes orales nuevos o de acción directa, incluido rivaroxabán, y por lo tanto no están indicados para su uso. En las guías de práctica clínica se recomienda el uso de antagonistas de la vitamina K, como la warfarina, para reducir el riesgo de ACV en estos pacientes.

82. **La respuesta correcta es: A. Andexanet α.** Esta paciente se presenta con una hemorragia intracraneal traumática potencialmente mortal después de una caída mecánica. Actualmente toma

ácido acetilsalicílico y apixabán, lo que aumenta su riesgo de hemorragia. En el contexto agudo, la reversión del efecto de ambos agentes estaría indicada tanto con la transfusión de plaquetas como con andexanet alfa. Esta última es una proteína del factor Xa recombinante que revierte el efecto de los inhibidores del factor Xa, incluido el apixabán. El idarucizumab es un anticuerpo monoclonal que revierte el efecto del inhibidor directo de la trombina dabigatrán. El plasma fresco congelado contiene todos los factores en el sistema de coagulación soluble y se puede utilizar para restaurar las deficiencias de factor en pacientes que están sangrando o que se piensa someter a procedimientos. La vitamina K revertirá los efectos de la warfarina, pero no un inhibidor del factor Xa.

83. **La respuesta correcta es: B. Los anticoagulantes orales de acción directa no están indicados para los pacientes con FA con estenosis mitral reumática.** Los anticoagulantes orales de acción directa no están indicados para los pacientes con FA con estenosis mitral reumática, ya que tienen un riesgo muy alto de ACV y fueron excluidos de los ensayos en los que se evaluó la eficacia de los anticoagulantes orales de acción directa en la prevención del ACV en la FA. La warfarina es el único anticoagulante oral que debe usarse en pacientes con una válvula cardíaca mecánica debido a un ensayo que indicó que el dabigatrán es inferior a la warfarina en ese contexto. Los agentes de reversión ahora están disponibles para todos los anticoagulantes orales de acción directa aprobados. En ensayos clínicos comparativos, se ha demostrado que los anticoagulantes orales de acción directa tienen un riesgo menor de hemorragia intracraneal en comparación con la warfarina en los pacientes con FA.

84. **La respuesta correcta es: D. Oclusión percutánea de la orejuela auricular izquierda.** La oclusión percutánea de la orejuela auricular izquierda ofrece una alternativa a la anticoagulación para reducir el ACV y la embolia sistémica. No se ha establecido la eficacia de la mitad de la dosis de apixabán para prevenir el ACV y aún puede aumentar su riesgo de hemorragia intracraneal adicional. No se cree que el ácido acetilsalicílico solo atenúe significativamente el riesgo de ACV o episodio embólico sistémico en un paciente con FA y aún así aumentará el riesgo de hemorragia. La terapia antiarrítmica, como la amiodarona, no reduce lo suficiente el riesgo de ACV en un paciente con FA como para evitar la anticoagulación.

85. **La respuesta correcta es: D. Dispositivo externo de monitorización de episodios cardíacos a largo plazo.** Las características más destacadas de este caso incluyen una presentación de síncope con la frecuencia de síntomas que ocurren semanalmente. Por lo tanto, es posible que un monitor Holter de 48 h no ofrezca un intervalo de tiempo lo suficientemente duradero para capturar el episodio. Los registradores de eventos se basan en la activación por parte del paciente, lo que puede no ser práctico en aquellos que experimentan síncope con pródromo limitado. Los registradores de bucle implantables pueden registrar hasta 3 años y generalmente se consideran en pacientes con sospecha de síncopes arritmogénicos demasiado infrecuentes para ser capturados por medios alternativos. Un dispositivo externo de monitorización de episodios cardíacos a largo plazo ofrece un registro continuo durante hasta 14 días, un período suficiente para identificar una causa potencial en este caso y no depende de la activación del paciente para el registro.

86. **La respuesta correcta es: D. Anamnesis y exploración física.** La evaluación de la aparición de síncopes es un desafío y es posible que no se pueda determinar una etiología en más del 40% de los casos. Se ha demostrado que la anamnesis y la exploración física con signos vitales ortostáticos tienen el mayor rendimiento y rentabilidad para identificar una causa de síncope. En el ECG se pueden mostrar anomalías en el 50% de los casos de síncope, pero solo es útil para dilucidar la causa del síncope en el 10% de ellos. Se puede considerar un ecocardiograma transtorácico para evaluar la enfermedad cardíaca estructural, pero incluso en presencia de una enfermedad cardíaca estructural, más de una causa potencial puede estar contribuyendo, para lo cual la anamnesis y la exploración física siguen siendo más útiles. La evaluación adicional en busca de evidencia de estenosis carotídea grave debe guiarse por un examen clínico.

87. **La respuesta correcta es: B. Neurocardiogénico.** Se considera que alrededor del 25% de los episodios sincopales se deben a una causa neurocardiogénica o vasovagal, a menudo precipitada por un aumento del tono vagal relacionado con tos, defecación, hipersensibilidad carotídea o

micción. Esto conduce a una disminución reactiva de la FC y la PA. La evaluación de las causas ortostáticas es importante. Los signos vitales ortostáticos se consideran positivos si 15 s después de pasar de la posición supina a la bipedestación hay una caída > 20 mm Hg de la PA sistólica, una caída > 10 mm Hg de la PA diastólica o un aumento > 30 latidos/min de la FC. Es importante tener en cuenta las causas cardiovasculares arrítmicas. En los pacientes sin enfermedad cardiovascular conocida al inicio del estudio, < 5% de los pacientes tendrán una explicación cardiovascular para su síncope. Las causas neurológicas explican alrededor del 10% de las presentaciones sincopales. Dada la presencia de información colateral y exploración física benigna con resolución completa de los síntomas, es más probable una causa neurocardiogénica.

88. **La respuesta correcta es: B. Perforación del cable que provoca taponamiento cardíaco.** La hipotensión de este paciente y las venas del cuello elevadas en el contexto de la implantación de un marcapasos más temprano en el día sugieren un taponamiento cardíaco secundario a la perforación del cable en el momento del procedimiento, lo que produce un derrame pericárdico. Por lo general, se observa un descenso en «Y» roma en las venas yugulares, porque hay un llenado deficiente del ventrículo derecho durante la diástole. El síndrome de marcapasos se describe típicamente en los pacientes que tienen un marcapasos que no permite la sincronía entre la aurícula y el ventrículo, lo que provoca una sensación de pulsaciones y plenitud en el cuello debido a que la aurícula se contrae contra una válvula tricúspide cerrada. La taquicardia mediada por marcapasos es una taquicardia amplia y compleja que se produce cuando el marcapasos detecta y rastrea ondas P retrógradas (debido a la pérdida de sincronía auriculoventricular) en un modo de seguimiento auricular. El edema pulmonar repentino no concuerda con la anamnesis y la exploración física, que se destacó por ruidos respiratorios claros.

89. **La respuesta correcta es: D. Tanto A como C.** Se ha demostrado que los pacientes con una miocardiopatía isquémica irreversible y una FE del ventrículo izquierdo < 35% tienen un beneficio en la mortalidad al colocarse un desfibrilador cardíaco implantable de prevención primaria. También se ha demostrado que la terapia de resincronización cardíaca tiene un beneficio en la mortalidad en los pacientes con IC sintomática y una FE reducida si también tienen un QRS ancho en el ECG (> 120 ms, idealmente BRI > 150 ms). Los pacientes deben optimizarse médicamente antes de considerar la colocación del dispositivo. La resincronización cardíaca se logra mediante la colocación de un cable del ventrículo izquierdo que permite que el ventrículo izquierdo se contraiga con mayor sincronía. Además de un beneficio en la mortalidad, la resincronización cardíaca puede aumentar la FE y reducir los síntomas de la IC. Suele estar indicado un marcapasos bicameral para el bloqueo auriculoventricular, la disfunción del nódulo sinusal y formas específicas de síncope; sin embargo, la estimulación del ventrículo derecho puede empeorar la IC al crear más desincronización.

90. **La respuesta correcta es: C. Planificar la extracción del sistema de marcapasos.** Este paciente presenta evidencia de infección por marcapasos comprobada por fiebre, hemocultivos positivos en crecimiento de *S. aureus* y eritema alrededor del sitio del dispositivo. A pesar de un ecocardiograma transesofágico negativo, tiene bacteriemia estafilocócica y amerita tratamiento definitivo con extirpación del sistema. Sería una terapia inadecuada continuar con los antibióticos orales o intravenosos sin realizar su eliminación del organismo. No tiene evidencia de endocarditis y por lo tanto no amerita cirugía valvular.

91. **La respuesta correcta es: C. Proceder a la cirugía.** Este paciente se presenta para colectomía abierta electiva. Niega condiciones cardíacas activas como angina o IC y mantiene > 4 MET en la actividad física. Por esta razón, debe continuar con la intervención quirúrgica planificada sin pruebas adicionales. Los pacientes con urgencias quirúrgicas también pueden ser llevados al quirófano sin más pruebas. Debe continuar con el ácido acetilsalicílico y el bloqueador β durante el perioperatorio, ya que tiene una indicación de continuar tomando ambos.

92. **La respuesta correcta es: C. Posponer la colecistectomía hasta que se complete la intervención valvular.** Esta paciente se presenta para colecistectomía electiva; sin embargo, también tiene una estenosis aórtica sintomática grave que requiere cirugía. Dado el riesgo de complicaciones del procedimiento con una valvulopatía grave no tratada, su cirugía abdominal electiva debe posponerse hasta después de la intervención valvular. No hay una indicación clara para la prueba de esfuerzo o el inicio de furosemida en esta paciente.

93. **La respuesta correcta es: C. Posponer el reemplazo de rodilla de 6-12 meses.** El paciente acaba de sufrir un IM y se le colocó una endoprótesis vascular liberadora de fármacos. Idealmente, debe continuar con la terapia antiagregante plaquetaria dual durante al menos 12 meses después de su síndrome coronario agudo con endoprótesis vascular. En los pacientes con indicaciones emergentes de cirugía, esta puede continuar e idealmente el paciente continuaría con la terapia antiagregante plaquetaria dual. Se puede considerar suspender la terapia antiplaquetaria dual aproximadamente a los 6 meses en ciertos pacientes de bajo riesgo que requieren procedimientos electivos.

94. **La respuesta correcta es: A. Índice tobillo-brazo.** El índice tobillo-brazo es una medida que compara la PA del brazo de un paciente con la PA en el tobillo (tibial posterior y dorsal pedio), utilizando un manguito de PA y una ecografía. Un índice tobillo-brazo normal está entre 1.0 y 1.4, los valores límite están entre 0.91 y 0.99. Un índice tobillo-brazo anormal es ≤ 0.9. Por el contrario, si el valor es ≥ 1.40, la prueba no es diagnóstica ya que el vaso puede ser incompresible debido a calcificaciones. Si el índice tobillo-brazo es ≥ 1.40, el siguiente mejor paso sería comprobar el registro del volumen del pulso, que puede ayudar a localizar la enfermedad en los vasos calcificados. Las otras pruebas de diagnóstico enumeradas se utilizan para diagnosticar, cuantificar y planificar la intervención en la enfermedad arterial periférica (EAP). Sin embargo, con la enfermedad renal crónica en etapa 4, los estudios con preservación del contraste (como el índice tobillo-brazo) son la primera prueba óptima.

95. **La respuesta correcta es: C. Solicitar una consulta urgente con el servicio de cirugía vascular o medicina vascular.** El paciente se presenta con signos de isquemia aguda de las extremidades. Esta es una afección urgente y requiere imágenes inmediatas y una consulta de urgencia con cirugía vascular o medicina vascular. Se puede utilizar anticoagulación si existe la preocupación de una posible trombosis arterial aguda. Sin embargo, en caso de disfunción renal grave, la heparina de bajo peso molecular está contraindicada y se debe utilizar preferentemente heparina no fraccionada. Los Doppler arteriales son una prueba de diagnóstico para la isquemia aguda de las extremidades. Sin embargo, retrasar hasta la mañana no sería apropiado dada la amenaza para el miembro. La colocación de mantas calientes en el pie no revertirá la isquemia aguda de la extremidad y podría ser peligroso en un paciente con disminución de la sensibilidad.

96. **La respuesta correcta es: C. Índice tobillo-brazo segmentario con registro del volumen del pulso.** En un registro de volumen de pulso, la forma de onda arterial se amortiguará cuando el flujo sanguíneo se vea afectado en una arteria. Esto permitirá localizar las áreas de EAP. El Doppler venoso es útil para la evaluación de la trombosis venosa profunda, pero no tiene ninguna función en la evaluación de la EAP. Si bien la angiografía en el laboratorio de cateterismo cardíaco y la angio-TC ofrecen delineación de la anatomía vascular, las modalidades que no requieren contraste deben favorecerse en este paciente con enfermedad renal crónica.

PREGUNTAS

1. Hombre de 75 años de edad con antecedentes de hipertensión y úlcera péptica acude al servicio de urgencias (SU) por disnea de esfuerzo. Refiere la presencia de heces color negro durante las últimas 2 semanas. En la exploración inicial destacan la palidez conjuntival, los campos pulmonares despejados sin estertores, sibilancias o roncus, así como la taquicardia con ritmo regular, R_1 y R_2 normales, sin soplos, roces ni galopes. En los estudios de laboratorio iniciales se observa hemoglobina de 5.5 g/dL, reducida desde un valor inicial de 12 g/dL en las pruebas de laboratorio ambulatorias de rutina de 3 meses atrás. La química sanguínea, la gasometría arterial (GA) y el lactato están todos dentro de los límites normales. En la radiografía de tórax (RxT) no se observan alteraciones.

   ¿Cuál es el mecanismo de la disnea de esfuerzo en este paciente?
   A. Disminución del gasto cardíaco
   B. Disminución del suministro de oxígeno
   C. Disminución de la resistencia vascular sistémica
   D. Insuficiencia cardíaca de gasto elevado
   E. Edema pulmonar

2. Mujer de 75 años de edad con antecedentes de hábito tabáquico a razón de 50 paquetes por año acude con su médico de atención primaria (MAP) por disnea progresiva de esfuerzo de 10 años de evolución. La paciente nota sibilancias episódicas y padece «resfriado» aproximadamente dos veces al año. En la exploración se escuchan ruidos respiratorios distantes a la auscultación y tórax hiperresonante a la percusión, el resto sin alteraciones. En una RxT observa hiperinsuflación con aplanamiento de los hemidiafragmas bilaterales. En las pruebas de función pulmonar (PFP) se observa un volumen espiratorio forzado (VEF_1) del 50% del previsto, una capacidad vital forzada (CVF) de lo 70% del previsto y un VEF_1/CVF de 0.50. No hay respuesta al broncodilatador.

   ¿Qué patrón describe mejor sus resultados de las PFP?
   A. No se puede determinar sin más información
   B. Normal
   C. Obstructivo
   D. Restrictivo

3. Hombre de 65 años de edad con antecedentes de hábito tabáquico a razón de 20 paquetes por año es remitido a una clínica pulmonar por disnea progresiva de esfuerzo de 6 meses de evolución. Su MAP le ha recetado un inhalador de albuterol, sin mejoría. Refiere tos seca ocasional, pero por lo demás niega dolor torácico, fiebre, escalofríos, pérdida de peso u otros síntomas asociados. En la exploración se escuchan estertores finos inspiratorios en la base de ambos campos pulmonares, con una exploración cardiovascular normal, ausencia de edema en miembros inferiores, ausencia de acropaquia y el resto de la exploración sin complicaciones. En la RxT se observan opacidades reticulares dispersas en las bases pulmonares bilaterales. En las PFP se observa un VEF_1 del 50% del pronóstico, una CVF del 45% del pronóstico y un VEF_1/CVF de 0.95. No hay respuesta al broncodilatador.

¿Qué patrón describe mejor los resultados de sus PFP?
A. No se puede determinar sin más información
B. Normal
C. Obstructivo
D. Restrictivo

4. Mujer de 40 años de edad sin antecedentes médicos se presenta a consulta por disnea progresiva de esfuerzo de 3 meses de evolución. Niega otros síntomas asociados como tos, dolor torácico o hemoptisis. Se realizan PFP en las que se observa una capacidad de difusión reducida del 45% de lo previsto. La espirometría y la capacidad pulmonar total están dentro de los límites normales.

¿Cuáles de las siguientes enfermedades NO podrían respaldar los hallazgos de las PFP?
A. Enfermedad pulmonar intersticial temprana
B. Enfermedad neuromuscular
C. Embolia pulmonar
D. Hipertensión pulmonar

5. Mujer de 30 años de edad con antecedentes de asma se presenta con su MAP refiriendo disnea ocasional y sibilancias a pesar de su tratamiento actual para el asma. En la actualidad toma un corticoesteroide inhalado de dosis baja y necesita su inhalador de albuterol de rescate todos los días.

¿Cuál de las siguientes opciones NO sería apropiada en este momento para su tratamiento?
A. Adición de un antagonista del receptor de leucotrienos a su régimen actual
B. Adición de un agonista β de acción prolongada a su régimen actual
C. Adición de prednisona 5 mg por v.o. al día a su régimen actual
D. Aumentar el corticoesteroide inhalado a dosis media

6. Hombre de 25 años de edad con antecedentes de asma, al que se le prescribió fluticasona/salmeterol dos veces al día y albuterol, según la necesidad, se presenta al SU con sibilancias y disnea intensa durante el último día. Además, ha tenido 2 días de rinorrea y tos seca. Afirma que sus síntomas comenzaron después de estar en contacto con un hermano que tenía una infección de las vías respiratorias superiores (IVRS). Los signos vitales son temperatura 37 °C, frecuencia cardíaca (FC) 90 latidos/min, presión arterial (PA) 130/80 mm Hg, frecuencia respiratoria (FR) 24 respiraciones/min y SaO_2 97% con 2 L/min de oxígeno suplementario mediante cánula nasal. En la exploración destaca la disminución del movimiento de aire en todos los campos pulmonares con sibilancias dispersas. La RxT no tiene ningún dato en especial.

¿Cuál es el mejor paso a seguir en su tratamiento?
A. Administrar nebulizadores de albuterol y metilprednisolona i.v.
B. Administrar epinefrina dilución 1:1000, 0.3 mL i.m.
C. Administrar magnesio 2 g i.v.
D. Aplicar ventilación con presión positiva no invasiva
E. Realizar una tomografía computarizada (TC) de tórax

7. Mujer de 50 años de edad con antecedentes de asma es remitida a una clínica pulmonar por el empeoramiento reciente de sus síntomas con frecuentes sibilancias intermitentes. Padece asma desde hace 20 años, que había sido bien controlada con albuterol y un corticoesteroide inhalado de dosis baja. Niega exposición al humo del cigarrillo, el vapeo o nuevos alérgenos. Ha vivido en la misma casa durante los últimos 5 años y recientemente ha estado renovando su sótano. Los estudios de laboratorio se destacan por un recuento normal de leucocitos con un recuento absoluto de eosinófilos de 2000 células/μL. En las PFP se percibe un patrón obstructivo que empeora.

¿Cuál de las siguientes es la prueba más apropiada?

A. Anticuerpos antinucleares (ANA, *antinuclear antibodies*)
B. Broncoscopia flexible
C. PFP de provocación con metacolina
D. IgE total e IgE específica para *Aspergillus*

8. Hombre de 40 años de edad padece de asma desde hace mucho tiempo que ha sido difícil de controlar con las terapias estándar. Requiere tratamiento de rescate con albuterol varias veces al día a pesar del tratamiento con un corticoesteroide inhalado en dosis altas, un agonista β de acción prolongada, un antagonista del receptor de leucotrienos y corticoesteroides orales. Ya se han eliminado todos los alérgenos del hogar del paciente y la evaluación realizada por el alergólogo no mostró ninguna exposición a alérgenos modificables.

¿Cuál es el mejor paso a seguir en el tratamiento del paciente?

A. Agregar tratamientos diarios con nebulizador de albuterol
B. Comprobar el recuento de eosinófilos e IgE séricos para considerar la terapia inmunológica
C. Aumentar la dosis de corticoesteroides orales
D. No modificar el tratamiento
E. Repetir prueba de alergias

9. Hombre de 45 años de edad con linfoma no hodgkiniano experimenta sibilancias, disnea e hipotensión varios minutos después del inicio de su segunda infusión de tratamiento con rituximab. Estaba asintomático al momento de llegar a la cita de infusión. Sus signos vitales son los siguientes: temperatura 37.4 °C, FC 115 latidos/min, PA 100/60 mm Hg, FR 28 respiraciones/min y SaO_2 98% con aire ambiente. En la exploración se observa una angustia aguda con sibilancias difusas y urticaria en el abdomen y el tórax.

¿Cuál es el tratamiento inmediato de primera línea?

A. Administrar 50 mg de difenhidramina i.v.
B. Administrar 0.3 mL de epinefrina i.m. en dilución 1:1000
C. Administrar 0.3 mL de epinefrina i.v. en dilución 1:10 000
D. Realizar intubación de emergencia

10. Hombre de 23 años de edad con antecedentes de reacción alérgica al maní acude al SU con urticaria después de una exposición accidental a este alérgeno en un restaurante. Los signos vitales son estables y en la exploración se destaca urticaria en el tórax y la parte superior de la espalda. Informa un antecedente de reacción similar y niega síntomas asociados como disnea, edema facial u opresión en la garganta en este momento.

¿Cuál de las siguientes afirmaciones sobre el tratamiento de las reacciones alérgicas es falsa?

A. Una reacción bifásica con recurrencia de la anafilaxia puede ocurrir entre 8 y 72 h después de un episodio inicial de anafilaxia
B. Todos los pacientes deben ser ingresados en una sala de hospital para su tratamiento
C. La observación durante 6-12 h es apropiada para reacciones limitadas a urticaria
D. A los pacientes en observación con resolución de los síntomas se les deben recetar autoinyectores precargados de epinefrina en el momento del alta

11. Hombre de 52 años de edad con antecedentes de enfermedad pulmonar obstructiva crónica (EPOC) se presenta en el consultorio de su MAP para una revisión de rutina. Toma albuterol cuatro veces al día según la necesidad. Informa que, en general, ha tenido un aumento de los síntomas en los últimos 6 meses. El paciente refiere que fue tratado por un brote de EPOC con esteroides hace unos 5 meses. No ha tenido más brotes que le obliguen a ir al hospital, pero recientemente la disnea ha empeorado y se ha incrementado la producción de esputo. En las PFP se destaca un VEF_1 del 71%.

NEUMOLOGÍA

¿Qué medicación se debe agregar a su tratamiento?

A. Aumentar la frecuencia de uso de albuterol a seis veces al día

B. Iniciar azitromicina diaria

C. Iniciar tiotropio

D. Iniciar terapia triple (un corticoesteroide inhalado, un antagonista muscarínico de acción prolongada, un agonista β de acción prolongada)

12. Dos meses después, el paciente de la pregunta 11 acude al SU con disnea y sibilancias en el contexto de una IVRS vírica reciente. Se encuentra hipoxémico con SaO_2 al 86% con el aire ambiente. Se inicia con oxígeno por cánula nasal y su SaO_2 mejora al 99%. Más tarde, la enfermera lo encuentra somnoliento.

¿Cuál es el mejor paso a seguir en su tratamiento?

A. Disminuir el oxígeno a una SaO_2 objetivo del 88-92%

B. Dar nebulizaciones de ipratropio

C. Iniciar ventilación con presión positiva no invasiva

D. Iniciar metilprednisolona 125 mg i.v. c/6 h

13. Mujer de 80 años de edad con antecedentes de EPOC grave acude al consultorio de su MAP por un aumento de la disnea en los últimos 9 meses. En las PFP se observa un empeoramiento progresivo de su déficit obstructivo durante los últimos 5 años; actualmente, su VEF_1 es del 18% del predicho. La paciente toma una combinación de un agonista β de acción prolongada, un antagonista muscarínico de acción prolongada y un corticoesteroide inhalado todos los días. Usa albuterol dos veces al día. Se observa que su saturación de oxígeno es del 87% en reposo, que ha disminuido del 90% de su última visita.

¿Cuál de las siguientes afirmaciones sobre la oxigenoterapia en la EPOC es verdadera?

A. Elimina la necesidad de un corticoesteroide inhalado

B. Prolongar la supervivencia en los pacientes con saturación de oxígeno del 88% o menos en reposo

C. Reduce la frecuencia de las exacerbaciones

D. Disminuye las hospitalizaciones por EPOC

14. Mujer de 75 años de edad con antecedentes de hipertensión e infecciones pulmonares frecuentes durante los últimos 5 años acude al consultorio de su MAP con tos crónica, disnea y producción abundante de esputo. En la exploración por los estertores inspiratorios, el resto sin alteraciones. En la RxT se observa reforzamiento de la trama vascular en los campos pulmonares inferiores.

¿Cuál de las siguientes pruebas es más probable que determine la etiología de los síntomas de este paciente?

A. Anticuerpos antinucleares (ANA)

B. TC de tórax y cultivos de esputo (incluidos cultivos de micobacterias y hongos)

C. Subclases de IgA, IgG, IgM e IgG

D. Prueba de sudor

15. Dos semanas después, la paciente de la pregunta 14 se presenta en el SU con hemoptisis grave. Ha expectorado aproximadamente 600 mL de sangre en las últimas 24 h y continúa teniendo episodios de hemoptisis. FC 89 latidos/min, PA 129/89 mm Hg y SaO_2 93% con 2 L por cánula nasal. En la RxT se observa una opacidad en parches en la región media del pulmón derecho.

¿Cuál es el mejor paso a seguir en su tratamiento?

A. Dar un antitusígeno

B. Obtener TC de tórax para estadificación

C. Colocar a la paciente en decúbito lateral derecho

D. Transfundir 1 U de concentrado de eritrocitos

16. Hombre de 22 años de edad con fibrosis quística es dado de alta del hospital tras una exacerbación aguda. Completa 4 semanas de tratamiento con antibióticos dirigidos a *Pseudomonas aeruginosa* por el cultivo de esputo. Continúa tomando lumacaftor según lo prescrito.

    ¿Qué pasos adicionales son esenciales para mantener la función pulmonar y evitar futuras exacerbaciones?
    A. Utilizar nebulizador de NaCl al 9% al menos dos veces al día
    B. Despejar las vías respiratorias al menos dos veces al día con un chaleco de oscilación de alta frecuencia
    C. Realizar broncoscopia mensual
    D. Llevar a cabo la monitorización semanal de la función pulmonar

17. Hombre de 70 años de edad con antecedentes de hipertensión, arteriopatía coronaria y sin consumo de tabaco en el pasado acude a una clínica pulmonar ambulatoria para la evaluación de un nódulo pulmonar solitario. El nódulo se encontró de manera incidental en una TC de tórax realizada 3 semanas antes en el SU realizada por dolor torácico. Niega tos, disnea, hemoptisis, pérdida de peso, anorexia u otros síntomas asociados. En la TC de tórax se observa un nódulo sólido de 5 mm con bordes lisos en el lóbulo superior derecho, sin que se observen otras anomalías asociadas.

    ¿Cuál de las siguientes afirmaciones es incorrecta respecto a los nódulos pulmonares solitarios?
    A. Debe realizarse un seguimiento con TC de tórax cada 12 meses del nódulo pulmonar de alto riesgo que mida 9 mm
    B. Los antecedentes de hábito tabáquico y cáncer son factores de riesgo para nódulos malignos
    C. La tomografía por emisión de positrones (PET, *positron emission tomography*) es un estudio sensible para descartar malignidad de nódulos > 8 mm
    D. La mayoría de los nódulos pulmonares solitarios son benignos

18. ¿Cuál es el mejor paso a seguir en el tratamiento del paciente de la pregunta 17?
    A. Broncoscopia con biopsia
    B. No se necesitan más estudios
    C. Imágenes de TC en serie para seguir el nódulo en intervalos de 12 meses
    D. Biopsia quirúrgica de pulmón

19. Mujer de 35 años de edad acude al consultorio de su MAP con tos y disnea. Niega dolor o edema en las articulaciones, exantema, fiebre o sudores nocturnos. Recuerda que aproximadamente 2 meses antes tuvo un eritema rojizo y doloroso en la cresta tibial que resolvió solo. La paciente trabaja como secretaria y no tiene mascotas. Comenta que nunca ha fumado. En la exploración se escuchan estertores finos en todos los campos pulmonares, pero sin hallazgos cutáneos o articulares. Se realiza una TC en la que se muestran ganglios linfáticos hiliares agrandados y cambios fibróticos. Las PFP se caracterizan por un patrón mixto de obstrucción y restricción.

    ¿Cuál es el diagnóstico más probable?
    A. Neumonitis por hipersensibilidad
    B. Neumonía intersticial idiopática
    C. Sarcoidosis
    D. Esclerodermia

20. Para la paciente mencionada en la pregunta 19, las concentraciones de la enzima convertidora de angiotensina (ECA), ANA, factor reumatoide, anticuerpos citoplasmáticos antineutrófilos (ANCA, *antineutrophilic cytoplasmic antibodies*), péptido citrulinado cíclico (CCP, *cyclic citrullinated peptide*), SSA/SSB y Scl-70 están todos dentro de límites normales.

    ¿Cuál es el método diagnóstico más adecuado?
    A. Broncoscopia con lavado broncoalveolar (LBA)
    B. Biopsia de ganglio linfático guiada por ecografía endobronquial (EBUS, *endobronchial ultrasound*)
    C. Panel de anticuerpos de miositis I
    D. Biopsia pulmonar mediante cirugía toracoscópica asistida por video (VATS, *video-assisted thoracoscopic surgery*)

21. Hombre de 65 años de edad con antecedentes de hábito tabáquico a razón de 25 paquetes por año se presenta a la clínica pulmonar para el tratamiento continuo de la fibrosis pulmonar idiopática. Después de una exacerbación reciente de la fibrosis pulmonar idiopática, se le realizó una TC de tórax para reevaluar la extensión de su enfermedad.

¿Cuál de las siguientes no es una característica de la TC de la fibrosis pulmonar idiopática?
A. Cambios quísticos apicales
B. Patrón en panal de abeja bibasal
C. Opacidades reticulares subpleurales
D. Bronquiectasias por tracción

22. Hombre de 55 años de edad se realiza una tomografía computarizada de tórax después de acudir al SU con tos teñida de sangre y dolor torácico pleurítico. En la TC se muestran opacidades y masas nodulares bilaterales en los campos pulmonares periféricos con algunas áreas de cavitación. No hay émbolos pulmonares. En los últimos 6 meses, también ha notado pérdida auditiva y epistaxis intermitente. En el análisis de orina se observaron muchos eritrocitos presentes en el microscopio.

¿Cuál de las siguientes pruebas respaldaría el diagnóstico de este hombre?
A. ANCA
B. TC con protocolo de enfermedad pulmonar intersticial
C. Dímero D
D. Ecocardiograma transtorácico

23. Mujer de 46 años de edad con antecedentes de diabetes mellitus (DM), miocardiopatía isquémica (fracción de eyección [FE] 45%) y hábito tabáquico activo, acude al SU con disnea y tos productiva. Los signos vitales son temperatura 37.6 °C, FC 96 latidos/min, PA 112/68 mm Hg, FR 28 respiraciones/min y SaO_2 91% con aire ambiente. Se realiza una RxT y se observa un derrame pleural del lado derecho. Se hace una toracocentesis; se extraen 500 mL de líquido. Los resultados de los estudios son lactato-deshidrogenasa (LDH) 202 unidades/L, proteínas 4.1 g/dL, colesterol 52 mg/dL, glucosa 49 mg/dL y pH 7.1. Las proteínas séricas son de 6.8 g/dL y la LDH sérica de 243 unidades/L. Hay un predominio de neutrófilos polimorfonucleares (PMN) en el recuento celular.

¿Este derrame probablemente se debe más a cuál de las siguientes causas subyacentes?
A. Exacerbación de la insuficiencia cardíaca congestiva
B. Infección
C. Malignidad
D. Artritis reumatoide

24. ¿Cuál es el mejor paso terapéutico a seguir para la paciente mencionada en la pregunta 23?
A. Catéter pleural permanente
B. Sin intervención
C. Toracocentesis en serie
D. Toracostomía con tubo

25. Hombre de 72 años de edad con antecedentes de insuficiencia cardíaca (FE del 38%), DM tipo 2 (DM2) y antecedente de cáncer de pulmón en estadio 1, posterior a la resección acude al SU con empeoramiento de la disnea de esfuerzo y ortopnea. Los signos vitales son temperatura 35.9 °C, FC 67 latidos/min, PA 120/78 mm Hg, FR 18 respiraciones/min y SaO_2 91% con aire ambiente. En la exploración se escucha disminución bilateral de los ruidos respiratorios en las bases pulmonares y crepitantes gruesos difusos, presión venosa yugular elevada y edema con fóvea 2+ en ambos miembros inferiores. En la RxT se observan derrames pleurales bilaterales y edema intersticial. El paciente ingresa en el hospital para recibir diuresis i.v. El cuarto día de hospitalización, el paciente ha perdido 4 kg de peso y su edema de miembros inferiores ha mejorado significativamente; sin embargo, continúa refiriendo disnea. En la RxT repetida se observa la persistencia de los derrames bilaterales, pero mejora el edema intersticial. El equipo médico procede con la toracocentesis del lado derecho y se extraen 700 mL de líquido de color pajizo. En los estudios de líquido pleural se obtuvieron los siguientes resultados: LDH 77 unidades/L, proteínas 4.1 g/dL, colesterol 35 mg/dL, glucosa 100 mg/dL y pH 7.4. No hay leucocitos ni eritrocitos presentes. En la citología no se

obtienen hallazgos de importancia. Los estudios de laboratorio son LDH 187 unidades/L, proteínas 7.2 g/dL y glucosa 110 mg/dL.

¿Cuál es la causa más probable de este derrame?

A. Insuficiencia cardíaca congestiva
B. Neumonía
C. Embolia pulmonar
D. Recurrencia del cáncer de pulmón

26. Hombre de 77 años de edad con antecedentes de DM, hipertensión y cáncer de colon ingresa para resección quirúrgica.

¿Cuál de los siguientes recursos debe usarse para la tromboprofilaxis?

A. Apixabán
B. Enoxaparina
C. Fondaparinux
D. Profilaxis mecánica

27. El paciente mencionado en la pregunta 26 tiene un postoperatorio complicado y una hospitalización prolongada. Finalmente es dado de alta a un centro de rehabilitación. En su quinto día de rehabilitación, desarrolla disnea y taquicardia. Su SaO_2 es 89% con aire ambiente. En la RxT no se observan complicaciones y los laboratorios están pendientes.

¿Cuál es la mejor prueba diagnóstica para este paciente?

A. Angiografía pulmonar por TC
B. Dímero D
C. Ecocardiograma
D. Gammagrafía pulmonar de ventilación/perfusión

28. Se encuentra que el paciente mencionado en las preguntas 26 y 27 tiene una embolia pulmonar en la arteria pulmonar derecha. Se inicia con heparina en goteo.

¿Qué fármaco se debe utilizar en este paciente para tratar la embolia pulmonar al alta?

A. Apixabán
B. Argatrobán
C. Heparina de bajo peso molecular (HBPM)
D. Warfarina

29. Mujer de 45 años de edad con antecedentes de DM2 acude a consulta con su MAP con dolor y edema en el miembro inferior izquierdo. El dímero D fue de 1200 ng/mL. Una ecografía del miembro inferior demuestra una trombosis venosa profunda (TVP) en la vena poplítea izquierda. No tiene factores de riesgo conocidos o factores desencadenantes recientes que expliquen esta TVP. La paciente es sometida a una evaluación exhaustiva, incluida la detección de cáncer apropiada para la edad, que no tiene nada que informar.

¿Cuál de los siguientes métodos de anticoagulación es el más apropiado?

A. Apixabán durante 3 meses, después reevaluación con asesoramiento a la paciente con respecto a la anticoagulación en curso
B. Apixabán durante 4 semanas
C. Apixabán de por vida
D. Sin anticoagulación; solo medias de compresión

30. La paciente mencionada en la pregunta 29 está preocupada por el desarrollo de una embolia pulmonar y pregunta si hay algo que pueda hacer para evitarlo.

¿Cuál es el mejor paso a seguir en su tratamiento?
A. Continuar con el apixabán
B. Continuar con el apixabán y colocar un filtro de la vena cava inferior (VCI)
C. Suspender el apixabán y colocar el filtro de la VCI
D. Iniciar apixabán a media dosis y colocar un filtro en la VCI

31. Mujer de 52 años de edad que no ha visto a un médico en más de 20 años acude al SU por disnea de esfuerzo. Tiene una saturación de oxígeno del 92%. Es admitida en el servicio de medicina interna para su posterior evaluación. La RxT está dentro de los límites normales y la TC no tiene procesos intersticiales. Las PFP muestran una restricción leve y ninguna obstrucción. En el eco-cardiograma transtorácico se muestra una FE del 54%, válvulas normales y presión sistólica del ventrículo derecho de 55 mm Hg. Después se realiza un cateterismo del hemicardio derecho. La presión de enclavamiento capilar pulmonar es de 13 mm Hg y la presión arterial pulmonar media es de 35 mm Hg.

¿Cuál es la causa más probable de su disnea?
A. EPOC
B. Insuficiencia cardíaca
C. Hipertensión arterial pulmonar (HAP) idiopática
D. Enfermedad pulmonar intersticial

32. La paciente mencionada en la pregunta 31 se realiza un seguimiento con un especialista en hipertensión pulmonar que decide comenzar con un medicamento.

¿Cuál es el tratamiento de primera línea para esta paciente?
A. Epoprostenol
B. Nifedipino
C. Riociguat
D. Sildenafilo

33. Unos meses más tarde, la paciente de las preguntas 31 y 32 acude al SU con un episodio de presíncope cuando paseaba a su perro. La llevan al SU. Los signos vitales al llegar son temperatura 37 °C, FC 118 latidos/min, PA 78/41 mm Hg, FR 22 respiraciones/min y SaO$_2$ 82% con aire ambiente (que mejora al 88% con 6 L vía cánula nasal). En la exploración se destaca por la presión venosa yugular incrementada y las extremidades frías. El ácido láctico se eleva a 4.0 mmol/L. En la ecografía se observa un ventrículo derecho dilatado y difusamente hipocinético.

¿Cuál es el mejor paso a seguir en su tratamiento?
A. Administrar un bolo de 1 L de solución de NaCl al 0.9%
B. Aumentar la dosis de sildenafilo
C. Iniciar soporte inotrópico y vasopresor
D. Intubar

34. Hombre de 77 años de edad y 100 kg de peso ingresa en la unidad de cuidados intensivos (UCI) médicos por neumonía multifocal y es intubado por hipoxemia. Después de la intubación, su SaO$_2$ es del 87% en el control de volumen con los siguientes ajustes: volumen corriente (V$_T$) 500 mL, FR 15 respiraciones/min, presión positiva al final de la espiración 5 cm H$_2$O y FiO$_2$ 70%.

¿Cómo se debe ajustar el ventilador?
A. Aumentar la FiO$_2$
B. Aumentar la presión positiva al final de la espiración
C. Aumentar la FR
D. Incrementar V$_T$

35. En el día 2 de hospitalización, el paciente mencionado en la pregunta 34 experimenta un episodio de desaturación aguda y el ventilador emite una alarma por presiones altas (presión inspiratoria máxima 46 cm H_2O, previamente 27 cm H_2O). La presión de la meseta se mantiene en 22 cm H_2O.

    ¿Cuál es la causa más probable de este cambio?
    A. Presión auto-positiva al final de la espiración
    B. Secreciones excesivas
    C. Neumotórax
    D. Asincronía ventilatoria

36. El paciente mencionado en las preguntas 34 y 35 tiene una mejoría constante, y el equipo planea trabajar hacia la extubación y disminuir la presión de soporte de 10/5 cm H_2O con FiO_2 30% a 5/5 cm H_2O con FiO_2 30%.

    ¿Cuál de los siguientes sugeriría que el paciente no está listo para la extubación?
    A. Disminución de la presión arterial media (PAM) de 75 a 65 mm Hg
    B. Disminución de la FR de 20 a 12 respiraciones/min y reducción de los volúmenes corrientes de 380 a 340 mL
    C. Caída de la SaO_2 del 96% al 90%
    D. Aumentar la FR de 20 a 30 respiraciones/min; disminuir el volumen corriente de 380 a 280 mL

37. Hombre de 26 años de edad con antecedentes de asma presenta fiebre de hasta 38.8 °C, escalofríos, odinofagia y mialgias. El paciente acude al consultorio de su MAP, donde se determina que es positivo para el virus de la influenza A. Se inicia con oseltamivir. Dos días después, presenta una grave disnea. Su compañero de habitación se preocupa y lo lleva al SU.

    Los signos vitales al llegar al SU son los siguientes: temperatura 40 °C, FC 119 latidos/min, PA 96/54 mm Hg, FR 28 respiraciones/min y SaO_2 83% con aire ambiente. Se le coloca una cánula nasal de alto flujo con una mejoría en su SaO_2 al 93%. Durante el abordaje se le administran 2 L de solución Ringer lactato para la hipotensión en curso, así como antibióticos de amplio espectro. A su llegada a la UCI, presenta hipoxemia del 79% a pesar de la cánula nasal de alto flujo en los ajustes máximos. Posteriormente es intubado. En la RxT postintubación se observan infiltrados bilaterales difusos. La GA después de la intubación es 7.3/30/80 con FiO_2 al 100%.

    ¿Cuál de las siguientes opciones no debería formar parte de la estrategia del ventilador?
    A. Mantener la $FiO_2 < 0.6$
    B. Ventilación de bajo volumen corriente con $V_T < 6$ mL/kg
    C. Mantener el pH > 7.3
    D. Valorar la presión positiva al final de la espiración para evitar el colapso alveolar por el volumen corriente

38. A pesar de optimizar la presión positiva al final de la espiración y de iniciar la parálisis, el paciente mencionado en la pregunta 37 sigue teniendo una relación $PaO_2/FiO_2 < 100$.

    ¿Cuál de las siguientes intervenciones ha demostrado tener un beneficio en la mortalidad en el síndrome de dificultad respiratoria aguda (SDRA)?
    A. Oxigenación precoz por membrana extracorpórea (ECMO, *extracorporeal membrane oxygenation*)
    B. Pronación
    C. Vasodilatadores pulmonares (óxido nítrico inhalado, prostaciclinas)
    D. Esteroides

39. Hombre de 75 años de edad con 66 kg de peso y antecedente de hipertensión, fibrilación auricular, EPOC, DM y enfermedad renal crónica en hemodiálisis acude al SU luego de que su esposa lo encontrara confundido y con incapacidad para moverse del sofá la noche después de una sesión de diálisis. A la llegada al hospital, se encontró que el paciente estaba hipotenso a 78/33 mm Hg, por lo que fue llevado al SU para su posterior tratamiento. Recibió 1 L de O_2 por cánula nasal de camino al hospital.

Los signos vitales al llegar al SU son los siguientes: temperatura 35.6 °C, FC 82 latidos/min, PA 92/52 mm Hg, FR 28 respiraciones/min y SaO$_2$ 88% con aire ambiente. Al examinarlo se encontraba somnoliento. Los pulmones están limpios y el abdomen blando. En los laboratorios se destaca el recuento de leucocitos de 11 × 10^9/L, creatinina 4.9 mg/dL y lactato 3.7 mmol/L. Los hemocultivos están pendientes.

¿Cuál es el mejor paso a seguir en su tratamiento?
A. Administrar 1 L adicional de solución salina normal para un total de 2 L
B. Iniciar tratamiento con antibióticos de amplio espectro
C. Iniciar tratamiento con hidrocortisona y fludrocortisona
D. Iniciar administración de norepinefrina

40. ¿Qué régimen de antibióticos es el más adecuado para el paciente mencionado en la pregunta 39?
A. Ceftriaxona/azitromicina
B. Levofloxacino
C. Vancomicina/cefepima
D. Vancomicina/cefepima/metronidazol/micafungina

41. La PA del paciente en las preguntas 39 y 40 disminuye a 75/40 mm Hg a pesar de la reanimación con 2 L de solución Ringer lactato.

¿Cuál es el vasopresor inicial de elección en este paciente?
A. Dopamina
B. Norepinefrina
C. Fenilefrina
D. Vasopresina

42. Mujer de 44 años de edad con antecedentes de depresión, hipertensión y asma es llevada al SU por paramédicos después de ser encontrada en su casa con un frasco de pastillas vacías cerca. Los signos vitales al llegar al SU son los siguientes: temperatura 36.2 °C, FC 88 latidos/min, PA 80/40 mm Hg, FR 20 respiraciones/min y SaO$_2$ 92% con aire ambiente. En la exploración se percibe somnolienta y tarda en responder a las preguntas. Hay laceraciones en la lengua. En la exploración neurológica se percibe confuso. Los reflejos son normales. El electrocardiograma se caracteriza por un QRS de 140 ms y un intervalo QT de 560 ms.

¿La sobredosis de qué medicamento es más probable que sea responsable de sus síntomas de presentación?
A. Amitriptilina
B. Carvedilol
C. Diltiazem
D. Litio

43. ¿Cuál es el mejor paso a seguir en el tratamiento de la paciente mencionada en la pregunta 42?
A. Flumazenil
B. Glucagón
C. Bicarbonato de sodio i.v.
D. Diálisis urgente

44. Hombre de 45 años de edad con fibrosis quística ha tenido un deterioro progresivo durante los últimos 2 años. Su VEF$_1$ ahora es del 28% y necesita una cánula nasal de 6 L en todo momento. Es derivado a un centro de trasplante de pulmón y 3 meses después se realiza un trasplante bilateral de pulmón.

Al principio le va bien; sin embargo, 2 meses después presenta fiebre, tos y disnea, y cuando revisa su oxímetro de pulso en casa, nota que está hipoxémico con una SaO$_2$ del 88% con aire ambiente. Lo ve su neumólogo, quien le realiza una RxT que no tiene complicaciones.

¿Qué causa debe descartarse de los síntomas recientes?

A. Rechazo agudo

B. Rechazo crónico

C. Neumonía

D. Disfunción primaria del injerto

45. ¿Cuál sería el mejor paso a seguir para realizar el diagnóstico del paciente mencionado en la pregunta 44?

A. Prueba de anticuerpos

B. TC de tórax

C. Cultivo de esputo

D. Biopsia transbronquial

46. ¿Cómo debe ser el tratamiento del paciente mencionado en las preguntas 44 y 45?

A. Azitromicina, montelukast y cambio en la terapia inmunosupresora

B. Antibióticos de amplio espectro

C. Aumentar la inmunosupresión

D. Sin intervención

RESPUESTAS

1. **La respuesta correcta es: B. Disminución del suministro de oxígeno.** Es probable que este paciente padezca una hemorragia gastrointestinal superior, indicado por la presencia de melena, anemia reciente y antecedentes de úlcera péptica. La disnea de esfuerzo es secundaria a una disminución del suministro de oxígeno a los tejidos. El suministro de oxígeno está determinado por el gasto cardíaco y el contenido de oxígeno de la sangre. El principal determinante de la capacidad de transporte de oxígeno en sangre es la concentración de hemoglobina. Sus laboratorios y las pruebas no sustentan el diagnóstico de insuficiencia cardíaca o edema pulmonar. La insuficiencia cardíaca de gasto elevado puede desarrollarse en el contexto de una anemia crónica; sin embargo, su hemoglobina conocida 3 meses antes era normal.

2. **La respuesta correcta es: C. Obstructivo.** La presentación de la paciente sugiere EPOC. En las PFP se demuestra un VEF_1/CVF reducido, que sustenta un déficit ventilatorio obstructivo.

3. **La respuesta correcta es: D. Restrictivo.** El cuadro clínico del paciente es indicativo de enfermedad pulmonar intersticial. En las PFP se demuestra un VEF_1 y CVF reducidos con una relación VEF_1/CVF normal, lo que respalda un déficit ventilatorio restrictivo.

4. **La respuesta correcta es: B. Enfermedad neuromuscular.** La capacidad de difusión reducida indica una superficie reducida del pulmón que participa en el intercambio de gases o una interrupción de la difusión en la interfaz de los alvéolos, el intersticio y los capilares. En ausencia de otras anomalías en la PFP, esto puede indicar enfermedad vascular pulmonar o enfermedad pulmonar intersticial temprana. La capacidad de difusión reducida se corrige de forma rutinaria para la concentración de hemoglobina para descartar la anemia como causa. La enfermedad neuromuscular no afectaría la capacidad de difusión reducida, sino que daría como resultado una restricción progresiva y una reducción de las fuerzas generadas durante la inspiración y la espiración.

5. **La respuesta correcta es: C. Adición de prednisona 5 mg por v.o. al día a su régimen actual.** Esta paciente tiene síntomas de asma continuos no controlados a pesar de su régimen actual de corticoesteroides inhalados en dosis bajas. No sería apropiado agregar corticoesteroides orales diarios debido a que la paciente tiene muchas otras opciones para escalar su tratamiento del asma. Los cambios apropiados en este momento incluirían el aumento de la dosis de su corticoesteroide inhalado o la adición de otro medicamento, como un agonista β de acción prolongada o un antagonista del receptor de leucotrienos.

6. **La respuesta correcta es: A. Administrar nebulizadores de albuterol y metilprednisolona i.v.** Este paciente con antecedentes de asma presenta evidencia en la anamnesis y la exploración física de obstrucción del flujo de aire que empeora de manera aguda en el contexto de una probable exacerbación vírica del asma, sin evidencia de neumonía. Los pilares del tratamiento en el contexto agudo incluyen la terapia con agonistas β de acción corta a intervalos frecuentes, corticoesteroides y cuidados de apoyo. No hay un beneficio claro de la epinefrina sobre la atención habitual en el asma, y este paciente no presenta otros signos que sugieran anafilaxia. El magnesio se puede considerar en pacientes que no respondan a las terapias de primera línea, pero no es el mejor paso inicial. La ventilación con presión positiva no invasiva es controvertida en el asma, ya que no puede revertir el proceso inflamatorio del pulmón y puede contribuir a la hiperinsuflación y complicaciones como neumotórax e inestabilidad hemodinámica.

7. **La respuesta correcta es: D. IgE total e IgE específica para *Aspergillus*.** Esta paciente tiene asma previamente controlada que ha empeorado repentinamente. Esto justifica una búsqueda de factores agravantes o imitadores del asma. Debido a la reciente exposición por la renovación de un sótano y un recuento elevado de eosinófilos en suero, una posibilidad sería la aspergilosis broncopulmonar alérgica (ABPA). Esto aparece en pacientes con asma o fibrosis quística que han estado expuestos a *Aspergillus*; esto puede ocurrir en áreas como sótanos húmedos, casas dañadas por el agua o materia orgánica húmeda como hojas, abono y graneros. Las bronquiectasias centrales en las imágenes de tórax apoyarían este diagnóstico. Las pruebas necesarias para cumplir los criterios de diagnóstico incluyen IgE total elevada e IgE específica para *Aspergillus*. Además, la IgG específica para *Aspergillus* y la eosinofilia absoluta apoyan este diagnóstico.

8. **La respuesta correcta es: B. Comprobar el recuento de eosinófilos e IgE séricos para considerar la terapia inmunológica.** Este paciente tiene un asma mal controlada a pesar de la intensificación de la terapia inhalatoria y los tratamientos complementarios. Dado el deseo de evitar el tratamiento con corticoesteroides orales a largo plazo, la continuación del régimen actual o un aumento de la dosis de corticoesteroides no es una opción preferida. De manera similar, no se prefieren las pruebas de alergia repetidas o los nebulizadores de albuterol, ya que el paciente no se ha beneficiado de las pruebas de alergia y el albuterol solo sirve como terapia de rescate. Obtener las concentraciones en suero, eosinófilos e IgE para evaluar la posibilidad de recurrir a las terapias anti-IgE y anti-interleucina 5 sería el siguiente mejor paso en el tratamiento.

9. **La respuesta correcta es: B. Administrar 0.3 mL de epinefrina en dilución 1:1000 i.m.** El paciente está experimentando anafilaxia secundaria a una infusión de rituximab. El primer paso más apropiado e importante es administrar epinefrina i.m. Una *dilución de 1:1000* se refiere a una concentración de 1 mg/mL. Por lo tanto, para administrar 0.3 mg, se administran 0.3 mL i.m. La epinefrina i.v. se reserva para el choque refractario a pesar del tratamiento inicial y la administración intensiva de soluciones o para el paro cardíaco. Los antagonistas de la histamina, los glucocorticoides y los agonistas β-2 inhalados son tratamientos complementarios para la anafilaxia, pero no sirven como tratamiento de primera línea.

10. **La respuesta correcta es: B. Todos los pacientes deben ser ingresados en una sala de hospital para su tratamiento.** Los pacientes con urticaria o broncoespasmo leve pueden ser observados en una SU o en una unidad de observación durante al menos 6 h, obviando la necesidad de admisión universal de reacciones alérgicas.

11. **La respuesta correcta es: C. Iniciar el tiotropio.** El paciente ha tenido un aumento de los síntomas durante los últimos 6 meses, pero su volumen espiratorio forzado en el primer segundo (VEF_1) según la Global Initiative for Chronic Obstructive Lung Disease (GOLD) se encuentra en etapa 2 y tiene menos de dos exacerbaciones por año, por lo que comenzar con un antagonista muscarínico de acción prolongada (tiotropio) como monoterapia es razonable en este momento. No es apropiado aumentar la frecuencia de albuterol sin agregar otro medicamento controlador. Se encontró que la azitromicina diaria disminuye las exacerbaciones, pero no es de rutina comenzar con azitromicina diaria, particularmente en este paciente que no tiene exacerbaciones frecuentes. La triple terapia no es necesaria en este momento, aunque podría considerarse en el futuro si su EPOC continúa empeorando.

12. **La respuesta correcta es: C. Iniciar ventilación con presión positiva no invasiva.** Es probable que el paciente presente hipercapnia y se debe iniciar la ventilación con presión positiva no invasiva. Apuntar a un objetivo de O_2 más bajo puede ayudar a prevenir la retención de CO_2 al evitar el desajuste ventilación/perfusión (V/Q), mantener el impulso respiratorio y prevenir el efecto Haldane (más sangre oxigenada tiene menos capacidad de transporte de CO_2); sin embargo, ahora que el paciente está alterado, es probable que necesite ventilación con presión positiva no invasiva para mejorar la ventilación y expulsar el CO_2. Los nebulizadores y esteroides de ipratropio también son importantes para el tratamiento de las exacerbaciones agudas de EPOC, pero es poco probable que mejoren su CO_2 y su estado mental ahora que ya ha comenzado a retener.

13. **La respuesta correcta es: B. Prolongar la supervivencia en pacientes con saturación de oxígeno del 88% o menos en reposo.** Esta paciente tiene EPOC grave con deterioro de la función pulmonar y empeoramiento de los síntomas con el tiempo. También tiene hipoxemia intensa en reposo, con una saturación de oxígeno del 87% en reposo. En los pacientes con EPOC y una saturación de oxígeno en reposo del 88% o menos, se ha demostrado que el tratamiento con oxígeno a largo plazo mejora la supervivencia. Sin embargo, el tratamiento de rutina con terapias inhalatorias y tratamientos complementarios sigue siendo necesario para reducir la frecuencia de exacerbaciones y hospitalizaciones.

14. **La respuesta correcta es: B. TC de tórax y cultivos de esputo (incluidos cultivos de micobacterias y hongos).** Esta paciente tiene síntomas compatibles con bronquiectasias, muy probablemente secundarios a una infección pulmonar recurrente. Por lo tanto, la TC de tórax y los cultivos de esputo son los siguientes pasos diagnósticos más apropiados. La fibrosis quística por lo general no se presenta en edades avanzadas; por este motivo, la prueba del sudor no sería una prueba diagnóstica de primera línea en esta paciente. La inmunodeficiencia (diagnosticada con subclases de IgA, IgG, IgM e IgG) también es una causa de bronquiectasia, pero es menos probable en esta paciente debido a que carece de antecedentes de infecciones frecuentes a lo largo de su vida. También son posibles enfermedades autoinmunitarias como el lupus eritematoso sistémico y la artritis reumatoide, pero carece de hallazgos en el examen que sugieran que cualquiera de estas sea una etiología probable.

15. **La respuesta correcta es: C. Colocar a la paciente en decúbito lateral derecho.** La paciente está experimentando hemoptisis masiva, definida como > 500 mL de sangre expectorada en 24 h, probablemente en el contexto de su bronquiectasia. El primer paso para tratar a esta paciente es estabilizarla y prevenir la asfixia. La paciente debe colocarse con el lado afectado hacia abajo y, si se vuelve inestable desde una perspectiva respiratoria, debe intubarse (intubar selectivamente el pulmón no afectado) mientras espera el tratamiento definitivo. Los supresores de la tos en realidad pueden aumentar el riesgo de asfixia. La transfusión de sangre no es necesaria en este momento dado que la paciente está hemodinámicamente estable y es mucho más probable que muera por asfixia que por desangrado. La TC de tórax puede ser útil para determinar mejor la ubicación y fuente del sangrado, pero el primer paso es estabilizar a la paciente.

16. **La respuesta correcta es: B. Despejar las vías respiratorias al menos dos veces al día con un chaleco de oscilación de alta frecuencia.** Despejar las vías respiratorias es un componente esencial del cuidado diario de los pacientes con fibrosis quística. Técnicas como la fisioterapia torácica manual o el uso de un chaleco sirven para movilizar las secreciones espesas, que de otro modo predispondrían a los pacientes a las infecciones. Estas técnicas se acompañan del uso de solución salina hipertónica nebulizada y dornasa α, que sirven para diluir las secreciones. Cuando se realizan de forma rutinaria, las técnicas de limpieza de las vías respiratorias pueden ayudar a mantener la función pulmonar y disminuir la exacerbación de la fibrosis quística debido a una infección. Un nebulizador de solución salina al 0.9% o normal no sería suficiente para diluir la mucosa de las vías respiratorias de los pacientes con fibrosis quística. Si bien las PFP se realizan de forma intermitente, su frecuencia no alcanza los intervalos semanales. Por último, la broncoscopia programada de forma rutinaria no influye en el tratamiento de la fibrosis quística.

17. **La respuesta correcta es: A. Debe realizarse un seguimiento con TC de tórax cada 12 meses en el nódulo pulmonar de alto riesgo que mida 9 mm.** Para los pacientes con nódulo pulmonar sólido solitario, se debe considerar la realización de una PET o una biopsia y, si se aplaza, se debe realizar una TC con un intervalo de 3 meses. El seguimiento a los 12 meses no sería apropiado para un nódulo grande en un paciente de alto riesgo.

18. **La respuesta correcta es: C. Imágenes de TC en serie para seguir el nódulo a intervalos de 12 meses.** Las imágenes seriadas son apropiadas para este paciente sin factores de riesgo de cáncer de pulmón y con un nódulo sólido y solitario de 5 mm sin apariencia de alto riesgo.

19. **La respuesta correcta es: C. Sarcoidosis.** La sarcoidosis es el diagnóstico más probable. Los datos demográficos de la paciente son congruentes con esta enfermedad (mujeres en la cuarta década de la vida). Otras características históricas destacadas son la historia clínica de la paciente de eritema rojizo y doloroso en la cresta tibial (eritema nudoso), hallazgos de linfadenopatía hiliar en la TC y PFP con un patrón mixto obstructivo y restrictivo. La paciente no tiene ninguna exposición que sugiera neumonitis por hipersensibilidad, y aunque pertenece al grupo demográfico adecuado para la colagenopatía vascular, no tiene ningún compromiso de piel, articulaciones o músculos que sugiera esclerodermia. Se considera neumonía intersticial idiopática cuando se desconoce la causa de la enfermedad pulmonar intersticial de un paciente.

20. **La respuesta correcta es: B. Biopsia de ganglio linfático guiada por ecografía endobronquial (EBUS,** *endobronchial ultrasound***).** La ECA tiene solo un 60% de sensibilidad para la sarcoidosis sin síntomas (más cercana all 90% con síntomas). La biopsia de ganglios linfáticos guiada por EBUS es la mejor prueba de diagnóstico para evaluar la sarcoidosis. La VATS se usa con frecuencia para el diagnóstico de la neumonía intersticial idiopática y podría utilizarse si en la biopsia de los ganglios linfáticos no se obtiene un diagnóstico. El lavado broncoalveolar se puede emplear para diagnosticar infecciones, hemorragias y síndromes eosinofílicos. Debido a que la mayor preocupación es la sarcoidosis, el panel de miositis sería una prueba de diagnóstico de bajo rendimiento.

21. **La respuesta correcta es: A. Cambios quísticos apicales.** Los rasgos característicos de la fibrosis pulmonar idiopática incluyen una distribución bibasilar subpleural de opacidades reticulares, bronquiectasias en panal de abejas y por tracción. Las opacidades en vidrio despulido están clásicamente ausentes, aunque su presencia no excluye la fibrosis pulmonar idiopática. Los cambios quísticos apicales no se ven como parte de la fibrosis pulmonar idiopática.

22. **La respuesta correcta es: A. ANCA.** Este hombre se presenta con tumoraciones y nódulos pulmonares periféricos cavitantes. El diagnóstico diferencial para esto incluye cáncer (p. ej., pulmonar primario o metastásico), vasculitis (p. ej., asociada con ANCA), embolia pulmonar (cuando solo hay nódulos con cavitación), enfermedad autoinmunitaria (p. ej., artritis reumatoide), infección (p. ej., neumonía micótica, tuberculosis) y anomalías congénitas. La presencia de hipoacusia, secreción nasal sanguinolenta y hematuria plantea la preocupación de una posible vasculitis sistémica, específicamente la vasculitis granulomatosa con poliangeítis asociada con ANCA. Las manifestaciones de imágenes pulmonares de granulomatosis con poliangeítis incluyen nódulos sólidos y en vidrio esmerilado con o sin cavitaciones, opacidades pulmonares que aparecen y disminuyen, y linfadenopatía.

23. **La respuesta correcta es: B. Infección.** Se trata de un derrame exudativo con predominio de PMN, más compatible con un derrame paraneumónico. Los derrames por insuficiencia cardíaca congestiva generalmente son trasudativos. Tanto la neoplasia maligna como la artritis reumatoide pueden causar derrames exudativos, pero no tienen un predominio de PMN en el recuento celular.

24. **La respuesta correcta es: D. Toracostomía con tubo.** La toracostomía con sonda está indicada para derrames paraneumónicos complicados dada la preocupación por el desarrollo de cierta organización y la posible necesidad de decorticación más adelante. La toracocentesis en serie no es apropiada en este caso, ya que es necesario un control continuo de la fuente. Los catéteres pleurales permanentes se utilizan en algunos pacientes con neoplasias malignas; en este caso no está indicado, ya que no se espera que el derrame sea recurrente. Debido a que se trata de un derrame paraneumónico complicado, se debe tratar como se explicó anteriormente; por lo tanto, B (sin intervención) no es apropiado.

25. **La respuesta correcta es: A. Insuficiencia cardíaca congestiva.** A pesar de cumplir con los criterios de Light para un exudado por derrame de una relación proteína/proteína sérica > 0.5, es muy probable que este derrame sea un «seudoexudado» (en este caso, un derrame que se debe a insuficiencia cardíaca congestiva pero que tiene proteínas totales elevadas después de la diuresis). No cumple criterios más específicos de exudado (en este caso, bajo colesterol por derrame). Los otros derrames enumerados aquí tendrán estudios de líquido pleural compatibles con un exudado (incluido el colesterol elevado) y se deben demostrar otros hallazgos, como leucocitos incrementados o citología anómala.

26. **La respuesta correcta es: B. Enoxaparina.** La HBPM (enoxaparina) es la vía de profilaxis más adecuada en este paciente que se va a realizar una cirugía. La profilaxis mecánica es más apropiada para pacientes ambulatorios que se someten a una cirugía menor. Los anticoagulantes orales de acción directa (ACOD) se estudian cada vez más para la profilaxis, pero actualmente no son una práctica estándar. El fondaparinux sería apropiado si el paciente tuviera una contraindicación para los productos con heparina (como antecedentes de trombocitopenia inducida por heparina).

27. **La respuesta correcta es: A. Angiografía pulmonar por TC.** Debido a que existe una alta sospecha de embolia pulmonar y el paciente no tiene ninguna contraindicación evidente para la TC, la angiografía pulmonar por TC es la prueba más apropiada. V/Q sería apropiado si el paciente tuviera contraindicaciones para la TC. Es casi seguro que el dímero D sea positivo en este paciente y, por lo tanto, no ayudará a reducir el diagnóstico diferencial. El ecocardiograma puede ser útil para la estratificación del riesgo; sin embargo, no es sensible a la embolia pulmonar.

28. **La respuesta correcta es: C. Heparina de bajo peso molecular (HBPM).** Debido a que este paciente tiene cáncer, la HBPM es el fármaco preferido. Los ACOD, en particular el edoxabán, se han estudiado en el cáncer y se cree que son igualmente eficaces, pero se asocian con un mayor riesgo de hemorragia, especialmente en las neoplasias gastrointestinales. La warfarina es inferior a la HBPM en los pacientes con cáncer. El argatrobán es un inhibidor directo de la trombina por vía i.v. que a veces se utiliza en el ámbito hospitalario en pacientes con antecedentes de trombocitopenia inducida por heparina.

29. **La respuesta correcta es: A. Apixabán durante 3 meses, después reevaluación con asesoramiento a la paciente con respecto a la anticoagulación en curso.** Para una primera TVP proximal no provocada, la anticoagulación debe continuarse durante al menos 3 meses. Es probable que exista un beneficio para la anticoagulación prolongada, pero la decisión debe tomarse teniendo en cuenta la naturaleza del coágulo, el riesgo de hemorragia de la paciente y su preferencia. El uso exclusivo de las medias de compresión o 4 semanas de anticoagulación son una opción para la trombosis venosa superficial (según los factores de riesgo para el desarrollo de TVP), pero no para la TVP.

30. **La respuesta correcta es: A. Continuar con el apixabán.** El siguiente paso más importante es continuar con la dosis completa de apixabán. No hay ningún beneficio comprobado de agregar un filtro de VCI en los pacientes que pueden tomar anticoagulación (esta paciente no tiene contraindicaciones). Históricamente, se han utilizado los filtros de VCI en pacientes que tienen una contraindicación para la anticoagulación, pero están cayendo en desuso debido a las numerosas complicaciones potenciales y un estudio reciente que plantea un aumento de la mortalidad en los pacientes con contraindicaciones para la anticoagulación a los que se les colocaron filtros de VCI.

31. **La respuesta correcta es: C. HAP idiopática.** La paciente tiene una presión arterial pulmonar media > 25 mm Hg, que está elevada, la presión de enclavamiento capilar pulmonar es normal y el gradiente transpulmonar (presión arterial pulmonar media-presión de enclavamiento capilar pulmonar) es de 22 mm Hg (normal < 12-15 mm Hg), lo que sugiere hipertensión pulmonar precapilar (descartando la respuesta B). Debido a que la paciente no tiene evidencia de EPOC en las PFP o enfermedad pulmonar intersticial en la TC, es menos probable que se trate de una hipertensión pulmonar del grupo 3 y, en general, es compatible con HAP idiopática.

32. **La respuesta correcta es: D. Sildenafilo.** El medicamento de primera línea en esta paciente debe ser el sildenafilo, dado su perfil de efectos secundarios mínimos. Todos los demás fármacos también están aprobados en la HAP.

33. **La respuesta correcta es: C. Iniciar soporte inotrópico y vasopresor.** Esta paciente se presenta con insuficiencia cardíaca derecha descompensada en el contexto de su HAP conocida. El primer paso es mejorar su PA sistémica con el inicio de un fármaco como norepinefrina o vasopresina. Una vez que su PAM haya mejorado, la adición de milrinona será apropiada para aumentar

la contractilidad (y disminuir la resistencia vascular). Puede ser apropiado usar vasodilatadores pulmonares inhalados adicionales una vez que la paciente se haya estabilizado. La intubación en pacientes con insuficiencia cardíaca derecha descompensada puede causar colapso hemodinámico y debe evitarse si no es absolutamente necesario. La administración de soluciones por vía i.v. también está contraindicada en esta paciente, ya que probablemente aumentaría las presiones de llenado del ventrículo derecho, que ya son altas, como lo demuestra el pulso venoso yugular elevado, lo que provocaría un empeoramiento de la insuficiencia cardíaca derecha.

34. **La respuesta correcta es: B. Aumentar la presión positiva al final de la espiración.** La SaO_2 del paciente está por debajo del objetivo (88-92%). Debido a que el paciente ya tiene una FiO_2 alta (> 0.6), el siguiente paso más apropiado es aumentar la presión positiva al final de la espiración. El aumento de la FR y el V_T mejora la ventilación y debe emplearse si hay presencia de hipercapnia.

35. **La respuesta correcta es: B. Secreciones excesivas.** La presión positiva al final de la espiración, el neumotórax y la asincronía de la ventilación pueden provocar un incremento de las presiones inspiratorias máximas; sin embargo, también están asociados con un aumento de las presiones de meseta. En este caso, la presión inspiratoria máxima está elevada, pero la meseta no cambia, lo que indica un aumento de las resistencias. El broncoespasmo, las secreciones, la aspiración y los problemas con los tubos del ventilador pueden provocar un aumento de la resistencia (presión inspiratoria máxima elevada-Pplat).

36. **La respuesta correcta es: D. Aumentar la FR de 20 a 30 respiraciones/min; disminuir el volumen corriente de 380 a 280 mL.** Deben tenerse en cuenta varios parámetros al liberar a los pacientes del soporte ventilatorio. Un aumento en la FR y una disminución en el volumen corriente y, por lo tanto, un índice de respiración superficial rápido elevado (FR/volumen corriente [L] > 105 predice el fracaso y puede indicar que el paciente no está listo para la extubación. La caída de la PAM amerita una estrecha vigilancia, pero no significa necesariamente que el paciente no esté preparado para la extubación.

37. **La respuesta correcta es: C. Mantener el pH > 7.3.** El objetivo principal de la ventilación de pacientes con SDRA es evitar la lesión pulmonar inducida por el ventilador. Esto se hace de varias maneras, incluida la ventilación con volumen corriente bajo (< 6 mL/kg), ajustando la presión positiva al final de la espiración y evitando la FiO_2 alta para evitar un desajuste de V/Q empeorado (así como el riesgo teórico de lesión pulmonar inducida por O_2). Para permitir la ventilación con volumen corriente bajo, la hipercapnia permisiva es una práctica común (pero el objetivo debe ser mantener el pH > 7.15).

38. **La respuesta correcta es: B. Pronación.** Se han estudiado muchas intervenciones en el SDRA. Se ha demostrado que tanto la ventilación con volumen corriente bajo en pronación como con protección pulmonar disminuyen la mortalidad. No se ha demostrado ningún beneficio de los vasodilatadores pulmonares en la mortalidad. En un ensayo, mientras que los esteroides se asociaron con un mayor número de días sin ventilación y días sin choque durante los primeros 28 días, se asociaron con un aumento de la mortalidad a los 60 y 180 días cuando se iniciaron ≥ 14 días después del inicio del SDRA; no se recomiendan en el SDRA. No existe un beneficio comprobado en la mortalidad de la oxigenación precoz por membrana extracorpórea en el SDRA.

39. **La respuesta correcta es: B. Iniciar tratamiento con antibióticos de amplio espectro.** Es importante comenzar con antibióticos i.v. empíricos tan pronto como se identifique la sepsis o el choque séptico (el paciente cumple con 3/3 de los *Sequential Organ Failure Assessment criteria*: FR > 22 respiraciones/min, cambio en el estado mental y PA sistólica < 100 mm Hg). Cada hora de retraso en el inicio de los antibióticos se asocia con un aumento de la mortalidad. La reanimación

con solución (~30 mL/kg) y vasopresores también puede desempeñar un papel para mantener la PAM > 65 mm Hg; sin embargo, en este momento el paciente está manteniendo su PAM y se debe dar prioridad al inicio de los antibióticos. Hay algunos datos que respaldan el uso de hidrocortisona y fludrocortisona en el choque refractario; sin embargo, esta no es una intervención inicial.

40. La respuesta correcta es: C. Vancomicina/cefepima. Se deben iniciar antibióticos de amplio espectro para el choque séptico. Generalmente, si un paciente no tiene factores de riesgo de infección por hongos, los antimicóticos no son necesarios. El tratamiento de la neumonía extrahospitalaria con ceftriaxona/azitromicina o levofloxacino es insuficiente en este paciente con choque séptico (en particular, dados sus factores de riesgo adicionales de bacteriemia porque está en diálisis).

41. La respuesta correcta es: B. Norepinefrina. La norepinefrina generalmente es el vasopresor de primera línea en el choque séptico. Se asoció con menos arritmias en comparación con la dopamina (De Backer D, Biston P, Devriendt J, et al. *NEJM*. 2010;362:779). La acción de la noradrenalina sobre los receptores α contrarresta el estado vasodilatador de la septicemia y el agonista β aumenta el gasto cardíaco. Puede ser beneficioso agregar vasopresina a la norepinefrina en un choque séptico menos grave (pacientes con 5-14 µg/min de norepinefrina) (Russell JA, Walley KR, Singer J, et al. *NEJM*. 2008;358:877).

42. La respuesta correcta es: A. Amitriptilina. La paciente se presenta con convulsiones, hipotensión y QRS y QTc prolongados, compatibles con sobredosis de antidepresivos tricíclicos. Los bloqueadores de los canales de calcio y los bloqueadores β se relacionan con bradicardia, bloqueo auriculoventricular e hipotensión. El litio no solo se asocia con convulsiones y QT prolongado, sino también con náuseas/vómitos/diarrea, hiperreflexia, clono, bloqueo auriculoventricular y bradicardia.

43. La respuesta correcta es: C. Bicarbonato de sodio i.v. El bicarbonato de sodio i.v. y la solución salina normal i.v. se utilizan en casos de sobredosis de antidepresivos tricíclicos. El glucagón se puede utilizar en casos de toxicidad por bloqueadores β. El flumazenil se puede utilizar para la sobredosis de benzodiazepinas; sin embargo, debe evitarse ya que puede precipitar abstinencia o convulsiones. La diálisis puede ser necesaria en el caso de ciertas ingestas, como litio, digoxina, metanol o etilenglicol.

44. La respuesta correcta es: A. Rechazo agudo. Debe descartarse el rechazo agudo en cualquier paciente postrasplante que presente fiebre, tos, disnea o cualquier deterioro de la función pulmonar. La neumonía es menos probable si se tiene una RxT sin complicaciones. La disfunción primaria del injerto por lo general ocurre en el período inmediatamente posterior al trasplante. El rechazo crónico suele manifestarse como un empeoramiento de la obstrucción en las PFP y está menos asociado con síntomas agudos.

45. La respuesta correcta es: D. Biopsia transbronquial. Siempre que exista preocupación por el rechazo, se debe obtener una biopsia transbronquial.

46. La respuesta correcta es: C. Aumentar la inmunosupresión. El aumento de la inmunosupresión es el tratamiento para el rechazo agudo. En el rechazo crónico se pueden usar azitromicina, montelukast y cambios en la terapia inmunosupresora. El paciente no parece tener una infección, por lo que no se justifica el uso de los antibióticos de amplio espectro.

PREGUNTAS

1. Mujer de 75 años de edad con antecedentes de diabetes mellitus (DM), hipertensión, hiperlipidemia y arteriopatía periférica se presenta con tos al comer. En una anamnesis adicional, describe disfagia, así como disartria reciente.

   ¿Cuál de las siguientes es la causa más probable de sus síntomas?

   A. Acalasia
   B. Tejido esofágico
   C. Accidente cerebrovascular (ACV)
   D. Divertículo de Zenker

2. Hombre de 55 años de edad con antecedentes de DM, hipertensión, obesidad, hábito tabáquico y enfermedad por reflujo gastroesofágico (ERGE) acude con su médico de atención primaria (MAP) por aparición reciente de disfagia. Describe una sensación de comida sólida atorada en su pecho. Ha estado tomando omeprazol 20 mg cada 24 h para la ERGE durante los últimos 3 años. Solo ocasionalmente omite una dosis de este medicamento.

   ¿Cuál de los siguientes es el mejor paso a seguir en el tratamiento de este paciente?

   A. Realizar un estudio de tránsito esofágico
   B. Hacer una esofagogastroduodenoscopia (EGD)
   C. Alentar al paciente a que no olvide ninguna dosis de omeprazol
   D. Aumentar la dosis de omeprazol a 40 mg al día

3. Hombre de 35 años de edad se presenta con dolor epigástrico. El dolor es de naturaleza punzante y ardoroso, y empeora después de comer. Desde una lesión reciente en el hombro, ha estado tomando ibuprofeno «las 24 h» para controlar el dolor. Niega pérdida de peso reciente, náuseas y vómitos, disfagia, melena o hematoquecia. No tiene antecedentes familiares de cánceres gastrointestinales. En la exploración, los signos vitales son estables y la exploración del abdomen no tiene alteraciones.

   ¿Cuál de los siguientes es el paso más razonable en su tratamiento?

   A. Iniciar tratamiento con un inhibidor de la bomba de protones
   B. Hacer una EGD
   C. Recetar terapia cuádruple para *Helicobacter pylori*
   D. Tranquilizar al paciente

4. Hombre de 65 años de edad con antecedentes de hipertensión, DM, enfermedad de las arterias coronarias (EAC) y gota es llevado al servicio de urgencias (SU) por su esposa por hematoquecia en su domicilio. Hace 5 días comenzó a tomar prednisona e ibuprofeno debido a un ataque de gota. Sus otros medicamentos incluyen ácido acetilsalicílico, clopidogrel, metformina e hidroclorotiazida. Ayer, refirió dolor epigástrico punzante que empeoraba con las comidas. Esta mañana informó que se sentía mareado y tuvo rectorragia abundante. Se llamó a una ambulancia y al llegar al SU los signos vitales fueron pulso 120 latidos/min, presión arterial (PA) 89/50 mm Hg, temperatura 37 °C y SaO_2 100% con aire ambiente. Se colocaron dos vías intravenosas de gran calibre.

¿Cuál de los siguientes es el paso inmediato más apropiado?

A. Consulta con el servicio de gastroenterología para realizar una EGD

B. Pantoprazol 40 mg i.v.

C. Tipo y pruebas cruzadas

D. Reanimación de volumen con soluciones cristaloides

5. Mujer de 56 años de edad con antecedentes de cirrosis secundaria al consumo de alcohol y trastorno continuo por consumo de alcohol presenta dos episodios de hematemesis en el domicilio. No tiene antecedentes de hemorragia. Se realizó una EGD hace 3 años y no tenía várices en ese momento. Actualmente toma furosemida y espironolactona. Sus signos vitales iniciales son pulso 110/min, PA 90/56 mm Hg, temperatura 37 °C y SaO$_2$ 98% con aire ambiente. En la exploración física se observa sangre seca alrededor de los labios, telangiectasias en el pecho, eritema palmar, matidez cambiante, esplenomegalia y edema 1+ de miembros inferiores. Se colocan dos vías intravenosas de gran calibre y se le administran 2 L de solución salina normal, con normalización de su PA. Desde su llegada al SU, no ha tenido más hematemesis. Se inicia con pantoprazol i.v., ceftriaxona i.v. y un bolo de octreotida seguido de una infusión continua de octreotida.

¿Cuál de los siguientes es el paso más apropiado a seguir en su tratamiento?

A. Consulta con el servicio de gastroenterología para realizar una EGD

B. Consulta con radiología intervencionista para arteriografía y aplicación de *coils* a posibles várices gástricas

C. Consulta de radiología intervencionista para la colocación de una derivación portosistémica intrahepática transyugular (DPIT)

D. Colocación de una sonda Sengstaken-Blakemore

6. Hombre de 75 años de edad con antecedentes de obesidad e hipertensión acude al SU con hematoquecia. Estaba en casa cuando tuvo rectorragia hace varias horas. Estima una pérdida de sangre de aproximadamente 700 mL en casa. Cuando llegó al SU, había dejado de sangrar. Sus signos vitales son normales. Niega mareos, aturdimiento o dolor abdominal.

¿La presentación es más compatible con cuál de las siguientes opciones?

A. Sangrado por úlcera péptica

B. Sangrado diverticular

C. Colitis isquémica

D. Sangrado variceal

7. Mujer de 75 años de edad con antecedentes de DM y EAC es atendida por el MAP por experimentar disnea de esfuerzo progresiva. Recientemente, su cardiólogo la vio por motivos similares. La exploración no tiene indicios en ese momento de que la disnea tenga alguna causa cardíaca y la prueba de esfuerzo fue negativa para isquemia cardíaca. En los estudios de laboratorio, sin embargo, se demostró anemia con hemoglobina de 8.5 g/dL, volumen corpuscular medio (VCM) de 75 fL por célula (normal 80-100) y ancho de distribución de eritrocitos del 19% (normal 11.5-14.5). En el consultorio del MAP, refiere que ha tenido evacuaciones intestinales normales y regulares sin melena, hematoquecia ni hematemesis. La exploración física revela una mujer de apariencia no séptica con un examen abdominal no focalizado. En el tacto rectal no se perciben tumoraciones, fisuras ni hemorroides, pero se destaca por las heces de color marrón que indican sangre oculta. Se realiza una colonoscopia seguida de una EGD y no se observa una fuente de pérdida de sangre.

¿Cuál de los siguientes abordajes es el mejor paso a seguir en su tratamiento?

A. Arteriografía por tomografía computarizada (TC)

B. Tranquilizar al paciente

C. Gammagrafía con leucocitos marcados

D. Videocapsuloendoscopia

8. Mujer de 18 años de edad se presenta para evaluación de diarrea. Tiene antecedentes de varios años de evolución de cólicos intermitentes, dolor y distensión abdominal, y durante los últimos 4-6 meses ha empeorado con diarrea. La paciente refiere que sus heces huelen mal y flotan en el agua del inodoro. La diarrea se alivia con el ayuno. En el estudio se observa gran cantidad de grasa en las heces, así como anemia por deficiencia de hierro.

¿Cuál de las siguientes opciones describe mejor la causa de la diarrea?

A. Diarrea inflamatoria aguda

B. Diarrea aguda no inflamatoria

C. Diarrea crónica por malabsorción

D. Diarrea secretora crónica

9. Mujer de 65 años de edad con osteoporosis es hospitalizada para la reparación de una fractura de cadera. Antes de la cirugía, se le administra cefalexina para reducir el riesgo de infección postoperatoria de la herida. Después de la operación, se le administra laxante en polvo MiraLAX® para prevenir el estreñimiento mientras sigue tomando opiáceos para controlar el dolor. En el primer día postoperatorio, refiere cuatro a seis deposiciones blandas. Sus signos vitales son normales. En las pruebas de laboratorio se obtiene un recuento de leucocitos de $10 \times 10^3/\mu L$. Una reacción en cadena de la polimerasa (PCR, *polymerase chain reaction*) para *Clostridioides difficile* en heces es positiva y el enzimoinmunoanálisis (prueba de toxina A/B) para *C. difficile* en heces tiene resultado negativo.

¿Cuál de los siguientes es el paso más apropiado a seguir en su tratamiento?

A. Suspender el MiraLAX®

B. Solicitar concentración de glutamato-deshidrogenasa

C. Recetar vancomicina v.o.

D. Indicar vancomicina y metronidazol v.o.

10. Mujer de 35 años de edad presenta fiebre, diarrea y cólicos abdominales después de consumir huevos crudos. En el cultivo de heces se detectan especies de *Salmonella* no tifoideas. Tiene una ingesta normal por v.o. y no tiene apariencia séptica, la exploración abdominal es normal y se decide utilizar tratamiento conservador.

¿Para cuál de los siguientes grupos se deben considerar los antibióticos en el tratamiento de la infección por *Salmonella*?

A. Nunca deben emplearse antibióticos para la infección por *Salmonella* no tifoidea

B. Paciente con inmunosupresión

C. Pacientes < 20 años de edad

D. Pacientes con antecedentes de infección previa por *Salmonella*

11. Hombre de 22 años de edad acude con vómitos no sanguinolentos ni biliosos de inicio agudo que se presentan 10 veces al día. Ha tenido episodios ocasionales como este en el pasado, que duraron días seguidos, y señala que las duchas calientes han mejorado sus síntomas durante episodios anteriores. Los episodios ocurren dos o tres veces al año y duran hasta una semana. No tiene dolor abdominal, cambio en el patrón de las deposiciones, pérdida de peso o evidencia de hemorragia gastrointestinal. Entre episodios, está sano y no presenta síntomas gastrointestinales. No toma medicamentos con regularidad y no tiene otros antecedentes médicos de importancia. Tiene como antecedente el uso regular de marihuana (varias veces al día) y el consumo intermitente de cigarrillos. Se le administran líquidos por vía i.v. para hidratación y antieméticos para sus síntomas.

¿Cuál de los siguientes abordajes también recomendaría?

A. Cese del consumo de marihuana

B. EGD

C. Lorazepam a largo plazo

D. Ondansetrón a largo plazo

12. Mujer de 45 años de edad con antecedentes de trastorno por consumo de alcohol es hospitalizada en la unidad de cuidados intensivos (UCI) por pancreatitis grave que requiere vasopresores. Se le administran líquidos i.v. y morfina i.v. para controlar el dolor. En el tercer día de hospitalización, se observa que no tiene meteorismo ni evacuaciones intestinales, y en la exploración física se observa distensión abdominal con disminución de los ruidos intestinales en los cuatro cuadrantes. En la TC de abdomen se observa pancreatitis edematosa intersticial sin necrosis y dilatación colónica nueva y difusa (diámetro cecal de 11 cm) sin evidencia de obstrucción. Se indica ayuno (NPO), se coloca una sonda nasogástrica para descompresión y se le administra metilnaltrexona, sin efecto.

    ¿Cuál de los siguientes abordajes sería el paso más apropiado a seguir?

    A. Administrar neostigmina
    B. Reducir al mínimo la administración de opiáceos
    C. Colocar una cánula rectal
    D. Todo lo anterior

13. Respecto a la paciente de la pregunta 12, se coloca una cánula rectal para descompresión y se eliminan los opiáceos para reducir al mínimo el efecto de retardo intestinal. En el día 5 de hospitalización se observa que tiene evacuaciones espontáneas de heces y meteorismo. Se suspenden los vasopresores y se puede retirar la cánula rectal. La enfermera observa que la paciente ha tenido ayuno durante varios días y está recibiendo dextrosa al 5% en solución salina al 0.9% (D5NS) por vía i.v.; ella pregunta sobre los próximos pasos en su plan de nutrición.

    ¿Cuál de los siguientes es el más apropiado?

    A. Comenzar la alimentación enteral
    B. Iniciar la alimentación parenteral periférica
    C. Comenzar la alimentación parenteral total
    D. Continuar D5NS i.v.

14. Hombre de 70 años de edad con antecedentes de obesidad e hipertensión que presenta 2 días de fiebre y dolor en el cuadrante inferior izquierdo (CII). Ha notado heces blandas en las últimas 48 h, pero niega náuseas, vómitos, diarrea o estreñimiento. Refiere apetito e ingesta por v.o. sin alteraciones. En el SU tiene fiebre de hasta 38.2 °C y el resto de sus signos vitales son normales. En la exploración abdominal se detecta dolor localizado con la palpación profunda del CII sin dolor a la descompresión ni defensa. Se realiza una TC de abdomen y pelvis con contraste i.v. y oral en la que se observa diverticulitis localizada del colon sigmoide sin evidencia de absceso o fístula. Se le administra paracetamol con un adecuado control del dolor.

    ¿Cuál de los siguientes es el paso más apropiado a seguir en su tratamiento?

    A. Hospitalización con piperacilina-tazobactam i.v. durante 7 días
    B. Consulta con el servicio de radiología intervencionista para la colocación de un drenaje abdominal
    C. Terapia ambulatoria con metronidazol y ciprofloxacino v.o. durante 7 días
    D. Consulta quirúrgica para resección sigmoidea

15. El paciente mencionado en la pregunta 14 es tratado con éxito con terapia antibiótica ambulatoria y regresa con su MAP para seguimiento. Le preocupa que se trate de una recurrencia de la diverticulitis.

    ¿Cuál de las siguientes afirmaciones es verdadera respecto a la recurrencia y la prevención de la diverticulitis?

    A. Debido a que su primer episodio no fue complicado, puede estar casi seguro de que un episodio posterior tampoco lo será
    B. La resección quirúrgica solo debe considerarse después de una cuarta recurrencia de diverticulitis
    C. La combinación de amoxicilina y ácido clavulánico ha demostrado ser eficaz para la prevención de diverticulitis recurrentes
    D. El riesgo de recurrencia dentro de los 10 años es del 10-30%

16. Mujer de 50 años de edad con antecedentes de hipertensión, DM, EAC con un infarto de miocardio (IM) previo e insuficiencia cardíaca con fracción de eyección reducida (40%) se presenta para su primera colonoscopia de tamizaje. Actualmente se siente en su punto basal. Refiere que no fuma y ni bebe alcohol. Sus medicamentos incluyen ácido acetilsalicílico, lisinopril, furosemida y metoprolol. Tiene antecedentes familiares de cáncer colorrectal diagnosticado en su madre a los 59 años de edad, una prima de su familia materna con colitis ulcerosa e IM temprano en su padre.

¿Cuál de los siguientes elementos de su anamnesis la coloca en mayor riesgo de cáncer colorrectal en comparación con la población de referencia?

   A.   Uso de ácido acetilsalicílico
   B.   Antecedentes familiares de cáncer colorrectal en un familiar de primer grado
   C.   Historia familiar de colitis ulcerosa en un primo
   D.   Antecedentes de hipertensión

17. Hombre de 19 años de edad se presenta con un empeoramiento de la diarrea sanguinolenta y dolor abdominal. Sus síntomas comenzaron hace 6 días con un dolor abdominal bajo que fue seguido rápidamente por una diarrea abiertamente sanguinolenta acompañada de una intensa urgencia rectal y tenesmo. En los últimos días, sus deposiciones se han vuelto más frecuentes y ahora ocurren 8-10 veces al día. No refiere viajes recientes, uso de antibióticos u hospitalización. Niega fiebre, úlceras bucales, síntomas oculares o síntomas articulares o cutáneos. Los antecedentes familiares son positivos para colitis ulcerosa en su madre y una prima materna. Sospecha que el paciente puede tener colitis ulcerosa.

Si es así, ¿cuál de las siguientes opciones esperaría que se mostrara con la colonoscopia?

   A.   Ulceraciones profundas en un patrón de empedrado con lesiones saltadas en todo el colon
   B.   Mucosa de apariencia macroscópica normal con biopsias que muestran colitis crónica activa
   C.   Inflamación de la mucosa colónica en un patrón contiguo que comienza en el recto y progresa en sentido proximal
   D.   Seudomembranas en todo el colon

18. Al paciente mencionado en la pregunta 17 se le realiza una colonoscopia, en la que se observa ulceración abierta circunferencial contigua que comienza en el recto y se extiende en sentido proximal al ángulo esplénico. El cultivo de heces y las pruebas de *C. difficile* tienen resultados negativos. En las biopsias obtenidas por colonoscopia se demuestra colitis crónica activa grave con distorsión de las criptas y abscesos, más compatible con un diagnóstico de colitis ulcerosa. El paciente pregunta qué puede esperar con esta enfermedad.

¿Cuál de las siguientes opciones le comentaría?

   A.   Fumar cigarrillos lo pone en mayor riesgo de colitis ulcerosa
   B.   Tiene un mayor riesgo de cáncer colorrectal en comparación con la población de referencia
   C.   Su esperanza de vida general se reduce en comparación con la de la población general
   D.   A diferencia de la enfermedad de Crohn, los pacientes con colitis ulcerosa no tienen riesgo de padecer una enfermedad por estenosis

19. Mujer de 21 años de edad con antecedentes conocidos de enfermedad de Crohn por estenosis que afecta al íleon se realizó varias resecciones ileocecales por obstrucción intestinal secundaria a estenosis.

Con sus antecedentes de enfermedad ileal y resección, ¿cuál de los siguientes tiene un mayor riesgo de padecer?

   A.   Cálculos biliares
   B.   Cálculos renales
   C.   Osteoporosis
   D.   Todo lo anterior

20. Mujer de 27 años de edad previamente sana se presenta con 4 semanas de diarrea sanguinolenta de inicio reciente, acompañada de dolor abdominal bajo, urgencia rectal y tenesmo. En la exploración tiene signos vitales normales y no tiene apariencia séptica; asimismo, se percibe dolor a la palpación profunda en el CII sin defensa ni dolor a la descompresión acompañantes. En el tacto rectal se observa sangre roja en el dedo enguantado sin fisuras, fístulas o tumoraciones. Se realiza una colonoscopia, en la que se observa ulceración circunferencial, friabilidad y sangrado por contacto que se extiende contiguamente desde el recto hasta el colon descendente. En las biopsias se demuestra colitis crónica intensamente activa con pocos abscesos en las criptas, lo que confirma el diagnóstico de colitis ulcerosa con actividad grave de la enfermedad. La paciente comienza tratamiento con esteroides i.v y hay mejoría.

    ¿Cuál de los siguientes sería el medicamento más apropiado para la terapia de mantenimiento a largo plazo?

    A. Ciclosporina
    B. Infliximab
    C. Metotrexato
    D. Prednisona oral

21. Un residente de un hogar para ancianos de 79 años de edad con fibrilación auricular (FA; sin anticoagulación debido a caídas frecuentes), hipertensión, ACV previo, DM y dislipidemia se presenta con la aparición repentina de dolor abdominal intenso, que describe como «el peor de su vida». Se informó que estaba hipotenso (70/40 mm Hg) en el hogar para ancianos, pero ahora tiene una PA de 102/55 mm Hg. En la exploración, el abdomen está levemente doloroso a la palpación y hay una pequeña cantidad de sangre de color rojo brillante en la bóveda rectal. En los laboratorios se obtiene una concentración sérica de lactato de 4.0 mmol/L, leucocitos de 18 000/mm^3, lipasa y bilirrubina sin alteraciones. La concentración de creatinina sérica es de 0.7 mg/dL.

    ¿Cuál de los siguientes sería el paso más apropiado a seguir?

    A. Angiografía por TC del abdomen
    B. Ecografía Doppler de vasos mesentéricos
    C. Sigmoidoscopia flexible
    D. Resonancia magnética (RM) de abdomen con gadolinio

22. Mujer de 83 años de edad con EAC, cirugía de revascularización coronaria (CRC) previa, hipertensión, enfermedad renal crónica (creatinina basal 2 mg/dL), hábito tabáquico y DM ingresa en el hospital después de 6 meses de empeoramiento del dolor abdominal asociado con la alimentación. Ha perdido 4.5 kg debido a que no ha querido comer (desencadena el dolor). En la exploración, los signos vitales están dentro de los límites normales y su apariencia es sana. Los resultados de laboratorio, incluyendo química sanguínea, pruebas de función hepática, hemograma completo (HC) y lactato, son normales. El abdomen no es sensible a la palpación y actualmente no siente dolor.

    ¿Cuál de las siguientes es la causa fisiopatológica más probable de sus síntomas?

    A. Disminución del flujo sanguíneo al intestino debido a ateroesclerosis mesentérica
    B. Disminución de la perfusión en el territorio de la arteria mesentérica superior debido a embolia arterial
    C. Aumento de la congestión venosa debido a trombo de la vena mesentérica
    D. Colitis isquémica por disminución del flujo sanguíneo al colon

23. A la paciente mencionada en la pregunta 22 se le realiza una evaluación de sus síntomas.

    ¿Cuál de los siguientes es el paso más apropiado a seguir para realizar el diagnóstico?

    A. Angiografía por TC con contraste de fase venosa
    B. Angiografía invasiva
    C. Angiografía por RM
    D. Ecografía con Doppler de los vasos mesentéricos

24. Mujer de 45 años de edad con trastorno por consumo de alcohol de larga duración, múltiples episodios previos de pancreatitis y depresión acude al SU con dolor abdominal que se irradia a la espalda. La paciente tomó 10 bebidas alcohólicas el día de la presentación del cuadro clínico. En la exploración física, tiene pulso de 110/min, membranas mucosas secas, dolor a la palpación epigástrica y vómitos de líquido verde. La concentración de hemoglobina es de 10 g/dL (valor inicial), la de creatinina es de 1.4 mg/dL (valor inicial de 0.5 mg/dL), el lactato es de 2.0 mmol/dL (normal < 1) y la lipasa es de 32 U/L (normal < 40). En la ecografía abdominal no se observa colelitiasis y el páncreas aparenta estar oculto debido a gases intestinales.

    ¿Cuál de los siguientes es el paso más apropiado a seguir en su tratamiento?

    A. Solución de Ringer lactato i.v. y manejo del dolor
    B. Lorazepam i.v. (para la abstinencia de alcohol)
    C. Pantoprazol i.v.
    D. Soluciones orales, con antieméticos si es necesario

25. Mujer de 42 años de edad con antecedentes de trastorno por consumo de alcohol (al menos cuatro cervezas diarias) ingresa con dolor epigástrico, náuseas y vómitos, con una concentración de lipasa sérica de 3 200 U/L. En la ecografía del abdomen no se observa colelitiasis ni dilatación de los conductos biliares y se diagnostica a la paciente con un primer episodio de pancreatitis aguda relacionada con el alcohol. Se trata con solución de Ringer lactato i.v. y analgesia. Dentro de los 4 días posteriores al ingreso hospitalario muestra empeoramiento del dolor abdominal e hipotensión. Tiene fiebre de 38.8 °C, pulso de 120/min y PA 76/40 mm Hg. En la exploración física presenta dolor abdominal marcado a la palpación, sobre todo en el epigastrio. En la TC urgente del abdomen con contraste intravenoso se observan regiones de baja atenuación que no mejoran dentro de un páncreas levemente agrandado. La paciente comienza con carbapenem y levofloxacino y no mejora después de 12 h.

    ¿Cuál de los siguientes abordajes recomendaría?

    A. Colocación endoscópica de una endoprótesis vascular del conducto pancreático
    B. Soluciones i.v. y octreotida
    C. Desbridamiento quirúrgico abierto (necrosectomía)
    D. Drenaje percutáneo

26. Hombre de 35 años de edad sin antecedentes de consumo de alcohol, drogas o tabaco acude a la clínica gastrointestinal con 6 meses de dolor epigástrico inespecífico, náuseas después de comer y heces grasosas y malolientes. En los laboratorios iniciales hay una baja concentración de elastasa fecal y la presencia de grasa fecal. La concentración de HbA$_1$c es del 5.0%. En los análisis de sangre se observan concentraciones altas de fosfatasa alcalina sérica de 350 U/L y bilirrubina total de 3.2 mg/dL, y concentraciones normales de aspartato-aminotransferasa (AST) y alanina-aminotransferasa (ALT).

    Mientras espera la obtención de imágenes, ¿cuál de las siguientes serían las pruebas de laboratorio más apropiadas para realizar posteriormente?

    A. Anticuerpos antinucleares y subtipos de IgG
    B. Cultivos de sangre y heces
    C. Serología para *H. pylori* y pruebas del virus de la inmunodeficiencia humana (VIH)
    D. Concentración de alcohol en suero

27. Mujer de 74 años de edad con DM, hipertensión, dislipidemia, enfermedad pulmonar obstructiva crónica (EPOC; en tratamiento con azitromicina tres veces por semana), artrosis, infecciones urinarias (IU) recurrentes (con nitrofurantoína supresora) y depresión, acude a consulta con el MAP para su revisión anual. Las enzimas hepáticas se extraen como parte de los análisis de sangre de rutina y obtiene bilirrubina total 2.5 mg/dL (bilirrubina directa: 1.5 mg/dL), fosfatasa alcalina 650 U/L, ALT 15 U/L, AST 20 U/L, cociente normalizado internacional (INR, *international normalized ratio*) 1.2 y albúmina 3.5 g/dL.

¿Cuál de los siguientes medicamentos es más probable que produzca este patrón de anomalías?

A. Paracetamol
B. Azitromicina
C. Hidralazina
D. Nitrofurantoína

28. Hombre de 29 años de edad se realiza su exploración física anual para obtener una visa de migración. En los laboratorios, las enzimas hepáticas están en concentraciones anómalas. La concentración de bilirrubina total se eleva a 3.0 mg/dL con bilirrubina directa de 0.5 mg/dL. Las concentraciones séricas de AST y ALT son de 20 y 18 U/L, respectivamente. La fosfatasa alcalina es de 113 mg/dL y el INR, el HC, el frotis de sangre, el recuento de leucocitos y la albúmina se encuentran dentro de los límites normales. No tiene síntomas y niega el consumo de alcohol. No toma medicamentos de manera habitual.

¿Cuál de los siguientes sería el mejor paso a seguir en su diagnóstico?

A. Ecografía abdominal
B. Comprobación de γ-glutamil-transpeptidasa
C. Revisar los resultados de laboratorio anteriores y preguntar sobre una enfermedad o factor estresante actual
D. Etil-glucurónido en orina para detectar el trastorno por consumo subrepticio de alcohol

29. Mujer de 59 años de edad con antecedentes de osteomielitis y depresión acude a consulta con el MAP por presentar prurito durante 2 meses. No tiene nuevas exposiciones a alérgenos potenciales. La paciente niega erupciones cutáneas o antecedentes familiares de enfermedad hepática autoinmunitaria. No toma medicamentos. En la exploración, no hay ictericia conjuntival y tiene buen aspecto. La exploración abdominal es normal. En las pruebas de laboratorio en ayuno la concentración de la creatinina sérica, el nitrógeno ureico en sangre (BUN, *blood urea nitrogen*) y el HC son normales. La concentración de bilirrubina total es 0.9 mg/dL, la AST 19 U/L, la ALT 23 U/L y la fosfatasa alcalina 198 U/L.

¿Cuál de los siguientes abordajes recomendaría?

A. Un antioxidante oral
B. Anticuerpos antimitocondriales
C. γ-glutamil-transpeptidasa
D. Elastografía por ecografía hepática

30. Hombre de 26 años de edad que tiene relaciones sexuales con hombres (uno de los miembros de la pareja usa protección de barrera) acude al SU con dolor abdominal de nueva aparición en el cuadrante superior derecho (CSD), ictericia conjuntival, náuseas y vómitos. El paciente informa que no ha viajado recientemente, pero puede haber estado expuesto a contactos enfermos (primos jóvenes con náuseas, vómitos y diarrea) durante las últimas semanas. En la exploración presenta ictericia con dolor a la palpación sobre el CSD. Su estado mental no tiene alteraciones. Niega el uso de drogas i.v. y no ha tomado ningún medicamento. Bebe dos bebidas alcohólicas al día y no se ha hecho tatuajes ni transfusiones de sangre. Los resultados de laboratorio son los siguientes: ALT en suero de 5 430 U/L, AST 3 598 U/L, fosfatasa alcalina 234 U/L, bilirrubina 7.8 mg/dL e INR 1.2.

¿Cuál de las siguientes pruebas es más probable que confirme el diagnóstico?

A. Anti-HBc
B. ARN del virus de la hepatitis C (VHC)
C. IgM anti-virus de la hepatitis A (VHA)
D. Etanol en suero

31. Hombre de 37 años de edad originario de China se presenta en una clínica de hepatología para recibir atención después de mudarse a los Estados Unidos. Está asintomático, pero le han dicho que ha tenido una infección por virus de la hepatitis B (VHB) desde la infancia. En las pruebas serológicas se demuestra que es HBsAg positivo, anti-HBs negativo, IgG anti-HBc positivo, HBeAg positivo y anti-HBe negativo. El ADN del VHB (carga viral) es de 120 000 UI/mL. Las concentraciones de ALT sérica es de 256 U/L, pero las de fosfatasa alcalina y bilirrubina son normales.

¿Cuál de los siguientes es el paso más apropiado a seguir en su tratamiento?

A. Iniciar tratamiento con sofosbuvir/ledipasvir
B. Comenzar la administración de tenofovir
C. Repetir la prueba en 3-6 meses
D. Vacunar contra el VHB

32. Hombre de 37 años de edad con antecedentes de trastorno por consumo de alcohol, consumo de drogas intravenosas y múltiples ingresos previos por hepatitis asociada con el alcohol se presenta con dolor abdominal, fiebre, ascitis e ictericia conjuntival. Recientemente fue dado de alta del hospital después de recibir tratamiento por peritonitis bacteriana espontánea (PBE). En la exploración tiene taquicardia, membranas mucosas secas y presenta dolor en el CSD. La concentración de bilirrubina sérica es de 11.3 mg/dL y el INR es de 2. La función discriminativa de Maddrey es 57. En una paracentesis repetida se muestran 650 células nucleadas (80% de leucocitos polimorfonucleares [PMN]) y bacilos gramnegativos en la tinción de Gram.

¿Cuál de los siguientes sería el tratamiento más apropiado?

A. Ceftriaxona i.v.
B. Prednisolona oral
C. Prednisolona y pentoxifilina orales
D. Derivación para trasplante de hígado urgente

33. Mujer de 57 años de edad con DM tipo 2 (DM2) complicada por nefropatía (enfermedad renal crónica en estadio IV con una tasa de filtración glomerular estimada inicial [TFGe] de 25 mL/min) y retinopatía, hipertensión, uso previo de drogas i.v. e infección por VHC, se presenta a su consulta en la clínica. Fue diagnosticada con infección por VHC hace aproximadamente 5 años, después de que la prueba de detección de anticuerpos dio positivo y se confirmó en la repetición de la prueba. Su esquema de tratamiento actual incluye insulina, cinacalcet, lisinopril, colecalciferol, furosemida y doxazosina. En la exploración física no se observan estigmas de enfermedad hepática.

Los laboratorios son plaquetas de 205 $\times$ 10^9/L, bilirrubina total 0.6 mg/dL, albúmina 4.1 g/dL, INR 1.1, AST 21 U/L y ALT 18 U/L. El genotipo del VHC es 1b y la cuantificación de ARN del VHC es 2 305 000 UI/mL. Las serologías del VHB son compatibles con la inmunidad al VHB como resultado de una vacunación previa. La prueba del VIH también es negativa. En la ecografía del abdomen se observa un hígado de tamaño normal con ecogenicidad ligeramente aumentada y sin esplenomegalia. En la elastografía transitoria controlada por vibración se observa rigidez hepática de 5.5 kPa (normal). La paciente pregunta sobre el tratamiento para el VHC.

¿Qué le recomendaría que hiciera?

A. Aplazar el tratamiento, dado que no hay evidencia de fibrosis hepática o cirrosis
B. Iniciar tratamiento con interferón pegilado y ribavirina
C. Realizar una biopsia de hígado antes de ofrecer tratamiento
D. Sugerir tratamiento con elbasvir-grazoprevir (un régimen antiviral de acción directa)

34. Mujer de 21 años de edad con antecedentes de depresión, ansiedad e intentos de suicidio previos es llevada en ambulancia después de tomar una sobredosis intencional de 40 g de paracetamol 20 h antes de la presentación. Al llegar al SU, está despierta pero letárgica con asterixis. La concentración de bilirrubina sérica es de 5.6 mg/dL y el INR es de 1.6. La concentración de paracetamol está pendiente.

Además de la atención de apoyo en una UCI, el control del amoníaco arterial y el lactato y el traslado a un centro de trasplante de hígado, ¿cuál de los siguientes tratamientos debe iniciarse primero?

A. Carbón activado

B. *N*-acetilcisteína

C. Pentoxifilina

D. Hemodiálisis urgente

35. La paciente mencionada en la pregunta 34 es trasladada a la UCI de un centro de trasplante de hígado. Está obnubilada y la vía aérea se encuentra comprometida. Después se la intuba y se inicia la monitorización de la presión intracraneal. El amoníaco arterial es de 200 μmol/L y la presión intracraneal está incrementada. La concentración de sodio sérico es de 135 mEq/L y la bilirrubina sigue aumentando (ahora 21.4 mg/dL). El INR aumenta a 2.3. La paciente no tiene evidencia de sangrado.

¿Cuál es la mejor medida terapéutica que se puede realizar a continuación en presencia de presión intracraneal incrementada?

A. Hipotermia

B. Barbitúrico i.v.

C. Manitol i.v.

D. Lactulosa

36. Mujer embarazada de 34 años de edad con insuficiencia hepática aguda debido al virus de la hepatitis E (VHE) está intubada en la UCI y en la lista para un trasplante de hígado. Se le está administrando tratamiento con antibióticos de amplio espectro por la presencia de fiebre. Tiene hipoglucemia y requiere una infusión continua con dextrosa. Los laboratorios son INR de 1.5, recuento de leucocitos de 21000/mm^3, fibrinógeno 123 mg/dL y BUN 45 mg/dL. Se necesita colocar un acceso central en la UCI.

¿Cuál de los siguientes es el producto sanguíneo más apropiado para transfundir inmediatamente antes de la inserción del catéter?

A. Crioprecipitado

B. Plasma fresco congelado

C. Plaquetas

D. Vitamina K

37. Hombre de 57 años de edad con cirrosis comprobada por biopsia debido a una infección por VHC, puntaje MELD (modelo para la hepatopatía terminal) de 20 y respuesta viral sostenida previa con tratamiento con sofosbuvir/ledipasvir, acude a consulta con 3 días de dolor abdominal y fiebre. Es hemodinámicamente estable sin encefalopatía. No tiene antecedentes de PBE, pero cumple los criterios para profilaxis de la PBE y toma ciprofloxacino a diario. Una paracentesis de diagnóstico muestra 500 células nucleadas (75% de neutrófilos); se envían cultivos de los líquidos.

¿Cuál de los siguientes es el mejor antibiótico para comenzar administración empírica en este caso?

A. Ceftriaxona i.v.

B. Ciprofloxacino i.v.

C. Vancomicina y meropenem i.v.

D. Trimetoprima-sulfametoxazol v.o.

38. Se presenta una mujer de 60 años de edad con cirrosis causada por hígado graso no alcohólico, hemorragia varicosa previa, ascitis refractaria (que requiere paracentesis cada 2 semanas, con furosemida y espironolactona) y una concentración basal de creatinina sérica de 0.6 mg/dL, además de experimentar confusión y emesis en posos de café. Con una EGD se observa una úlcera gástrica con un vaso visible, que está cauterizado. No se le ha reanimado adecuadamente con líquidos y se observa que la creatinina sérica al ingreso es de 1.5 mg/dL; el sedimento de orina es suave y la presión arterial media (PAM) es de alrededor de 60 mm Hg (que está cerca de su PA inicial).

¿Cuál de los siguientes abordajes es el mejor paso a seguir en su tratamiento?

A. Extraer hemocultivos y administrar meropenem i.v.
B. Mantener los diuréticos y administrar albúmina i.v. 1 g/kg
C. Reducir la dosis de bloqueador β
D. Derivar a la UCI para recibir norepinefrina y octreotida por vía i.v.

39. Mujer de 45 años de edad, con antecedentes de cirrosis clase C de Child-Pugh relacionada con el consumo continuo de alcohol, se presenta con hematemesis. No tiene antecedentes de várices esofágicas. Inicialmente tiene hipotensión con PA de 75/45 mm Hg y taquicardia con un pulso de 120/min. La hemoglobina es de 6.6 g/dL (con un valor inicial de 10 g/dL). Los medicamentos previos al ingreso fueron furosemida, espironolactona, lactulosa, rifaximina y omeprazol. Se realiza reanimación con 2 U de concentrado de eritrocitos y se la ingresa en la UCI para realizar EGD urgente, en la que se observan várices esofágicas grado 3 con «puntos rojos» (signo de látigo).

¿Cuál de los siguientes sería el tratamiento más adecuado para esta paciente?

A. Ligadura endoscópica de várices y bloqueadores β no selectivos
B. Bloqueador β no selectivo
C. Colocación de una sonda Sengstaken-Blakemore
D. DPIT

40. Veterano de guerra de 50 años de edad con cirrosis relacionada con el VHC (sin EGD o detección previa de carcinoma hepatocelular), hipertensión y DM se presenta con dolor abdominal durante 5 días. Se encuentra hemodinámicamente estable y sin cambios en la concentración de bilirrubina sérica, el INR y la creatinina basales. Se realiza una TC con contraste i.v., en la que se observa un hígado heterogéneo, ascitis moderada, ausencia de lesiones hepáticas localizadas y trombosis aguda de la vena porta. El paciente comenta que se siente bien y le gustaría que le dieran el alta voluntaria.

¿Cuál de los siguientes es el plan de tratamiento más apropiado para este paciente?

A. Admisión al hospital para recibir heparina i.v.
B. Ingreso al hospital para monitorización de la progresión del coágulo y el dolor
C. Alta a domicilio con repetición de TC de abdomen en 1 mes
D. Detección de várices por EGD e inicio de la anticoagulación

41. Hombre de 75 años de edad con enfermedad renal en etapa terminal (en hemodiálisis), DM2, hipertensión, macroglobulinemia de Waldenström, dislipidemia y obesidad acude al SU con inicio agudo de dolor en el CSD y ascitis de reciente aparición. La esposa comenta que sus ojos tienen apariencia amarillenta y que ha estado confundido desde el día previo. No tiene antecedentes de enfermedad hepática. En la exploración, no tiene apariencia séptica, con ictericia conjuntival, ascitis de gran volumen y dolor a la palpación del CSD. En los laboratorios se obtiene bilirrubina sérica 6.5 mg/dL, INR 2.0, AST 350 U/L, ALT 235 U/L y fosfatasa alcalina 323 U/L.

¿Cuál de las siguientes opciones sería la prueba de diagnóstico más adecuada a realizar?

A. Ecografía abdominal con Doppler
B. Elastografía por ecografía hepática
C. Venografía por RM del hígado
D. TC sin contraste de abdomen y pelvis

42. Hombre de 20 años de edad, 12 días después de un trasplante de células madre hematopoyéticas (TCMH) por leucemia mielógena aguda, desarrolla hepatomegalia, dolor en el CSD, ascitis, aumento de peso de 5.5 kg en 2 días y edema de los miembros inferiores. No tiene erupciones cutáneas ni diarrea. Dos días después, la concentración de bilirrubina sérica aumenta a 6.5 mg/dL con AST y ALT levemente incrementadas. En la ecografía se observa una inversión del flujo en la vena porta.

¿Cuál de los siguientes es el diagnóstico más probable?

A. Infección aguda por citomegalovirus

B. Enfermedad de injerto contra hospedero aguda

C. Toxicidad farmacológica de la quimioterapia de acondicionamiento previa al TCMH

D. Síndrome de obstrucción sinusoidal

43. Mujer de 46 años de edad originaria de Puerto Rico acude al SU con ascitis de reciente aparición, malestar general, pérdida de peso e ictericia conjuntival. En una paracentesis diagnóstica se obtienen los siguientes resultados: concentración de proteína ascítica 0.8 g/dL, albúmina ascítica 0.5 g/dL (albúmina sérica 3.0 g/dL) y 145 células nucleadas (65% de neutrófilos).

Con base en los resultados del líquido ascítico, ¿cuál de los siguientes es el diagnóstico más probable?

A. Síndrome nefrótico

B. Carcinomatosis peritoneal

C. Hipertensión portal

D. Ascitis tuberculosa

44. Hombre de 68 años de edad con antecedentes de FA, DM2, hipertensión, dislipidemia, EAC e intervención coronaria percutánea previa acude al SU con dolor abdominal, fiebre y escalofríos 9 días después de una laparotomía abierta por obstrucción intestinal. Tiene dolor a la palpación en el cuadrante superior izquierdo. Se inician antibióticos de amplio espectro y en la paracentesis diagnóstica se observa crecimiento polimicrobiano en 24 h, lactato-deshidrogenasa (LDH) líquida 697 mg/dL y glucosa 16 mg/dL. Al día siguiente experimenta hipotensión con incremento del dolor abdominal.

¿Cuál de las siguientes es la prueba diagnóstica más apropiada?

A. TC de abdomen y pelvis

B. EGD con biopsias de mucosas de estómago y duodeno

C. Repetir la paracentesis

D. Ecografía de abdomen con Doppler

45. Mujer de 67 años de edad con antecedentes de DM tipo 1, enfermedad renal en etapa terminal (en diálisis peritoneal), hipertensión, hipercolesterolemia y EPOC se presenta con dolor abdominal, fiebre y náuseas. La paciente refiere que el líquido dializado se ve turbio. En los estudios de diagnóstico del líquido peritoneal se obtienen 320 leucocitos (96% de neutrófilos polimorfonucleares). Los signos vitales son pulso 110 latidos/min, PA 95/40 mm Hg y temperatura de 39 °C.

¿Cuál de las siguientes opciones debe elegirse como tratamiento antibiótico empírico inicial?

A. Cefepima i.v.

B. Ciprofloxacino y metronidazol i.v.

C. Meropenem i.v.

D. Vancomicina y gentamicina i.v.

46. Mujer blanca de 80 años de edad con antecedentes de obesidad mórbida, hipertensión, gota y DM2 se presenta con 2 días de dolor en el CSD, confusión, fiebre de 40 °C, escalofríos y letargia en el asilo de ancianos en donde reside. Al llegar al SU, tiene apariencia séptica, taquicardia de 110/min e hipotensión de 86/46 mm Hg, y se observa ictericia conjuntival además de dolor intenso del CSD. Se realiza reanimación con soluciones en el SU, se administran antibióticos empíricos y se extraen hemocultivos. En la ecografía abdominal se observa dilatación de la vía biliar de 1.5 cm con conductos intrahepáticos dilatados y colelitiasis sin colecistitis. La concentración de bilirrubina sérica es de 6.8 mg/dL, ALT 154 U/L, AST 125 U/L, fosfatasa alcalina 609 U/L y leucocitos 30×10^3/μL. En el SU, la paciente permanece hipotensa a pesar de una adecuada reanimación con líquidos y se inicia con vasopresores con necesidades cada vez mayores.

¿Cuál de los siguientes es el paso más apropiado a seguir en su tratamiento?

A. Antibióticos de amplio espectro
B. Sonda de colecistostomía
C. Colangiopancreatografía retrógrada endoscópica (CPRE)
D. Consulta quirúrgica por colecistectomía

47. Mujer de 41 años de edad con obesidad mórbida con antecedentes de hipertensión, DM2 y que actualmente tiene 12 semanas de embarazo presenta una nueva aparición de eructos, náuseas y dolor en el CSD después de comer, particularmente después de ingerir alimentos grasos. El dolor dura aproximadamente 1-2 h y se irradia hacia la escápula derecha. Tiene antecedentes familiares de úlcera péptica. En la exploración, tiene buen aspecto clínico y está afebril, con frecuencia cardíaca y presión arterial normales. La paciente también tiene leve dolor a la palpación en el CSD. Las enzimas hepáticas y el HC están dentro del rango normal. La paciente está preocupada por el dolor y pregunta qué debe hacer a continuación.

¿Cuál de los siguientes es el abordaje más apropiado?

A. EGD
B. Monitorización de la sonda esofágica
C. Envío para realizar una colecistectomía
D. Ecografía transabdominal

48. Hombre de 56 años de edad con fibrosis pulmonar idiopática (2 semanas después de un trasplante de pulmón bilateral) permanece en la UCI con neumonía postoperatoria y múltiples extubaciones fallidas. Recibe alimentación parenteral total debido a su incapacidad para tolerar la alimentación a través de una sonda. Tiene fiebre persistente, por lo que se requiere la administración de vasopresores a pesar del tratamiento con antibióticos de amplio espectro. En la TC de abdomen y pelvis se observa una pared vesicular gruesa con gas intramural, líquido pericolecístico y lodo en la vesícula biliar sin cálculos biliares.

¿Cuál de los siguientes es el paso más apropiado a seguir en su tratamiento?

A. Colecistectomía
B. Drenaje de colecistostomía
C. Suspender la alimentación parenteral total
D. CPRE

RESPUESTAS

1. **La respuesta correcta es: C. Accidente cerebrovascular (ACV).** La paciente describe disfagia, lo que sugiere un origen orofaríngeo en lugar de esofágico. La combinación de disfagia y disartria genera preocupación por una causa neuromuscular más que estrictamente estructural. En esta paciente con enfermedad vascular conocida, esta constelación de síntomas puede ser compatible con un ACV.

2. **La respuesta correcta es: B. Hacer una EGD.** El paciente tiene ERGE de larga duración y factores de riesgo de adenocarcinoma de esófago y esófago de Barrett. El desarrollo de disfagia es un síntoma de alerta de posible malignidad. Los síntomas de alerta incluyen disfagia, vómitos excesivos, pérdida de peso y anemia. Los factores de riesgo para el esófago de Barrett incluyen edad mayor de 50 años, ser caucásico, hernia hiatal, adiposidad central, hábito tabáquico y antecedentes familiares de esófago de Barrett o adenocarcinoma de esófago. El mejor paso a seguir en el tratamiento de este paciente es enviarlo a que se le realice una EGD para descartar malignidad. Si bien otras complicaciones de la ERGE, como la esofagitis y las estenosis, pueden causar disfagia, primero se debe excluir la malignidad. La EGD es más sensible y específica para el esófago de Barrett y la neoplasia maligna en comparación con un estudio de tránsito esofágico.

3. **La respuesta correcta es: A. Iniciar tratamiento con un inhibidor de la bomba de protones.** Este paciente tiene síntomas que son típicos de la úlcera péptica, específicamente una úlcera gástrica, porque su dolor empeora con las comidas (el dolor de una úlcera duodenal generalmente se alivia con la comida). El uso sostenido de antiinflamatorios no esteroideos (AINE) es la etiología más probable de la presunta enfermedad ulcerosa péptica. Con antecedentes de uso de AINE, ausencia de síntomas de alerta y un exploración física benigna, es razonable tratarlo empíricamente con terapia supresora de ácido mientras siga tomando los AINE y vigilancia estrecha para la resolución de los síntomas. No se necesita una EGD en este momento, pero debe considerarse si sus síntomas resultan refractarios a la terapia con inhibidores de la bomba de protones. No se recomienda el tratamiento empírico para *H. pylori* sin pruebas. Tranquilizarlo por sí solo sería inapropiado.

4. **La respuesta correcta es: D. Reanimación de volumen con soluciones cristaloides.** El paciente tiene varios factores de riesgo de enfermedad ulcerosa péptica (uso de ibuprofeno y ácido acetilsalicílico en combinación con prednisona), así como síntomas y signos de hemorragia digestiva superior rápida (hipotensión, taquicardia en combinación con hematoquecia). Aunque la transfusión de eritrocitos, el inhibidor de la bomba de protones i.v. y la EGD son pasos adecuados en el tratamiento de la hemorragia digestiva superior intensa, la reanimación con volumen inmediata con soluciones cristaloides es de máxima prioridad dada su hipotensión y la rápida disponibilidad de líquidos i.v. en el paciente en el SU.

5. **La respuesta correcta es: A. Consulta con el servicio de gastroenterología para realizar una EGD.** La paciente tiene cirrosis y presenta una hemorragia digestiva alta y signos de hipertensión portal (ascitis y esplenomegalia), lo que genera preocupación por la presencia de várices. Se ha iniciado reanimación hemodinámica y tratamiento médico adecuado. El mejor paso a seguir es realizar una EGD con ligadura con banda endoscópica si se encuentran várices. No es necesaria una sonda Sengstaken-Blakemore, ya que el sangrado no es incontrolable. La sonda de Sengstaken-Blakemore típicamente se usa en pacientes con hematemesis inestable de gran volumen para permitir una EGD posterior o para hemorragias refractarias a pesar de la ligadura con banda para permitir la DPIT. La DPIT no es el primer paso para el tratamiento apropiado sin primero intentar la EGD. Aunque la presencia de várices gástricas es una posibilidad, primero deben ser observadas por EGD.

6. **La respuesta correcta es: B. Sangrado diverticular.** El paciente ha tenido hematoquecia manifiesta pero ha permanecido hemodinámicamente estable. Por lo tanto, lo más probable es que la hemorragia se ubique en la porción digestiva inferior (a diferencia de una hemorragia digestiva alta enérgica). La presentación con hemorragia indolora, junto con un inicio repentino y una interrupción abrupta, es típica de una hemorragia diverticular. Su edad es un claro factor de riesgo de diverticulosis; también se cree que la obesidad es un factor de riesgo. La colitis isquémica es un diagnóstico menos probable y por lo general se acompaña de dolor abdominal y heces con sangre. Es poco probable que el origen de la hemorragia sea en la porción gastrointestinal superior en un paciente que está hemodinámicamente estable.

7. **La respuesta correcta es: D. Videocapsuloendoscopia.** Esta paciente tiene una anemia sintomática de reciente aparición, con estudios de laboratorio en los que se observa deficiencia de hierro (VCM disminuido, ancho de distribución de eritrocitos aumentado). Aunque no tiene síntomas evidentes de hemorragia, la prueba de sangre oculta en heces positiva sugiere una pérdida de sangre gastrointestinal oculta. Por lo tanto, se debe realizar una evaluación completa para buscar el origen de la hemorragia gastrointestinal, y solo tranquilizar a la paciente es inapropiado. El mejor paso a seguir para este caso en particular sería realizar una videocapsuloendoscopia, en la que se pueden identificar las lesiones del intestino delgado que podrían explicar su pérdida de sangre. Es poco probable que la arteriografía por TC sea útil en este caso, ya que esta modalidad de imagen depende de una tasa de sangrado de aproximadamente 0.5 mL/min o más para detectar el sangrado del vaso implicado. Dado que esta paciente no ha tenido indicios evidentes de hemorragia, es poco probable que pierda sangre de una fuente gastrointestinal a una velocidad superior a 0.5 mL/min. La gammagrafía con leucocitos marcados es una modalidad que se utiliza para detectar inflamación y no ayuda a localizar la hemorragia digestiva oculta.

8. **La respuesta correcta es: C. Diarrea crónica por malabsorción.** El primer paso para determinar la causa de la diarrea de un paciente es caracterizarla. La diarrea se considera aguda si el paciente ha tenido menos de 2 semanas con síntomas y, a menudo, es secundaria a una infección. La diarrea se considera crónica si los síntomas tiene una duración mayor de 4 semanas (los síntomas que duran 2-4 semanas pueden ser agudos o crónicos). Los síntomas de esta paciente han durado varios meses y la presentación es más congruente con diarrea crónica. El antecedente de heces flotantes y malolientes con una grasa fecal incrementada sería más compatible con una diarrea por mala absorción o mala digestión. La presentación de la paciente es más concordante con (pero no limitado a) una etiología como la enfermedad celíaca o el sobrecrecimiento bacteriano del intestino delgado. No se esperaría que la grasa fecal se elevara en la diarrea secretora crónica y, por lo general, este tipo de diarrea no mejora con el ayuno.

9. **La respuesta correcta es: A. Suspender el MiraLAX®.** El paso más apropiado a seguir consiste en disminuir o suspender el MiraLAX® y monitorizar a la paciente clínicamente. Los resultados de las pruebas de heces probablemente representen una colonización por *C. difficile* en lugar de una diarrea asociada con *C. difficile* (DACD). Esta conclusión está respaldada por la ausencia de fiebre y leucocitosis, la presencia de una explicación alterna para las heces blandas y el resultado negativo de la toxina de *C. difficile*. Hasta el 20% de los pacientes hospitalizados que reciben antibióticos pueden tener colonización asintomática por *C. difficile* (según lo determinado por la prueba de PCR positiva para *C. difficile*) sin DACD clínica. Por lo tanto, el posible culpable de sus deposiciones blandas, el uso de laxantes, debe abordarse primero y debe ser vigilada clínicamente. El tratamiento de la infección por *C. difficile* no debe implementarse en este momento. Las pruebas de glutamato-deshidrogenasa no aportarían claridad adicional a la cuestión de la colonización frente a la DACD.

10. **La respuesta correcta es: B. Paciente con inmunosupresión.** En los pacientes con exploración física sin datos de sepsis y una ingesta normal por v.o., se puede utilizar tratamiento conservador (hidratación adecuada, fármacos antidiarreicos por razón necesaria) para la infección por *Salmonella* no tifoidea. Los pacientes con inmunosupresión representan un grupo que debe ser considerado para tratamiento con antibióticos (típicamente con una fluoroquinolona). La exposición previa a *Salmonella* no afecta las decisiones de tratamiento para un episodio posterior.

11. **La respuesta correcta es: A. Cese del consumo de marihuana.** El antecedente de episodios estereotipados recurrentes de vómitos agudos en el contexto de un consumo excesivo de marihuana del paciente genera preocupación por el síndrome de hiperemesis canabinoide. El alivio de los síntomas con duchas de agua caliente es una característica típica de este síndrome. Se pueden usar soluciones i.v., antieméticos y benzodiazepinas para controlar los síntomas agudos. Sin embargo, los fármacos como el ondansetrón y el lorazepam no se recomiendan para uso a largo plazo debido a sus perfiles de riesgo y efectos secundarios. El pilar del tratamiento de este trastorno es el cese del consumo de marihuana. Para los síntomas refractarios, se pueden considerar los antidepresivos tricíclicos. Dada la naturaleza autolimitada de los episodios del paciente y los antecedentes compatibles con el síndrome de hiperemesis canabinoide, no se necesita una EGD en este momento.

12. **La respuesta correcta es: Todo lo anterior.** Esta paciente críticamente enferma ha desarrollado íleo paralítico del colon, a veces llamado *seudoobstrucción colónica* o *síndrome de Ogilvie* (aunque esta última designación se aplicó originalmente a la seudoobstrucción paraneoplásica del colon). Los factores de riesgo de seudoobstrucción colónica en esta paciente incluyen enfermedad crítica, pancreatitis, hospitalización y administración de opiáceos. El tratamiento de la seudoobstrucción colónica se centra en el reposo intestinal, la descompresión intestinal y la restauración del peristaltismo intestinal normal. En primer lugar, deben emplearse medidas conservadoras, como hacer que la paciente esté en ayuno y suspender los medicamentos perjudiciales. La descompresión intestinal se puede intentar con la colocación de una sonda nasogástrica o una sonda rectal (o ambas). Para los pacientes que reciben opiáceos, la metilnaltrexona, un antagonista opioide μ periférico que actúa localmente en el intestino sin causar síntomas de abstinencia sistémica, puede intentarse para revertir los efectos retardadores del intestino que tienen los opiáceos. Por último, también se puede intentar el tratamiento con neostigmina, un inhibidor de la colinesterasa que produce actividad parasimpaticomimética.

13. **La respuesta correcta es: A. Comenzar la alimentación enteral.** En este punto, se debe intentar un soporte nutricional más intenso porque la paciente no está satisfaciendo sus necesidades calóricas solo con D5NS periférico i.v. La alimentación enteral es la vía preferida de apoyo nutricional en ausencia de una contraindicación. La seudoobstrucción colónica se ha resuelto, como lo demuestra el paso espontáneo de heces y flatos y la capacidad para suspender el uso de sonda rectal. Por lo tanto, primero debe intentarse la alimentación enteral y la paciente debe ser monitorizada de cerca. Si no puede tolerar la alimentación enteral debido a náuseas, vómitos o recurrencia de la seudoobstrucción colónica, se deben considerar formas alternativas de apoyo nutricional como la alimentación parenteral periférica y la alimentación parenteral total.

14. **La respuesta correcta es: C. Terapia ambulatoria con metronidazol y ciprofloxacino v.o. durante 7 días.** El paciente tiene factores de riesgo de diverticulosis (edad, obesidad) y presenta síntomas de diverticulitis. En las imágenes transversales se confirma este diagnóstico y se demuestra la ausencia de complicaciones (absceso, perforación o fístula). El episodio puede caracterizarse como de gravedad leve, porque tiene pocas comorbilidades, es capaz de tolerar la ingesta por v.o., tiene un dolor bien controlado con paracetamol y en la TC se observa una enfermedad no complicada. Por lo tanto, es razonable seguir un tratamiento ambulatorio con antibióticos por v.o. durante un curso de 7-10 días. Los regímenes de antibióticos pueden incluir metronidazol junto con un antibiótico de fluoroquinolona o amoxicilina y ácido clavulánico. Se debe considerar la hospitalización en los pacientes con apariencia séptica, en aquellos que no pueden tolerar la ingesta v.o., requieren fármacos para el dolor, tienen una comorbilidad médica significativa o una enfermedad complicada. La cirugía no estaría indicada porque es la primera presentación de diverticulitis del paciente y su enfermedad no presenta complicaciones. Se puede considerar la resección quirúrgica en caso de múltiples episodios de diverticulitis recurrente. Finalmente, no es necesaria una consulta con radiología intervencionista para la colocación de un drenaje en este momento, porque no muestra evidencia de formación de abscesos.

15. **La respuesta correcta es: D. El riesgo de recurrencia dentro de los 10 años es del 10-30%.** Después de un primer episodio de diverticulitis, el riesgo de diverticulitis recurrente a los 10 años es del 10-30%. La opción A es incorrecta porque el riesgo de diverticulitis complicada aumenta con un segundo episodio. La opción C es incorrecta porque no hay evidencia que sustente el uso de amoxicilina y ácido clavulánico en la prevención de la enfermedad recurrente; hay evidencia débil para mesalazina y rifaximina (Carter F, Alsayb M, Marshall JK, et al. *Cochrane Database Syst Rev.* 2017;10:CD009839; Khan MA, Ali B, Lee WM, et al. *Am J Gastroenterol.* 2016;111:579; Elisei W, Tursi A. *Ann Gastroenterol.* 2016;29:24). La opción B es incorrecta porque no hay un número específico de episodios por encima del cual se deba considerar la resección quirúrgica; por lo tanto, esta debe considerarse dependiendo del caso.

16. **La respuesta correcta es: B. Antecedentes familiares de cáncer colorrectal en un familiar de primer grado.** Sus antecedentes familiares de cáncer colorrectal en un familiar de primer grado hacen que tenga mayor riesgo de presentar cáncer de colon. En las guías se recomienda que en las personas con antecedentes familiares de cáncer colorrectal en un familiar de primer grado se comience la detección del cáncer a los 40 años de edad, o 10 años antes de la edad más temprana del diagnóstico de cáncer colorrectal en el miembro de la familia, lo que ocurra primero (esta paciente debería haber comenzado las pruebas de detección a los 40 años de edad). No hay datos que sugieran tener antecedentes personales de hipertensión o colitis ulcerosa en un primo aumente el riesgo de cáncer colorrectal de la paciente. Finalmente, el uso de ácido acetilsalicílico no está asociado con un mayor riesgo de cáncer colorrectal; de hecho, algunos datos sugieren que su uso puede ser un factor protector contra esta neoplasia.

17. **La respuesta correcta es: C. Inflamación de la mucosa colónica en un patrón contiguo que comienza en el recto y progresa en sentido proximal.** En un paciente con colitis ulcerosa, se esperaría que la colonoscopia mostrara una inflamación contigua y circunferencial que comienza en el recto y progresa en sentido proximal. La ulceración profunda en empedrado con lesiones saltadas es una característica que se observa en la enfermedad de Crohn. Con el grado de síntomas de este paciente, incluida la diarrea con abundante sangre, por lo general no se esperaría una colonoscopia de apariencia normal si el diagnóstico del paciente es verdaderamente colitis ulcerosa. Finalmente, las seudomembranas son una característica típica de la infección por *C. difficile*.

18. **La respuesta correcta es: B. Tiene un mayor riesgo de cáncer colorrectal en comparación con la población de referencia.** Se debe informar al paciente que tiene un mayor riesgo de padecer cáncer colorrectal con su diagnóstico de colitis ulcerosa del lado izquierdo, y debe realizarse una estrategia de detección del cáncer colorrectal más agresiva en comparación con las personas con riesgo promedio de tener esta neoplasia. Una estrategia de detección típica sería hacer una colonoscopia de vigilancia 8-10 años después del diagnóstico inicial de colitis ulcerosa y después cada 1-3 años a partir de entonces. El hábito tabáquico activo en realidad está asociado con un menor riesgo de tener colitis ulcerosa (sin embargo, está asociado con un mayor riesgo de enfermedad de Crohn). Las personas con colitis ulcerosa tienen una esperanza de vida normal en comparación con las personas sin colitis ulcerosa. Los pacientes con inflamación recurrente debido a colitis ulcerosa pueden desarrollar estenosis, típicamente en el colon rectosigmoide, aunque con menor frecuencia que aquellos con enfermedad de Crohn.

19. **La respuesta correcta es: Todo lo anterior.** Esta paciente corre el riesgo de sufrir todas las complicaciones enumeradas. Los pacientes con enfermedad ileal extensa o resección ileal experimentan tanto malabsorción de grasas como alteración de la reabsorción de ácidos biliares. La malabsorción de grasas conduce a un exceso de grasa en la luz intestinal, que se une al calcio. La unión del calcio a la grasa deja un exceso de oxalato disponible para la absorción colónica, que luego puede conducir a la formación de cálculos urinarios de oxalato de calcio. La malabsorción de grasas intestinales también lleva a una reabsorción deficiente de las vitaminas liposolubles, incluida la vitamina D, que puede provocar osteopenia u osteoporosis. Por último, no se comprende del todo el mayor riesgo de formación de cálculos biliares en las personas con enfermedad de Crohn, aunque se cree que está relacionado con la reabsorción de bilis y la circulación deterioradas que conducen a la hipersaturación del colesterol en los cálculos biliares; sin embargo, aproximadamente la mitad de los cálculos biliares son cálculos de bilirrubina, por lo que hay otros mecanismos involucrados.

20. **La respuesta correcta es: B. Infliximab.** Esta paciente tiene hallazgos clínicos, endoscópicos e histológicos compatibles con colitis ulcerosa aguda grave. Ha respondido a los esteroides i.v. y, una vez que se logre la remisión, deberá pasar a un agente para el mantenimiento a largo plazo de la remisión. Para la enfermedad grave, muchos médicos elegirán un fármaco biológico. Esto contrasta con el abordaje «escalonado», que comienza con el régimen menos tóxico (por lo general, un fármaco no biológico). De la lista proporcionada, infliximab es la mejor opción de tratamiento para el mantenimiento de la remisión en aquellos que presentan colitis ulcerosa aguda grave. La prednisona v.o. es incorrecta, ya que el objetivo debe ser la transición de los pacientes a un agente ahorrador de esteroides para mantener la remisión, dados los efectos adversos de su uso a largo plazo. El metotrexato es incorrecto, ya que esta terapia solo está aprobada para la enfermedad de Crohn y no para la colitis ulcerosa. La ciclosporina es incorrecta, ya que es una terapia que se usa para el tratamiento de la colitis ulcerosa aguda grave, pero no como terapia de mantenimiento a largo plazo.

21. **La respuesta correcta es: A. Angiografía por TC del abdomen.** Este paciente anciano que no está anticoagulado para la FA tiene riesgo de embolia arterial. El «dolor desproporcionado con los hallazgos de la exploración física» es clásico en la isquemia mesentérica aguda. Es probable que la concentración elevada de lactato y los leucocitos incrementados se deban a un infarto intestinal. De las posibilidades enumeradas, la angiografía por TC (fase arterial) es la prueba no invasiva de elección (la fase venosa se utiliza para el diagnóstico de trombosis venosa mesentérica). La angiografía invasiva es el patrón de referencia. Esto puede ser potencialmente terapéutico (p. ej., embolectomía) y sería el siguiente paso si la angiografía por TC sugiere una oclusión vascular.

22. **La respuesta correcta es: A. Disminución del flujo sanguíneo al intestino debido a ateroesclerosis mesentérica.** La presentación es clásica de la «angina intestinal», que se caracteriza por dolor abdominal posprandial, saciedad precoz y pérdida de peso por miedo a comer. La base fisiopatológica es la disminución del flujo sanguíneo al intestino debido a la ateroesclerosis mesentérica, y el síndrome de isquemia mesentérica crónica a menudo se puede observar en pacientes con enfermedad vascular en otros lugares (EAC, enfermedad carotídea, arteriopatía periférica). El dolor es intermitente (posprandial), pero si el dolor se vuelve constante, se debe considerar la trombosis mesentérica aguda. Las otras opciones se asocian más a menudo con dolor constante, rectorragia, dolor abdominal a la palpación y elevación en la concentración de lactato o del recuento de leucocitos, dependiendo de si hay infarto intestinal.

23. **La respuesta correcta es: D. Ecografía con Doppler de los vasos mesentéricos.** La ecografía con Doppler o la angiografía por TC (con contraste de fase arterial, no venoso) son los primeros pasos razonables en el diagnóstico de isquemia mesentérica crónica. Aunque la angiografía invasiva es el patrón de referencia para el diagnóstico, es razonable primero obtener imágenes con ecografía, especialmente porque el paciente tiene antecedentes de enfermedad renal crónica y se debe evitar el uso de contraste. Se ha sugerido un posible papel de la tonometría, la oximetría espectroscópica y la angiografía por RM en el diagnóstico de la isquemia mesentérica crónica, pero no se ha establecido la utilidad clínica de estos estudios, que aún se encuentran en investigación.

24. **La respuesta correcta es: A. Solución de Ringer lactato i.v. y manejo del dolor.** La paciente tiene pancreatitis crónica relacionada con el alcohol. Tiene antecedentes de múltiples episodios previos de pancreatitis aguda, lo que explica por qué el nivel de lipasa es normal. Sus antecedentes de dolor epigástrico agudo que se irradia a la espalda asociado con náuseas y vómitos es clásica. Tiene signos de pérdida de volumen en el examen. Es probable que sea demasiado pronto para la abstinencia de alcohol, dado que bebió varios tragos el día de la presentación. El pilar del tratamiento de la pancreatitis es la reanimación intensiva con líquidos en las primeras 24 h. Un bolo i.v. de 20 mL/kg debe ir seguido de 3 mL/kg/h. La solución de Ringer lactato puede ser superior a la solución salina normal.

25. **La respuesta correcta es: D. Drenaje percutáneo.** La paciente tiene necrosis pancreática infectada (5% de todos los casos, 30% de pancreatitis grave), que se asocia con una alta mortalidad. Esto debe tratarse con carbapenem o metronidazol más una fluoroquinolona. Es clínicamente inestable y debe realizarse un drenaje percutáneo (a menudo seguido de desbridamiento quirúrgico

mínimamente invasivo) o necrosectomía endoscópica; se ha demostrado que estas opciones de tratamiento son superiores a la necrosectomía abierta. Las soluciones i.v. y los antibióticos pueden ser temporales, pero no son estrategias de tratamiento definitivas.

26. **La respuesta correcta es: A. Anticuerpos antinucleares y subtipos de IgG.** Este paciente presenta esteatorrea y dolor abdominal, que probablemente sean el resultado de una pancreatitis crónica. El edema del páncreas puede causar compresión de conductos biliares, lo que lleva a tener concentraciones bioquímicas hepáticas colestásicas. El paciente no es diabético, por lo que la función endocrina del páncreas no se ha visto afectada. El mejor paso a seguir en el análisis de laboratorio en este paciente joven, por lo demás sano, serían los anticuerpos antinucleares y los subtipos de IgG para evaluar la pancreatitis autoinmunitaria (pancreatitis autoinmunitaria relacionada con IgG4). No hay evidencia de infección, por lo que los cultivos no están justificados. Es poco probable que las pruebas de VIH, *H. pylori* y de concentración de alcohol en suero ayuden a dilucidar la etiología de la pancreatitis crónica en este caso. Los glucocorticoides serían el tratamiento de primera línea para la pancreatitis autoinmunitaria, y se pueden usar inmunomoduladores (azatioprina, micofenolato de mofetilo, ciclofosfamida, rituximab) si el paciente recae.

27. **La respuesta correcta es: B. Azitromicina.** De las opciones proporcionadas, la azitromicina es el fármaco con mayores probabilidades de causar un patrón colestásico puro de química hepática anormal, al igual que otros antibióticos macrólidos, azatioprina, clorpromazina, estrógenos y 6-mercaptopurina, después de una sobredosis. La hidralazina también puede causar daño hepatocelular. La nitrofurantoína, amoxicilina-ácido clavulánico, azatioprina, carbamazepina, mirtazapina y penicilina pueden causar un patrón «mixto» con concentraciones elevadas de AST, ALT y fosfatasa alcalina. El siguiente mejor paso sería suspender el medicamento implicado (azitromicina) y considerar la obtención de imágenes del hígado si las anomalías no se resuelven.

28. **La respuesta correcta es: C. Revisar los resultados de laboratorio anteriores y preguntar sobre una enfermedad o factor estresante actual.** Es probable que este paciente tenga el síndrome de Gilbert, como lo demuestra una concentración de bilirrubina no conjugada elevada con enzimas hepáticas normales, la función hepática sintética normal y la ausencia de síntomas, medicamentos y consumo de alcohol. En este paciente, la revisión de los resultados anteriores de laboratorio revelaría previas concentraciones elevadas de bilirrubina indirecta, que mejoraron después de un período de enfermedad o estrés. El *síndrome de Gilbert* es el trastorno hereditario más frecuente de la glucuronidación de bilirrubina y es una afección benigna (presente en el 4-16% de la población). Se caracteriza por episodios recurrentes de ictericia y puede desencadenarse, entre otras cosas, por deshidratación, ayuno, enfermedad intercurrente, menstruación y sobreesfuerzo. Aparte de la ictericia, los pacientes suelen ser asintomáticos. El diagnóstico se realiza excluyendo otras causas de hiperbilirrubinemia no conjugada, aunque se dispone de pruebas genéticas. Se puede realizar un diagnóstico presuntivo en los pacientes con las siguientes características:
    - Hiperbilirrubinemia no conjugada en pruebas repetidas
    - El HC, el frotis de sangre y el recuento de leucocitos son normales
    - Concentraciones séricas normales de aminotransferasa y fosfatasa alcalina

29. **La respuesta correcta es: C. Gamma-glutamil-transpeptidasa.** Esta paciente tiene concentraciones de fosfatasa alcalina incrementadas de manera aislada, lo que puede estar relacionada o no con el prurito. El primer paso en la elaboración de una elevación en la concentración de fosfatasa alcalina aislada es repetir la prueba en ayuno (se puede observar una concentración de 1.5-2$\times$ el límite superior normal [LSN], posprandialmente). El embarazo y los medicamentos son otras causas frecuentes de que la concentración de fosfatasa alcalina esté elevada, pero cuando se han descartado estas causas, el mejor paso a seguir es establecer si la fosfatasa alcalina es de origen óseo o hepático. La comprobación de γ-glutamil-transpeptidasa sería la prueba de elección. Si la γ-glutamil-transpeptidasa está incrementada, se debe realizar una ecografía para buscar dilatación de conductos biliares y se deben solicitar pruebas de anticuerpos antimitocondriales para la colangitis biliar primaria. Esta paciente pertenece al grupo demográfico adecuado para la colangitis biliar primaria, pero el primer paso es establecer si se trata de una fuente ósea o hepática de fosfatasa alcalina. Los antioxidantes no están indicados.

30. **La respuesta correcta es: C. IgM anti-virus de la hepatitis A (VHA).** Este paciente tiene antecedentes de hepatitis aguda, como se demuestra con las concentraciones incrementadas de aminotransferasas (ALT > AST) y la presentación aguda con náuseas, vómitos, ictericia y dolor en el CSD. Hay una mayor tasa de VHA entre los hombres que tienen relaciones sexuales con hombres, y también ha tenido contactos enfermos que pueden haber estado en guarderías (durante el período de incubación de 2-6 semanas). El VHB y el VHC pueden ser menos probables, dada la falta de uso de drogas intravenosas u otras exposiciones transmitidas por sangre. La hepatitis alcohólica es incluso menos probable, especialmente dado el patrón y el grado de elevación de las aminotransferasas (típicamente AST > ALT y ALT < 500 U/L en la hepatitis asociada con alcohol).

31. **La respuesta correcta es: B. Comenzar la administración de tenofovir.** Este paciente tiene VHB crónico positivo para HBeAg (fase inmunorreactiva). Esto se demuestra por el hecho de que es HBeAg positivo (anti-HBe negativo) y tiene una concentración elevada de ALT. En una muestra de biopsia de hígado, es probable que tenga una inflamación de moderada a grave y una posible fibrosis. La cuantificación de ADN del VHB es superior a 20 000 UI/mL. La infección crónica por VHB debe tratarse en las fases inmunorreactiva e inmunológica de reactivación y en pacientes cirróticos con un nivel elevado de ADN del VHB o descompensación. El tratamiento de primera línea es con un análogo de nucleó(s/t)idos, entecavir o tenofovir, que se toleran bien y se asocian con una baja tasa de resistencia a los 5 años. La seroconversión de HBeAg ocurre en el 30-40% de los pacientes tratados, con pérdida de HBsAg en el 5-10%. Se prefiere tenofovir si hay antecedentes de resistencia a la lamivudina.

32. **La respuesta correcta es: A. Ceftriaxona i.v.** El paciente tiene hepatitis asociada con el alcohol y una función discriminativa de Maddrey alta (> 32); por lo tanto, su tasa de mortalidad es alta (mortalidad a 1 mes del 35-45%). Vale la pena considerar los glucocorticoides orales, pero tiene una PBE en curso y una infección activa es una contraindicación para la prednisolona (las contraindicaciones incluyen infección bacteriana o micótica activa, infección crónica por VHC o infección por VHB). Aunque la pentoxifilina sería una posibilidad terapéutica en un paciente con contraindicaciones para los glucocorticoides, no se recomendaría su uso junto con los glucocorticoides. Ha tenido múltiples ingresos por hepatitis asociada con alcohol y no sería aceptado para un trasplante de hígado en este momento. En cambio, debe controlarse mediante el tratamiento de la PBE, optimizando la hidratación, la nutrición, la profilaxis de úlceras por estrés y la abstinencia de alcohol.

33. **La respuesta correcta es: D. Sugerir tratamiento con elbasvir-grazoprevir (un régimen antiviral de acción directa).** El tratamiento con terapia antiviral de acción directa debe estar disponible para todos los pacientes con infección crónica por VHC, a menos que la esperanza de vida sea corta, para prevenir complicaciones como cirrosis y carcinoma hepatocelular. Los antivirales de acción directa, especialmente dado el patrón y el grado de elevación de las aminotransferasas (típicamente AST > ALT y ALT < 500 U/L en la hepatitis asociada con alcohol), pueden lograr respuestas virales sostenidas o curar a una proporción alta (> 95%) de pacientes y tienen pocos eventos adversos. Se ha demostrado que el tratamiento del VHC con antivirales de acción directa mejora la mortalidad, incluso en ausencia de cirrosis (Carrat F, Fontaine H, Dorival C. *Lancet.* 2019;393:1453), y la Organización Mundial de la Salud (OMS) se ha impuesto el objetivo de eliminar el VHC para el año 2030.

    En los pacientes con una TFGe < 30 mL/min o en diálisis, los datos más sólidos son a favor del uso de los antivirales de acción directa glecaprevir-pibrentasvir y elbasvir-grazoprevir. El tratamiento con elbasvir-grazoprevir es un régimen pangenotípico que ha demostrado tener excelentes tasas de respuesta viral sostenida con 12 semanas de tratamiento en personas con enfermedad renal crónica o enfermedad renal en etapa terminal (incluidos aquellos en diálisis).

    El tratamiento con interferón pegilado y ribavirina rara vez se usa, ya que tiene un perfil de efectos secundarios peor y una tasa de respuesta viral sostenida más baja que los antivirales de acción directa. No es necesario realizar una biopsia hepática para confirmar la ausencia o presencia de cirrosis, dado que no hay evidencia de fibrosis o cirrosis en las imágenes y la elastografía transitoria controlada por vibración. Además, la cirrosis compensada no cambiaría la recomendación de tratamiento en este caso.

34. **La respuesta correcta es: B. *N*-acetilcisteína.** Es probable que los pacientes adultos que se presenten poco después (dentro de las 4 h) de una ingesta potencialmente tóxica de paracetamol (dosis única ≥ 7.5 g) se beneficien de la descontaminación gastrointestinal con carbón activado. Se debe suspender el uso de carbón en los pacientes sedados y es posible que no puedan proteger sus vías respiratorias. La presentación de esta paciente está demasiado retrasada y está demasiado letárgica para la administración de carbón. El paracetamol no se elimina mediante hemodiálisis y la pentoxifilina no es útil en el tratamiento de la insuficiencia hepática aguda debida al paracetamol. La *N*-acetilcisteína es el antídoto aceptado para la intoxicación por paracetamol y se administra a todos los pacientes con riesgo significativo de hepatotoxicidad. Aunque el estudio de la concentración aún no ha regresado, tiene evidencia de daño hepático y antecedentes de ingesta de paracetamol.

    Las indicaciones para la terapia con *N*-acetilcisteína incluyen:

    - La concentración sérica de paracetamol realizada a las 4 h o más después de la ingesta aguda de una preparación de liberación inmediata está por encima de la línea de «tratamiento» para la intoxicación por paracetamol.
    - Una sospecha de ingesta única de más de 150 mg/kg (dosis total de 7.5 g independientemente del peso) en un paciente para el que la concentración sérica de paracetamol no estará disponible hasta más de 8 h desde el momento de la ingesta.
    - Tiempo de ingesta desconocido y concentración sérica de paracetamol > 10 μg/mL.
    - Antecedentes de ingesta de paracetamol y cualquier evidencia de lesión hepática.
    - Una presentación tardía (> 24 h después de la ingesta) de evidencia de laboratorio de daño hepático (que varía desde concentraciones de aminotransferasas levemente aumentadas hasta insuficiencia hepática aguda) y antecedentes de ingesta excesiva de paracetamol.

35. **La respuesta correcta es: C. Manitol i.v.** La paciente ha desarrollado encefalopatía de grado 3 (somnolencia a estupor, confusión, desorientación grave) que requiere intubación para proteger las vías respiratorias. La hiperamonemia aguda (como en la insuficiencia hepática aguda) induce la acumulación de glutamina dentro de los astrocitos y causa edema cerebral, una causa frecuente de muerte en esta población de pacientes. Aunque la evidencia es contradictoria para la monitorización rutinaria de la presión intracraneal en caso de insuficiencia hepática aguda, debe considerarse en los pacientes con encefalopatía de grado 3 o 4. Si se encuentra elevada la presión intracraneal, se debe administrar manitol, 0.5-1.0 mg/kg i.v. En los pacientes con encefalopatía de grado 3 o 4, lesión renal aguda o usando un vasopresor, considere la solución profiláctica de solución salina hipertónica al 3% con el objetivo de lograr una concentración sérica de sodio de 145-155 mEq/L. En las personas con presión intracraneal elevada refractaria a pesar de estas medidas, considere el inicio de un barbitúrico e hipotermia terapéutica. Por lo general, se debe evitar la lactulosa en los individuos con insuficiencia hepática aguda y amoníaco elevado debido al riesgo de pérdida de volumen debido a una alta producción de heces.

36. **La respuesta correcta es: C. Plaquetas.** Los pacientes con insuficiencia hepática aguda tienen riesgo de hemorragia debido a múltiples anomalías hemáticas (trombocitopenia, tiempo de protrombina [TP] y tiempo de tromboplastina parcial aumentados, disminución del fibrinógeno, menor síntesis de factores de coagulación, aunque esto se equilibra de alguna manera con la reducción de la proteína C y S, y coagulación intravascular diseminada). El INR no es útil para determinar el riesgo de hemorragia debido a la disminución en la producción de proteína C y S, que no se miden directamente. No se administran ni plasma fresco congelado ni crioprecipitado para «corregir» el TP/INR antes de un procedimiento, porque varias revisiones amplias de la evidencia disponible no han demostrado ningún beneficio clínico. En esta paciente, un INR de 1.5 no cambiaría significativamente por la administración de plasma fresco congelado (los estudios han demostrado que las transfusiones de plasma fresco congelado no disminuyen de manera confiable el INR por debajo de aproximadamente 1.7). Se debe administrar crioprecipitado a los pacientes que estén sangrando y que tengan una concentración de fibrinógeno ≤ 100-120 m/dL. Se puede administrar vitamina K

si existe preocupación por la deficiencia de vitamina K para evaluar si se corrige el INR, pero la vitamina K i.v. tarda 6-8 h en ser eficaz y no sería útil justo antes de un procedimiento. Es razonable apuntar a un recuento de plaquetas de 50 000/mm³ en el contexto de una hemorragia o antes de un procedimiento (como en este caso), pero en ausencia de hemorragia o un procedimiento inminente, se debe evitar la administración de plaquetas a menos que el recuento sea menor de 10 000 -15 000.

37. **La respuesta correcta es: A. Ceftriaxona i.v.** La terapia antibiótica empírica para una PBE con resultados pendientes del cultivo incluye cefalosporinas de tercera generación como ceftriaxona o amoxicilina-ácido clavulánico durante 5 días. En los casos que ocurren en áreas con alta resistencia a las fluoroquinolonas o cuando el paciente ya está tomando una fluoroquinolona para la profilaxis de la PBE, es mejor evitar esta clase de antibiótico. Hay tasas crecientes de infecciones por agentes con β-lactamasa de espectro extendido (BLEE) e infecciones causadas por otros organismos resistentes. Por lo tanto, si el paciente tiene antecedentes de infecciones resistentes, ha tenido múltiples hospitalizaciones recientes o no se encuentra bien sistémicamente, es razonable considerar una cobertura empírica más amplia, como una cefalosporina de cuarta generación o un carbapenémico.

38. **La respuesta correcta es: B. Mantener los diuréticos y administrar albúmina i.v. 1 g/kg.** La paciente puede tener síndrome hepatorrenal. Los precipitantes comunes incluyen hemorragia gastrointestinal, sobrediuresis, infección, paracentesis seriadas de gran volumen y fármacos como los AINE. En la sospecha de síndrome hepatorrenal, el primer paso es descartar una lesión renal aguda prerrenal con expansión de volumen manteniendo diuréticos y administrando albúmina intravenosa 1 g/kg/d durante 2 días. En este caso, también sería apropiado suspender el bloqueador β (en lugar de simplemente reducir la dosis). Si la función renal y la PAM no mejoran con una provocación con albúmina, sería apropiado un ensayo con midodrina y octreotida o un vasopresor para incrementar la presión arterial del paciente y mejorar la perfusión renal. No hay evidencia de infección, por lo que actualmente no está indicado un estudio y tratamiento para la sepsis.

39. **La respuesta correcta es: A. Ligadura endoscópica de várices y bloqueadores β no selectivos.** La prevención primaria para las várices esofágicas de tamaño mediano a grande que aún no han sangrado incluye un bloqueador β o ligadura endoscópica de las várices (por lo general, no ambos). La prevención secundaria para todos los pacientes después de una primera hemorragia por várices incluye bloqueadores β y ligadura endoscópica de várices (en lugar de ambos solos) debido al riesgo de ~50% de resangrado y la tasa de mortalidad de ~30%. También se puede considerar la DPIT en los pacientes con cirrosis de clase B o C de Child dentro de las 72 h posteriores al ingreso por hemorragia originada por várices (menos resangrado, más encefalopatía, sin cambios en la mortalidad) (Holster IL, Tjwa ET, Moelker A. *Hepatology*. 2016;63:581), o para el sangrado resistente que no se puede controlar mediante endoscopia. En este caso, la opción D no es el siguiente paso de tratamiento más apropiado, ya que la paciente no está sangrando actualmente, y primero debe intentarse el tratamiento con ligadura endoscópica de várices y bloqueadores β no selectivos. Se puede colocar una sonda Sengstaken-Blakemore en un paciente con sangrado incontrolable, seguido de la colocación de una DPIT.

40. **La respuesta correcta es: D. Detección de várices por EGD e inicio de la anticoagulación.** El tratamiento del trombo agudo de la vena porta en un paciente no cirrótico incluye heparina de bajo peso molecular, seguida de warfarina durante 6 meses o de forma indefinida si la causa es irreversible. En un paciente con cirrosis, la anticoagulación aumenta las tasas de recanalización de la vena porta sin aumentar el riesgo de hemorragia (Loffredo L, Pastori D, Farcomen A, et al. *Gastroenterology*. 2017;153:480). El paciente debe realizarse pruebas de detección de várices de alto riesgo antes de iniciar la anticoagulación (Qi X, Han G, Fan D. *Nat Rev Gastroenterol Hepatol*. 2014;11:435) y, si se identifican, se inicia la profilaxis de hemorragia por várices. Para las trombosis crónicas de la vena porta, debe iniciarse la anticoagulación si el paciente no es cirrótico o tiene un estado de hipercoagulabilidad. Si el paciente es cirrótico, se puede considerar la anticoagulación si presenta síntomas o se demuestra que el trombo ha progresado en las imágenes de seguimiento.

41. **La respuesta correcta es: A. Ecografía abdominal con Doppler.** Los datos de presentación sugieren el síndrome de Budd-Chiari (un trastorno poco frecuente que ocurre en una por cada millón de personas). Debe sospecharse del síndrome de Budd-Chiari en pacientes con antecedentes de uso de anticonceptivas orales, trombosis venosa previa, trastorno mieloproliferativo como policitemia vera o neoplasia maligna. En el 25% de los casos, el síndrome de Budd-Chiari es idiopático. La presentación clínica a menudo consiste en dolor abdominal en el CSD, ascitis y hepatomegalia. Las concentraciones séricas de AST, ALT y fosfatasa alcalina suelen estar elevadas. Puede haber insuficiencia hepática aguda. El diagnóstico por lo general se determina mediante ecografía abdominal con Doppler, en la que se observa una oclusión en las venas hepáticas o vena cava inferior. Los métodos alternativos incluyen RM y venografía por RM o TC del abdomen y la pelvis con contraste intravenoso. En el caso de este paciente, se debe evitar la RM con gadolinio debido al riesgo de fibrosis sistémica nefrogénica asociada con la enfermedad renal en etapa terminal.

42. **La respuesta correcta es: D. Síndrome de obstrucción sinusoidal.** El síndrome de obstrucción sinusoidal (antes conocido como *enfermedad venooclusiva hepática*) es el resultado de la oclusión de las vénulas y sinusoides hepáticas debido a una agresión tóxica al endotelio de la vena hepática. El síndrome está asociado con una tasa de mortalidad del 20%. Se caracteriza por hepatomegalia, dolor en el CSD, ictericia y ascitis, que ocurren con mayor frecuencia en pacientes que se realizan TCMH y con menos frecuencia después del uso de ciertos fármacos quimioterápicos en entornos sin trasplante, ingesta de toxinas alcaloides, radioterapia de dosis alta o trasplante de hígado. El tratamiento es de apoyo y consiste principalmente en el manejo de líquidos con diuréticos.

43. **La respuesta correcta es: C. Hipertensión portal.** El gradiente de albúmina sérica-ascítica es igual a la concentración de albúmina en suero menos la concentración de albúmina en ascitis (en g/dL). Un gradiente de albúmina sérica-ascítica ≥ 1.1 significa hipertensión portal con una precisión de ~97%. Si coexisten hipertensión portal más otra causa de ascitis (observada en ~5% de los casos), el gradiente de albúmina sérica-ascítica sigue siendo ≥ 1.1. En el caso de esta paciente, el gradiente de albúmina sérica-ascítica es de 2.5, lo que sugiere hipertensión portal (muy probablemente debido a cirrosis). Las otras causas se presentarían típicamente con un gradiente de albúmina sérica-ascítica de < 1.1.

44. **La respuesta correcta es: A. TC de abdomen y pelvis.** El paciente tiene peritonitis bacteriana secundaria, que puede deberse a un absceso o perforación intraabdominal y que debe sospecharse en las personas que han sido sometidas recientemente a una laparotomía. Los criterios de Runyon incluyen los siguientes: proteína total en líquido ascítico > 1 g/dL, glucosa < 50 mg/dL y LDH > LSN para suero. En los cultivos se puede observar un crecimiento polimicrobiano. El tratamiento es con cefalosporina de tercera generación y metronidazol. La imagenología abdominal urgente con TC es más apropiada en este caso y el paciente puede requerir una laparotomía exploradora.

45. **La respuesta correcta es: D. Vancomicina y gentamicina i.v.** La peritonitis en el contexto de la diálisis peritoneal suele ser causada por contaminación intraluminal (técnica estéril subóptima al manipular el catéter o «contaminación por contacto»). Aproximadamente el 45-65% de los casos son causados por microorganismos grampositivos y el 15-35% por microorganismos gramnegativos. Hasta en un 40% de los casos, nunca se encuentra un organismo causante, y los antibióticos empíricos deben cubrir tanto los organismos gramnegativos como los grampositivos. El estafilococo coagulasa negativo causa la mayoría de las infecciones y algunas serán resistentes a la meticilina. De las opciones de antibióticos, la vancomicina y la gentamicina cubren eficazmente a los microorganismos grampositivos resistentes a la meticilina, así como a los gramnegativos.

46. **La respuesta correcta es: C. CPRE.** Esta paciente tiene colangitis aguda («ascendente»), probablemente debido a un cálculo en los conductos biliares (aunque esto no se ve en la ecografía, el conducto biliar está dilatado, lo que sugiere coledocolitiasis en el contexto clínico adecuado). Tiene la «péntada de Reynolds», que es un síndrome caracterizado por dolor en el CSD, ictericia,

fiebre y escalofríos (tríada de Charcot) más choque y confusión (presente en ~15% de los pacientes). Los antibióticos deben iniciarse lo antes posible y deben ser de amplio espectro para cubrir los patógenos biliares más frecuentes (p. ej., ampicilina + gentamicina [o levofloxacino] con o sin metronidazol [si es grave]; carbapenémicos; piperacilina-tazobactam). Si hay antecedentes de microorganismos resistentes, inicialmente se puede utilizar carbapenem. Aproximadamente el 80% de los pacientes responden al tratamiento conservador con antibióticos, en cuyo caso el drenaje biliar se puede realizar de forma electiva. Aproximadamente el 20% requiere descompresión biliar urgente mediante CPRE (papilotomía, extracción de cálculos o inserción de endoprótesis vascular), como en este caso.

47. **La respuesta correcta es: D. Ecografía transabdominal.** Esta paciente tiene muchos de los factores de riesgo de colelitiasis (mujer, obesidad, embarazada, edad $>$ 40 años). Se presenta con síntomas típicos de dolor biliar (cólico): dolor episódico en el CSD o dolor abdominal epigástrico que comienza abruptamente, es continuo, se resuelve lentamente y dura de 30 min a 3 h, con o sin radiación a la escápula, y se asocia con náuseas y eructos. Aunque es posible que tenga ERGE, gastritis o enfermedad ulcerosa péptica, los síntomas son típicos del dolor biliar relacionado con cálculos biliares, que debe explorarse primero con una ecografía abdominal. El manejo del dolor biliar suele ser de sostén en las mujeres embarazadas, pero si los episodios de dolor son frecuentes, el tratamiento quirúrgico primario durante el embarazo es razonable porque la recurrencia es frecuente con la terapia conservadora y la terapia quirúrgica parece ser segura para la madre y el feto. El momento preferido para la cirugía es el segundo trimestre.

48. **La respuesta correcta es: A. Colecistectomía.** La colecistitis acalculosa es causada por estasis de la vesícula biliar e isquemia (en ausencia de colelitiasis), lo que produce una respuesta necroinflamatoria, y ocurre principalmente en pacientes críticamente enfermos u hospitalizados. La colecistitis acalculosa a menudo se presenta después de una cirugía mayor y puede asociarse con alimentación parenteral total, sepsis, traumatismos, quemaduras, opiáceos, inmunosupresión e infecciones como citomegalovirus, *Candida*, *Cryptosporidium*, *Campylobacter* y fiebre tifoidea. Aunque las anomalías de la vesícula biliar, como el lodo biliar, están presentes en muchos pacientes críticamente enfermos, el gas en la pared o luz de la vesícula biliar, la falta de realce de la pared de la vesícula biliar y el edema alrededor de la vesícula biliar tienen la mayor especificidad para la colecistitis acalculosa (99, 95 y 92%, respectivamente). En este paciente con fiebre persistente y choque, la colecistitis acalculosa puede ser el origen de la sepsis. Las indicaciones para una colecistectomía de urgencia incluyen necrosis de la vesícula biliar, colecistitis enfisematosa (como en este caso) debido a un microorganismo formador de gas y perforación de la vesícula biliar. En la colecistitis acalculosa sin estas características, una prueba con una sonda para colecistostomía sería el tratamiento inicial apropiado.

PREGUNTAS

1. Hombre de 25 años de edad con diabetes mellitus tipo 1 (DM1) ingresa con letargia y alteración del estado mental. Su compañero de habitación informa que el paciente recientemente perdió su trabajo, comenzó a beber nuevamente y ha estado racionando su insulina. Tiene topiramato como tratamiento para su trastorno convulsivo. En la exploración, el paciente apenas se despierta ante los estímulos. Su presión arterial (PA) es de 90/50 mm Hg y su pulso es de 120/min. Los estudios de laboratorio son Na 128 mEq/L, K 5.3 mEq/L, Cl 94 mEq/L, HCO_3 14 mEq/L, glucosa 560 mg/dL, osmolalidad sérica 303 mmol/kg y lactato sérico 3.5 mmol/L. En la gasometría arterial (GA) se obtienen los siguientes resultados: pH 7.20, $PaCO_2$ 23 mm Hg y PaO_2 88 mm Hg. El análisis de orina es positivo para cetonas y glucosa y la prueba de toxicología en orina es positiva para etanol y canabinoides.

   ¿Cuál es la causa de la acidosis metabólica en este paciente?

   A. Intoxicación alcohólica
   B. Cetoacidosis diabética
   C. Acidosis láctica
   D. Acidosis tubular renal

2. Hombre de 35 años de edad con antecedentes de trastorno por consumo de alcohol complicado por convulsiones es llevado al servicio de urgencias (SU) después de que unas personas lo encontraran tropezando en el parque. Está afebril, con frecuencia cardíaca (FC) de 90 lpm y PA de 120/70 mm Hg. En los laboratorios se obtienen los siguientes resultados: pH 7.20, pCO_2 32 mm Hg (GA) con Na 125 mEq/L, Cl 90 mEq/L, HCO_3 15 mEq/L, albúmina 3.0 g/dL y lactato elevado a 6 mmol/L. En el SU se solicitan 2 L de Ringer lactato, con pruebas de laboratorio repetidas en las que se observa pH 7.18, Cl 89 mEq/L, HCO_3 20 mEq/L y lactato repetido 7 mmol/L.

   ¿Cuál es la causa más probable de la alteración acidobásica de este paciente?

   A. Cetosis alcohólica
   B. Hipovolemia
   C. Septicemia
   D. Deficiencia de tiamina
   E. Vómitos

3. Hombre de 38 años de edad con antecedentes médicos desconocidos es llevado al SU después de que lo encontraron recostado en la acera. Está desorientado pero refiere visión borrosa intermitente. Está afebril con una frecuencia de pulso de 105/min, PA de 128/80 mm Hg y frecuencia respiratoria (FR) de 28 respiraciones/min. En la exploración física se observa midriasis, mala dentición y dolor abdominal leve difuso. Los laboratorios son Na 132 mEq/L, Cl 92 mEq/L, HCO_3 22 mEq/L, nitrógeno ureico en sangre (BUN, *blood urea nitrogen*) 30 mg/dL, creatinina 1.2 mg/dL, Ca 7.4 mg/dL, glucosa 160 mg/dL y albúmina 3 g/dL. Las enzimas hepáticas están dentro del rango de normalidad. La concentración de alcohol en suero es de 160 mg/dL y la osmolalidad sérica medida es de 350 mOsm/kg.

¿Cuál es la ingesta que más probablemente haya causado el cuadro clínico de este paciente?

A. Toxicidad por ácido acetilsalicílico
B. Etilenglicol
C. Alcohol isopropílico
D. Metanol
E. Propilenglicol

4. Hombre de 38 años de edad llega al hospital tras una caída. Tiene una fractura de tobillo que se trata de forma conservadora. Admite que consume mucho alcohol e informa que le gustaría dejar de fumar. Desarrolla síntomas de abstinencia de alcohol 48 h después de la hospitalización y es tratado con diazepam i.v. según la *Clinical Institute Withdrawal Assessment for Alcohol Scale* (CIWA); 36 h después muestra confusión e insuficiencia respiratoria que empeoran. Los medicamentos en este momento incluyen goteo de diazepam i.v. en dosis altas, tiamina i.v., multivitamínicos y paracetamol. La PA es 160/80 mm Hg y su pulso, 108/min. En la exploración se observa somnoliento y solo responde al dolor. Los resultados de laboratorio son Na 145 mEq/L, K 3.8 mEq/L, Cl 101 mEq/L y HCO_3 20 mEq/L. La osmolalidad sérica es 390 mOsm/kg, glucosa 130 mg/dL, creatinina 1.6 mg/dL y lactato 5 mmol/L. En la GA se observa pH 7.30, $PaCO_2$ 42 mm Hg y PaO_2 88 mm Hg. En el análisis de orina hay presencia leve de cetonas. La concentración de etanol es de 2 mg/dL.

¿Cuál es la causa más probable de las anomalías metabólicas en este paciente?

A. Cetoacidosis alcohólica
B. Diazepam
C. Etilenglicol
D. Infección
E. Alcohol isopropílico

5. Mujer de 55 años de edad se presenta con debilidad después de 3 días de dolor abdominal, diarrea y mala ingesta por v.o. Comió en un restaurante chino y 8 h después desarrolló dolor abdominal tipo cólico seguido de múltiples episodios de diarrea acuosa no sanguinolenta. Se presenta con debilidad e incapacidad para ponerse de pie. En el SU está afebril con FC 108 lpm, PA 100/60 mm Hg y FR 22 respiraciones/min. Tiene las membranas mucosas secas y no tiene edema en los miembros inferiores. Los laboratorios se caracterizan por pH 7.18 con pCO_2 28 mm Hg en una GA con Na 130 mEq/L, Cl 108 mEq/L, HCO_3 12 mEq/L, K 3.0 mEq/L y albúmina 4.0 g/dL.

¿Cuál es la causa más probable del trastorno acidobásico en esta paciente?

A. Diarrea
B. Hiperventilación
C. Acidosis láctica
D. Cetosis por inanición
E. Vómitos

6. Mujer de 48 años con artritis reumatoide recién diagnosticada es enviada al nefrólogo por concentración baja de bicarbonato. En la evaluación, la paciente no refiere síntomas. Los laboratorios son Na 138 mEq/L, K 3.2 mEq/L, Cl 118 mEq/L, HCO_3 8 mEq/L y albúmina 4 g/dL con pH sérico de 7.28 y pCO_2 24 mm Hg. Los estudios de orina muestran Na 40 mEq/L, K 20 mEq/L y Cl 30 mEq/L. En el análisis de orina se observaron trazas de sangre, sin proteínas y un pH de 6.0.

¿Cuál es la complicación más probable si no se trata esta afección?

A. Hipercalemia
B. Cálculos renales
C. Osteomalacia
D. Septicemia
E. Tromboembolia venosa

7. Hombre de 69 años de edad acude al hospital con disnea. Informa que ha tenido problemas para «recuperar el aliento», especialmente cuando sube escaleras. Antes era muy activo y jugaba regularmente al tenis con amigos, lo que ya no puede hacer. Tiene antecedentes recientes de cáncer de vejiga y se realizó la cistoprostatectomía y creación de neovejiga ileal hace 2 meses. Informa que, recientemente, ha tenido que cambiar su bolsa de orina con menos frecuencia, pero no refiere ningún dolor abdominal ni sangre en la orina. Toma calcio, vitamina D y docusato sódico. En la exploración, la PA es de 110/75 mm Hg, el pulso de 110/min y la FR de 24/min. Los pulmones están limpios en la auscultación. En la radiografía de tórax (RxT) y el electrocardiograma (ECG) no se observan alteraciones. Los estudios de laboratorio son Na 135 mEq/L, K 3.7 mEq/L, Cl 110 mEq/L y HCO$_3$ 14 mEq/L. En la GA se obtiene pH 7.28, pCO$_2$ 30 mm Hg y pO$_2$ 78 mm Hg. En el análisis de orina se observan 20-50 eritrocitos y 20-50 leucocitos por campo de alta potencia (hpf, *high-power field*).

¿Cuál es la causa de las anomalías acidobásicas de este paciente?

A. Disfunción de la neovejiga
B. Embolia pulmonar
C. Acidosis tubular renal
D. Acidosis láctica tipo B
E. Infección urinaria

8. Hombre de 32 años de edad acude al SU con náuseas y vómitos después de comer sushi la noche anterior. Los signos vitales son pulso de 108/min, PA de 110/74 mm Hg y FR de 20 respiraciones/min. En la exploración física se destacan membranas mucosas deshidratadas y dolor epigástrico. Los laboratorios son Na 126 mEq/L, K 3.2 mEq/L, Cl 87 mEq/L y HCO$_3$ 20 mEq/L con albúmina 2 g/dL. En la GA se obtiene pH de 7.38 y pCO$_2$ de 36 mm Hg.

¿Cuál es la causa de la alteración acidobásica del paciente?

A. Acidosis metabólica con brecha aniónica alta
B. Acidosis metabólica con brecha aniónica alta, alcalosis metabólica con alcalosis respiratoria compensatoria
C. Alcalosis metabólica y acidosis metabólica sin brecha aniónica con acidosis respiratoria compensatoria
D. Sin anomalía acidobásica
E. Acidosis metabólica sin brecha aniónica

9. Mujer de 28 años de edad acude al SU con 3 días de emesis e incapacidad para tolerar la ingesta por v.o. Comió en un restaurante de mariscos 8 h antes de la aparición de los síntomas. Los signos vitales son FC 115/min, PA 92/52 mm Hg y FR 12 respiraciones/min. En la exploración se encuentra que tiene membranas mucosas deshidratadas sin edema de los miembros inferiores. Los laboratorios son pH 7.50, PaCO$_2$ 48 mm Hg con Na 130 mEq/L, Cl 88 mEq/L, HCO$_3$ 30 mEq/L y K 2.8 mEq/L.

¿Cuál es el mejor tratamiento para esta paciente?

A. Acetazolamida
B. Hemodiálisis
C. Intubación para ventilación mecánica
D. Solución fisiológica i.v.
E. Observación

10. En la GA se obtienen los siguientes resultados: pH 7.15, pCO$_2$ 20 mm Hg, pO$_2$ 80 mm Hg y HCO$_3$ 12 mEq/L y una química sanguínea en la que se obtiene una brecha aniónica de 16 mEq/dL (normal 10-12 mEq/L).

¿Cuál es la alteración acidobásica en este caso?

A. Acidosis metabólica con brecha aniónica
B. Acidosis metabólica con brecha aniónica + acidosis metabólica sin brecha aniónica
C. Acidosis metabólica con brecha aniónica + acidosis metabólica sin brecha aniónica + alcalosis respiratoria
D. Acidosis metabólica con brecha aniónica + alcalosis respiratoria
E. Acidosis respiratoria + alcalosis metabólica

11. Mujer de 78 años de edad es hospitalizada después de una caída y se encuentra que tiene una hemorragia subaracnoidea. Se trata de forma conservadora con nimodipino. La PA es de 100/75 mm Hg y la FC de 90 lpm. La exploración física es normal, excepto por los déficits leves del campo visual, así como la ausencia de sudor axilar y membranas mucosas secas. Los laboratorios al momento de la de admisión son Na 139 mEq/L, K 4.5 mEq/L y creatinina 0.9 mg/dL. Cinco días después, sus laboratorios son Na 126 mEq/L, K 3.6 mEq/L y creatinina 0.9 mg/dL. La osmolalidad sérica es 262 mOsm/kg, el sodio urinario 49 mEq/L y la osmolalidad urinaria 360 mOsm/kg. El cortisol sérico de la mañana es 8 µg/dL (normal 5-25 µg/dL) y la hormona estimulante del tiroides (tirotropina o TSH, *thyroid-stimulating hormone*) es 8 µU/mL (normal 0.5-5 µU/mL). Las concentraciones libres de triyodotironina (T_3) y tiroxina (T_4) son normales. Después de la administración de 1 L de solución salina i.v., la concentración de Na sérico es 127 mEq/L, mientras que la concentración de Na urinario es 60 mEq/L y la osmolalidad urinaria es 260 mOsm/kg.

¿Cuál es la etiología de la hiponatremia en esta paciente?

A. Pérdida de sal cerebral
B. Hipoadrenalismo
C. Hipotiroidismo
D. Hipovolemia
E. Síndrome de secreción inadecuada de hormona antidiurética (SIADH, *syndrome of inappropriate antidiuretic hormone secretion*)

12. Hombre de 34 años de edad acude al SU posterior a que su amigo lo encontró confundido en su hogar. Está alerta pero desorientado y no puede responder preguntas. Su amigo le cuenta que fue despedido recientemente de su trabajo y que ha estado en casa durante la última semana bebiendo tres a cuatro *six-packs* de cerveza al día. Signos vitales: está afebril, pulso 68/min y PA 140/86 mm Hg. En la exploración se observan membranas mucosas húmedas con relleno capilar normal y turgencia cutánea. El sodio sérico es de 126 mEq/L con una concentración de glucosa de 120 mg/dL. Se solicitan estudios de orina. La osmolalidad urinaria es de 75 mOsm/kg.

¿Cuál es el mejor paso a seguir en el tratamiento?

A. Administrar diurético de asa
B. Restricción de líquidos
C. Solución fisiológica i.v.
D. Tolvaptán

13. Mujer de 76 años de edad con antecedentes de cáncer de pulmón acude al SU con debilidad 2 días después del tratamiento de quimioterapia ambulatoria. Los signos vitales son pulso 80/min, PA 110/70 mm Hg y FR 20 respiraciones/min. Los laboratorios destacan por la concentración de Na 120 mEq/L. Recibe 2 L de solución fisiológica durante 1 h. Experimenta una convulsión tónico-clónica 30 min después. Se repiten los laboratorios y se obtiene una concentración de Na de 116 mEq/L.

¿Cuál es la causa más probable de la hiponatremia de esta paciente?

A. Lesión renal aguda
B. Quimioterapia
C. Hipovolemia
D. Liberación inadecuada de hormona antidiurética (vasopresina o ADH, *antidiuretic hormone*)
E. Vómitos

14. Mujer de 72 años de edad con hipotiroidismo acude al SU después de que su familia la encontrara confundida en su departamento. Pesa 65 kg, está afebril, con pulso de 108/min, PA 122/74 mm Hg y FR 18 respiraciones/min. La paciente no requiere oxígeno suplementario. Refiere náuseas y cefalea, pero está despierta. En el SU, tiene un episodio de vómitos. En la exploración hay presencia de membranas mucosas húmedas. Los laboratorios son Na 118 mEq/L, BUN 18 mg/dL y glucosa 87 mg/dL con una osmolalidad sérica de 250 mOsm/kg. La concentración de Na urinario es de 35 mEq/L y la osmolalidad urinaria es de 450 mOsm/kg.

¿Cuál es el mejor paso a seguir en el tratamiento?

A. Administrar un bolo de 2 L de solución fisiológica
B. Comprobar las concentraciones de TSH y T_4 libre
C. Administrar solución salina hipertónica al 3% como un bolo de 100 mL en 10 min, después volver a tomar los estudios de laboratorio de control
D. Restringir el agua y revisar los laboratorios en 4 h
E. Iniciar solución fisiológica i.v. a 250 mL/h y volver a tomar los laboratorios de control en 4 h

15. Mujer de 76 años de edad con antecedentes de enfermedad de Alzheimer y amiloidosis acude al SU acompañada de sus familiares, quienes notaron que ha estado más confundida y letárgica en las últimas semanas. Tiene incontinencia al inicio del estudio y la familia no cree que haya tenido ninguna modificación en su producción de orina. Los signos vitales son FC 98 lpm, PA 118/76 mm Hg y FR 18 respiraciones/min. En la exploración física, está somnolienta pero se despierta con facilidad, con membranas mucosas secas. El sodio sérico es 156 mEq/L con glucosa 140 mg/dL. La osmolalidad urinaria es de 225 mOsm/kg con una osmolalidad sérica de 335 mOsm/kg. Se coloca una sonda de Foley y se inicia solución fisiológica i.v. Durante las siguientes 12 h, orina 1.5 L, el Na sérico repetido es de 154 mEq/L y la osmolalidad urinaria es de 255 mOsm/kg. Se administra desmopresina y la osmolalidad urinaria aumenta de 285 a 310 mOsm/kg.

¿Cuál es el diagnóstico más probable?

A. Diabetes insípida central
B. Pérdida de agua libre gastrointestinal
C. Falta de acceso libre a agua
D. Diabetes insípida nefrogénica
E. Diuresis osmótica

16. Mujer embarazada de 26 años de edad ingresa a las 32 semanas de gestación con sospecha de preeclampsia. La paciente refiere polidipsia y polaquiuria en las últimas semanas. Tiene antecedentes de trastorno bipolar, que en el pasado se trató con litio. La PA es 155/80 mm Hg y la exploración física es normal. Los recuentos sanguíneos y las pruebas de función hepática son normales. Se trata con reposo en cama, magnesio i.v. y labetalol. Cuando su poliuria persiste a pesar de la restricción de líquidos, se administra provocación con desmopresina.

	Basal	6 h de restricción de líquidos	2 h después de la provocación con desmopresina
Sodio	138 mEq/L	143 mEq/L	141 mEq/L
Osmolalidad sérica	287 mOsm/kg	295 mOsm/kg	290 mOsm/kg
Osmolalidad urinaria	90 mOsm/kg	95 mOsm/kg	310 mOsm/kg
Volumen de orina	8 L/24 h	3 L/6 h	300 mL/2 h

¿Cuál es la causa de la poliuria?

A. Diabetes insípida central
B. Diabetes insípida gestacional
C. Diabetes insípida nefrogénica
D. Preeclampsia
E. Polidipsia primaria

17. Hombre de 38 años de edad acude al SU con palpitaciones y diarrea. La noche anterior participó en un concurso de comidas e ingirió una gran cantidad de regaliz negro, después de lo cual se sintió mal y presentó diarrea. Los signos vitales son pulso de 90-95 lpm (contracciones ventriculares prematuras frecuentes), PA 172/102 mm Hg y FR 22 respiraciones/min. En la exploración se percibe que el paciente está ansioso pero sin angustia, las mucosas están hidratadas y en el abdomen hay leve presencia de dolor. Los laboratorios son Na 142 mEq/L, Cl 102 mEq/L, HCO_3 18 mEq/L, K 2.8 mEq/L, leucocitos 9×10^9/L, Na en orina 10 mg/dL, K 40 mg/dL, Cl 60 mg/dL y creatinina 2 mg/dL.

    ¿Cuál es la etiología más probable de la hipocalemia en este paciente?
    A. Diarrea
    B. Ingesta de regaliz
    C. Acidosis tubular renal
    D. Tiazida
    E. Vómitos

18. Mujer de 70 años de edad ingresa en la unidad de cuidados intensivos (UCI) tras un paro cardíaco extrahospitalario. Se realiza la revascularización coronaria y después se inicia un protocolo de hipotermia terapéutica. Su temperatura es de 32.5 °C después de 12 h. Está intubada, sedada y recibe infusiones de vasopresina y norepinefrina. El residente de guardia nota que la concentración de potasio de la paciente ha disminuido de 3.9 mEq/L al ingreso a 2.8 mEq/L. La producción de orina registrada durante las últimas 24 h es de aproximadamente 3.5 L y la concentración de creatinina sérica es normal. La salida de heces es de 200 mL.

    ¿Cuál es la causa de la hipocalemia de este paciente?
    A. Revascularización cardíaca
    B. Diarrea
    C. Hiperaldosteronismo por acidosis tubular renal
    D. Hipotermia
    E. Ventilación mecánica

19. Hombre de 72 años de edad con antecedentes de leucemia linfocítica crónica acude a su oncólogo para seguimiento. Ha evolucionado bien y no refiere molestias. Los laboratorios son Na 132 mEq/L, K 8.2 mEq/L, HCO_3 26 mEq/L, BUN 28 mg/dL, creatinina 1.2 mg/dL, glucosa 220 mg/dL y leucocitos 372/μL. El ECG tiene un ritmo sinusal normal y no se observan ondas T puntiagudas. Se administran gluconato de calcio, insulina y dextrosa. El potasio repetido es de 8.5 mEq/L; se repite el ECG y no se observan cambios.

    ¿Cuál es la causa más probable de la hipercalemia de este paciente?
    A. Hiperglucemia
    B. Hipoaldosteronismo hiporreninémico
    C. Seudohipercalemia
    D. Insuficiencia renal
    E. Síndrome de lisis tumoral

20. Hombre de 52 años de edad con antecedentes de diabetes mellitus (DM), hipertensión, enfermedad renal crónica (Cr basal 1.5) y enfermedad pulmonar obstructiva crónica (EPOC) ingresa en el hospital con una exacerbación de esta última. Está en el tercer día de su hospitalización y está siendo tratado por EPOC con broncodilatadores de acción corta y prednisona oral. Actualmente sus laboratorios son pH 7.32, Na 130 mEq/L, K 5.5 mEq/L, HCO_3 28 mEq/L, BUN 30 mg/dL, creatinina 1.7 mg/dL y glucosa 450 mg/dL.

¿Cuál es la causa más probable de la hipercalemia de este paciente?

A. Acidemia
B. Lesión renal aguda
C. Ingesta dietética excesiva
D. Hiperglucemia
E. Medicamentos

21. Hombre de 68 años de edad con hipertensión, DM y enfermedad renal en etapa terminal (ERET) en tratamiento con hemodiálisis se encuentra en el servicio de cirugía en su segundo día postoperatorio por una resección del intestino delgado después de acudir al SU con una obstrucción del intestino delgado. El paciente está anúrico al inicio del estudio. Los signos vitales son FC 86 lpm y PA 150/80 mm Hg. En la exploración, las membranas mucosas están hidratadas, la presión venosa yugular (PVY) es de 8 cm y el abdomen está levemente sensible con una incisión en la línea media vertical que cicatriza bien. Tiene una fístula braquiocefálica derecha con frémito palpable. Los laboratorios son Na 134 mEq/L, K 5.8 mEq/L y BUN 50 mg/dL. Se revisa el ECG, en el que se observa un ritmo sinusal normal con inversiones estables de la onda T en V_4-V_6. El paciente está programado para recibir diálisis en 2 días, por lo que decide administrar 10 U de insulina regular por vía i.v. con dos amperios de D50W y le gustaría administrar sulfonato de poliestireno sódico (SPS).

¿Cuál de las siguientes opciones es una contraindicación para la administración de SPS?

A. EPOC
B. Hiperglucemia
C. Hiponatremia
D. Cirugía intestinal reciente
E. Septicemia

22. Hombre de 60 años de edad con antecedentes de enfermedad de las arterias coronarias (EAC) con injerto de derivación de la arteria coronaria (CABG, *coronary artery bypass grafting*) es encontrado en su casa por miembros de su familia. Se llama al SU; cuando llegan, se encuentra sin pulso y se inicia la reanimación cardiopulmonar (RCP). Está en fibrilación ventricular, por lo que se proporciona un choque y se logra el retorno de la circulación espontánea. Lo intuban y lo llevan al SU. En la RxT se observan opacidades difusas. Necesita un 70% de FiO_2 y 12 de presión teleespiratoria positiva (PEEP, *positive end-expiratory pressure*) para alcanzar una PaO_2 de 70 mm Hg. Las presiones arteriales medias (PAM) están en los 70 con 30 de norepinefrina. En los laboratorios se observa K 6.5 mEq/L con ondas T puntiagudas. Se coloca una sonda de Foley y no hay producción de orina. Se decide administrar gluconato de calcio, insulina, dextrosa y furosemida i.v. Después de 1 h, la producción de orina es de 5 mL. Se repiten los laboratorios y se obtiene K de 6.6 mEq/L.

¿Cuál es el mejor paso a seguir en el tratamiento?

A. Consultar con el servicio de nefrología para terapia de reemplazo renal
B. Iniciar tratamiento con albuterol por vía i.v.
C. Administrar solución fisiológica
D. Proporcionar resina aglutinante de potasio
E. Repetir una química sanguínea

23. Hombre de 67 años de edad con antecedentes de EAC, hipertensión e insuficiencia cardíaca con fracción de eyección reducida que acude al hospital con 7 días de empeoramiento de la disnea de esfuerzo, ortopnea y aumento de peso. En el SU, se encuentra taquipneico y requiere 4 L de suplementación con oxígeno para mantener la saturación de O_2 > 94%. En la exploración se observa PVY incrementada, crepitantes difusos y edema de los miembros inferiores que se extiende hasta las rodillas. La TC muestra una embolia pulmonar y edema pulmonar difuso. Los laboratorios son Na 122 mEq/L y creatinina 2.2 mg/dL con una concentración basal de 0.9 mg/dL. El análisis de orina no presenta proteínas ni sangre.

¿Cuál es la etiología más probable de la lesión renal aguda de este paciente?

A. Vasculitis por anticuerpos citoplasmáticos antineutrófilos (ANCA, *antineutrophilic cytoplasmic antibodies*)

B. Uso de contraste

C. Insuficiencia cardíaca

D. Uso de antiinflamatorios no esteroideos (AINE)

E. Ingesta oral deficiente

24. Hombre de 62 años de edad con melanoma metastásico ingresa con una concentración de creatinina de 3.2 mg/dL (concentración inicial 1.0 mg/dL) después del ciclo 3 de pembrolizumab. Comenta sentirse bien con la respuesta de su cáncer a la terapia, pero le preocupa la presencia de insuficiencia renal. Refiere diarrea reciente y mala ingesta oral. Negó mareos, disnea o síntomas urinarios. Sus medicamentos incluyen omeprazol y oxicodona. Tenía PA de 96/50 mm Hg y FC de 90 lpm. En la exploración se observaron membranas mucosas secas y por lo demás fue normal. Los laboratorios son Na 134 mEq/L, K 3.4 mEq/L, HCO_3 19 mEq/L y Cl 90 mEq/L. Las pruebas de función hepática no tuvieron alteraciones. En el análisis de orina se observaron 5-10 leucocitos/hpf y el sedimento de orina era insípido. Se le administran 2 L de solución salina i.v., y un día después la concentración de Cr fue de 2.9 mg/dL. Su producción de orina ha sido de 1.3 L durante las últimas 24 h. En la ecografía renal se observan riñones de tamaño normal sin hidronefrosis.

¿Cuál es el mejor paso a seguir en el tratamiento?

A. Continuar con la hidratación i.v.

B. Insertar una sonda de Foley

C. Biopsia de riñón

D. No hay más intervenciones en la actualidad

E. Prednisona

25. Hombre de 26 años de edad previamente sano acude al SU después de experimentar mialgias y notar que su orina era de color oscuro. El paciente refiere que se ha esforzado en el gimnasio y ha estado levantando mucho peso. Sus signos vitales están dentro de los límites normales y su exploración es normal. La creatina-cinasa regresa a 62 000 UI/L y la concentración de creatinina, potasio sérico y calcio sérico son 1.7 mg/dL, 6.0 mEq/L y 6.7 mg/dL, respectivamente.

¿Cuál es el mejor paso a seguir en el tratamiento?

A. Hemodiálisis

B. Furosemida i.v.

C. Solución salina i.v. a 1 L/h

D. Solución salina i.v. a 200 mL/h

E. Bicarbonato de sodio i.v. a 200 mL/h

26. Hombre de 45 años de edad con antecedentes familiares de EAC prematura, hipertensión y DM se presenta con dolor torácico atípico. Tras una prueba de esfuerzo nuclear anómala, se realiza una angiografía coronaria. En el postangiograma, sufre una lesión renal aguda inducida por el contraste. La concentración de creatinina se eleva a 2.0 mg/dL desde un valor inicial de 0.9 mg/dL. Con un tratamiento conservador, la concentración de creatinina desciende a 1.1 mg/dL en los próximos 2 días.

¿Cuál es la asociación entre la lesión renal aguda y el riesgo de los siguientes resultados adversos?

A. La lesión renal aguda se asocia con un mayor riesgo de enfermedad renal crónica y ERET, pero no con un mayor riesgo de mortalidad

B. La lesión renal aguda se asocia con un mayor riesgo de enfermedad renal crónica, pero no con ERET

C. La lesión renal aguda se asocia con un mayor riesgo de enfermedad renal crónica, ERET y mortalidad

D. La lesión renal aguda no se asocia con un mayor riesgo de enfermedad renal crónica o ERET

27. Mujer de 55 años de edad con antecedentes de hipertensión arterial, DM y enfermedad renal crónica estadio 4 ingresa por dolor torácico. En el ECG inicial no se mostró ninguna anomalía en ST, pero en los ECG realizados horas más tarde se mostraron cambios isquémicos del segmento. Se sospecha un infarto de miocardio y se planifica un cateterismo cardíaco. Los medicamentos de su tratamiento incluyen lisinopril, torasemida, ácido acetilsalicílico, carvedilol e insulina. La PA es 110/66 mm Hg y el pulso es 60 lpm. No hay edema periférico y en la auscultación los pulmones están limpios.

    ¿Cuál es la mejor intervención para reducir el riesgo de lesión renal aguda asociada con el contraste en esta paciente?

    A. Hemodiálisis inmediatamente después del procedimiento
    B. *N*-acetilcisteína i.v.
    C. Solución fisiológica i.v.
    D. Líquidos v.o.

28. Hombre de 63 años de edad con hipertensión, DM y ERET en hemodiálisis tres veces por semana ingresa desde la unidad de diálisis con disnea y malestar torácico. Acudió a la unidad de diálisis con estos síntomas y, por lo tanto, no pudo iniciar el procedimiento. Niega fiebre, escalofríos, tos o mareos. La PA es de 160/70 mm Hg, el pulso de 110/min y el peso de 73 kg. Está 1 kg por encima de su peso seco. En la exploración física se escuchan pulmones limpios y la PVY es normal. Al ingreso, la concentración de troponina T de alta sensibilidad es de 135 ng/L y en la segunda toma, unas horas más tarde, es de 405 ng/L (valor de referencia < 9 ng/L). En la RxT se observan campos pulmonares claros. En el ECG se muestran signos de hipertrofia ventricular izquierda (HVI) y nuevas anomalías inespecíficas del segmento ST.

    ¿Cuál es el mejor paso a seguir en el tratamiento?

    A. Ácido acetilsalicílico, nitratos e interconsulta con cardiología para cateterismo cardíaco
    B. Embolia pulmonar por TC
    C. Observación
    D. Repetir las concentraciones de troponina unas horas más tarde
    E. Hemodiálisis y ultrafiltración urgentes

29. Hombre de 65 años de edad ingresa con insuficiencia cardíaca congestiva descompensada tras fracasar la diuresis ambulatoria. Informa un aumento de 11 kg en las últimas 3-4 semanas y disnea en reposo. Ha estado tomando torasemida 60 mg dos veces al día durante ese período. Se administra un bolo de furosemida de 100 mg i.v. y se inicia con una infusión de 10 mg/h. Responde bien y pierde 4.5 kg en los primeros 5 días, pero continúa requiriendo oxígeno suplementario (cánula nasal de 2 L/min), tiene disnea al caminar y crepitantes bilaterales. En el día 6 se observa que el HCO_3 en la química sanguínea es de 45 mEq/L y se obtiene una GA con pH de 7.51 y $PaCO_2$ de 52 mm Hg. En una reunión del equipo, se decide que es necesario continuar con la diuresis intravenosa.

    ¿Cuál es el tratamiento más adecuado?

    A. Agregar acetazolamida
    B. Aumentar amilorida al tratamiento
    C. Agregar espironolactona
    D. Infundir solución fisiológica
    E. Insistir en que se suspenda la administración de furosemida

30. Mujer de 60 años de edad con hipertensión acude a la clínica con mediciones de PA domiciliarias persistentemente altas. Actualmente toma lisinopril 40 mg al día, amlodipino 10 mg al día y clortalidona 12.5 mg al día. Sigue una dieta estricta con restricción de sal, se ejercita todos los días y no bebe alcohol ni fuma tabaco. Sus mediciones domiciliarias de PA están en el rango de 150-165/85-95 mm Hg. Sus comorbilidades incluyen EAC y DM bien controlada. Sus laboratorios muestran una tasa de filtración glomerular estimada (TFGe) de 40 mL/min y un K de 4.9 mEq/L.

¿Cuál es el mejor paso a seguir en el tratamiento?

A. Agregar carvedilol
B. Adicionar espironolactona
C. Cambiar clortalidona por furosemida 40 mg al día
D. Aumentar la clortalidona a 25 mg al día
E. Añadir lisinopril a 60 mg al día

31. Una mujer embarazada de 33 años de edad gesta 2 parto 1 con antecedentes de preeclampsia en su embarazo anterior ingresa con una PA de 170/95 mm Hg. La paciente no tiene síntomas.

¿Qué antihipertensivo no se debe usar durante el embarazo?

A. Hidralazina
B. Labetalol
C. Lisinopril
D. Metildopa
E. Nifedipino

32. Mujer de 60 años de edad acaba de ser ingresada en la UCI médica con un choque séptico secundario a una infección en el pie que no se trató. Toma 6 µg/kg/min de norepinefrina y 0.04 U/min de vasopresina y su lactato es de 8 mmol/L. Se intuba a la paciente y se inicia la ventilación mecánica. En la GA se observa pH de 7.25 y pO$_2$ de 140 mm Hg con FiO$_2$ al 30% y una PEEP de 5 mm Hg. En una radiografía de tórax se observa un edema pulmonar leve. El BUN y la creatinina son de 63 mg/dL y 4.2 mg/dL, respectivamente. La producción de orina es de 25 mL/h.

¿Cuál es el mejor paso a seguir en el tratamiento?

A. Administrar bicarbonato de sodio por vía i.v.
B. Observar de forma estrecha con furosemida i.v. según la necesidad
C. Iniciar terapia de reemplazo renal continua
D. Iniciar hemodiálisis intermitente

33. Mujer de 59 años de edad con diabetes mellitus tipo 2 (DM2) llega al hospital refiriendo tos, congestión y fiebre durante las últimas 2 semanas. Su PA es de 85/50 mm Hg y en una RxT se observó una neumonía en el lóbulo inferior derecho. La concentración de creatinina al ingreso fue de 11 mg/dL (valor basal de 2.6 mg/dL) y el potasio de 6.5 mEq/L. En su ECG se observan anomalías inespecíficas del segmento ST. Se introduce una sonda de Foley sin retorno de orina. Comienza con antibióticos y líquidos por vía i.v. Una hora más tarde, continúa sin producción de orina y el potasio aumenta a 7 mEq/L. Se inicia hemodiálisis urgente. Durante la semana siguiente, recibió tres sesiones de diálisis y la infección se resolvió. La producción de orina ha aumentado progresivamente y ahora produce alrededor de 2.1 L de orina al día. El BUN es de 65 mg/dL, la creatinina 4.1 mg/dL y el potasio 4.3 mEq/L. La última sesión de diálisis fue hace 48 h. El BUN posdiálisis fue 55 mg/dL y la creatinina fue 3.3 mg/dL.

¿Cuál es el mejor paso a seguir en el tratamiento?

A. Realizar diálisis hoy mismo
B. Diálisis hasta que la concentración de creatinina sérica sea < 2 mg/dL
C. Administrar furosemida i.v. para aumentar la producción de orina
D. Solo observación

34. Mujer de 45 años de edad con ERET que recibe hemodiálisis tres veces por semana ingresa en el hospital con celulitis. Mientras está hospitalizada, el equipo nota que tiene una fístula braquiocefálica izquierda con frémito y soplo, pero ha estado recibiendo diálisis a través de un catéter venoso central. La paciente informa que la fístula se colocó hace 3 meses. Se examina la fístula, se considera que ha madurado bien y se usa para hemodiálisis ese mismo día con tasas de flujo sanguíneo completo (400 mL/min). Inmediatamente después de regresar a la unidad de hospitalización, la

paciente refiere entumecimiento y dolor intenso en la mano izquierda. El pulso radial no es palpable y los dedos están fríos al tacto. Sus signos vitales son estables.

¿Cuál es el mejor paso a seguir en el tratamiento?

A. Elevar el brazo
B. Observar
C. Realizar evaluación quirúrgica
D. Recetar gabapentina en dosis altas
E. Reducir las tasas de flujo sanguíneo durante la próxima sesión de diálisis

35. Hombre hispano de 72 años de edad que inmigró recientemente a los Estados Unidos desde Colombia es atendido en la clínica de atención primaria para pacientes ambulatorios 4 semanas después de un ingreso hospitalario reciente por neumonía. Al ingreso, se encontró que la creatinina estaba elevada (6 mg/dL). Con líquidos y medidas de sostén, la creatinina bajó rápidamente a 3.1 mEq/L dentro de las 48 h posteriores al ingreso y permaneció en esa concentración al momento del alta hospitalaria. En un estudio renal de repetición se obtiene una creatinina de 3.2 mEq/L, lo que equivale a una TFGe de 18 mL/min/1.73 m^2. Su grupo sanguíneo es A y su índice de masa corporal (IMC) de 31 kg/m^2. El paciente revela que ha tenido dificultades para controlar su DM durante 35 años y tiene tratamiento con insulina. Hace años le dijeron que tenía una nefropatía diabética e informa hipertensión, por lo que toma amlodipino. Posteriormente el paciente le muestra una pila de papeles de su país de origen, que indican que se realizó una cirugía por un carcinoma basocelular en la piel del antebrazo < 1 cm hace 2 años. Tiene una familia que lo apoya y juega al golf los fines de semana. Quiere evitar la diálisis tanto como sea posible y le pregunta sobre la posibilidad de ser incluido para un trasplante de riñón de donante fallecido.

¿Qué debería decirle?

A. No califica para un trasplante de riñón debido a su edad
B. No es candidato para un trasplante de riñón debido a su historial de cáncer
C. Debería explorar la opción de trasplante de un donante vivo porque el tiempo de espera será más corto
D. Debe ser evaluado e inscrito para un trasplante de riñón en ese momento
E. Le comenta que podrá ser candidato para un trasplante de riñón una vez que se encuentre en diálisis

36. Mujer de 50 años de edad con cirrosis alcohólica ingresa con agravamiento del dolor abdominal por ascitis progresiva y alteración del estado mental. La paciente acaba de lograr la sobriedad de 6 meses y fue incluida en la lista para un trasplante de hígado hace 12 días. En la exploración física se observa distensión abdominal y PA de 95/56 mm Hg. Su estado mental mejora con lactulosa. La concentración de creatinina sérica al ingreso es de 4.2 mg/dL desde un valor inicial de 1.5 mg/dL y la albúmina sérica es de 2.6 mg/dL. Su puntuación del modelo para hepatopatía terminal (MELD, *Model for End-Stage Disease*) es de 28. El sedimento urinario es estéril y la excreción fraccionada de sodio es < 1%. A pesar de la reanimación con soluciones intravenosas más albúmina y el tratamiento con midodrina y octreotida, la concentración de creatinina empeora durante las siguientes 72 h a 6.2 mg/dL y su estado mental vuelve a empeorar. Se lleva a cabo una discusión sobre el inicio de la diálisis con ella y su familia.

¿Cuál es su factor pronóstico más favorable si se iniciara en diálisis?

A. Edad
B. Etiología de la lesión renal aguda
C. Listado para trasplante de hígado
D. Puntuación MELD

37. ¿Cuál de las siguientes afirmaciones es falsa?

    A. La hemodiálisis domiciliaria se asocia con una mejor supervivencia respecto a la hemodiálisis convencional en el centro

    B. La diálisis peritoneal se asocia con una mejor conservación de las funciones cognitivas en comparación con la hemodiálisis

    C. La calidad de vida de los trasplantados es la misma que la de los pacientes en diálisis

    D. La supervivencia en diálisis peritoneal y en hemodiálisis es comparable

38. Mujer afroamericana de 35 años diagnosticada con lupus eritematoso sistémico a los 30 años es atendida en atención primaria durante una consulta de rutina. No tiene quejas, a excepción de una erupción malar. No tiene otros signos de lupus sistémico y la PA es de 145/92 mm Hg. Está tomando píldoras anticonceptivas orales. En una muestra de orina puntual de hace una semana se observa proteinuria de 800 mg/g. No hay hematuria en el análisis de orina y las pruebas renales son normales con una creatinina de 0.7 mg/dL. Las concentraciones de complemento son levemente reducidas.

    ¿Cuál es el mejor paso a seguir en el tratamiento?

    A. Iniciar la inmunosupresión con esteroides y micofenolato de mofetilo

    B. Obtener una relación proteína/creatinina de 24 h

    C. Enviarla para una biopsia de riñón

    D. Repetir la relación proteína/creatinina en orina en un mes

    E. Comenzar administración de lisinopril

39. Hombre asiático de 27 años de edad acude a la consulta externa después de experimentar episodios recurrentes de hematuria macroscópica. Informa de uno de esos episodios recientes el invierno pasado después de tener síntomas «similares a los de la gripe». No toma ningún medicamento. La PA es de 135/90 mm Hg. En un análisis de orina se observa hematuria y se encuentra que tiene una relación microalbúmina/creatinina en orina de 0.6 g/g. La concentración sérica de creatinina es de 0.9 mg/dL. La ecografía renal no tiene alteraciones. En una biopsia renal se observan hallazgos compatibles con nefropatía por inmunoglobulina A (IgA).

    ¿Con cuál de los siguientes debería tratarse?

    A. Ciclofosfamida

    B. Aceite de pescado

    C. Lisinopril

    D. Prednisona

40. Hombre caucásico de 44 años de edad con leucemia mieloide crónica recidivante se encuentra en remisión clínica después de un trasplante alogénico de células madre hematopoyéticas hace 15 meses. Su ciclosporina se redujo gradualmente y se suspendió 3 meses antes de la admisión. Ahora presenta una erupción en la cara y los antebrazos durante 2 semanas junto con edema de los miembros inferiores. Tiene síndrome nefrótico con 4.2 g de proteinuria y una albúmina sérica de 2.3 mg/dL. La concentración de creatinina se incrementó a 1.4 mg/dL desde 0.9 mg/dL hace un mes. Las serologías de hepatitis y virus de inmunodeficiencia humana (VIH) fueron negativas. Las concentraciones de C3, C4, anticuerpos antinucleares (ANA, *antinuclear antibodies*) y ANCA por electroforesis en suero y orina fueron normales. Su hemoglobina es de 13 g/dL, el recuento de leucocitos de 8 000/μL y el recuento de plaquetas de 176 500/μL.

    ¿Cuál es el diagnóstico más probable?

    A. Vasculitis ANCA

    B. Glomeruloesclerosis focal y segmentaria

    C. Nefropatía membranosa

    D. Enfermedad de cambios mínimos

    E. Microangiopatía trombótica

41. Mujer de 53 años de edad que presentó hematuria, proteinuria en rango nefrótico (3.7 g/d) y concentración de creatinina elevada (1.9 g/dL). En una biopsia renal se observó enfermedad por depósito monoclonal con glomerulonefritis proliferativa.

    En los pacientes con gammapatía monoclonal de importancia renal, ¿cuál es la mejor forma de detectar la proteína monoclonal en la circulación?

    A. Electroforesis de las proteínas séricas (EPS) y orina
    B. EPS, inmunofijación en suero y análisis de cadena ligera libre de suero
    C. Electroforesis de las proteínas en orina, inmunofijación de orina y análisis de cadenas ligeras libres en orina
    D. Análisis de cadenas ligeras libres en orina

42. Mujer de 38 años de edad ingresa con dolor abdominal y fiebre durante la última semana. En la química sanguínea se observa una concentración de creatinina sérica de 4.1 mg/dL (1.0 mg/dL hace 1 mes) y el sedimento de orina tiene eritrocitos dismórficos. Los estudios serológicos se envían y están pendientes. Se realiza una biopsia de riñón y se observa glomerulonefritis en media luna en el microscopio óptico.

    ¿Cuál es el diagnóstico menos probable en esta paciente?

    A. Vasculitis por ANCA
    B. Enfermedad anti-membrana basal glomerular
    C. Síndrome urémico hemolítico
    D. Nefropatía por IgA
    E. Nefritis lúpica

43. Mujer de 45 años de edad con hepatitis C acude al SU con malestar, artralgias y cambio en la coloración de la orina. Se perdió el seguimiento gastrointestinal y no recibió tratamiento para la hepatitis C. Durante la semana pasada mostró empeoramiento de las artralgias y edema alrededor de los tobillos. Los signos vitales son PA de 164/98 mm Hg. La exploración se caracteriza por la presencia de membranas mucosas hidratadas, crepitaciones bibasilares, ausencia de ascitis, edema de tobillo 1+ y púrpura a lo largo de las extremidades. Los laboratorios se destacan por una concentración de creatinina de 2.4 (concentración basal 1.2) y C3 y C4 disminuidos. Se coloca una sonda de Foley por donde se drenan 300 mL de orina color té. En el análisis de orina se observan sangre 2+ y proteína 1+. Se muestra una imagen representativa de su sedimento de orina.

    ¿Cuál es el diagnóstico más probable?

    A. Glomerulonefritis crioglobulinémica
    B. Púrpura de Henoch-Schönlein
    C. Síndrome hepatorrenal
    D. Lesión renal aguda posrenal
    E. Lesión renal aguda prerrenal

    Imagen cortesía de Harish Seethapathy, MBBS.

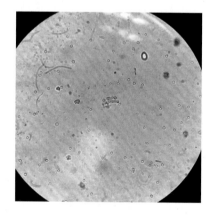

44. Hombre de 57 años de edad se presenta a una visita de atención de urgencia debido a un cambio en el color de su orina durante una semana. El paciente describe su orina como «del color del té». Niega cualquier traumatismo reciente, cálculos renales o inserción de una sonda de Foley. El paciente tiene antecedentes de DM y dolor de espalda crónico, por lo que usa ibuprofeno según la necesidad. Los signos vitales son normales y la exploración física no presenta complicaciones. En la química sanguínea se observa una concentración de creatinina normal.

    ¿Cuál es el mejor paso a seguir en la gestión?

    A. Urografía por TC
    B. Observación
    C. Ecografía renal
    D. Análisis de orina + sedimento
    E. Envío al servicio de urología

45. ¿Un análisis de orina normal en la lesión renal aguda ayuda a descartar cuál de los siguientes diagnósticos?

    A. Amiloidosis
    B. Síndrome cardiorrenal
    C. Nefropatía por cilindros de mieloma múltiple
    D. Microangiopatía trombótica
    E. Obstrucción de las vías urinarias

46. ¿Cuál de las siguientes afirmaciones no es verdadera?

    A. Los cálculos de oxalato de calcio son el tipo más frecuente de cálculos renales
    B. En un paciente con cálculos de oxalato de calcio que bebe menos de 1.5 L/día, es poco probable que la modificación de la dieta prevenga otro cálculo renal a menos que se incremente simultáneamente la ingesta de líquidos
    C. La mayoría de los cálculos renales < 0.5 cm de diámetro pasarán espontáneamente
    D. La mayoría de los pacientes que expulsan un cálculo renal nunca experimentarán otro en su vida
    E. El citrato de potasio puede prevenir la formación de nuevos cálculos de ácido úrico, pero puede aumentar el riesgo de formación de cálculos de fosfato de calcio

47. Hombre de 47 años de edad con enfermedad de Crohn ingresa en el hospital con diarrea grave durante los últimos 3 días. Informa que tiene antecedentes de diarrea crónica y episodios intermitentes de diarrea grave. También tiene antecedentes de DM controlada con dieta, siendo su última HbA$_{1c}$ de 6.6%, y antecedentes de hipertensión, por lo que toma 5 mg de amlodipino. El paciente refiere que tuvo un cálculo renal hace 3 años. La concentración de creatinina al ingreso fue de 4.5 mg/dL y disminuyó a 3.8 mg/dL después de la reanimación con soluciones. Usted observa que la creatinina era de 0.5 mg/dL hace 5 años y de 1.3 mg/dL hace 8 meses cuando fue atendido por su médico de atención primaria. La relación creatinina-proteína en orina es de 0.2 g/dL. En la ecografía renal no se observan alteraciones.

    ¿Cuál es la causa más probable de la enfermedad renal crónica?

    A. Nefropatía diabética
    B. Nefropatía hipertensiva
    C. Nefropatía por oxalato
    D. Lesión renal aguda recurrente

48. Mujer de 45 años de edad que ingresa con dolor en el costado y hematuria. En los estudios de imagen se encontró que tenía tres cálculos renales, uno de los cuales obstruía el uréter. Un día después de la admisión, pasó el cálculo y tanto el dolor como la hematuria se resolvieron. La creatinina sérica ha estado entre 1.3 y 1.6 mg/dL durante los últimos meses. La concentración de calcio sérico es de 9 mg/dL (normal de 8.5-10 mg/dL) y la de vitamina D es de 53 ng/mL (normal de 30-60 ng/mL). La paciente refiere antecedentes de asma infantil y niega otras afecciones médicas. Asimismo, comenta que trabaja en un escritorio y se mantiene bien hidratada. Tiene la costumbre de investigar extensamente los problemas de salud en línea y toma medicamentos que cree que mejoran su salud, incluyendo colecalciferol 500 U/día y multivitamínicos como el complejo de vitamina B y vitamina C (2 g/día); ácido acetilsalicílico 81 mg al día y aceite de pescado 1000 mg al día.

¿Cuál de las siguientes sustancias es más probable que contribuya a la enfermedad renal y la formación de cálculos renales en esta paciente?

A. Aceite de pescado
B. Vitamina B
C. Vitamina C
D. Vitamina D

RESPUESTAS

1. **La respuesta correcta es: B. Cetoacidosis diabética.** Es muy probable que este paciente tenga cetoacidosis diabética con acidosis metabólica con brecha aniónica, junto con hiperglucemia, glucosuria y cetonuria. Inicialmente, en la fase aguda de la cetoacidosis diabética, mientras se acumulan los cetoácidos, se hace evidente una acidosis metabólica con desequilibrio aniónico; sin embargo, en los pacientes con función renal normal, la cetoacidosis diabética también puede causar acidosis metabólica por brecha normal más adelante, cuando los cetoácidos (que potencialmente pueden convertirse en bicarbonato en el hígado) se excretan en la orina, lo que provoca la pérdida de bicarbonato. La acidosis tubular renal debida a topiramato suele causar una acidosis tubular renal proximal leve junto con hipocalemia. La intoxicación por etanol puede provocar cetoacidosis por inanición, pero suele acompañarse de hipoglucemia. La elevación leve en la concentración del lactato, como se observa en este paciente, no causa este grado de acidosis. Además, el panorama general se ajusta mucho mejor a la cetoacidosis diabética.

2. **La respuesta correcta es: D. Deficiencia de tiamina.** Este paciente tiene un pH de 7.20 con una acidosis metabólica con brecha aniónica alta, muy probablemente debido a acidosis láctica tipo B en el contexto de una deficiencia de tiamina. Este paciente tiene acidosis con pH $<$ 7.40 con brecha aniónica de 22 (125 − 90 − 15) + 2 para la albúmina de 3 g/dL. La modificación en la brecha aniónica sobre el cambio en el bicarbonato (delta/delta) es 1:1, por lo que no hay alcalosis metabólica (vómitos de etiología poco probable). Como la acidosis láctica del paciente no mejoró con 2 L de reanimación con soluciones hipotónicas por vía intravenosa y está afebril con una PA normal, la acidosis láctica tipo A debida a isquemia es poco probable (p. ej., hipovolemia, choque séptico, hipoxemia). Como tal, la acidosis láctica tipo B (no hipóxica) es más probable. Las causas de la acidosis láctica tipo B incluyen insuficiencia de tiamina, convulsiones, intoxicaciones por metformina, propofol, niacina y glicol. La tiamina es un cofactor esencial de la piruvato-deshidrogenasa, que convierte el piruvato en acetil-CoA, que entra en el ciclo de Krebs (metabolismo aeróbico). En la deficiencia de tiamina, el piruvato se convierte en lactato. Los pacientes con trastorno por consumo de alcohol tienen riesgo de deficiencia de tiamina, que puede tratarse con tiamina intravenosa.

3. **La respuesta correcta es: D. Metanol.** Este paciente tiene el estado mental alterado y visión borrosa con brecha aniónica y osmolar elevadas, lo que probablemente se deba a la ingesta de metanol (también conocido como *alcohol de madera*). Tiene cambios en la visión con una brecha aniónica de 20.5 (18 sin corregir para la albúmina) y una brecha osmolar de 23. Se observa un desequilibrio aniónico y osmolar elevado con la ingesta de metanol, etilenglicol, propilenglicol y dietilenglicol; sin embargo, la visión borrosa, la dilatación pupilar y el edema de papila se observan específicamente con la ingesta de metanol en dosis tan bajas como 10 mL. En términos de las otras opciones, el alcohol isopropílico por lo general se presenta con un desequilibrio aniónico normal y un aumento del desequilibrio osmolar y, por lo general, causa pancreatitis. La toxicidad del ácido acetilsalicílico se asocia con fiebre, acúfenos, alcalosis respiratoria (temprana) y acidosis metabólica (tardía) y no aumenta la brecha osmolar. El etilenglicol causa insuficiencia cardíaca con hipocalcemia, lesión renal aguda y formación de cristales de oxalato de calcio. Este paciente tenía PA normal, calcio normal (8.2 g/dL cuando se corrigió por albúmina) y concentración de creatinina normal. El propilenglicol puede causar daño renal agudo y acidosis láctica, que no se mencionan aquí.

4. **La respuesta correcta es: B. Diazepam.** Es muy probable que este paciente tenga toxicidad por propilenglicol debido a la administración de dosis altas de diazepam. Tiene una acidosis metabólica con brecha aniónica alta y brecha osmolar aumentada. El propilenglicol es el disolvente utilizado para administrar diazepam, lorazepam y fenobarbital por vía intravenosa. Puede ser tóxico en dosis altas, lo que lleva a un aumento en las concentraciones de lactato y daño renal agudo. El tratamiento implica suspender el agente causante y diálisis en casos graves. El etilenglicol puede

causar un cuadro similar con acidosis por desequilibrio aniónico y aumento del desequilibrio osmolar. Por lo general, se encuentra en soluciones anticongelantes y causa acidosis profunda y necrosis tubular aguda con formación de cristales de oxalato de calcio en la orina. Estas manifestaciones por lo general se encuentran al ingreso y no durante la hospitalización. El alcohol isopropílico puede ocasionar un aumento de la brecha osmolar, pero no acidosis por brecha aniónica.

5. **La respuesta correcta es: A. Diarrea.** Esta paciente tiene un pH de 7.18 con una brecha aniónica normal de 10, compatible con una acidosis metabólica sin brecha aniónica en el contexto de una diarrea grave. El líquido gastrointestinal por encima del ligamento de Treitz (p. ej., estómago) es rico en ácido, mientras que debajo de dicho ligamento (intestino delgado y grueso) es rico en bicarbonato. Como tal, la emesis de gran volumen causa alcalosis por pérdida de cloruro debido a la disminución de volumen, cloruro y potasio, mientras que la diarrea a menudo causa una acidosis sin brecha aniónica debido a la pérdida de líquido rico en bicarbonato. Si bien la hipovolemia intensa puede causar acidosis láctica y la anorexia grave puede causar cetosis por inanición, esta paciente tiene una brecha aniónica normal, por lo que estas opciones son incorrectas.

6. **La respuesta correcta es: B. Cálculos renales.** Los análisis de laboratorio de esta paciente sugieren una acidosis tubular renal distal (tipo I), que probablemente se haya adquirido por artritis reumatoide. Tiene una acidosis metabólica sin brecha aniónica con compensación respiratoria adecuada. La brecha aniónica en orina positiva ($Na + K - Cl$) sugiere una secreción ineficaz de cationes NH_4^+ porque se esperaría una brecha aniónica en orina negativa, ya que el NH_4^+ se secreta con Cl en un estado de acidosis. Las acidosis tubulares renales distales se deben a una secreción ineficaz de NH_4^+, lo que da lugar a un pH urinario inapropiadamente más alto, por lo general > 5.3, que las distingue de las acidosis tubulares renales proximales. Las acidosis tubulares renales distales son más propensas a la formación de cálculos renales, porque el pH alto de la orina favorece la precipitación de fosfato de Ca y la reabsorción proximal de citrato, que por lo general previene la formación de cálculos de Ca. En cuanto a las otras opciones, la osteomalacia se observa con mayor frecuencia en las acidosis tubulares renales proximales debido a la pérdida de fosfato proximal concurrente. La tromboembolia venosa no se asocia con ninguna acidosis tubular renal. La hipercalemia se relaciona con acidosis tubular renal tipo IV en el contexto de hipoaldosteronismo. Las acidosis tubulares renales proximales y distales son propensas a la hipocalemia debido a la secreción distal de K^+ en lugar de NH_4^+. Los pacientes con acidosis tubular renal no tienen mayor riesgo de infección.

7. **La respuesta correcta es: A. Disfunción de la neovejiga.** Este paciente tiene una acidosis metabólica con brecha aniónica normal con compensación respiratoria adecuada. Lo más probable es que tenga una disfunción de la neovejiga. Un conducto ileal tiene una abundancia de intercambiadores de Na^+-H^+. La urea que viaja a través de la neovejiga se metaboliza a NH_4^+ + y HCO_3^-. El NH_4^+ compite con el Na^+ en el intercambiador de Na^+-H^+ y se reabsorbe a cambio de H^+. El Cl^- en la orina también se absorbe a cambio de HCO_3^- en el intercambiador Cl^-/HCO_3^-. El NH_4^+ absorbido se metaboliza en el hígado a urea y H^+, lo que conduce a la ganancia de un protón. En condiciones de buen funcionamiento, esto no es un problema; sin embargo, si el tiempo de tránsito aumenta, como en el caso de una disfunción de la neovejiga, la orina permanece en contacto con la pared luminal intestinal durante un período más prolongado y se desarrolla una acidosis con brecha aniónica normal. Estos pacientes requieren reemplazo crónico de bicarbonato y, a veces, revisión del conducto. Otras causas, como la sepsis secundaria a una infección de las vías urinarias o la acidosis láctica tipo B que se presenta en el síndrome del intestino corto, producen una acidosis con brecha aniónica. Este paciente no tiene motivos importantes para sospechar que se trate de una acidosis tubular renal. La mayoría de las acidosis tubulares renales son leves y no causan acidosis grave repentina.

8. **La respuesta correcta es: B. Acidosis metabólica con brecha aniónica alta, alcalosis metabólica con alcalosis respiratoria compensatoria.** Este paciente tiene un pH normal, pero con múltiples alteraciones acidobásicas. Su brecha aniónica es 24 cuando se corrige por albúmina baja con solo una disminución de 4 mEq/L en HCO_3 en contraposición a la disminución de 12 mEq/L que uno esperaría; por lo tanto, tiene una alcalosis metabólica adicional (delta-delta 3). La pCO_2 está ligeramente disminuida, lo que sugiere alcalosis respiratoria. Usando la fórmula de Winter ($1.5 \times HCO_3^- + 8 \pm 2$), la pCO_2 esperada es de 36-40 mm Hg, por lo que su pCO_2 baja

es la compensación respiratoria esperada para su acidosis metabólica. Es probable que tenga una brecha aniónica alta por acidosis láctica y cetosis en el contexto de una ingesta oral deficiente y alcalosis metabólica por vómitos. El tratamiento debe incluir reanimación con solución fisiológica y reposición intensiva de potasio, ya que la alcalemia persistirá en un estado de hipocloremia e hipocalemia. En cuanto a las otras opciones, si bien el pH es normal, existe una anomalía, ya que se trata de una alteración acidobásica triple que está enmascarada por la acidosis metabólica y la alcalosis concurrentes. El paciente tiene una acidosis metabólica con brecha aniónica aumentada, pero se esperaría un pH ~7.25 con HCO_3 de 12 mEq/L y pCO_2 de 28 mm Hg si tiene una acidosis metabólica con brecha aniónica aumentada pura. Este paciente tiene una brecha aniónica de 24 cuando se corrige con la albúmina, por lo que una acidosis metabólica sin brecha aniónica es incorrecta. La brecha aniónica se puede calcular como $Na - Cl - HCO_3$, que es $126 - 87 - 20 = 19$ en este paciente; sin embargo, es necesario corregir la albúmina, agregando 2.5 a la brecha aniónica por cada disminución de 1 g/dL en la albúmina por debajo de 4 g/dL. Por lo tanto, la brecha aniónica corregida es $19 + 2.5 \times 2 = 24$.

9. La respuesta correcta es: **D. Solución fisiológica i.v.** Esta paciente se presenta con emesis, lo que conduce a la pérdida de líquidos ricos en Cl y, por lo tanto, en una alcalosis metabólica hipocalémica hiperclorémica. El tratamiento de elección para la alcalosis metabólica que responde a la solución salina es la solución salina i.v. Por lo general, los riñones pueden manejar fácilmente el exceso de bicarbonato; sin embargo, después de la pérdida de HCl, volumen y K (la fase de generación de la alcalosis metabólica), el riñón priorizará preferentemente la retención de volumen a expensas de la alcalemia persistente (la fase de mantenimiento). La mácula densa detecta el Cl bajo y estimula el sistema renina-angiotensina-aldosterona y la secreción de aldosterona, lo que conduce no solo a la retención de Na sino también a la secreción de H^+ y K en las células principales. Además, el potasio bajo estimula la secreción de H^+ en las células intercaladas α. Como tal, la corrección de la alcalosis metabólica requiere reanimación de volumen con líquido isotónico rico en cloruro (p. ej., solución fisiológica) con restitución agresiva de potasio ($K > 4.0$ mEq/L). A medida que se corrige la alcalemia, el potasio también se desplazará extracelularmente.

10. La respuesta correcta es: **C. Acidosis metabólica con brecha aniónica + acidosis metabólica sin brecha aniónica + alcalosis respiratoria.**

Paso 1: Evalúe el pH: esta paciente tiene claramente una acidosis con un pH de 7.15.

Paso 2: Identifique si es respiratoria o metabólica: la pCO_2 aquí es 40 mm Hg y el HCO_3 12 mmol/L; por lo tanto, es claramente metabólico.

Paso 3: Verifique la brecha aniónica: la brecha aniónica se eleva en este caso; por lo tanto, la paciente tiene una acidosis metabólica con desequilibrio aniónico.

Paso 4: Compruebe si la respuesta respiratoria es adecuada: la pCO_2 esperada según la fórmula de Winter debe ser $[1.5 \times (HCO_3 \text{ sérico}) + 8 \pm 2]$; por lo tanto, la pCO_2 esperada es 26 ± 2 mm Hg. Pero la pCO_2 de la paciente es de 20 mm Hg; en consecuencia, coexiste una alcalosis respiratoria.

Paso 5: Calcule Δ brecha aniónica/Δ HCO_3 (delta/delta): ¿coincide el aumento de la brecha aniónica con la caída del HCO_3? En este caso, el delta/delta es 4/12, que es < 1; por lo tanto, existe una acidosis metabólica sin brecha aniónica concomitante.

11. La respuesta correcta es: **A. Pérdida de sal cerebral.** La pérdida de sal cerebral y SIADH tienen muchas características en común. Ambas son hiponatremias hipoosmolares que pueden ocurrir después de una patología intracraneal, y ambas tienen orina hiperosmolar, hipouricemia (debido a una excreción alta) y una concentración alta de sodio en la orina. La característica diferenciadora es el estado del volumen: los pacientes con SIADH están euvolémicos o con sobrecarga leve de volumen, mientras que la pérdida de sal cerebral conduce a hipovolemia debido a pérdidas excesivas de sodio en la orina. La pérdida de sal cerebral, aunque es mucho menos frecuente que el SIADH, suele ocurrir después de una hemorragia subaracnoidea. El uso abundante de líquidos intravenosos para prevenir el vasoespasmo en estos pacientes por lo general ayuda a mantener el sodio sérico en el rango de 125-130 mEq/L. Los pacientes con pérdida de sal cerebral responden a la solución salina i.v. diluyendo la orina y disminuyendo la osmolalidad urinaria, ya que se elimina el estímulo

hipovolémico de la ADH, mientras que la osmolalidad urinaria para los pacientes con SIADH por lo general no cambia y probablemente empeorará la concentración de sodio sérico, ya que se retiene más agua. La respuesta a la solución salina i.v. puede confundirse en los pacientes con pérdida de sal cerebral y características de SIADH.

12. **La respuesta correcta es: C. Solución fisiológica i.v.** Este paciente presenta hiponatremia euvolémica con antecedentes de dieta baja en solutos (ingesta de alcohol sin alimentos) debido a la potomanía de la cerveza. La administración de solución fisiológica i.v. proporcionaría soluto, lo que permitiría la excreción de agua libre. Aclaramiento de agua libre (cH$_2$O) = excreción de solutos/ Uosm. Una carga normal de solutos en la dieta estadounidense es de 750 mOsm/día y la capacidad máxima de dilución del riñón es de 50 mOsm/L, por lo que, en circunstancias normales, podemos beber unos 15 L de agua libre antes de retener agua libre y desarrollar hiponatremia. En la potomanía de la cerveza, la ingesta diaria de solutos varía de 200 a 300 mOsm, por lo que los pacientes solo pueden beber 4-6 L de agua libre (o cerveza) antes de desarrollar hiponatremia. Un paquete de seis cervezas pesa 2 kg o ~2100 mL, por lo que beber dos paquetes de seis abrumaría la capacidad de dilución de este paciente, después de lo cual retendría el agua libre. Como está diluyendo al máximo la orina, su osmolalidad urinaria es < 100 mOsm/kg. La administración de soluto debería aumentar el sodio sérico de este paciente, por lo que C es la respuesta correcta. En cuanto a otras opciones, A y B no aumentan la ingesta de solutos y, por lo tanto, no son buenas opciones para este paciente. La actividad de la ADH sería baja si la Osm sérica < 300 mOsm/kg. El tolvaptán es un antagonista del receptor de vasopresina (y por lo tanto de la ADH) que se utiliza como segunda línea en el SIADH e hiponatremia hipervolémica.

13. **La respuesta correcta es: D. Liberación inadecuada de ADH.** La hiponatremia de esta paciente empeoró de 120 a 116 mEq/L, lo que condujo a una convulsión después de la reanimación con solución fisiológica que sugiere un SIADH. La liberación inapropiada de ADH se observa en muchos trastornos, como accidente cerebrovascular (ACV), neoplasias malignas, carbamazepina, inhibidores selectivos de la recaptación de serotonina (ISRS) y neumonía. Esta paciente tiene antecedentes de cáncer de pulmón, que se asocia con una liberación inadecuada de ADH. Por lo general, la concentración de Na urinario es > 20 mEq/L, indicativo de euvolemia y la osmolalidad urinaria es > 100 mOsm/kg, indicativo de actividad de ADH y reabsorción de agua libre. Con la administración de solución fisiológica, las concentraciones de sodio suelen disminuir. En esta paciente, la administración intensiva de solución fisiológica i.v. redujo la concentración de Na a una nivel peligrosamente bajo, lo que ocasionó convulsiones. En este punto, se debe administrar solución salina hipertónica en consulta con nefrología.

14. **La respuesta correcta es: C. Administrar solución salina hipertónica al 3% como un bolo de 100 mL en 10 min, después volver a tomar los estudios de laboratorio de control.** Esta paciente presenta hiponatremia grave (definida como Na sérico < 120 mEq/L) de cronicidad desconocida y tiene riesgo de sufrir síntomas potencialmente mortales (convulsiones, insuficiencia respiratoria, coma) por edema cerebral. En las guías del panel de expertos europeos y estadounidenses se recomienda un tratamiento intenso con solución salina al 3% en el contexto de síntomas graves, definidos como vómitos, somnolencia profunda, convulsiones o coma. La solución salina hipertónica se debe administrar en consulta con nefrología, pero por lo general se administra como un bolo de 150 mL durante 20 min (guías de la Unión Europea) o 100 mL durante 10 min (guías de los EE.UU.). Un aumento de ~3 mEq/L del sodio sérico es suficiente para revertir los síntomas graves. En cuanto a otras opciones, si bien la hiponatremia de esta paciente puede deberse a un hipotiroidismo subyacente, el riesgo de síntomas potencialmente mortales justifica una corrección inicial rápida. La solución salina isotónica es el tratamiento de elección para la hiponatremia hipovolémica; sin embargo, la gravedad de los síntomas justifica el uso de la solución salina hipertónica. Además, esta paciente parece euvolémica con concentración de Na urinario > 20 mEq/L, por lo que el diagnóstico más probable es el síndrome de secreción inadecuada de hormona antidiurética (SIADH); 2 L de solución salina isotónica sin volver a controlar el sodio sérico podrían empeorar aún más la concentración de sodio sérico. La restricción de agua libre estaría justificada en caso de SIADH y es el siguiente paso, pero esta paciente requiere una corrección más rápida dada la gravedad de los síntomas.

15. **La respuesta correcta es: D. Diabetes insípida nefrogénica.** Esta paciente presenta hipernatremia de cronicidad desconocida y se observa que tiene hipernatremia sintomática. La osmolalidad sérica de la paciente es muy alta (335 mOsm/kg) y su osmolalidad urinaria es < 300 mOsm/kg, lo que sugiere una cantidad insuficiente de ADH. Después de la reanimación con solución fisiológica, la paciente permanece poliúrica con ~675 mOsm/día, lo que sugiere diuresis acuosa en contraposición a diuresis osmótica, por lo que la diabetes insípida es más probable. La administración de desmopresina diferenciará la diabetes insípida central de la nefrogénica. Como tiene un aumento de menos del 50% en la osmolalidad urinaria con desmopresina, es probable que tenga diabetes insípida nefrogénica.

   A. Incorrecto, ya que la administración de desmopresina aumentó la osmolalidad urinaria en $< 50\%$, por lo que la producción de desmopresina no es la causa principal detrás de su diabetes insípida.

   B. Incorrecto, ya que se esperaría una pérdida de agua libre gastrointestinal debido a una diarrea acuosa significativa.

   C. Incorrecto: si bien la falta de agua libre causaría hipernatremia, esta paciente tiene un acceso adecuado al agua libre y permanece poliúrica debido a la incapacidad para concentrar la orina.

   E. Incorrecto, ya que esta paciente está por debajo del umbral de glucosuria y poliuria con ~675 mOsm/día, compatible con diuresis acuosa, mientras que uno esperaría una osmolalidad urinaria > 1000 mOsm/día con concentraciones muy aumentadas de glucosa sérica en una diuresis osmótica.

16. **La respuesta correcta es: B. Diabetes insípida gestacional.** Es muy probable que esta paciente tenga diabetes insípida gestacional causada por la producción de vasopresinasa placentaria, que degrada la vasopresina producida normalmente. Por lo general, se presenta en el tercer trimestre y se resuelve en el transcurso de semanas en el período posparto. El diagnóstico y el tratamiento se realizan con desmopresina, que es resistente a la vasopresinasa endógena y es eficaz para aumentar la osmolalidad urinaria. La diabetes insípida central es otra posibilidad en esta paciente, que responde a la desmopresina; sin embargo, la causa más obvia en la paciente es la diabetes insípida gestacional. El litio puede causar diabetes insípida nefrogénica, a veces después de la interrupción del tratamiento, pero este diagnóstico es poco probable, ya que la poliuria respondió a la desmopresina. La polidipsia primaria se resuelve con restricción de líquidos, que no fue el caso. La preeclampsia es un factor de riesgo de diabetes insípida gestacional, puesto que el hígado, que es el sitio de degradación de la vasopresinasa, puede verse afectado, pero la preeclampsia por sí sola no conduce a la diabetes insípida.

17. **La respuesta correcta es: B. Ingesta de regaliz.** Este paciente presenta hipocalemia con un cociente K/Cr en orina > 13 y PA elevada en el contexto de una gran ingesta de regaliz negro. El ácido glicirrícico, un ingrediente del regaliz, inhibe la 11-β-hidroxiesteroide-deshidrogenasa, la enzima que responde a la inactivación del cortisol en las glándulas suprarrenales. El regaliz negro, ingerido en grandes cantidades, puede ocasionar hipercortisolismo. En estados de exceso de cortisol, el cortisol activa los receptores de mineralocorticoides en la célula principal, provocando retención de sodio y excreción de potasio y dando lugar a una hipocalemia grave. Tanto la retención de sal como el hipercortisolismo contribuyen a la elevación de la PA. En cuanto a otras opciones, mientras este paciente tiene diarrea, que puede provocar pérdidas extrarrenales de potasio, el $U_{K/Cr}$ es > 13. Si la hipocalemia de este paciente se debiera a diarrea, el $U_{K/Cr}$ sería < 13. Las tiazidas ocasionan pérdidas renales de potasio; sin embargo, este paciente no toma una tiazida y su PA es alta. La hipocalemia se asocia con frecuencia con acidosis tubular renal proximal (tipo II) y distal (tipo I); sin embargo, la brecha aniónica de la orina de este paciente es -10. Este paciente no tiene antecedentes de vómitos y uno esperaría alcalosis metabólica con hipocloremia y bicarbonato elevado, mientras que el paciente tiene la concentración de cloruro normal y la del bicarbonato disminuida.

18. **La respuesta correcta es: D. Hipotermia.** La hipotermia terapéutica puede causar un desplazamiento intracelular de potasio por el aumento de la actividad de la Na^+/K^+-ATPasa y también puede causar alguna pérdida urinaria de potasio debido a la diuresis inducida por el frío; por lo tanto, la hipocalemia de esta paciente es compatible con el inicio de la hipotermia terapéutica. Los electrólitos

séricos deben controlarse de cerca durante el recalentamiento, ya que puede ocurrir hipercalemia de rebote. Las otras causas no concuerdan con esta presentación. La ventilación mecánica y la revascularización cardíaca no causan hipocalemia. La producción de heces de la paciente no es lo suficientemente alta como para que la diarrea sea una causa de hipocalemia y el hiperaldosteronismo habría sido evidente en la presentación y es poco probable que se presente de forma aguda.

19. **La respuesta correcta es: C. Seudohipercalemia.** Este paciente, que presenta hipercalemia grave persistente en una química sanguínea y no tienen cambios en el ECG, muy probablemente tenga seudohipercalemia en el contexto de leucocitosis. Un indicio de la seudohipercalemia es el potasio sérico inalterado a pesar del tratamiento de la hipercalemia y de tener un ECG sin alteraciones. Varias leucemias (p. ej., leucemia mieloide aguda y leucemia linfocítica crónica) se han asociado con seudohipercalemia. En las leucemias, las membranas celulares frágiles son propensas a la lisis celular durante el transporte y procesamiento, lo que lleva a concentraciones falsamente aumentadas de potasio. Se ha demostrado que la leucemia linfocítica crónica con leucocitos en los 400s aumenta falsamente el potasio sérico medido en aproximadamente 4 mEq/L. Una estrategia para determinar el potasio verdadero en plasma es verificar la concentración de potasio en un gas sanguíneo venoso, donde la manipulación y el procesamiento se minimizan y las células son menos propensas a la lisis. En cuanto a otras opciones, si bien este paciente tiene hiperglucemia, es leve y es poco probable que cause hipercalemia significativa. El síndrome de lisis tumoral es más común con tumores sólidos durante la quimioterapia de inducción. Además, las concentraciones verdaderas de potasio sérico en el rango de 8.2-8.5 mEq/L deberían causar cambios en el ECG. El hipoaldosteronismo hiporreninémico puede causar hipercalemia y puede ser causado por DM, AINE, VIH y mieloma múltiple. Su falta de respuesta al tratamiento de la hipercalemia y los cambios en el ECG hacen que esto sea poco probable y este paciente tiene aumentado el bicarbonato y, por lo tanto, es poco probable que tenga hipoaldosteronismo. Este paciente tiene una concentración de creatinina normal y es poco probable que tenga hipercalemia debido a insuficiencia renal.

20. **La respuesta correcta es: D. Hiperglucemia.** Este paciente ha desarrollado hipercalemia leve por cambios transcelulares en el contexto de una hiperglucemia. Con su diabetes subyacente, es probable que tenga acidosis tubular renal tipo IV, en la que es propenso a la hipercalemia con incapacidad para secretar K^+ debido a la resistencia a la aldosterona. Con el tratamiento para la exacerbación de su EPOC, se ha vuelto significativamente hiperglucémico. La hiperglucemia se asocia con un aumento de la osmolalidad extracelular que promueve el movimiento pasivo de potasio desde el líquido intracelular al extracelular. Como tal, la glucosa de 450 mg/dL y la osmolalidad sérica aumentada han dado como resultado una hipercalemia leve. La corrección de su hiperglucemia con insulina debería corregir su hipercalemia.

21. **La respuesta correcta es: D. Cirugía intestinal reciente.** El SPS es un intercambiador de cationes gastrointestinales que se utiliza para eliminar el potasio en la hipercalemia. En un estudio retrospectivo en el que participaron 501 pacientes que recibieron SPS por hipercalemia, la concentración de potasio sérico disminuyó una media de 0.93 mEq/L en 24 h (Hagan AE, Farrington CA, Wall GC, et al. *Clin Nephrol.* 2016; 85: 38); sin embargo, hubo dos casos (0.04%) de necrosis intestinal relacionados con la administración. Como tal, los expertos recomiendan evitar el SPS en los pacientes postoperatorios que se han realizado una cirugía intestinal.

22. **La respuesta correcta es: A. Consultar con el servicio de nefrología para terapia de reemplazo renal.** Este paciente está anúrico a pesar de la diuresis intravenosa, por lo que el siguiente mejor paso es iniciar la terapia de reemplazo renal para la hipercalemia con cambios en el ECG e insuficiencia respiratoria hipoxémica debido a edema pulmonar. Lo más probable es que sea anúrico por una necrosis tubular aguda, ya que sufrió un paro cardíaco con isquemia renal prolongada. El cambio adicional de potasio con albuterol no ayudará con la eliminación. La solución fisiológica no sería beneficiosa en un paciente hipoxémico por el edema pulmonar, y es poco probable que tenga una lesión renal aguda prerrenal. Las resinas de unión al potasio ayudarían a eliminar el potasio por el tubo digestivo, pero no de forma aguda.

23. **La respuesta correcta es: C. Insuficiencia cardíaca.** Este paciente presenta una exacerbación de su insuficiencia cardíaca congestiva con lesión renal aguda, probablemente debido a una

hipervolemia que causa síndrome cardiorrenal. El síndrome cardiorrenal es un tipo de lesión renal aguda prerrenal que resulta de la congestión venosa y la disminución de la perfusión renal. Como no hay lesión intrínseca, en el análisis de orina no debe existir presencia de sangre o proteínas, como se vería con el contraste o la vasculitis. El tratamiento incluye descongestión con diuréticos intravenosos.

24. **La respuesta correcta es: C. Biopsia de riñón.** Es muy probable que este paciente tenga una lesión renal aguda sintomática (diarrea, ingesta oral deficiente) y que con la exploración (hipotensión) se sugiera una lesión renal prerrenal. No tenía alteraciones en los riñones al inicio del estudio; sin embargo, la concentración de creatinina no ha mejorado significativamente con la hidratación intravenosa. Esto es muy sugerente de nefritis intersticial aguda como causa de su lesión renal aguda. Los inhibidores de puntos de control (pembrolizumab, nivolumab, ipilimumab) son una clase de medicamentos que aumentan la respuesta inmunitaria nativa contra los antígenos tumorales. Esto puede tener consecuencias adversas en el tejido normal, como los riñones, la tiroides, las glándulas suprarrenales y los intestinos. La nefritis en puntos de control puede presentarse de manera variable y los leucocitos/cilindros de leucocitos en la orina pueden aparecer o no. Se debe considerar una biopsia renal en los pacientes con bajo riesgo de hemorragia y en los que el diagnóstico no es obvio. Es posible administrar prednisona como tratamiento empírico en los pacientes con alto riesgo de hemorragia por una biopsia renal, pero los esteroides tienen efectos adversos y un diagnóstico falso de nefritis intersticial aguda puede tener implicaciones importantes para la terapia en el futuro. La sonda de Foley no está indicada en los pacientes sin signos de obstrucción y con una producción de orina razonable. Además, los medicamentos como los inhibidores de la bomba de protones se han asociado con la nefritis en los puntos de control y deben suspenderse o cambiarse a bloqueadores de H_2.

25. **La respuesta correcta es: D. Solución salina i.v. a 200 mL/h.** Los individuos con rabdomiólisis muestran pérdida de volumen debido al secuestro de líquido dentro de los músculos. La reanimación intensiva con soluciones es clave para ayudar a prevenir la aparición o el empeoramiento de una lesión renal aguda; por lo tanto, se recomienda la administración de solución salina isotónica de 1-2 L/h en casos graves de rabdomiólisis. En los pacientes con insuficiencia renal aguda que presentan sobrecarga de volumen, se puede usar furosemida para aumentar el flujo de orina y disminuir la sobrecarga, pero no debe usarse aisladamente como terapia inicial. El bicarbonato de sodio isotónico puede usarse en la rabdomiólisis grave después de la restitución de volumen con solución salina isotónica, pero hay poca evidencia de que la diuresis alcalina mejore los resultados renales y puede ser perjudicial en los pacientes con hipocalcemia, como en este paciente. Se recomienda una monitorización frecuente del pH arterial y del calcio ionizado. La diálisis puede ser necesaria si los pacientes no responden a la reanimación inicial con líquidos y desarrollan una lesión renal aguda grave, pero no debe instituirse como terapia inicial.

26. **La respuesta correcta es: C. La lesión renal aguda se asocia con un mayor riesgo de enfermedad renal crónica, ERET y mortalidad.** Un metaanálisis que incluyó a 2 millones de pacientes encontró que las personas con insuficiencia renal aguda tenían un mayor riesgo de enfermedad renal crónica nueva o progresiva (cociente de riesgos instantáneos [HR, *hazard ratio*] 2.67, intervalo de confianza [IC] del 95%: 1.99-3.58), ERET (HR 4.81, IC 95%: 3.04-7.62) y muerte (HR 1.80, IC 95%: 1.61-2,02) (EJ, Jayasinghe K, Glassford N, et al. *Kidney Int.* 2019;95:160). El riesgo de enfermedad renal crónica, ERET y muerte aumentó con la gravedad de la lesión renal aguda, y los pacientes con lesión renal aguda en etapa 3 tienen el mayor riesgo de todos los resultados. El riesgo de muerte en los pacientes que desarrollaron una lesión renal aguda en comparación con los que no la desarrollaron fue notablemente mayor para los pacientes sometidos a una angiografía coronaria o de extremidades o un reemplazo valvular aórtico transcatéter (HR 3.07; IC 95%: 2.12-4.46) que en los pacientes a los que se les realiza cirugía cardiovascular (HR 1.75; IC 95%: 1.55-1.98), que estaban en cuidados intensivos (HR 1.47; IC 95%: 1.32-1.65), o que estaban en un entorno hospitalario general (HR 1.41; IC 95%: 1.26-1.56).

27. **La respuesta correcta es: C. Solución fisiológica i.v.** La lesión renal aguda asociada con el uso de contraste es típicamente leve y ocurre 48-72 h después del procedimiento. En la mayoría de

los pacientes, la función renal se recupera a los valores basales y casi nunca se requiere diálisis. Si bien existe cierta controversia con respecto a la relación de causa y efecto entre los medios de contraste y la lesión renal aguda, existen datos suficientes para sugerir que la lesión renal grave que conduce a eventos adversos graves, como la necesidad de diálisis, es extremadamente rara. La enfermedad renal preexistente es el factor de riesgo más importante para el desarrollo de una lesión renal aguda. Se ha demostrado en múltiples estudios que la solución salina isotónica reduce la incidencia de lesión renal aguda, mientras que la *N*-acetilcisteína no ha demostrado ser beneficiosa. La hemodiálisis no ayuda a prevenir la lesión renal aguda asociada con contraste. En pacientes de bajo riesgo que no se espera que tengan efectos adversos por la expansión mínima del volumen, se recomienda solución salina i.v. para reducir el riesgo de lesión renal aguda asociada con contraste.

28. **La respuesta correcta es: A. Ácido acetilsalicílico, nitratos e interconsulta con cardiología para cateterismo cardíaco.** Los síntomas del síndrome coronario agudo en los pacientes con ERET a menudo se juzgan erróneamente como secundarios a diálisis inadecuada o eliminación de volumen. La presentación suele ser atípica en estos pacientes y se requiere un alto grado de sospecha. Los cambios típicos del ST en el ECG suelen estar ausentes. La fisiopatología detrás del aumento de las concentraciones de troponina en la ERET no se comprende bien. Puede ser secundario a una cardiopatía estructural crónica con liberación de troponina en lugar de un aclaramiento renal reducido. Este paciente ha ganado solo 1 kg después de su última sesión de diálisis y no presenta signos importantes de sobrecarga de volumen. Su concentración de troponina se ha triplicado desde su ingreso; por lo tanto, la diálisis debe posponerse hasta que se haya realizado una evaluación del síndrome coronario agudo. Este último es más probable que una embolia pulmonar en este contexto y no es necesaria una tomografía computarizada en esta etapa.

29. **La respuesta correcta es: A. Agregar acetazolamida.** Este paciente tiene pérdida de sodio y cloruro inducida por diuréticos. El aumento de la entrega de sodio al túbulo distal conduce a una mayor absorción de sodio a través del canal ENaC y a una mayor secreción de H^+ en la orina desde las células intercaladas a manera de compensación. La pérdida de cloruro también conduce a la retención de bicarbonato en el túbulo distal, lo que provoca alcalosis metabólica. La acetazolamida inhibe la anhidrasa carbónica en el túbulo proximal y conduce a la pérdida de bicarbonato; también promueve una mayor diuresis, aunque es un diurético débil en sí mismo. Esto conduce a una disminución de la concentración de bicarbonato sérico y una mejoría de la alcalosis metabólica inducida por diuréticos. Las dosis típicas incluyen 250-500 mg dos o tres veces al día hasta que el pH mejora a niveles normales. La infusión de solución fisiológica puede ayudar a reponer el sodio y el cloruro y revertir la alcalosis, pero sería contraproducente en este paciente con una sobrecarga de volumen significativa. Detener el diurético de asa haría lo mismo. La espironolactona y la amilorida no se utilizan con este propósito.

30. **La respuesta correcta es: D. Aumentar la clortalidona a 25 mg al día.** La hipertensión resistente indica hipertensión no controlada con las dosis óptimas de tres fármacos, uno de los cuales debe ser un diurético. Esta paciente tiene hipertensión no controlada, pero la dosis de uno de los fármacos no está optimizada. Entonces, la mejor opción sería aumentar la clortalidona a 25 mg al día. Se puede considerar la adición de un cuarto fármaco, como carvedilol (una buena opción con su historial de EAC) o espironolactona, si la PA permanece descontrolada después de aumentar la dosis de clortalidona. El lisinopril ya está en su dosis máxima y un aumento daría lugar a efectos adversos, como hipercalemia. Puede ser necesario cambiar a un diurético de asa cuando su TFGe desciende por debajo de 20-25 mL/min, pero no es necesario en este momento.

31. **La respuesta correcta es: C. Lisinopril.** La metildopa, labetalol, nifedipino e hidralazina son los fármacos antiteratogénicos más estudiados que se pueden utilizar de forma segura durante el embarazo. El labetalol y la hidralazina se utilizan habitualmente en las crisis hipertensivas. Estos fármacos también son compatibles con la lactancia. Los inhibidores de la enzima convertidora de angiotensina (ECA) y los antagonistas de los receptores de angiotensina (ARA) son teratogénicos, especialmente durante el segundo y tercer trimestre del embarazo, y pueden provocar hipoplasia

pulmonar fetal, malformaciones, insuficiencia renal fetal, retraso del crecimiento y abortos espontáneos; por lo tanto, estos medicamentos deben cambiarse durante la planificación del embarazo o durante la concepción.

32. **La respuesta correcta es: B. Observar de forma estrecha con furosemida i.v. según la necesidad.** En el estudio IDEAL-ICU no se observó ningún beneficio en la mortalidad con la terapia de reemplazo renal temprana (dentro de las 12 h de la lesión renal aguda) en comparación con la tardía (después de 48 h de la lesión renal aguda) en pacientes con choque séptico. Esto es congruente con los resultados publicados anteriormente en el ensayo AKIKI. En particular, el 38% de los pacientes en el grupo de reemplazo tardío no recibió esta terapia y solo el 17% de los pacientes en dicho grupo requirió terapia de reemplazo renal de emergencia. Si bien se pensaba que el inicio temprano de la diálisis podría mejorar el equilibrio acidobásico, electrolítico y de líquidos y potencialmente evitar resultados adversos, se ha demostrado que no es así. El inicio temprano de la terapia de reemplazo renal puede exponer innecesariamente a los pacientes a los riesgos asociados con la diálisis, como complicaciones de acceso y estadía prolongada en la unidad de cuidados intensivos; por lo tanto, se recomienda una estrecha vigilancia y el uso de diuréticos intravenosos para mantener el equilibrio de soluciones en el período inicial de la lesión renal aguda, a menos que exista una indicación emergente para la terapia de reemplazo renal, como una sobrecarga de volumen grave, acidosis metabólica (pH < 7.15) e hipercalemia (> 6 mEq/L) refractaria al tratamiento médico. Si se iniciara diálisis en esta paciente, la terapia de reemplazo renal continua sería la opción preferida debido a la inestabilidad hemodinámica. Si bien las indicaciones para la terapia con bicarbonato son controvertidas, no se recomienda para pacientes con un pH arterial > 7.2. Hay algunos datos en los que se sugiere que puede prevenir la necesidad de terapia de reemplazo renal y potencialmente mejorar la supervivencia en los pacientes con lesión renal aguda grave.

33. **La respuesta correcta es: D. Solo observación.** Puede ser particularmente difícil decidir cuándo detener o interrumpir la diálisis en los pacientes con una enfermedad renal crónica subyacente y una lesión aguda. En los estudios se ha demostrado que tener una gran producción de orina es un fuerte factor pronóstico de la interrupción de la diálisis. No existe un umbral de laboratorio específico donde no esté indicada la diálisis. Los pacientes con insuficiencia renal aguda deben ser evaluados diariamente para detectar las necesidades de terapia de reemplazo renal, incluidos los trastornos metabólicos y la sobrecarga de volumen. No se requiere furosemida intravenosa a menos que tenga prioridad la eliminación de volumen. En los pacientes fuera del entorno de cuidados intensivos, la eliminación de volumen no es un problema abrumador; por lo tanto, se puede evitar la furosemida con una producción de orina > 2 L. En esta paciente, por lo tanto, es prudente esperar y observar para ver si recupera la función renal suficiente para no recibir diálisis. El incremento posdiálisis del BUN y la creatinina se espera con el equilibrio posdiálisis, ya que estas concentraciones se reducen rápidamente con la diálisis y después aumentan lentamente durante el equilibrio cuando se interrumpe el procedimiento.

34. **La respuesta correcta es: C. Realizar evaluación quirúrgica.** Esta paciente tiene síndrome de hipoperfusión distal (síndrome del robo leve), que desvía la sangre de las arterias de la mano y puede provocar isquemia. Requiere evaluación quirúrgica inmediata y, potencialmente, ligadura de la fístula si es grave. El síndrome de hipoperfusión distal puede tratarse reduciendo el flujo sanguíneo de la diálisis si los síntomas son manejables; sin embargo, en esta paciente con dolor intenso y pulso no palpable, la evaluación quirúrgica es prioritaria. Algunos pacientes experimentan entumecimiento leve durante meses o años antes de que el síndrome de robo se haga evidente, mientras que en otros se hace notorio con el primer uso de una fístula. Los factores de riesgo del síndrome de robo en los pacientes en diálisis incluyen hábito tabáquico, DM, hipertensión y enfermedad vascular periférica.

35. **La respuesta correcta es: D. Debe ser evaluado e inscrito para un trasplante de riñón en ese momento.** En febrero del año 2019, había cerca de 95 000 pacientes en la lista de espera de trasplante de riñón, de los cuales el 20% eran hispanos. No hay límite de edad para la inclusión

de un candidato. Para la mayoría de las neoplasias malignas, se recomienda un período de 2-5 años antes del trasplante. No se requiere un período de espera para cánceres tales como los de piel no melanomatosos, de vejiga y cuello uterino *in situ*, o cánceres renales pequeños (< 7 cm) y descubiertos incidentalmente que se extirpan. Se requiere un tiempo de espera de más de 2 años para que los melanomas y los cánceres de mama, colorrectal y uterino tengan en cuenta el riesgo de recurrencia. Los tiempos de espera medios según el tipo de grupo sanguíneo son los siguientes: 2 años para AB, 3 años para A y 5 años para B y O. Este paciente tiene 72 años de edad, pero lleva una vida activa y parece tener un apoyo familiar adecuado. Con un tipo de grupo sanguíneo que tiene un tiempo de espera inferior al promedio, debe realizarse una evaluación de receptor y ser incluido en la lista para un trasplante. Mientras se realiza el estudio, debe intentar perder peso y reducir su IMC, ya que la obesidad se asocia con un retraso en la función del injerto. El valor de corte actual de la TFGe que se indicará es ≤ 20 mL/min y no tendrá que esperar hasta recibir diálisis. De hecho, incluirlo lo antes posible es primordial dado que ahora puede acumular tiempo en la lista de trasplantes y, potencialmente, recibir un trasplante antes de someterse a diálisis. Se le debe animar a que busque donantes vivos potenciales, ya que están asociados con una mejor supervivencia del paciente y del injerto; sin embargo, eso no debería retrasar su inclusión en la lista de trasplantes de donantes fallecidos.

36. **La respuesta correcta es: C. Listado para trasplante de hígado.** En un estudio se mostró que los pacientes con cirrosis que requerían terapia de reemplazo renal tenían un pronóstico extremadamente precario, con una mediana de supervivencia de alrededor de 2-3 semanas en ausencia de trasplante de hígado (Allegretti AS, Parada XV, Eneanya ND, et al. *Clin J Am Soc Nephrol.* 2018;13:16). No hubo diferencia en la mortalidad si la lesión renal aguda fue secundaria a necrosis tubular aguda o debido al síndrome hepatorrenal. Los pacientes de mayor edad con puntuaciones MELD más altas e indicadores de enfermedad crítica, como el inicio de vasopresores, la ventilación mecánica o la terapia de reemplazo renal continua, tuvieron un peor resultado. Estar en la lista para un trasplante de hígado tuvo un papel importante en la determinación de la mortalidad a los 6 meses. Casi la mitad de los pacientes (48%) incluidos para un trasplante de hígado obtuvieron el trasplante y la mortalidad también fue mucho menor en el grupo incluido para trasplante (45%) en comparación con los que no lo fueron (84%). Nuestra paciente no es joven y tiene un puntaje MELD alto. Si bien su pronóstico general es malo, el estado de su lista de trasplantes le da un pronóstico más favorable en comparación con el que no figura en la lista.

37. **La respuesta correcta es: C. La calidad de vida de los trasplantados es la misma que la de los pacientes en diálisis.** De hecho, los receptores de trasplantes informan una calidad de vida superior en comparación con los pacientes en cualquier modalidad de diálisis. En general, la diálisis peritoneal no ha demostrado tener un beneficio en la mortalidad sobre la hemodiálisis, aunque se ha demostrado que está asociada con una mejor función cognitiva. Si bien no hay ensayos aleatorizados, los datos observacionales sugieren un beneficio de supervivencia con la hemodiálisis en el hogar en comparación con la hemodiálisis en el centro.

38. **La respuesta correcta es: C. Enviarla para una biopsia de riñón.** Se debe considerar una biopsia de riñón para todos los pacientes con sospecha de nefritis lúpica. Esto incluye a pacientes con lo siguiente:

    a. Excreción de creatinina-proteína en orina > 0.5 g/día
    b. Función renal anómala
    c. Hallazgos en el sedimento de orina (como hematuria persistente o cilindros de eritrocitos, que indican compromiso renal activo)

    Los pacientes sin signos de enfermedad lúpica sistémica y con concentración de creatinina normal pueden tener afectación renal activa. La glomerulonefritis mediada por inmunocomplejos es la causa más frecuente de nefritis lúpica y la mayoría de las formas de enfermedad mediada por inmunocomplejos responden al micofenolato y los esteroides; sin embargo, es importante definir el alcance y la cronicidad de la lesión, los cuales pueden modificar la intensidad y duración del trata-miento. Esta paciente con 800 mg/g de complementos activos de proteinuria e hipertensión podría presentar nefritis lúpica mesangioproliferativa (clase II), proliferativa focal (clase III) o proliferativa difusa (clase IV). Además de la inmunosupresión, es importante el control intensivo de la PA. Dado que está en edad fértil, también debe recibir asesoramiento sobre anticonceptivos y antes de la concepción. Si bien la prueba de orina al azar no es tan confiable como usar una recolección de orina de 24 h para evaluar la proteinuria, la obtención de los resultados no debe demorar la deri-vación a una biopsia de riñón. Los pacientes en los que se retrasa el diagnóstico y el tratamiento del lupus renal activo tienen un riesgo mucho mayor de progresar a una ERET.

39. **La respuesta correcta es: C. Lisinopril.** La nefropatía por IgA, la enfermedad glomerular más común en el mundo desarrollado, se presenta con mayor frecuencia con hematuria macroscópica o microscópica. La progresión gradual a la ERET durante 15-20 años ocurre en el 50% de los pacientes. La concentración de creatinina elevada, la relación creatinina-proteína en orina per-sistentemente > 1 g/día y la PA incrementada (> 140/90) son marcadores de pérdida progresiva de la función renal. Los pilares del tratamiento de la nefropatía por IgA son el control de la PA (< 130/80 mm Hg) y la reducción de la proteinuria (< 500 mg/g) con inhibidores de la ECA o ARA. El aceite de pescado se puede utilizar como tratamiento complementario en los pacientes con pro-teinuria persistente a pesar de los inhibidores de la ECA o los ARA. Se sugiere inmunosupresión, ya sea con prednisona o ciclofosfamida, para los pacientes con uno o más de los siguientes:
    a. Proteinuria persistente y progresiva > 1 g/día después del tratamiento médico en dosis máximas
    b. Glomerulonefritis necrosante en biopsia renal
    c. Creatinina sérica en aumento agudo

    No se recomienda la inmunosupresión en los pacientes sin cambios inflamatorios activos en una biopsia renal o aquellos con una enfermedad renal crónica estable. La hematuria recurrente, por sí sola, es un marcador inespecífico y no es una indicación de tratamiento a menos que haya un aumento significativo simultáneo de creatinina o proteinuria.

40. **La respuesta correcta es: C. Nefropatía membranosa.** Este paciente, con reciente interrupción de la inmunosupresión y hallazgos cutáneos, muy probablemente tenga enfermedad de injerto contra huésped crónica. La enfermedad de injerto contra huésped crónica puede afectar múltiples órganos, con la piel, el hígado y las superficies mucosas afectadas con mayor frecuencia. Desde 2000, se ha reconocido cada vez más que el síndrome nefrótico podría ser la manifestación renal de la enfermedad de injerto contra huésped crónica. Si bien esto no se ha demostrado de manera concluyente, la relación temporal entre la interrupción de la inmunosupresión y la presentación del síndrome nefrótico, así como la coexistencia de la enfermedad de injerto contra huésped que involucra a otros órganos, sugiere que este es el caso. La pérdida de tolerancia inmunitaria como resultado de la disminución de la inmunosupresión puede tener como resultado la reactividad de los linfocitos del donante al riñón nativo. La glomerulonefritis membranosa es la lesión más co-múnmente observada (~60%), mientras que la enfermedad de cambios mínimos (20-25%) y la glo-meruloesclerosis focal y segmentaria (< 10%) son menos frecuentes. La inmunosupresión con una combinación de esteroides, ciclofosfamida y rituximab se usa con mayor frecuencia en el manejo de estos pacientes. La microangiopatía trombótica es poco probable en este paciente sin anemia ni trombocitopenia. Si bien la vasculitis por ANCA postrasplante se ha descrito en la literatura mé-dica como una manifestación de la enfermedad injerto contra huésped crónica, suele presentarse con un patrón nefritogénico y, además, las concentraciones de ANCA del paciente son normales.

41. **La respuesta correcta es: B. EPS, inmunofijación en suero y análisis de cadena ligera libre de suero.** *Gammapatía monoclonal de importancia renal* es el nombre asignado a un grupo de tras-tornos en los que los pacientes tienen manifestaciones renales debido a inmunoglobulinas pro-ducidas por un clon de células B o plasmáticas, pero que no tienen suficientes inmunoglobulinas

circulantes para cumplir con los criterios de gammapatía monoclonal de significado indeterminado (GMSI). La gammapatía monoclonal de importancia renal comprende un espectro de enfermedades, que incluyen enfermedad por depósito de inmunoglobulina (Ig) monoclonal, glomerulonefritis proliferativa con depósitos de Ig monoclonal, glomerulonefritis C3 (C3 con depósitos de Ig enmascarados), amiloidosis, glomerulonefritis fibrilar, crioglobulinemia y glomerulopatía inmunotactoide. Estas enfermedades tienen varias tasas de detección de proteína monoclonal en la sangre periférica u orina, y la enfermedad por depósitos de cadenas ligeras tiene tasas de detección del 65-100%, mientras que la glomerulonefritis proliferativa con depósito de Ig monoclonal tiene las tasas de detección más bajas (20-30%). La evaluación de pacientes con gammapatía monoclonal de importancia renal implica varias pruebas para detectar la proteína monoclonal, incluida la EPS, electroforesis de las proteínas en orina, inmunofijación en suero y análisis de cadenas ligeras libres en suero. Entre estas pruebas, la combinación de EPS (pico monoclonal), inmunofijación sérica (para confirmar la monoclonalidad y el tipo de proteína) y el análisis de cadenas ligeras libres en suero (relación kappa/lambda anormal que infiere monoclonalidad) tiene la mayor sensibilidad para detectar una proteína monoclonal. La adición de análisis de orina no mejora la sensibilidad diagnóstica. Se debe considerar una biopsia de médula ósea en aquellos en los que no se detecta una proteína monoclonal utilizando los métodos antes mencionados.

42. **La respuesta correcta es: C. Síndrome urémico hemolítico.** Esta paciente tiene una glomerulonefritis rápidamente progresiva, con formación de medias lunas en una biopsia de riñón. La enfermedad anti-membrana basal glomerular y la glomerulonefritis asociada con ANCA son las causas más frecuentes de glomerulonefritis en semilunas, con 85% de enfermedad antimembrana basal glomerular y 50% de enfermedad ANCA que se presentan de esta manera (> 50% semilunas en una biopsia de riñón). La nefritis lúpica y la nefropatía por IgA también pueden presentarse rara vez con glomerulonefritis en media luna. La biopsia renal en el síndrome urémico hemolítico típicamente muestra lesión endotelial y depósito de trombos o fibrina en los capilares glomerulares y arteriolas.

43. **La respuesta correcta es: A. Glomerulonefritis crioglobulinémica.** Se encontró que esta paciente que se presentó con hematuria macroscópica, hipertensión y lesión renal aguda tenía proteínas y sangre en el análisis de orina, y los cilindros de eritrocitos orientaban más a una glomerulonefritis aguda. La crioglobulinemia es el resultado del depósito de anticuerpos sensibles al frío y proteínas del complemento dentro de los vasos sanguíneos, lo que provoca una disminución de la perfusión e isquemia. La crioglobulinemia se asocia con hepatitis C no tratada y puede causar glomerulonefritis membranoproliferativa con reducción de C3 y C4. Su análisis de orina está activo con proteínas y sangre con un yeso de eritrocitos que se muestra en su sedimento de orina. El tratamiento incluye plasmaféresis e inmunosupresión (p. ej., esteroides) y evitar las temperaturas frías.

  B. **Incorrecto.** Si bien la púrpura de Henoch-Schönlein se presenta con púrpura palpable y puede causar glomerulonefritis, uno esperaría un C3 normal.

  C. **Incorrecto.** Esta paciente no tiene antecedentes de cirrosis y el síndrome hepatorrenal es un diagnóstico de exclusión sin signos de lesión renal intrínseca.

  D. **Incorrecto.** Esta paciente no tiene retención urinaria significativa y uno esperaría un análisis de orina sin hallazgos y sedimento con lesión renal aguda posrenal.

  E. **Incorrecto.** Esta paciente tiene las membranas mucosas húmedas y un sedimento activo. Uno esperaría un análisis de orina sin hallazgos y sedimento con lesión renal aguda prerrenal.

44. **La respuesta correcta es: D. Análisis de orina + sedimento.** Este paciente se presenta con hematuria macroscópica sin antecedentes recientes de traumatismo o sospecha de cálculos renales. El siguiente mejor paso en el tratamiento para diferenciar las etiologías intrarrenales de las extrarrenales es un análisis de orina con sedimento. En el análisis de orina se observarán ≥ 3 eritrocitos en

la tira reactiva. Si es de etiología glomerular, cabría esperar eritrocitos dismórficos o cilindros de eritrocitos.

A. Incorrecto. Como no hay antecedentes de dolor en el flanco, cálculo renal reciente o traumatismo, no estaría indicada la urografía por TC.

B. Incorrecto. La hematuria macroscópica debe tratarse inicialmente con urografía por TC en caso de sospecha de cálculo o antecedente de traumatismo; de lo contrario, el análisis de orina es apropiado.

C. Incorrecto. La ecografía renal estaría indicada en la evaluación de la lesión renal aguda/enfermedad renal crónica, pero no ayudaría significativamente en el diagnóstico de hematuria macroscópica.

E. Incorrecto. El envío al servicio de urología en este momento no es apropiado, ya que primero debe evaluarse la causa mediante un análisis de orina.

45. La respuesta correcta es: A. Amiloidosis. Muchas afecciones pueden producir un análisis de orina que parece relativamente normal con pocas células, cilindros o proteínas o sin ellas. Las lesiones vasculares, como las microangiopatías trombóticas y la hipertensión maligna, rara vez pueden llevar a la presencia de eritrocitos en la orina, pero la orina suele ser clara. Los pacientes con afecciones que obstruyen los túbulos (como la nefropatía por yeso), bloquean externamente el flujo de orina (como la hipertrofia prostática benigna) o comprimen la vasculatura (como el síndrome del compartimento abdominal) tienen un análisis de orina normal. Una disminución en el volumen circulante efectivo, como en el síndrome hepatorrenal o cardiorrenal, también produce orina de apariencia benigna. Otras afecciones que producen lesión renal aguda y un análisis de orina normal incluyen nefropatía hipercalcémica, nefropatía por fosfato y síndrome de lisis tumoral. La amiloidosis, un proceso principalmente glomerular, por lo general se presenta con proteinuria glomerular (albuminuria), que estaría presente en el análisis de orina.

46. La respuesta correcta es: D. La mayoría de los pacientes que expulsan un cálculo renal nunca experimentarán otro en su vida. Un tercio de los pacientes experimenta una recurrencia de un cálculo renal en 5 años y la tasa de recurrencia aumenta a casi el 50% a 10 años. Es importante realizar un análisis de la composición de los cálculos o un análisis de la orina de 24 h para evaluar el tipo de cálculo que corre el riesgo de presentar un paciente y administrar el tratamiento de manera adecuada. Con respecto al tipo de cálculos, los de calcio representan casi el 80%, siendo el oxalato de calcio el más común. Los cálculos de ácido úrico, cistina, estruvita y de composición mixta son menos frecuentes. En un paciente con cálculos de oxalato de calcio y baja ingesta de líquidos, aumentar su ingesta además de modificar la dieta (bajo sodio, alto potasio, bajo contenido de oxalato, bajo contenido de proteínas animales no lácteas, aumento de frutas y verduras, vitamina C suplementaria) disminuye las probabilidades de formación de cálculos de calcio a la mitad. No se recomienda una dieta baja en calcio. Alcalinizar la orina (pH > 6) con citrato ayuda a prevenir la formación de nuevos cálculos de ácido úrico pero, a la inversa, puede aumentar el riesgo de cálculos de fosfato de calcio. La mayoría de los cálculos (> 80%) < 0.5 cm de tamaño desaparecen espontáneamente. Las posibilidades de expulsar un cálculo de forma espontánea disminuyen con un tamaño mayor, y solo el 25% de los cálculos ≥ 9 mm pasan sin intervención. El paso de los cálculos también se ve afectado por la ubicación, y los cálculos proximales tienen menos posibilidades de pasar espontáneamente en comparación con los distales a la unión ureterovesical.

47. La respuesta correcta es: C. Nefropatía por oxalato. La hiperoxaluria entérica es la causa más frecuente de hiperoxaluria secundaria y ocurre en estados de malabsorción, como enfermedad inflamatoria intestinal, insuficiencia pancreática y resecciones intestinales, o después de una cirugía bariátrica, como *bypass* gástrico en «Y» de Roux. La malabsorción crónica conduce a un aumento de los ácidos grasos en la luz intestinal, que luego se unen al calcio que de otro modo se uniría al oxalato de la dieta. Las concentraciones incrementadas de oxalato soluble posteriormente se

absorben y pueden conducir a nefrolitiasis y nefropatía por oxalato. En la biopsia renal se observa daño tubular e intersticial extenso, lo que refleja la toxicidad directa del oxalato sobre las células epiteliales tubulares, mientras que el glomérulo no suele verse afectado. En una recolección de orina de 24 h se detectan concentraciones altas de oxalato en orina, mientras que el calcio y el citrato en orina son bajos. El tratamiento incluye la modificación de la dieta para incluir una dieta baja en grasas y oxalato y relativamente alta en calcio. También se recomienda una ingesta abundante de líquidos.

48. **La respuesta correcta es: C. Vitamina C.** Es muy probable que este paciente tenga nefrolitiasis por oxalato de calcio y nefropatía por oxalato. La nefropatía por oxalato puede ser un error innato del metabolismo que se manifiesta al nacer o puede ser secundario a un consumo o absorción excesivos de oxalato. La ingesta de altas dosis de vitamina C (1-2 g/d), un precursor del oxalato, se asocia con la formación de cálculos de oxalato de calcio y el depósito de oxalato en el riñón. En un estudio se mostró que las personas que tomaban vitamina C tenían el doble de riesgo de padecer cálculos renales que las personas que no. La ingesta de vitamina D con concentraciones normales de calcio no conduce a un mayor riesgo de cálculos. La suplementación con vitamina B_6 reduce el oxalato urinario y puede disminuir el riesgo de cálculos renales.

PREGUNTAS

1. Mujer de 92 años de edad que padece depresión siente fatiga y disnea. Vive sola y su dieta consiste principalmente en té y tostadas. En la exploración tiene un índice de masa corporal (IMC) de 17, reflejos tendinosos profundos normales y una marcha estable. En los análisis de laboratorio se observa hemoglobina (Hb) 9 g/dL, volumen corpuscular medio (VCM) 108 fL/eritrocito, bilirrubina indirecta 1.5 mg/dL (normal < 1 mg/dL), lactato-deshidrogenasa (LDH) 315 U/L (normal 140-280 U/L), homocisteína 75 µmol/L (normal < 13 µmol/L) y ácido metilmalónico 0.3 µmol/L (normal < 0.4 µmol/L). En el frotis periférico se muestra hipersegmentación de neutrófilos y macroovalocitos.

   ¿Cuál es la causa más probable de la anemia?

   A. Anemia por enfermedad crónica
   B. Insuficiencia de folato
   C. Insuficiencia de hierro
   D. Insuficiencia de vitamina B_{12}

2. Hombre de 39 años de edad se presenta con entumecimiento bilateral de manos y pies de reciente aparición. Es vegano y practica yoga con regularidad, pero recientemente ha notado un empeoramiento del desequilibrio mientras realiza yoga. En la exploración hay presencia de reflejos tendinosos profundos en los miembros superiores e inferiores. Los resultados de laboratorio son Hb 10 g/dL, VCM 111 fL/eritrocito, bilirrubina indirecta 1.8 mg/dL (normal < 1 mg/dL), LDH 332 U/L (normal 140-280 U/L), homocisteína 101 µmol/L (normal < 13 µmol/L) y ácido metilmalónico 75 µmol/L (normal < 0.4 µmol/L). En el frotis periférico se muestra hipersegmentación de neutrófilos y macroovalocitos.

   Tras las pruebas diagnósticas confirmatorias, ¿cuál es el tratamiento más adecuado?

   A. Folato 5 mg al día por v.o. durante 3 meses
   B. Levotiroxina 50 µg al día
   C. Gluconato ferroso v.o. tres veces al día
   D. Vitamina B_{12} 1 mg i.m. semanalmente y después mensualmente

3. Hombre de 66 años de edad se presenta con fatiga y disnea. No le gusta asistir al médico, por lo que no tiene un médico de atención primaria (MAP) de cabecera. Su esposa señala que, durante las últimas semanas, ha comenzado a comer hielo con frecuencia. En la exploración se observa queilosis angular, glositis atrófica y sangre oculta en heces. En los laboratorios se obtienen los siguientes resultados: Hb 9.2 g/dL y VCM 75 fL/eritrocito.

   ¿Qué se podría observar en los estudios de hierro (hierro normal 60-170 µg/dL, capacidad de unión total de hierro [TIBC, *total iron binding capacity*] normal 240-450 µg/dL, ferritina normal 12-250 ng/mL)?

   A. Hierro 132 µg/dL, TIBC 299 µg/dL, ferritina 204 ng/mL
   B. Hierro 210 µg/dL, TIBC 350 µg/dL, ferritina 375 ng/mL
   C. Hierro/TIBC < 18%, ferritina 5 ng/mL
   D. Hierro/TIBC > 18%, ferritina 314 ng/mL

4. Hombre de 21 años de edad se presenta con fatiga y gingivorragia. No tiene antecedentes médicos y no está tomando ningún medicamento, incluidos suplementos y medicamentos de venta libre. Los resultados de laboratorio son leucocitos 1 100/µL, Hb 7.3 g/dL, plaquetas 15 000/µL y reticulocitos al 1%. Los estudios víricos, que incluyen el virus de la inmunodeficiencia humana (VIH), el virus de Epstein-Barr, el parvovirus B19 y el virus del herpes humano 6 (VHH-6), son negativos. En la biopsia de médula ósea se observa hipocelularidad.

    ¿Cuál es el tratamiento más adecuado?
    A. Trasplante alogénico de células madre
    B. Inmunosupresión
    C. Tratamiento de soporte
    D. Miméticos de trombopoyetina

5. Mujer de 46 años de edad con lupus eritematoso sistémico bajo tratamiento con hidroxicloroquina se presenta con aumento de la fatiga, artralgias y úlceras bucales. No toma otros medicamentos, niega el consumo de alcohol y vive en una casa construida en los últimos 5 años. Los laboratorios incluyen Hb 8.9 g/dL de 12.2 mg/dL el año pasado, saturación de transferrina 16%, ferritina 350 ng/mL (normal 12-25 ng/mL), VCM 82 fL/eritrocito y concentración de creatinina sin alteraciones.

    ¿Cuál es el diagnóstico más probable?
    A. Anemia por inflamación crónica
    B. Anemia por enfermedad renal crónica
    C. Anemia por insuficiencia de hierro
    D. Anemia sideroblástica

6. Mujer de 74 años de edad diagnosticada recientemente de neumonía y tratada con levofloxacino presenta disnea e ictericia. En la exploración se observa taquicardia a 110 lpm, esplenomegalia y linfadenopatía cervical. Los resultados de laboratorio son leucocitos 15 800/µL, recuento absoluto de linfocitos 7 500/µL (normal < 5000/µL), Hb 6.9 g/dL, plaquetas 160 000/µL, bilirrubina directa 0.2 mg/dL, bilirrubina indirecta 2.6 mg/dL (normal < 1 mg/dL), reticulocitos 11% (normal 0.5-2.5%), LDH 511 U/L (normal 140-280 U/L), haptoglobina indetectable (normal 30-200 mg/dL) y un resultado positivo en la prueba de Coombs. En el frotis periférico se observan eritrocitos y no esquistocitos.

    ¿Cuál es el diagnóstico más probable?
    A. Anemia hemolítica autoinmunitaria
    B. Anemia hemolítica inducida por fármacos
    C. Esferocitosis hereditaria
    D. Anemia hemolítica microangiopática (AHMA)

7. Mujer de 35 años de edad se presenta para una evaluación por sentir fatiga aguda durante la última semana. Afirma que hace 2 semanas, sus dos hijos, de 7 y 9 años, presentaron fiebre asociada con eritema prominente de las mejillas. Se recuperaron bien y han regresado a la escuela. Unos días más tarde, la paciente desarrolló una fiebre leve, que se resolvió espontáneamente, y no está segura de si también tenía eritema en las mejillas. Sus estudios de laboratorio se muestran a continuación:

Estudios de laboratorio	
Recuento de leucocitos	8 500/µL
Hb	8.4 g/dL (antes 12.1 g/dL)
VCM	89 fL/eritrocito
Plaquetas	255 000/µL
Bilirrubina total	0.8 mg/dL

¿Cuál de los siguientes es el diagnóstico más probable?

A. Anemia por enfermedad crónica
B. Anemia aplásica
C. Insuficiencia de folato
D. Talasemia α
E. Aplasia pura de eritrocitos

8. Mujer de 55 años de edad se presenta para su exploración física anual de rutina y para establecer atención con su nuevo médico. Su MAP solicita estudios de laboratorio, en los que se observa anemia con Hb 10.1 g/dL, VCM 70 fL/eritrocito y saturación de transferrina 35%. En la próxima visita de seguimiento, la paciente trae sus registros médicos del momento de su primer embarazo a los 29 años, que se muestran a continuación.

Estudios de laboratorio	
Recuento de leucocitos	7 200/μL
Hb	9.8 g/dL
VCM	69 fL/eritrocito
Plaquetas	255 000/μL
Bilirrubina total	0.8 mg/dL
Saturación de transferrina	29%
Electroforesis de Hb	
HbA2 < 2.0%	
HbA 95%	
HbF < 1.0%	
HbH 2.5%	

¿Cuál de los siguientes es el diagnóstico correcto?

A. Anemia por insuficiencia de hierro
B. Talasemia α mayor
C. Talasemia α menor
D. Talasemia β mayor
E. Talasemia β menor

9. Mujer de 42 años de edad con anemia de células falciformes presenta un episodio de dolor vasooclusivo que requiere ingreso para analgésicos intravenosos. Tiene antecedentes de hábito tabáquico actual. En el segundo día de hospitalización presenta tos, disnea, fiebre y un nuevo requerimiento de oxígeno de 4 L con cánula nasal. En la exploración física se encuentran taquipnea, retracciones intercostales, sibilancias difusas y estertores bibasilares. En la radiografía de tórax (RxT) se muestran nuevas opacidades bilaterales del lóbulo inferior.

En los laboratorios se registra hematócrito 22%, leucocitos 12 000/μL con 80% de neutrófilos y 8% de reticulocitos. Se solicita hemocultivo y cultivo de esputo. En el electrocardiograma (ECG) se observa taquicardia sinusal con frecuencia cardíaca (FC) de 110 lpm y sin cambios en la onda ST o T. Se inicia tratamiento con antibióticos de amplio espectro para la neumonía. Sin embargo, la saturación de oxígeno (SaO_2) cae al 85% con 4 L de oxígeno con cánula nasal, y transitoriamente requiere un 100% sin mascarilla antes de la estabilización a SaO_2 del 90% con 6 L mediante cánula nasal. La transfieren a la unidad de cuidados intensivos (UCI) para un control más estrecho de su estado respiratorio precario.

¿Cuál es el siguiente paso de tratamiento más importante para esta paciente?

A. Nebulizador de albuterol

B. Dexametasona

C. Exanguinotransfusión

D. Transfusión de eritrocitos

10. Hombre de 25 años de edad se presenta con fatiga, fiebre, disnea de esfuerzo y exantema en los miembros inferiores durante los últimos 4 días. Aparte de la fiebre, sus signos vitales son normales. La exploración neurológica y el estado mental no presentan alteraciones. En los análisis de laboratorio se muestran hematócrito 18%, plaquetas 13 000/µL y creatinina 1.1 mg/dL (valor inicial 0.7), LDH 1 122 U/L, bilirrubina total 1.4 mg/dL y bilirrubina directa 0.2 mg/dL. En el frotis periférico inicial se muestran escasos esquistocitos.

Unas horas más tarde, desarrolla alteración del estado mental que consiste en un lenguaje con palabras mezcladas e incapacidad para seguir órdenes. En el frotis periférico se muestra un aumento de los esquistocitos.

¿Cómo se debe tratar al paciente?

A. Plasma fresco congelado

B. Intercambio de plasma

C. Transfusión de plaquetas

D. Transfusión de eritrocitos

11. Mujer afroamericana de 32 años de edad se presenta con fatiga y disnea de esfuerzo. Hace 5 días le administraron trimetoprima-sulfametoxazol para una infección urinaria (IU). Se observa pálida y tiene una frecuencia cardíaca de 105 lpm. En el hemograma completo (HC) se registra una Hb de 6.0 g/dL y hematócrito del 19%.

¿Qué prueba de diagnóstico se debe realizar a continuación?

A. Citometría de flujo

B. Prueba de glucosa-6-fosfato-deshidrogenasa (G6PD, *glucose-6-phosphate dehydrogenase*)

C. Electroforesis de Hb

D. Fragilidad osmótica

12. Mujer de 88 años de edad con antecedentes de enfermedad arterial coronaria (EAC) por la que se le había realizado una cirugía de revascularización coronaria hace 10 años, fibrilación auricular en tratamiento crónico con warfarina, hipertensión, insuficiencia cardíaca con fracción de eyección conservada y enfermedad renal crónica, es llevada al servicio de urgencias (SU) por su familia después de una caída en casa y comentan que la observaron con alteración del estado mental.

Al examinarla, está somnolienta, pero puede hablar. Se realiza una tomografía computarizada (TC) de cráneo sin contraste en la que se observa un hematoma subdural de 2 cm con desplazamiento asociado de la línea media.

Estudios de laboratorio	
Creatinina	1.9 mg/dL
Hb	12.5 g/dL
Plaquetas	205 000/µL
Tiempo de protrombina (TP) - cociente internacional normalizado (INR)	3.9
Tiempo de tromboplastina parcial (TTP)	30 s

Además de suspender la warfarina y cualquier tratamiento antiplaquetario que esté recibiendo la paciente, ¿cuál de los siguientes es el paso más apropiado a seguir en el tratamiento?

A. Administrar concentrado de complejo de protrombina de 4 factores (4F-PCC, *4-factor prothrombin complex concentrate*)

B. Administrar 10 mg de vitamina K v.o.

C. Proporcionar plasma fresco congelado

D. Realizar transfusión de plaquetas

E. Transfundir un paquete de eritrocitos

13. Hombre de 65 años de edad con hipertensión, diabetes mellitus tipo 2 (DM2) en tratamiento con insulina, EAC y enfermedad renal crónica en tratamiento con diálisis se presenta a su clínica de hemodiálisis para su terapia programada después de no recibir sus dos ciclos de diálisis anteriores. Al sentarse en la silla para diálisis, desarrolla una epistaxis espontánea. El sangrado continúa después de 40 min a pesar de haber aplicado presión.

En la exploración, el paciente tiene espasmos intermitentes y responde con lentitud, pero está orientado en persona, lugar y tiempo.

Estudios de laboratorio	
Nitrógeno ureico en sangre (BUN, *blood urea nitrogen*)	85 mg/día
Creatinina	6 mg/dL
Hb	12.5 g/dL
Plaquetas	205 000/μL
TP-INR	1.0
TTP	30 s

¿Cuál de las siguientes opciones describe mejor la etiología de la hemostasia anómala del paciente y la intervención adecuada?

A. Trastorno plaquetario adquirido; acetato de desmopresina (DDAVP, *desmopressin acetate*)

B. Trastorno plaquetario adquirido; suspender la insulina

C. Trastorno plaquetario adquirido; transfundir plaquetas

D. Trastorno plaquetario hereditario; DDAVP

E. Trastorno plaquetario hereditario; transfundir plaquetas

14. Hombre de 27 años de edad acude al SU con dolor abdominal y exantema en los miembros inferiores durante 2-3 días. Aunque ha estado bebiendo suficientes líquidos, ha estado orinando con menos frecuencia.

En la exploración, hay una erupción purpúrica elevada bilateral sobre los miembros inferiores. La temperatura es de 37 °C, la presión arterial de 122/84 mm Hg, la frecuencia del pulso de 90 lpm y regular, y la frecuencia respiratoria (FR) de 18 respiraciones/min. En la exploración se escucha disminución de los ruidos respiratorios en las bases pulmonares y en la exploración abdominal hay dolor difuso a la palpación sin rebote ni protección.

Estudios de laboratorio	
BUN	45 mg/dL
Creatinina	2.6 mg/dL
Aspartato-aminotransferasa (AST)	22 U/L

Alanino-aminotransferasa (ALT)	23 U/L
Bilirrubina total	0.3 mg/dL
Fosfatasa alcalina	102 U/L
Hb	10.5 g/dL
Recuento de leucocitos	9 200/μL
Plaquetas	200 000/μL

¿Cuál de las siguientes es la prueba de diagnóstico más adecuada para realizar a continuación?

A. Título de anticuerpos anticitoplasma de neutrófilos (ANCA, *anti-neutrophil cytoplasmic antibodies*)
B. Frotis de sangre periférica para evaluar la presencia de esquistocitos
C. Biopsia renal con microscopía de inmunofluorescencia directa y anticuerpos séricos anti-membrana basal glomerular
D. Ecografía renal con Doppler
E. Biopsia de piel con microscopía por inmunofluorescencia directa

15. Mujer afroamericana de 38 años de edad con antecedentes de hipotiroidismo se presenta a atención de urgencia después de un viaje de 10 días a Inglaterra refiriendo varios días de debilidad, dolor abdominal, náuseas y febrícula.

En la exploración física, la paciente parece fatigada y tiene petequias diseminadas bilateralmente sobre sus espinillas. Sus exámenes cardíacos y pulmonares son normales.

Estudios de laboratorio	
BUN	18 mg/dL
Creatinina	0.95 mg/dL
AST	22 U/L
ALT	23 U/L
Bilirrubina total	1.8 mg/dL
Bilirrubina directa	0.4 mg/dL
LDH	807 U/L
Hb	9.2 g/dL
Prueba de antiglobulina directa (Coombs)	Negativo
Recuento de leucocitos	7 200/μL
Plaquetas	12 000/μL
Frotis periférico	Pocas plaquetas, 3 esquistocitos por campo de alta potencia
Análisis ADAMTS13	Pendiente

¿Cuál de los siguientes es el diagnóstico más probable?

A. Trombocitopenia inducida por fármacos
B. Síndrome de Evans
C. Síndrome urémico hemolítico
D. Trombocitopenia inmunitaria primaria
E. Púrpura trombocitopénica trombótica

16. Mujer de 55 años de edad con ingreso reciente hace 4 semanas para apendicectomía, durante la cual recibió heparina subcutánea profiláctica, es admitida hace 2 días con disnea de esfuerzo y opresión torácica. En la evaluación se encontraron un nuevo incremento en la troponina y modificaciones en el ECG, compatibles con un infarto de miocardio sin elevación del ST. Se inició administración de heparina en goteo y ha estado esperando una angiografía coronaria.

Esta mañana refirió un nuevo dolor y edema en el miembro inferior derecho y se encontró que tenía una trombosis venosa profunda (TVP). En la exploración presenta hematomas en ambos brazos, edema de la pierna derecha y dolor con la dorsiflexión del pie derecho.

Estudios de laboratorio	
BUN	18 mg/dL
Creatinina	0.95 mg/dL
Hb	12.8 g/dL (13.2 g/dL al ingreso)
Recuento de leucocitos	7200/µL
Plaquetas	65000/µL (155000/µL al ingreso)

¿Cuál de los siguientes es el paso más apropiado a seguir?

A. Continuar con heparina, solicitar el análisis de inmunoadsorción enzimática (ELISA, *enzyme-linked immunosorbent assay*) para el factor plaquetario 4 (PF4, *platelet factor 4*)-heparina
B. Continuar con heparina, solicitar análisis de liberación de serotonina
C. Suspender la heparina, solicitar ELISA para PF4-heparina, iniciar la bivalirudina
D. Suspender la heparina, solicitar ELISA para PF4-heparina, iniciar la warfarina
E. Suspender la heparina, solicitar un ensayo de liberación de serotonina, esperar los resultados antes de reanudar el tratamiento de anticoagulación

17. Hombre de 24 años de edad acude al consultorio de su MAP con epistaxis espontánea de 1 semana de evolución y gingivorragia. Por lo demás, se siente bien y recuerda haber tenido una infección de las vías respiratorias superiores 3 semanas antes, por lo que tomó antiinflamatorios no esteroideos (AINE) de venta libre durante 1-2 días. Nunca ha tenido síntomas similares en el pasado y no hay antecedentes familiares de diátesis hemorrágica. En la exploración, tiene petequias en la mucosa bucal. Se notan dos ampollas de sangre de 0.5 cm en la mucosa bucal.

En el HC se observa leucocitos 7000/µL (diferencial normal), Hb 14 g/dL y plaquetas 4000/µL. Los análisis de sangre restantes, incluidas las pruebas de función renal y hepática, estuvieron dentro de los límites normales. En el frotis de sangre periférica se observan eritrocitos, leucocitos y trombocitos disminuidos, aunque grandes de tamaño.

¿Cuál es el diagnóstico en este caso?

A. Leucemia linfoide aguda
B. Leucemia mieloide aguda
C. Erliquiosis
D. Púrpura trombocitopénica inmunitaria
E. Trombocitopenia inducida por AINE

18. ¿Cómo trataría al paciente mencionado en la pregunta 17 en un entorno agudo?
    A. Esplenectomía de urgencia
    B. Inmunoglobulina i.v. + esteroides
    C. Transfusión de plaquetas
    D. Tratamiento con agonistas de trombopoyetina (p. ej., romiplostim)
    E. Esperar atentamente para la recuperación de plaquetas

19. Mujer de 54 años de edad con hepatitis C y cirrosis compensada se ve involucrada en un accidente de vehículo motorizado (AVM) y sufre una fractura del fémur izquierdo que requiere exploración y fijación quirúrgicas urgentes. En los laboratorios se observan leucocitos 7000/µL (diferencial normal), Hb 11 g/dL y plaquetas 40000/µL. El cociente normalizado internacional (INR, *international normalized ratio*) es de 1.3. Tanto la Hb como las plaquetas se han mantenido estables en algunos controles de laboratorio que se remontan a los últimos 6 meses.

    ¿Qué productos sanguíneos necesita esta paciente antes de continuar con la cirugía?
    A. 2 U de plasma fresco congelado y 10 mg de vitamina K i.v.
    B. 2 U de plasma fresco congelado y transfusión de plaquetas con un objetivo de plaquetas > 50000/µL
    C. No se necesitan hemoderivados. Continuar con la cirugía
    D. Transfusión de plaquetas con un objetivo de plaquetas > 50000/µL
    E. Agonista de trombopoyetina: romiplostim 10 mg/kg s.c. × 1

20. ¿En cuál de las siguientes situaciones la DDAVP (intranasal o i.v.) no sería una terapia adecuada para controlar el sangrado?
    A. Enfermedad renal en etapa terminal
    B. Hemofilia A leve
    C. Enfermedad de von Willebrand (EvW) de tipo I leve
    D. EvW de tipo III

21. Hombre de 45 años de edad, previamente sano, sin antecedentes médicos y sin medicación, acudió al SU con dolor torácico subesternal intenso y se le diagnosticó un infarto de miocardio con elevación del segmento ST anterior por el que se le realizó una intervención percutánea inmediata con una endoprótesis vascular liberadora de fármaco para la arteria coronaria descendente anterior izquierda proximal. Su evolución clínica se complicó por la presencia de un choque cardiogénico que requirió inótropos y la colocación de una bomba de balón intraaórtico. Se inició tratamiento antiagregante plaquetario dual con ácido acetilsalicílico y ticagrelor y goteo de heparina i.v. no fraccionada en el momento de la intervención coronaria percutánea. El día 2 de su ingreso se observó que su recuento de plaquetas era de 70000/µL, por debajo de 180000/µL en el momento de la admisión. Otros recuentos sanguíneos fueron normales.

    ¿Cuál NO es una posible causa de su trombocitopenia?
    A. Coagulación intravascular diseminada (CID)
    B. Bomba de balón intraaórtica
    C. Trombocitopenia inducida por heparina (TIH) de tipo 1
    D. TIH de tipo 2

22. Mujer de 62 años de edad se presenta con debilidad, fatiga, epistaxis recurrente y una IU reciente que actualmente está siendo tratada con ciprofloxacino. En la exploración física se observa la presencia de sangre seca en las fosas nasales bilaterales y equimosis dispersas en tronco, brazos y piernas. Los resultados de laboratorio son leucocitos 1200/µL, Hb 8 g/dL, plaquetas 31000/µL, tiempo de protrombina (TP) 20 s (normal 16 s), INR 1.7 (normal 1.1), tiempo de tromboplastina parcial (TTP) 41 s (normal 25-35 s), dímero D > 3.0 µg/mL (normal < 0.5 µg/mL) y fibrinógeno 2.2 g/L (normal > 2 g/L). En el frotis periférico se muestran precursores mieloides grandes muy raros con una alta proporción de núcleo a citoplasma, cromatina fina, núcleos bilobulados, nucléolos prominentes y gránulos citoplasmáticos.

¿Cuál de los siguientes fármacos es el más apropiado para administrar?

A. Crioprecipitado
B. Vitamina K i.v.
C. Concentrado de complejo de protrombina
D. Transfusión de plaquetas

23. Hombre de 77 años de edad con fibrilación auricular tratado con dabigatrán presenta una debilidad de reciente aparición en el hemisferio derecho. Los laboratorios se destacan por la creatinina normal y el INR elevado. En una TC de cráneo se observa una hemorragia intracerebral en el lóbulo frontal izquierdo. La última vez que tomó dabigatrán fue 3 h antes de la presentación.

¿Cuál de los siguientes fármacos es más apropiado para administrar?

A. Andexanet α
B. Actividad de derivación del inhibidor del factor VIII (FEIBA, *factor VIII inhibitor bypassing activity*)
C. Plasma fresco congelado
D. Idarucizumab

24. Adolescente de 17 años de edad con hemofilia A grave ha recibido infusiones profilácticas de factor VIII durante la última década para reducir las complicaciones hemorrágicas. Sin embargo, durante el último año tuvo cinco episodios de hemartrosis espontánea y se le diagnosticó un incremento del inhibidor del factor VIII.

¿Cuál es la mejor terapia profiláctica para reducir su riesgo de hemorragia?

A. Ácido aminocaproico
B. Emicizumab
C. Factor VIII recombinante en dosis altas
D. Factor IX recombinante
E. Factor VIIa recombinante

25. Hombre de 38 años de edad se presenta con 2 días de dolor intermitente periumbilical al cuadrante superior derecho con náuseas y vómitos asociados. También refiere que desde hace unas semanas presenta fatiga, piel ligeramente ictérica y coluria por la noche. En la exploración física se encuentra dolor a la palpación y distensión abdominal.

En los laboratorios se observan leucocitos 2000/μL, hematócrito 24%, plaquetas 80000/μL, reticulocitos 8%, LDH 960 U/L, bilirrubina total 4 mg/dL, bilirrubina directa 0.3 mg/dL y prueba de Coombs negativa. En la TC abdominal con contraste se observa un defecto de llenado en la vena mesentérica superior con hebras mesentéricas y realce de la pared intestinal sin evidencia de colateralización.

¿Qué prueba de diagnóstico sería útil para revelar el trastorno subyacente más probable?

A. Análisis de resistencia a la proteína C activada
B. Concentraciones de antitrombina III
C. Citometría de flujo para CD55 y CD59
D. Concentraciones de proteína C y S

26. Mujer de 25 años de edad con hipotiroidismo se presenta con una debilidad persistente de la mano derecha de reciente aparición. Observa episodios transitorios de debilidad en la mano derecha durante las últimas semanas, así como un nuevo eritema en los miembros inferiores. Su episodio actual de debilidad en la mano derecha es similar a sus episodios anteriores, excepto que ahora ha durado unas horas más que los otros episodios, que duraron solo unos minutos. En la exploración física se detecta fuerza de 0/5 en la mano derecha y eritema reticular en los miembros inferiores bilaterales.

En los estudios de laboratorio hay leucocitos 8000/μL, neutrófilos 75%, hematócrito 36% y plaquetas 110000/μL. En la TC de cabeza no se observa la hemorragia intracraneal aguda y en la resonancia magnética (RM) cerebral se detecta un pequeño infarto isquémico en la circunvolución precentral izquierda y lesiones multifocales de la sustancia blanca. Inicialmente se trata con activador de plasminógeno tisular recombinante con mejoría en la fuerza de su mano derecha. Posteriormente, se le inicia goteo de heparina y ácido acetilsalicílico. Las pruebas adicionales revelan concentraciones significativamente elevadas de anticuerpos anticardiolipina y β-2-glicoproteína que permanecen altas en las pruebas repetidas 3 meses después.

¿Qué opción de anticoagulación a largo plazo es la más adecuada para esta paciente?

A. Apixabán
B. Dabigatrán
C. Enoxaparina
D. Warfarina

27. Hombre de 36 años de edad acude a consulta con un hematólogo después de descubrir que tiene factor V de Leiden, que fue diagnosticado en una prueba genética comercial. El paciente pregunta sobre el inicio de la anticoagulación para reducir al mínimo el riesgo de desarrollar un coágulo de sangre. No tiene antecedentes de trombosis.

¿Qué plan de anticoagulación está indicado para este paciente?

A. 6 meses de anticoagulación
B. 12 meses de anticoagulación
C. Anticoagulación de por vida
D. Sin anticoagulación

28. Hombre de 73 años de edad es derivado a hematología por un recuento de leucocitos persistentemente elevado de 20 000/μL durante el último año con un recuento absoluto de linfocitos de 9 000/μL. Toma ácido acetilsalicílico y atorvastatina y por lo demás está sano. No ha tenido enfermedades recientes. Su función hepática y renal es normal con base en unos estudios de sangre recientes. En la exploración, los ganglios linfáticos no tienen anomalías. Con ayuda de la citometría de flujo y el diagnóstico molecular, se obtiene el diagnóstico de leucemia linfocítica crónica.

¿Qué tratamiento está indicado en este momento?

A. Ibrutinib
B. Sin tratamiento
C. Esteroides
D. Venetoclax

29. Hombre de 69 años de edad acude al hospital por infarto agudo de miocardio, para el cual se le realiza una angioplastia con balón de urgencia y posteriormente una colocación de endoprótesis vascular. Su recuento de leucocitos fue de 13 000/μL sin eosinófilos, pero al día siguiente de su llegada, se observó que tenía eosinófilos a 500/μL y un aumento de la creatinina a 2.0 mg/dL desde un valor inicial de 1.0 mg/dL. Las pruebas de función renal y hepática siguen conservado sus valores normales.

¿Cuál es la causa más probable de esta eosinofilia?

A. Exantema por medicamentos con eosinofilia y síntomas sistémicos (DRESS, *drug rash with eosinophilia and systemic symptoms*)
B. Infección
C. Émbolos microscópicos de colesterol
D. Neoplasia mieloproliferativa

30. Mujer de 52 años de edad es enviada al SU después de que en sus estudios de laboratorio de rutina se identificara un recuento de leucocitos de 100 000/μL. Su función renal, función hepática y electrólitos no tienen alteraciones. Se ha mantenido bien y respira con el aire ambiente. Las pruebas de ácido úrico y coagulación son normales. En el examen microscópico de su sangre se identifica basofilia y numerosos neutrófilos desplazados a la izquierda.

¿Cuál es el diagnóstico más probable?

A. Leucemia mielógena aguda
B. Leucemia mielógena crónica
C. Infección por *Strongyloides*
D. Mastocitosis sistémica

31. Hombre de 57 años de edad con poliquistosis renal que requirió un trasplante renal el año pasado y tratado con tacrólimus, azatioprina y prednisona presenta una hemorragia diverticular. En los laboratorios se obtiene una Hb de 6.2 g/dL.

¿Cuál de los siguientes tipos de eritrocitos es el más apropiado para administrar?

A. Citomegalovirus negativo
B. Irradiado
C. Irradiado, citomegalovirus (CMV) negativo y leucorreducido
D. Leucorreducido

32. Hombre de 32 años de edad con anemia de células falciformes presenta ictericia leve, orina oscura y fiebre leve. Una semana antes, había sido ingresado por una crisis de dolor vasooclusivo y tratado con analgésicos, así como una unidad de concentrados eritrocitarios para la anemia sintomática por debajo de su línea de base habitual. En los laboratorios se obtienen los siguientes resultados: Hb 6.1 g/dL (valor basal 7-8 g/dL), bilirrubina directa 0.3 mg/dL, bilirrubina indirecta 2.5 mg/dL (normal < 1 mg/dL), LDH 400 U/L (normal 140-280 U/L), haptoglobina 20 mg/dL (normal 30-200 mg/dL), una prueba de Coombs positiva y presencia de trazas de eritrocitos en el análisis de orina. Se inicia con líquidos por vía intravenosa.

¿Cuál es el paso más apropiado a seguir?

A. Consultar el banco de sangre
B. Enviar a casa
C. Obtener hemocultivos
D. Transfundir paquete de eritrocitos

33. Mujer de 86 años de edad con enfermedad pulmonar obstructiva crónica (EPOC) con 2 L de O_2 domiciliario e insuficiencia cardíaca con fracción de eyección conservada se presenta con emesis en posos de café. En la exploración física inicial pesa 40 kg y mide 1.52 m. El valor de la Hb basal fue de 9.7 g/dL, obtenido en la consulta previa. En el momento de la presentación, la Hb era de 7.8 g/dL con una disminución a 5.8 g/dL, por lo que se le transfundieron 3 unidades de eritrocitos con una respuesta apropiada de la Hb a 8.8 g/dL. Aproximadamente 6 h después, desarrolló disnea con desaturaciones de 70 e hipertensión con presiones arteriales sistólicas de 180. En la RxT se muestra nueva ocupación perihiliar, vasculatura pulmonar indistinta y opacidades en parches bibasales. Fue tratada con nitroglicerina transdérmica, furosemida i.v. y sistema de bipresión positiva (BiPAP, *bilevel positive air pressure*), pero continuó desaturando y por lo tanto fue trasladada a la UCI.

¿Cuál es la causa más probable de su disnea?

A. Reacción hemolítica aguda
B. Reacción anafiláctica a la transfusión
C. Sobrecarga circulatoria asociada con transfusiones
D. Lesión pulmonar aguda relacionada con la transfusión

34. Mujer de 66 años de edad con hipertensión presenta fatiga y una herida que no cicatriza en su brazo izquierdo. La paciente refiere que se tropezó con los muebles en su casa, cayó sobre su brazo izquierdo y se hizo una herida hace unas semanas. Inicialmente, la herida comenzó a sanar con antibióticos recetados por su MAP. Sin embargo, volvió a abrirse cuando se golpeó en la misma zona hace unos días. En la exploración física se observa una laceración con un área de fluctuación de 2 cm en el brazo izquierdo rodeada de eritema y que drena una pequeña cantidad de líquido serosanguíneo purulento.

Los laboratorios se caracterizan por su hematócrito de 24%, reticulocitos 2%, leucocitos 3 500/μL, recuento absoluto de neutrófilos 600/μL y plaquetas 120 000/μL. Las concentraciones de folato, vitamina B_{12} y cobre son normales y la prueba del VIH es negativa. En el frotis periférico se observa ovalomacrocitosis, mielocitos, promielocitos y mieloblastos escasos, así como neutrófilos con núcleos bilobulados. En la biopsia de médula ósea se encuentra hipercelularidad, fibrosis leve, aumento de megacariocitos anómalos y 2% de mieloblastos. En la citogenética se detecta la deleción 11q sin otras anomalías.

¿Cuál de los siguientes no es un tratamiento apropiado para esta paciente?

A. Trasplante alogénico de células madre
B. Azacitidina
C. Epoetina α
D. Trimetoprima-sulfametoxazol

35. Para la paciente mencionada en la pregunta 34, ¿cuál de las siguientes opciones está indicada para la profilaxis de infecciones?

A. Vacuna viva atenuada contra el virus herpes zóster
B. Pegfilgrastim
C. Vacuna antineumocócica cada 5 años
D. Trimetoprima-sulfametoxazol profiláctico

36. Hombre de 61 años de edad, que corre maratones, presenta una nueva disnea después de correr 5-8 km durante las últimas semanas. También informa más hematomas en las piernas y episodios más frecuentes de epistaxis. En la exploración física se escuchan pulmones limpios y se observan equimosis dispersas en los miembros inferiores.

En los laboratorios se obtienen los siguientes resultados: hematócrito 22%, reticulocitos 1%, leucocitos 2 900/μL, recuento absoluto de neutrófilos 400/μL y plaquetas 25 000/μL. En el frotis periférico se detectan ovalomacrocitosis, mieloblastos y neutrófilos con núcleos bilobulados. En la biopsia de médula ósea se observa hipercelularidad, fibrosis moderada, eritrocitos displásicos y mieloblastos al 5%. La citogenética muestra las deleciones 3q y 7q, sin otras anomalías.

¿Cuál de los siguientes es un tratamiento apropiado para este paciente?

A. Trasplante alogénico de células madre
B. Fármacos hipometilantes
C. Quimioterapia intensiva
D. Terapia dirigida con ivosidenib

37. Hombre de 45 años de edad acude a la clínica de hematología tras ser diagnosticado con TVP no provocada, por lo que ahora está recibiendo tratamiento con heparina de bajo peso molecular. Las pruebas iniciales fueron notables por sus concentraciones bajas de proteína C y proteína S. En la clínica, describe cefalea crónica y acúfenos. También tiene una constante sensación de ardor en las palmas de las manos y las plantas de los pies.

En la exploración física se percibe un tinte rojo en el cuello y la cara, un soplo de flujo sistólico y una presión arterial de 170/90 mm Hg. Los laboratorios destacan por leucocitos 12 000 K/μL, Hb 17.5 g/dL y hematócrito 50%. Se solicitan los valores de eritropoyetina y se detecta una concentración baja. Mientras tanto, se han enviado las pruebas de mutaciones de *JAK2* y los resultados están pendientes.

¿Cuál de los siguientes *no* estará indicado en la terapia del paciente?

A. Ácido acetilsalicílico
B. Clopidogrel
C. Hidroxiurea
D. Flebotomía

38. Mujer de 70 años de edad con antecedentes de lupus acude con su MAP por fatiga y dolor abdominal.

En la exploración, está diaforética y tiene dolor a la palpación del cuadrante superior derecho. Sus laboratorios son Hb 6 g/dL, plaquetas 450 000/µL y leucocitos 10 000/µL. En una biopsia de médula ósea se identifica fibrosis extensa. No se detecta ninguna translocación de BCL-ABL.

¿Cuál es el curso de tratamiento indicado?

A. Trasplante alogénico de células madre
B. Hidroxiurea
C. Observación
D. Transfusión de eritrocitos

39. Hombre de 43 años de edad es sometido a evaluación preoperatoria para una cirugía de rodilla, por lo que se le solicita un HC y se encuentra que tiene un recuento de plaquetas de 500 000/µL. En los estudios adicionales se descartan causas secundarias de trombocitosis y se diagnostica trombocitosis esencial con una mutación de calreticulina. Vive en casa con su esposo y continúa trabajando como contador. Juega al golf todos los domingos y duerme cómodamente durante la noche.

¿Cuál es el tratamiento más adecuado para la trombocitosis esencial del paciente?

A. Trasplante alogénico de células madre
B. Hidroxiurea
C. Ácido acetilsalicílico en dosis bajas
D. Observación

40. Mujer de 28 años de edad acude con su MAP por fatiga progresiva de 4 semanas de evolución, infecciones recurrentes de las vías respiratorias superiores y aparición frecuente de hematomas. Se realiza un HC en donde se detecta lo siguiente:

Hb	8.2 g/dL
Recuento de leucocitos	2 000/µL
Recuento absoluto de neutrófilos	320/µL
Plaquetas	38 000/µL

Es enviada al SU, donde se realiza un frotis periférico en el que se observan blastos circulantes, escasez de plaquetas y disminución del recuento de eritrocitos. Se realiza una biopsia de médula ósea que muestra 38% de blastos. Los blastos fueron positivos para CD13, CD33 y mieloperoxidasa en la citometría de flujo, y se diagnostica leucemia mielógena aguda.

¿Cuál de los siguientes conjuntos de resultados de laboratorio de la médula ósea de la paciente sería compatible con un pronóstico favorable?

A. Citogenética: deleción 5, duplicación en tándem interno FLT3 (FLT3-ITD)
B. Citogenética: monosomía 5, 7
C. Citogenética: t(9;22)
D. Citogenética: t(8;21), NPM1+

41. Mujer de 58 años de edad con antecedentes de cáncer de mama a los 49 años, tratada con radioterapia y quimioterapia, acude al SU por fatiga, fiebres recurrentes y hematoma posterior a una lesión mínima en las últimas semanas. En la exploración se observa fatigada y tiene equimosis bilaterales en los miembros inferiores. Los pulmones se escuchan limpios y la exploración cardíaca es normal. En una RxT se perciben campos pulmonares bilaterales claros sin infiltrado ni adenopatía mediastínica.

En los estudios de laboratorio se obtuvieron los siguientes laboratorios: recuento absoluto de neutrófilos 550/µL, plaquetas 45 000/µL y Hb 9.8 g/dL. El diferencial muestra un 10% de blastos circulantes. En una biopsia de médula ósea se confirma el diagnóstico de leucemia mielógena aguda. La citogenética y el cariotipo tienen un pronóstico intermedio.

¿Cuál de las siguientes es la opción más adecuada para la quimioterapia de inducción?

A. Citarabina y daunorrubicina liposómicas los días 1, 3 y 5
B. Terapia de intensidad reducida con decitabina y 5-azaciadina
C. Terapia de inducción estándar, «7 + 3» con citarabina durante 7 días e idarrubicina o daunorrubicina durante 3 días
D. Terapia de inducción estándar, «7 + 3» con citarabina durante 7 días e idarrubicina o daunorrubicina durante 3 días, más gemtuzumab ozogamicina los días 1, 4 y 7
E. Terapia de inducción estándar, «7 + 3» con citarabina durante 7 días e idarrubicina o daunorrubicina durante 3 días, más midostaurina oral los días 8-21

42. En el examen preoperatorio para reemplazo de cadera se observa que un hombre de 65 años de edad tiene neutropenia, anemia y trombocitopenia, con promielocitos atípicos en su frotis periférico. Se realiza una biopsia de médula ósea en la que se detectan promielocitos atípicos con bastones de Auer. Los estudios citogenéticos en la médula ósea se envían para un diagnóstico rápido y muestran BUN 60 mg/dL y creatinina 2.0 mg/dL, reubicación del receptor de ácido retinoico, t(15;17), compatible con un diagnóstico de leucemia promielocítica aguda.

El paciente es ingresado en el hospital y se inicia tratamiento con ácido retinoico todo *trans* (ATRA, *all-trans-retinoic acid*) y trióxido de arsénico (ATO, *arsenic trioxide*) dentro de las 24 h. Se vigila de forma estrecha para detectar CID durante la próxima semana y permanece hemodinámicamente estable. Al octavo día de tratamiento, refiere aumento de la disnea, y en la exploración se detecta fiebre hasta 38.5 °C e hipotensión con presión arterial de 85/45 mm Hg. Se realiza una RxT y se detectan infiltrados pulmonares bilaterales.

¿Cuál es el diagnóstico más probable y el paso más apropiado a seguir en el tratamiento?

A. Síndrome de dificultad respiratoria aguda; tratar con antibióticos y diuresis
B. Síndrome de dificultad respiratoria aguda; tratar con intubación y ventilación de bajo volumen corriente
C. Síndrome de diferenciación; tratar con daunorrubicina más terapia de consolidación ATRA y cuidados de sostén
D. Síndrome de diferenciación; tratar con dexametasona 10 mg c/12 h y cuidados de sostén
E. Síndrome de diferenciación; tratar solo con cuidados de sostén

43. Mujer de 28 años de edad con antecedentes de 7 años de leucemia mielógena crónica en fase crónica se trata con imatinib a 400 mg/día. La paciente se siente bien y la reacción en cadena de la polimerasa (PCR, *polymerase chain reaction*) cuantitativa ha sido indetectable durante más de 3 años. Recientemente se casó y desea embarazarse, por lo que le pregunta sobre la suspensión del tratamiento con imatinib.

¿Qué le aconsejaría en este momento?

A. Si suspende el imatinib, tendrá un 20% de posibilidades de recurrencia en 24 meses
B. Si suspende el imatinib, tendrá un 60% de posibilidades de recurrencia en 24 meses
C. Si suspende el imatinib, tendrá un 80% de posibilidades de recurrencia en 24 meses
D. Nunca podrá suspender el imatinib de manera segura y debe continuar indefinidamente porque seguramente recaerá
E. Puede detener el imatinib de forma segura sin preocuparse de que vuelva a aparecer porque está curada

44. Mujer de 43 años de edad fue diagnosticada con leucemia linfoblástica aguda (LLA) de células pre-B Ph-negativo en 2014. La presentación de leucocitos fue de 45 000/µL y en la citogenética no hubo alteraciones (hibridación *in situ* con fluorescencia [FISH, *fluorescence in situ hybridization*] y

PCR para BCR-ABL negativo). Los estudios de líquido cefalorraquídeo (LCR) tuvieron resultados negativos. Fue tratada con hiper-CVAD (ciclofosfamida, vincristina, adriamicina, dexametasona). Tiene dos hermanos donantes. Desafortunadamente, recae después de completar la terapia de mantenimiento.

En una nueva biopsia de médula ósea se muestra 75% de linfoblastos; la citogenética permanece sin alteraciones. El inmunofenotipo es CD45 (dim), CD34, HLA-DR, TdT, CD123 (dim; subconjunto), marcadores linfoides B CD19 (100%), CD20 (dim), CD10, CD22 (15%), expresión aberrante de CD33 (tenue), pero negativo para la cadena ligera de inmunoglobulina de superficie y otros marcadores mieloides, incluida la mieloperoxidasa.

¿Cómo trataría a esta paciente con recaída?

A. Blinatumomab
B. Régimen que contiene citarabina en dosis altas (HiDAC, *high-dose cytarabine*) (p. ej., FLAG-Ida [fludarabina, citarabina, factor estimulante de colonias de granulocitos {G-CSF, *granulocyte-colony stimulating factor*}, idarrubicina], HAM [citosina arabinósido y mitoxantrona en dosis altas])
C. Inotuzumab ozogamicina
D. Vincristina liposómica más corticoesteroides
E. Tisagenlecleucel (terapia de linfocitos T del receptor de antígeno quimérico dirigido contra CD19 [CAR-T])

45. Hombre de 32 años de edad acude al SU local con 2 semanas de fatiga creciente, anorexia y fiebre de 38 °C. Esta mañana notó gingivorragia y disnea al caminar. Sus síntomas progresaron rápidamente durante el día, con empeoramiento de la disnea y nuevos mareos. Sus laboratorios en el SU fueron leucocitos 210 000/μL, Hb 7 g/dL, plaquetas 11 000/μL; los electrólitos fueron K de 5.9 mEq/L, BUN 60 mg/dL y creatinina 2.0 mg/dL; LDH 1 600 U/L, ácido úrico 18 mg/dL. En la revisión del frotis de sangre periférica se observan células anómalas con núcleos grandes y múltiples nucléolos con cromatina fina compatible con blastos sin gránulos. La citometría del flujo sanguíneo periférico tiene un 50% de blastos positivos para CD13, CD117 y negativos para CD3, CD4, CD19, CD20 y TdT.

¿Cuál es el diagnóstico?

A. Leucemia mielógena aguda
B. Leucemia linfoblástica aguda de linfocitos B
C. Leucemia mielógena crónica
D. Leucemia linfoblástica aguda de linfocitos T

46. ¿Qué complicaciones de la leucemia aguda podría tener el paciente mencionado en la pregunta 45?

A. Leucostasis
B. Septicemia
C. Síndrome de lisis tumoral espontánea
D. Todo lo anterior

47. Hombre de 34 años de edad con VIH es llevado al SU después de experimentar una convulsión de nueva aparición. Ha estado sin vivienda durante los últimos años y no ha tenido un control reciente de CD4. En la TC de cráneo se identifica una tumoración y otras pruebas de diagnóstico confirman un linfoma del sistema nervioso central (SNC).

¿Cuál es más probable que sea el recuento de CD4 del paciente (células/mm^3)?

A. < 10
B. < 50
C. < 100
D. < 200

48. Mujer de 73 años de edad acude con su MAP para una evaluación de rutina, durante la cual se encuentra que tiene un recuento de leucocitos de 23 000/μL con un recuento de linfocitos de 6000/μL. En el frotis periférico se observan células manchadas y en un análisis posterior se confirma el diagnóstico de leucemia linfocítica crónica. La exploración física es normal y, por lo demás, en los análisis de laboratorio no hay alteraciones.

¿Cuál es la terapia más adecuada para la leucemia linfocítica crónica de esta paciente?

A. Quimioterapia
B. Ibrutinib
C. Observación
D. Esplenectomía

49. Mujer de 73 años de edad acude al SU con fiebre, pérdida de peso reciente y linfadenopatía intensa, más prominente en la ingle derecha. Tiene diagnóstico de leucemia linfocítica crónica, por lo que ha estado tomando ibrutinib a diario.

En los laboratorios se observa un recuento de leucocitos de 50 000/μL, LDH 500 U/L, ácido úrico 9 mg/dL, potasio 6 mEq/L, fosfato 6 mg/dL, calcio 6 mg/dL y creatinina 3 mg/dL.

¿Cuál es el diagnóstico más probable?

A. Citomegalovirus agudo
B. Leucemia mielógena aguda
C. Linfoma difuso de linfocitos B grandes (LDLBG)
D. Leucemia linfocítica crónica en estadio 4

50. Mujer de 29 años de edad con antecedentes de carcinoma papilar de tiroides, por el que se realizó una tiroidectomía total 1 año antes, acude con su MAP con una nueva tumoración supraclavicular derecha. En una TC del tórax con contraste se muestra un ganglio linfático supraclavicular derecho agrandado de 1.5 x 3.2 cm y múltiples ganglios linfáticos mediastínicos agrandados, cada uno de los cuales mide < 2 cm sin efecto de masa sobre las estructuras circundantes.

Además de la biopsia por escisión de los ganglios linfáticos con inmunofenotipificación y citogenética y hemograma completo, química sanguínea completa y LDH, ¿cuáles de los siguientes estudios son necesarios para completar la estadificación y la estratificación del riesgo?

A. TC abdomen/pelvis con contraste; velocidad de sedimentación globular (VSG); serologías del virus de Epstein-Barr; biopsia de médula ósea
B. TC abdomen/pelvis con contraste; VSG; serologías del virus de Epstein-Barr; biopsia de médula ósea; TC o RM de cráneo
C. Tomografía por emisión de positrones (PET, *positron emission tomography*); serologías del virus de Epstein-Barr; biopsia de médula ósea
D. PET; VSG; biopsia de médula ósea
E. PET; VSG; biopsia de médula ósea; TC o RM de cráneo

51. Se encuentra que la mujer de 29 años mencionada en la pregunta 50 tiene linfoma de Hodgkin tipo esclerosis nodular en su biopsia de ganglio linfático supraclavicular derecho por escisión. En la PET se detecta compromiso mediastínico, con linfadenopatía de bajo volumen que encierra varias estructuras vasculares, incluida la arteria pulmonar derecha, sin evidencia de enfermedad debajo del diafragma. En la biopsia de médula ósea no se observa afectación del linfoma. La paciente ha confirmado la enfermedad en etapa 2.

¿Cuál de los siguientes sería el paso inicial más apropiado en el tratamiento?

A. ABVD (doxorrubicina, bleomicina, vinblastina, dacarbazina) y repetir PET después de 2 ciclos
B. Brentuximab-vedotin (conjugado anticuerpo-fármaco contra CD30) × 6 ciclos
C. BEACOPP (bleomicina, etopósido, doxorrubicina, ciclofosfamida, vincristina, procarbazina y prednisona) escalonado durante 6 ciclos
D. Radiación de campo involucrado en el cuello
E. Pembrolizumab (anticuerpo monoclonal [mAb] anti-PD-1) × 6 ciclos

52. Mujer de 55 años de edad con antecedentes de linfoma de Hodgkin en estadio 4 tratada con seis ciclos de ABVD (doxorrubicina, bleomicina, vinblastina, dacarbazina) a los 25 años se presenta para establecer la atención. Se siente bien en general, pero refiere fatiga, tiene disnea leve de esfuerzo al caminar cuesta arriba y aumento de peso de 7 kg en las últimas 6 semanas.

Además del HC con diferencial, ¿cuál de los siguientes sería el estudio inicial más específico para los factores de riesgo de esta paciente?

A. RxT, ecocardiograma, pruebas de función pulmonar
B. RxT, ecocardiograma, pruebas de función pulmonar, cortisol a las 8 AM
C. RxT, ecocardiograma, hormona estimulante de tiroides (tirotropina o TSH, *thyroid-stimulating hormone*) y tiroxina libre (T_4)
D. Mastografía, RxT, pruebas de función pulmonar
E. Mastografía, ecocardiograma, pruebas de función pulmonar, TSH y T_4 libre, cortisol a las 8 AM

53. Hombre de 76 años de edad acude con su MAP por presentar fatiga, pérdida de peso involuntaria de 9 kg y evacuación de heces oscuras por varias semanas. Tiene anemia con Hb de 8.8 g/dL. Es derivado a endoscopia, en la que se observa una masa sin hemorragia en el estómago. En la biopsia se detecta una población de linfocitos B clonales con inmunofenotipo compatible con linfoma extraganglionar de la zona marginal. La prueba de *Helicobacter pylori* en la muestra es positiva.

¿Cuál de los siguientes es el paso más apropiado a seguir en el tratamiento?

A. Terapia cuádruple frente a *H. pylori* (bismuto, metronidazol, tetraciclina, omeprazol)
B. Terapia cuádruple frente a *H. pylori* (bismuto, metronidazol, tetraciclina, omeprazol) con radiación concurrente en el sitio afectado
C. Terapia cuádruple frente a *H. pylori* (bismuto, metronidazol, tetraciclina, omeprazol) con rituximab más bendamustina al mismo tiempo
D. Rituximab más bendamustina seguido de terapia cuádruple frente a *H. pylori* (bismuto, metronidazol, tetraciclina, omeprazol)
E. Rituximab más terapia cuádruple frente a *H. pylori* (bismuto, metronidazol, tetraciclina, omeprazol)

54. Hombre de 78 años de edad acude al SU con dolor intenso en la cadera izquierda durante las últimas 2 semanas. Su familia también informa que ha mostrado una menor producción de orina, fatiga y varios episodios de confusión. En la exploración, el paciente parece tener la edad indicada y está acostado en la cama, inclinado hacia el lado derecho debido a un dolor en la cadera izquierda.

Estudios de laboratorio	
BUN	45 mg/dL
Creatinina	3.5 mg/dL
Calcio	13.5 mg/dL
Hb	8.2 g/dL
Recuento de leucocitos	7 200/µL
Plaquetas	185 000/µL
Cadenas ligeras libres de suero	
κ	1 500 mg/dL
λ	19.4 mg/dL
EPS con componente de proteína M	8 g/dL
Inmunofijación	Componente de cadena de IgG-κ monoclonal del pico M

¿Cuáles son los siguientes pasos en el diagnóstico?

A. Biopsia de médula ósea con citogenética y análisis de mutación genética; PET/TC tórax/abdomen/pelvis

B. Biopsia de médula ósea con análisis de citogenética y mutación genética; exploración ósea

C. Citogenética de sangre periférica; exploración ósea; PET/TC tórax/abdomen/pelvis

D. Repetir la electroforesis de proteínas séricas (EPS), el análisis de cadenas ligeras libres en suero y la inmunofijación en 6 meses

E. Repetir EPS, análisis de cadenas ligeras libres de suero e inmunofijación en 6 semanas

55. Hombre de 75 años de edad con antecedentes de hipertensión, DM2 e hiperlipidemia se realiza un análisis de laboratorio preoperatorio antes de la reparación de una hernia. En los estudios de laboratorio se observa una brecha de globulina elevada, por lo que el MAP solicita un estudio de cadenas ligeras libres de suero, EPS y electroforesis de proteínas en orina con inmunofijación. En la EPS, el pico de proteína M es de 0.8 g/dL; las cadenas ligeras libres en suero muestran una relación $\kappa:\lambda$ de 5, con concentración aumentada de cadenas ligeras libres κ. En la electroforesis de proteínas en orina se observa proteína total $<$ 167 mg/24 h y albúmina en orina $<$ 5 mg/dL. La creatinina es de 0.8 mg/dL.

¿Cuál de las siguientes opciones representa con mayor precisión el riesgo de progresión de este paciente a mieloma múltiple, macroglobulinemia de Waldenström o una enfermedad linfoproliferativa maligna?

A. 0.5% anual; 10% de riesgo de por vida

B. 1% anual; 25% de riesgo de por vida

C. 4% anual; 50% de riesgo de por vida

D. 10% anual; 80% de riesgo de por vida

E. 100% de riesgo de por vida; el paciente ya tiene mieloma múltiple

56. Mujer de 68 años de edad sin antecedentes médicos de importancia es llevada por su esposo al SU por fatiga, sangrado de las mucosas, disminución del apetito, exantema en los miembros inferiores de reciente aparición y disminución de la perfusión en los dedos de las manos y los pies distales durante las últimas 2 semanas. Además, durante los 2 días anteriores al ingreso, desarrolló cefalea, mareos, visión borrosa, disminución del estado de alerta y disnea. En la exploración física se observa que la hepatomegalia se extiende 3 cm por debajo del borde costal derecho. Está fatigada con disminución del estado de alerta y solo se despierta con un ruido fuerte o un roce esternal. Es evaluada por dermatología por el exantema del miembro inferior debido a la preocupación por una posible vasculitis y se le diagnostica crioglobulinemia de tipo I.

Estudios de laboratorio	
EPS con inmunofijación	Pico monoclonal de IgM 7 g/dL
Electroforesis de proteínas en orina	Negativo
Creatinina	1.0 mg/dL
Hb	9 g/dL
Plaquetas	52 000/µL

En la biopsia de médula ósea se muestra un aumento de linfocitos plasmocitoides.

¿Cuál de las siguientes es la explicación más probable de los síntomas de confusión, cefalea, mareos, visión borrosa y disnea de la paciente?

A. Amiloidosis secundaria al depósito de inmunoglobulina M (IgM)

B. Anemia e hipercalcemia

C. Actividad autoanticuerpo de IgM

D. Síndrome de hiperviscosidad

E. Infiltración tumoral local

57. Hombre de 75 años de edad con antecedentes de EAC se presenta para seguimiento posterior al diagnóstico reciente de anemia. Además de la fatiga relacionada con la anemia, refiere parestesias y ardor en los pies, que se extiende hasta la mitad de la pantorrilla. Esta molestia limita su movilidad y tiene dificultades para dormir debido al dolor. Los estudios de laboratorio se muestran a continuación:

Estudios de laboratorio	
EPS con inmunofijación	Pico monoclonal de IgM 7 g/dL
Electroforesis de proteínas en orina	Negativo
IgM	4895 mg/dL (normal 40-230 mg/dL)
Creatinina	0.8 mg/dL
Hb	10.2 g/dL
Plaquetas	105 000/µL
Viscosidad	1.7 cP (normal 1.4-1.8 cP)

Se realiza una biopsia de médula ósea en la que se detecta una afectación de la médula ósea del 65% con linfocitos plasmocitoides monoclonales. Se le dice que su presentación general es compatible con un diagnóstico de macroglobulinemia de Waldenström.

¿Cuál de los siguientes es el mejor paso en el tratamiento?

A. Observación con repetición de laboratorios y examen clínico cada 3 meses
B. Iniciar bendamustina + rituximab
C. Iniciar bortezomib + dexametasona + rituximab
D. Recolección de células madre en preparación para el autotrasplante de células madre
E. Plasmaféresis urgente

58. Mujer de 72 años de edad se presenta para una evaluación preoperatoria antes de realizarse artroplastia total de cadera izquierda. Tiene antecedentes de larga evolución de artrosis de la cadera izquierda después de un accidente de esquí hace muchos años, y en su radiografía de cadera izquierda más reciente se muestran cambios degenerativos intensos con estrechamiento del espacio articular, sin evidencia de fractura. No ha visto a un MAP en 4 años, por lo que se realizan una química sanguínea completa y un hemograma completo. Los resultados pertinentes se muestran a continuación:

Estudios de laboratorio	
Creatinina	0.8 mg/dL
Calcio	8.8 mg/dL
Fosfatasa alcalina	124 mg/dL
Bilirrubina total	0.8 mg/dL
Albúmina	4.0 g/dL
Proteínas totales	9.5 g/dL
Leucocitos	5800/µL
Hb	13.2 g/dL
Plaquetas	252 000/µL

Con base en las proteínas totales elevadas, se realizan análisis de laboratorio adicionales y biopsia de médula ósea para evaluar un trastorno hematológico subyacente. La EPS con inmunofijación demuestra proteína M elevada a 4 g/dL, cadena ligera libre κ en suero de 255 mg/L, cadena ligera libre λ en suero de 2.5 mg/L, relación κ/λ 102:1. En la biopsia de médula ósea se detecta un 15% de células plasmáticas clonales. En la gammagrafía ósea no se observan lesiones líticas.

¿Cuál de los siguientes es el diagnóstico más apropiado?

A. Amiloidosis de cadena ligera amiloide
B. Gammapatía monoclonal de significado incierto (GMSI)
C. Mieloma múltiple
D. Mieloma múltiple no secretor
E. Mieloma múltiple latente

59. Hombre de 65 años de edad se presenta con dolor en el hombro derecho durante el último mes. Es activo y hace ejercicio en el gimnasio local cinco veces por semana, por lo que inicialmente atribuyó la molestia a una distensión muscular después de levantar pesas. Sin embargo, el dolor empeoró en los días siguientes. Se solicita una TC del hombro, en la que se observa una gran lesión ósea destructiva que afecta la parte superior del húmero con un componente de tejido blando extraóseo realzado. Se realiza una biopsia de la lesión guiada por TC y el estudio de patología muestra la proliferación clonal de células plasmáticas. En la gammagrafía ósea no se perciben otras anomalías óseas. La biopsia de médula ósea muestra una hematopoyesis trilinaje normal sin proliferación clonal anómala de células plasmáticas.

Estudios de laboratorio	
Creatinina	0.8 mg/dL
Calcio	9.0 mg/dL
Albúmina	4.0 g/dL
Hb	12.9 g/dL
Plaquetas	198 000/µL
EPS con inmunofijación	Normal, sin pico M

¿Cuál de los siguientes es el paso más apropiado a seguir en el tratamiento?

A. Quimioterapia de inducción combinada con lenalidomida y dexametasona (RD)
B. Quimioterapia de inducción combinada con lenalidomida, bortezomib y dexametasona (RVD)
C. Envío para observación y fisioterapia
D. Derivación a oncología radioterápica para radioterapia a la lesión ósea del húmero derecho
E. Recolección de células madre seguida de melfalán en dosis altas y trasplante autólogo de células madre

60. Hombre de 62 años de edad ingresa en el hospital desde la clínica para el tratamiento de un dolor óseo mal controlado. Tiene numerosas metástasis líticas a lo largo de la columna lumbar y sacra, las cabezas femorales bilaterales y los huesos pélvicos, relacionadas con su mieloma múltiple recién diagnosticado. El dolor se controla con analgesia autoadministrada por el paciente y se toma la decisión de continuar con el tratamiento del mieloma múltiple durante la hospitalización, en vista del dolor.

Estudios de laboratorio	
Hb	10.2 g/dL
Creatinina	1.8 mg/dL
Calcio	9.0 mg/dL (después de 2 L de solución fisiológica)

Según su edad y estado funcional, se determina que sería candidato a trasplante.

Además del denosumab, ¿cuál de los siguientes sería el tratamiento inicial más apropiado para atender el mieloma múltiple de este paciente?

A. Bortezomib/lenalidomida/dexametasona

B. Doxorrubicina/lenalidomida/dexametasona

C. Tipificación de antígenos leucocitarios humanos para encontrar la compatibilidad, seguida de trasplante alogénico de células madre con acondicionamiento mieloablativo

D. Pomalidomida/ciclofosfamida/dexametasona

E. Recolección de células madre, seguida de acondicionamiento con melfalán en dosis altas y trasplante autólogo de células madre

61. Se encontró que un hombre de 35 años de edad previamente sano presentaba una leucemia mielógena aguda con diferenciación mielomonocítica. El cariotipo resultó normal. Las células leucémicas mostraron una mutación *NPM*1 así como una mutación *FLT3-ITD*. Se logró la remisión completa después de la quimioterapia de inducción «3 + 7» (daunorrubicina/citarabina). El HC del paciente es normal.

¿Cuál de los siguientes abordajes de tratamiento recomendaría ahora?

A. 1-2 ciclos de HiDAC, seguido de un alotrasplante mieloablativo proveniente de su hermano

B. 3-4 ciclos de HiDAC más inhibidor FLT3

C. 3-4 ciclos de HiDAC, posteriormente observación

D. Acondicionamiento mieloablativo seguido de trasplante alogénico proveniente de su hermano

E. Acondicionamiento de intensidad reducida seguido de un trasplante alogénico proveniente de su hermano

62. Mujer de 34 años de edad que 2 semanas antes se realizó un trasplante de células madre periféricas compatibles para su leucemia mielógena aguda desarrolla fiebre de 38 °C. Anteriormente había estado respirando sin complicaciones con el aire ambiente, pero poco después de la fiebre su oxigenación disminuyó y requirió utilizar una mascarilla a 15 L. En la RxT se observan opacidades bilaterales difusas. En la exploración física se detecta exantema eritrodermatoso difuso en el tronco, los brazos y la parte superior de los muslos.

En los estudios de laboratorio se obtuvieron los siguientes resultados: creatinina 1.2 mg/dL (valor basal 0.7), leucocitos 4 000/μL (recuento absoluto de neutrófilos 600/μL), Hb 7.1g/dL y plaquetas 73 000/μL. Se realizan cultivos de sangre y orina.

¿Cuál es el abordaje terapéutico más apropiado?

A. G-CSF

B. Eliminar todas las vías y comenzar con antibióticos de amplio espectro

C. Esteroides

D. Tocilizumab

63. Hombre de 53 años de edad recibe un trasplante de células madre periféricas hace 4 meses por una crisis blástica a causa de una leucemia mielógena crónica. Fue dado de alta del hospital después de algunas complicaciones posteriores al trasplante. Sin embargo, regresa a la clínica refiriendo un aumento de la diarrea.

La inspección de su piel revela una erupción maculopapular en ambas extremidades. Se extraen análisis de laboratorio que son significativos por K 3.0 mEq/L, bilirrubina total 2.3 mg/dL y creatinina 1.1 mg/dL.

¿Cuál es el diagnóstico más probable?

A. Enfermedad de injerto contra huésped aguda
B. Enfermedad de injerto contra huésped crónica
C. Colitis por citomegalovirus
D. Síndrome del injerto

64. Hombre de 44 años de edad que se realizó un trasplante de células madre periféricas hace 12 días refiere distensión abdominal. En la exploración se observa una nueva onda de líquido, edema periférico e hipersensibilidad a la palpación del cuadrante superior derecho. En la exploración cardíaca no tiene complicaciones. Se observa que ha ganado 2.5 kg desde su última medición 2 días antes. No tiene erupciones cutáneas ni alteraciones en las deposiciones.

Los laboratorios son AST 220 U/L, ALT 330 U/L, bilirrubina 6 mg/dL (bilirrubina directa 5.5 mg/dL), leucocitos 9 000/μL, Hb 8 g/dL, plaquetas 70 000/μL, INR 1.3 y péptido natriurético de tipo b N-terminal (NT-proBNP) 100 pg/mL. La ecografía del cuadrante superior derecho no muestra complicaciones.

¿Cuál es el diagnóstico más probable?

A. Enfermedad de injerto contra huésped aguda
B. Síndrome de Budd-Chiari
C. Insuficiencia cardíaca congestiva
D. Síndrome de obstrucción sinusoidal

65. Mujer de 62 años de edad con antecedentes de hábito tabáquico de 35 paquetes por año, EPOC y EAC ingresa con aumento de tos productiva de esputo sanguinolento, que se cree que es compatible con una exacerbación de la EPOC. La paciente informa que se ha sentido mal durante el último mes, con disminución del apetito y pérdida de peso involuntaria de 4.5 kg. En la exploración presenta disminución de los ruidos respiratorios en la base del pulmón derecho y sibilancias espiratorias en todos los campos pulmonares bilaterales. Tiene emaciación temporal y supraclavicular. Se realiza una TC de tórax con contraste en la que se observa una tumoración del lóbulo medio derecho de 6 cm. Se realiza una biopsia de la tumoración guiada por TC con la que se confirma el diagnóstico de cáncer de pulmón no microcítico.

¿Cuáles de los siguientes son los pasos más apropiados para el diagnóstico y el tratamiento?

A. PET con fluorodesoxiglucosa/TC (FDG-PET/TC) y RM cerebral; pendiente de resultados, seguir con evaluación de ganglios linfáticos mediastínicos con ecografía endobronquial, mediastinoscopia
B. Iniciar quimioterapia con doblete de platino y radioterapia adyuvante
C. Iniciar pembrolizumab y radioterapia simultánea
D. Iniciar quimioterapia/radioterapia definitiva seguida de durvalumab adyuvante
E. Citorreducción quirúrgica seguida de quimioterapia y radioterapia

66. Hombre de 58 años de edad, no fumador, sin antecedentes médicos de importancia, acude al SU refiriendo fatiga, dolor abdominal y mareos durante las últimas 48 h. En la exploración física parece fatigado, con emaciación supraclavicular y temporal. El diagnóstico infeccioso es negativo. Con una prueba de estimulación con cosintropina se demuestra insuficiencia suprarrenal y el paciente se realiza una TC de abdomen/pelvis, con protocolo suprarrenal, para una evaluación adicional. En la exploración se detectan metástasis suprarrenales de origen primario desconocido con metástasis intrahepáticas y óseas. En el estudio adicional con TC de tórax se observa una gran tumoración

pulmonar primaria. En una biopsia de la lesión suprarrenal se confirma un adenocarcinoma de pulmón. La muestra de tumor se envía para su análisis en busca de mutaciones genéticas en el receptor del factor de crecimiento epidérmico (EGFR, *epidermal growth factor receptor*), la cinasa del linfoma anaplásico, *ROS1* y *BRAF* y se encuentra una deleción del exón 19 en EGFR.

¿Cuál de los siguientes es el plan de tratamiento más apropiado para este paciente?

A. Carboplatino, pemetrexed y crizotinib
B. Carboplatino, pemetrexed y osimertinib
C. Carboplatino, pemetrexed y pembrolizumab
D. Osimertinib solo
E. Pembrolizumab solo

67. Mujer de 69 años de edad con antecedentes de hábito tabáquico de 50 paquetes-año y diagnóstico de EPOC se presenta para establecer atención con un MAP por aumento de tos productiva con esputo durante los últimos meses. Tiene una amiga que recientemente fue diagnosticada con cáncer de pulmón y pregunta acerca de la detección precoz mediante TC de tórax. Se realiza este procedimiento y se detecta una gran tumoración pulmonar cavitaria con metástasis óseas e intraabdominales. Se lleva a cabo una biopsia guiada por TC y se le diagnostica carcinoma de células escamosas, primario de pulmón.

¿Cuál de los siguientes es el tratamiento más apropiado para el carcinoma de células escamosas en estadio 4 con tinción de PD-L1 < 50%?

A. Carboplatino y paclitaxel solos
B. Carboplatino y pemetrexed solos
C. Carboplatino, paclitaxel y pembrolizumab
D. Carboplatino, pemetrexed y pembrolizumab
E. Pembrolizumab solo

68. Mujer de 63 años de edad ingresa al hospital después de experimentar una crisis convulsiva generalizada. No tiene antecedentes de enfermedad neurológica y esta es su primera crisis. La TC de cabeza sin contraste es negativa para procesos agudos o tumores. Su concentración de sodio es de 111 mEq/L. No bebe alcohol y ha fumado un paquete de cigarrillos al día durante los últimos 40 años.

Además de los estudios de sodio, ¿qué estudio de diagnóstico por imagen se debe realizar para conocer la causa de su hiponatremia?

A. Angiografía por RM cerebral
B. RM cerebral
C. Ecografía carotídea
D. TC de tórax

69. Mujer de 50 años de edad acude con su MAP para una revisión anual. Tiene presión arterial alta y antecedentes de depresión, pero por lo demás goza de buena salud. Su MAP la remite para su primera colonoscopia de detección precoz. La paciente pregunta si también se la debe derivar para un examen de detección de cáncer de pulmón. Ha fumado un paquete por día durante los últimos 30 años.

¿En qué momento el MAP debería enviarla para que se realice un estudio de detección precoz de cáncer de pulmón?

A. Hoy
B. En 5 años
C. En 10 años
D. No está indicada la derivación

70. Mujer premenopáusica de 41 años de edad identifica una tumoración en su mama derecha. Acude a su médico de cabecera, quien solicita obtención de estudios de imagen y posteriormente una biopsia. En última instancia, se le diagnostica un cáncer de mama pequeño (0.8 mm), con ganglios sin alteraciones y receptor de estrógenos de bajo grado positivo (ER+) con una puntuación Oncotype DX baja.

Después de la cirugía y la radiación, ¿cuál es la terapia sistémica estándar para esta paciente?

A. Anastrozol

B. Lapatinib

C. Tamoxifeno

D. Trastuzumab

71. Mujer de 53 años de edad con antecedentes de cáncer de mama con receptores hormonales positivos tratada hace 15 años acude con su MAP por dolor abdominal. En las imágenes se observan múltiples lesiones hepáticas, en cuya biopsia se observa cáncer de mama ER+/PR+/HER2− metastásico.

¿Cuál de las siguientes *no* es una opción terapéutica?

A. Anastrozol

B. Everólimus

C. Lapatinib

D. Palbociclib

72. Mujer de 52 años de edad tiene una tumoración sospechosa identificada en una mastografía. En una biopsia guiada estereotácticamente se identifica el cáncer de mama y los estudios diagnósticos adicionales confirman que el cáncer es ER−/PR−/HER2+. Se realiza una tumorectomía y una biopsia de ganglio linfático centinela. El tumor mide 3 cm y los ganglios linfáticos centinela son negativos.

¿Cuál es la terapia adyuvante más adecuada?

A. Docetaxel, ciclofosfamida, trastuzumab, pertuzumab

B. Letrozol más ribociclib

C. Neratinib

D. T-DM1

73. Mujer de 40 años de edad acude a la clínica de mama con cáncer de mama ER+/PR+/HER2− de reciente diagnóstico. A su madre le diagnosticaron cáncer de mama a los 38 años, su tía materna desarrolló cáncer de ovario a los 63 años y su abuelo materno murió de cáncer de páncreas.

¿Cuál es la mutación de la línea germinal que probablemente subyazca a estos cuatro cánceres en la misma familia?

A. *BRCA1*

B. *BRCA2*

C. *MLH1*

D. *TP53*

74. Mujer de 75 años de edad acude con su MAP para su chequeo anual. Se ha realizado mastografías bienales desde que tiene 50 años y la última fue a los 73. Sus mastografías siempre han sido normales y no tiene molestias en las mamas.

¿Cuándo debe realizarse la próxima mamografía?

A. Este año

B. 1 año

C. 5 años

D. No se indican más mastografías

75. Mujer de 53 años de edad se presenta en el SU con dolor abdominal y en la TC se observa una tumoración hepática. La biopsia posterior identifica un nuevo cáncer de mama triple negativo. En la mastografía se identifica el tumor primario en la mama izquierda. Se presenta con su oncólogo para discutir los planes de tratamiento. Mientras tanto, las pruebas de PD-L1 en su tumor dieron positivo. Ha visto publicidad de inmunoterapia en la televisión y le gustaría saber si podría ser una opción para ella.

¿Qué recomendará su oncólogo?

A. Considerar un ensayo clínico de inmunoterapia, ya que actualmente no existe un fármaco de inmunoterapia aprobado para el cáncer de mama

B. Considerar la inmunoterapia en combinación con quimioterapia si falla la terapia de primera línea

C. Iniciar el tratamiento con inmunoterapia sola

D. Iniciar tratamiento con inmunoterapia en combinación con quimioterapia de primera línea

76. Hombre de 77 años de edad con antecedentes de hipertensión, hiperlipidemia, EAC bajo tratamiento médico y enfermedad renal crónica leve, se presenta en el SU por un aumento en su dolor de espalda de 2-3 meses de evolución, disminución del apetito y pérdida de peso de 4.5 kg. En la exploración física se observa un anciano con dolor espinal localizado en la espalda baja. En el tacto rectal se percibe un nódulo prostático derecho agrandado, duro y nodular. En los estudios de laboratorio de registra una Hb de 9 g/dL y un antígeno prostático específico (PSA, *prostate-specific antigen*) de 4000 ng/mL. Su estado funcional de acuerdo con el Eastern Cooperative Oncology Group (ECOG) es de 2. En una gammagrafía ósea se observa enfermedad metastásica extensa en todo el esqueleto axial, y en una TC muestra ganglios linfáticos pélvicos y retroperitoneales agrandados que miden hasta 3 cm. Una biopsia del ganglio linfático retroperitoneal tiene adenocarcinoma de próstata.

¿Cuál es la terapia inicial para este paciente?

A. 2 semanas de bicalutamida seguida de leuprolida

B. 2 semanas de bicalutamida seguida de leuprolida y docetaxel

C. Degarelix y abiraterona/prednisona

D. Docetaxel

E. Leuprolida

77. A un hombre de 67 años de edad, que es muy activo y saludable, se le realiza un prueba de PSA y se obtiene un resultado de 6. Al repetir la prueba a los 3 meses, el PSA es de 6.1. Se reúne con un urólogo para discutir estos resultados. En el tacto rectal, tiene una próstata lisa pero agrandada sin nódulos ni anomalías.

¿Cuál es el mejor paso a seguir en el tratamiento? El paciente no se atreve a realizarse pruebas invasivas.

A. Probablemente secundaria a hiperplasia prostática benigna (HPB). No más pruebas

B. Continuar con la biopsia de próstata transrectal de 12 núcleos guiada por ecografía

C. RM de próstata

D. Repita el PSA en 6 meses

78. El hombre mencionado en la pregunta 77 se realiza una RM de próstata en la que se muestra una pequeña lesión de 4 mm en el lóbulo prostático derecho, por lo que se llevan a cabo dos biopsias dirigidas con aguja gruesa. El 10% de uno de los dos núcleos muestra cáncer de próstata Gleason 6 (3 + 3). ¿Cuál es el mejor paso a seguir para el tratamiento? Dado su estilo de vida activo, está muy preocupado por su calidad de vida y las toxicidades relacionadas con el tratamiento.

¿Qué tratamiento se asocia con la menor cantidad de morbilidad?

A. Vigilancia activa

B. Braquiterapia

C. Radioterapia de haz externo

D. Prostatectomía radical robótica o laparoscópica

79. Hombre de 18 años de edad se presenta con un nuevo MAP después de dejar de ver a su pediatra. Al hablar con el paciente, el médico se entera de que tiene un fuerte historial familiar de cánceres: su padre desarrolló cáncer de páncreas a los 50 años, su tía paterna presentó cáncer de colon a los 40 años y su abuela paterna tuvo cáncer de endometrio a los 50 años. Su análisis de mutación de la línea germinal revela una mutación de *MSH2*.

¿A qué edad debe comenzar este paciente con la detección precoz del cáncer de colon y con qué frecuencia?

A. Colonoscopia a los 20 años, luego repetir la prueba anualmente
B. Colonoscopia a los 20 años, luego repetir la prueba cada 5 años
C. Colonoscopia a los 30 años, luego repetir la prueba anualmente
D. Colonoscopia a los 30 años, luego repetir la prueba cada 5 años

80. Hombre de 73 años de edad con antecedentes médicos de hipertensión e hiperlipidemia acude con su MAP por fatiga de reciente aparición. Presenta disnea al subir las escaleras y está perdiendo la energía. Solía ir al supermercado y podía caminar por los pasillos, pero ahora se está cansando demasiado y necesita sentarse en un carrito motorizado. Se envían análisis de laboratorio básicos, en los que se observa una Hb de 7.2 g/dL (valor basal 10 g/dL).

Tras descartar etiologías cardíacas, se le envía a realizarse una colonoscopia, que identifica una masa de 2 cm en su colon ascendente. La biopsia confirma el adenocarcinoma. Se le deriva para extirpación quirúrgica, pero antes de este paso se le envía para más pruebas.

¿Cuáles de los siguientes estudios están indicados en este momento?

A. Concentración de antígeno carcinoembrionario (ACE)
B. TC de tórax/abdomen/pelvis
C. RM cerebral
D. A y B
E. Todo lo anterior

81. Hombre de 45 años de edad es diagnosticado con adenocarcinoma pancreático resecable. Se trata de manera adecuada y se le da consulta para seguimiento y supervivencia. Le preocupan sus dos hijos, de 11 y 15 años, ya que tiene fuertes antecedentes familiares de cáncer, que incluyen cáncer de mama en su madre, cáncer de mama en su tía materna, cáncer de ovario en su tía materna y cáncer de próstata en su abuelo materno. Pregunta sobre las pruebas genéticas para comprender mejor el riesgo de cáncer para sus hijos.

¿Cuál de los siguientes es el factor de riesgo hereditario más probable de cáncer de páncreas en esta familia?

A. Melanoma familiar con lunares atípicos múltiples (*CDKN2A/p16*)
B. Cáncer familiar de mama/ovario (*BRCA2*)
C. Pancreatitis crónica hereditaria (mutación en el gen catiónico tripsinógeno *PRSS1* o *SPINK1*)
D. Cáncer colorrectal hereditario sin poliposis
E. Síndrome de Peutz-Jeghers (*LKB1*)

82. Al paciente mencionado en la pregunta 81 se le realizó una prueba de *BRCA* y se encontró que era portador de una mutación perjudicial conocida. Por desgracia, desarrolló enfermedad metastásica y comenzó con FOLFIRINOX (ácido folínico, fluorouracilo, irinotecán, oxaliplatino). Tuvo una respuesta casi completa a este régimen y ha recibido 6 meses de terapia. Sin embargo, ha desarrollado una neuropatía periférica creciente y no quiere continuar más con el FOLFIRINOX. Por lo demás, sigue gozando de buena salud con un ECOG PS 0.

¿Cuál es la siguiente mejor opción para tratar a este paciente?

A. FOLFOX (5FU/leucovorina + oxaliplatino)
B. Gemcitabina/abraxano
C. Hospicio
D. Inmunoterapia con mAb bloqueador de PD-1 (p. ej., pembrolizumab)
E. Inhibidores de poli (ADP-ribosa) polimerasa (PARP)

83. Hombre de 72 años de edad con antecedentes de hipertensión, insuficiencia cardíaca con fracción de eyección conservada y enfermedad renal crónica refiere ictericia conjuntival y pérdida de peso involuntaria de 9 kg durante los 3 meses anteriores. En la exploración física presenta emaciación temporal y supraclavicular e ictericia escleral y generalizada. Su abdomen está distendido con una onda de líquido positiva y es sensible a la palpación profunda en la región epigástrica.

Estudios de laboratorio	
Bilirrubina total	9.0 mg/dL
Bilirrubina directa	7.2 mg/dL
Fosfatasa alcalina	655 U/L

¿Cuál de los siguientes es el paso más apropiado en el diagnóstico?

A. Comprobar que el CA 19-9 sea normal y consultar con el servicio de gastroenterología sobre una colangiopancreatografía retrógrada endoscópica (CPRE)
B. Comprobar que el CA 19-9 sea normal y el protocolo pancreático para TC o RM con contraste
C. Comprobar el CA 19-9 y realizar una ecografía abdominal
D. Realizar protocolo pancreático para TC o RM con contraste seguido de aspiración con aguja fina (PAAF) guiada por ecografía endoscópica

84. Hombre de 63 años de edad con antecedentes de hipertensión, hiperlipidemia, DM2 y cirrosis secundaria a hepatitis C crónica que acude a su MAP para visita de rutina. Como parte del cribado de carcinoma hepatocelular (CCH), se le han realizado ecografías hepáticas. En uno de estos estudios antes de la visita muestra preocupación por una masa de 4 cm en el lóbulo derecho del hígado. En una TC multifásica con protocolo hepático de seguimiento se observó una tumoración de 4.5 cm que tenía realce arterial seguido de lavado progresivo en la fase venosa y retardada.

¿Cuál es el mejor paso a seguir en el tratamiento de este paciente?

A. TC multifásica de seguimiento en 3 meses
B. RM de hígado con contraste
C. Biopsia con aguja percutánea
D. Derivación con un equipo multidisciplinario para el manejo del CCH
E. Concentración de alfafetoproteína (AFP) en suero

85. Mujer de 57 años de edad con obesidad, DM2, hiperlipidemia y EAC se presenta con dolor creciente en la parte superior derecha del abdomen. En los estudios, incluida la TC de abdomen, se observa una morfología hepática cirrótica y un tumor grande de 8 cm en el lóbulo hepático derecho con múltiples lesiones satélite pequeñas circundantes en el lóbulo derecho. Se percibe que el tumor invade la vena porta, lo que lleva a su oclusión trombótica. En una biopsia de la tumoración se revela carcinoma hepatocelular. No se detectan otras lesiones metastásicas en el abdomen y la TC de tórax es normal. Es evaluada por un equipo multidisciplinario de oncología y no se considera candidata para la resección quirúrgica.

¿Cuál de las siguientes terapias no sería apropiada para esta paciente?

A. Ensayo clínico con pembrolizumab (mAb PD-1)

B. Sorafenib

C. Radioterapia corporal estereotáctica (SBRT, *stereotactic body radiation therapy*)

D. Quimioembolización arterial transcatéter (TACE, *transcatheter arterial chemoembolization*)

86. Hombre de 53 años de edad con antecedentes de cirrosis alcohólica se realiza una ecografía de rutina y una prueba de AFP cada 6 meses. En su ecografía más reciente se encuentra una lesión sospechosa. No hay cambios en su concentración de AFP.

    ¿Qué paso se necesita seguir para hacer un diagnóstico de carcinoma hepatocelular?

    A. TC abdominal

    B. Biopsia hepática

    C. RM de hígado

    D. Repetir la concentración de AFP en 3 meses

87. Hombre de 52 años de edad con hipertensión presenta disnea de esfuerzo y edema bilateral de los miembros inferiores durante los últimos meses. En la exploración física se escucha disminución de los ruidos respiratorios en los lóbulos inferiores bilaterales, esplenomegalia masiva al menos 20 cm por debajo del margen costal izquierdo y edema con fóvea 3+ bilateral.

    Los laboratorios son creatinina 1.7 mg/dL (valor inicial normal), K 5 mEq/L, Ca 8.6 mg/dL, fósforo 6.6 mg/dL, ácido úrico 14.7 mg/dL, LDH 1 810 U/L, leucocitos 641 000/μL, hematócrito 21.5% y plaquetas 71 000/μL. El frotis periférico revela leucocitosis marcada con predominio de células mieloides desplazadas a la izquierda en todas las etapas de diferenciación, incluidos blastos ocasionales, así como un aumento de basófilos y eritrocitos nucleados. En la RxT se observaron opacidades nodulares reticulares finas bilaterales difusas sin derrames pleurales.

    ¿Cuál de los siguientes no es el paso apropiado?

    A. Biopsia de médula ósea

    B. TC de tórax/abdomen con contraste

    C. Hidroxiurea

    D. Líquidos intravenosos

    E. Rasburicasa

88. Mujer de 29 años de edad con leucemia mielógena aguda tratada con citarabina y daunorrubicina desarrolla fiebre mientras está neutropénica con un recuento absoluto de neutrófilos de 0. Su enfermera refiere un episodio de emesis no sanguinolenta y varias deposiciones acuosas. Los signos vitales son temperatura 38.3 °C, FC 105 lpm y PA 110/75 mm Hg. En la exploración física hay dolor a la palpación en el cuadrante inferior derecho con protección mínima y sin dolor a la descompresión. Otros laboratorios notables incluyen Cr 0.9 mg/dL, hematócrito 24% y plaquetas 20 000/μL. La TC de abdomen con contraste muestra engrosamiento de la pared cecal sin neumatosis. Se inician antibióticos de amplio espectro.

    ¿Qué terapia adicional se debe considerar?

    A. Loperamida según la necesidad para la diarrea

    B. Morfina para el control del dolor

    C. Aspiración nasogástrica

    D. Proclorperazina según la necesidad para las náuseas

    E. Intervención quirúrgica

89. Mujer de 43 años de edad acude al SU después de visitar a su MAP por presentar hematomas con facilidad y se le ha detectado un recuento de plaquetas de 27 000/μL. A su llegada, el recuento de leucocitos es de 1.5 con un recuento absoluto de neutrófilos de 330/μL. Su Hb es de 9 g/dL y su INR 1.3. Por lo demás, es una mujer sana y solo toma lisinopril para controlar su presión arterial. La

inspección de su sangre periférica no revela esquistocitos, sino células raras dispersas con altas proporciones de núcleo a citoplasma y apariencia inmadura en general. Se observa que son blastocitos y varios tienen figuras rojas en forma de aguja en el citoplasma, que se cree son cuerpos de Auer.

¿Qué tratamiento inmediato debe recibir esta paciente?

A. Inducción 7 + 3

B. ATO y ATRA

C. Esteroides en dosis altas

D. Hidroxiurea

90. Hombre de 63 años de edad con antecedentes de melanoma metastásico se presenta para una cita de seguimiento. Está tomando un medicamento de ensayo clínico, que ha estado tolerando bien. Hoy, sin embargo, refiere dolor lumbar de reciente aparición. En la exploración neurológica se observa que tiene debilidad de aparición reciente en el miembro inferior derecho y entumecimiento distal.

¿Cuál es el mejor paso a seguir?

A. Suspender la medicación del ensayo clínico

B. Realizar una punción lumbar

C. Derivar para realizarse cirugía de urgencia

D. RM de columna inmediata

91. Hombre de 61 años de edad sin antecedentes médicos fue diagnosticado recientemente de adenocarcinoma de colon sigmoide y fue sometido a resección laparoscópica con anastomosis primaria. En la anatomía patológica se observó un adenocarcinoma moderadamente diferenciado en T3N2a, con 4/17 ganglios linfáticos positivos para malignidad (estadio 3B). El tumor era estable en microsatélites. Su médico oncólogo recomendó iniciar quimioterapia adyuvante con FOLFOX para reducir el riesgo de recurrencia del tumor. Lo llevan al SU después del primer ciclo con neutropenia febril. Ha tenido más de siete episodios de diarrea por día durante los últimos 3 días, y el recuento absoluto de neutrófilos al momento de la presentación es de 250/µL.

¿Cuál es la causa potencial de su toxicidad?

A. Insuficiencia de dihidropirimidina-deshidrogenasa

B. Error que conduce a una administración de dosis incorrecta

C. Esperado para este régimen de quimioterapia

D. Falta de posquimioterapia con G-CSF

E. Toxicidad por oxaliplatino

92. Mujer de 53 años de edad con diagnóstico reciente de melanoma metastásico (tipo silvestre BRAF) recibe bloqueo de punto de control dual con ipilimumab (CTLA4 mAb) y nivolumab (PD-1 mAb). La paciente toleró bien el tratamiento y la primera serie de exploraciones de reestadificación realizadas a las 4 semanas mostró una respuesta parcial. Seis semanas después de iniciar la terapia, experimentó dolor abdominal, fiebre y diarrea profusa hasta ocho veces al día. Se detuvo su terapia y fue ingresada en el hospital, donde el estudio inicial, incluidos los cultivos de heces y el análisis de la toxina de *Clostridium difficile*, fue negativo. En una sigmoidoscopia flexible se mostró colitis intensa difusa con múltiples ulceraciones superficiales, y una biopsia confirmó una colitis activa; las tinciones para citomegalovirus fueron negativas en la biopsia. Con base en esta información, se inició el tratamiento con metilprednisolona i.v., pero no mostró mucha mejoría.

¿Qué tratamiento consideraría a continuación en esta paciente?

A. Fármacos antimotilidad

B. Antibióticos de amplio espectro con cobertura gramnegativa y anaeróbica

C. Infliximab

D. Consulta quirúrgica

93. Mujer de 52 años de edad con melanoma irresecable está siendo tratada activamente con una combinación de nivolumab e ipilimumab, que comenzó 2 meses antes. Es llevada al SU con profunda debilidad, fatiga y cefalea. Se encuentra que su presión arterial es de 70/40 mm Hg.

La exploración física se caracteriza por cambios en la piel (vitiligo en ambas manos y pies), un examen cardíaco normal y un edema sin fóvea 1+ en la zona media. Los laboratorios se destacan por concentraciones de TSH 0.1 mU/L (normal 0.5-4.7 mU/L), T_4 libre 0.3 (normal > 0.7) y concentraciones de cortisol y hormona adrenocorticotrópica (corticotropina o ACTH) por debajo del rango. Posteriormente se solicitan las hormonas foliculoestimulante (folitropina o FSH, *follicle-stimulating hormone*) y luteinizante (lutropina o LH, *luteinizing hormone*) y también se encuentran marcadamente reducidas.

Se realiza la inmunoterapia de la paciente y se le administran esteroides en dosis de provocación, después de lo cual su presión arterial se eleva a 100/70 mm Hg.

¿Qué prueba probablemente confirmaría su diagnóstico?

A. Prueba de estimulación con ACTH
B. Cultivos de sangre y orina
C. RM cerebral
D. Ecografía de tiroides

94. Mujer de 34 años de edad con leucemia linfoblástica aguda refractaria se realiza una infusión de linfocitos T del receptor de antígeno quimérico (CAR-T). Una semana después, presenta fiebre, escalofríos y taquicardia a 120 lpm. Su presión arterial basal es de 110/70 mm Hg. Una vez que comienza la fiebre, la presión arterial desciende a 88/60 mm Hg. Se le administran 2 L de soluciones y la presión arterial se recupera.

En la noche siguiente, la presión arterial vuelve a disminuir, pero esta vez no responde a la administración de soluciones. Es trasladada a la UCI y se le inicia tratamiento con vasopresores periféricos y antibióticos de amplio espectro.

¿Qué terapia adicional se debe agregar a la anterior?

A. Infliximab
B. Micofenolato de mofetilo
C. Esteroides en dosis de provocación
D. Tocilizumab

95. Mujer de 56 años de edad con linfoma difuso de linfocitos B grandes (LDLBG) recidivante se trata con terapia de linfocitos T receptoras de antígeno quimérico (CAR-T). Cinco días después, se encuentra agitada y confundida. Los estudios infeccioso y metabólico preliminares son negativos y, en última instancia, tiene una crisis de gran mal y requiere intubación y traslado a la UCI.

¿Qué tratamiento está indicado para esta paciente?

A. Levetiracetam
B. Lorazepam
C. Esteroides
D. Tocilizumab
E. A, B, C
F. Todo lo anterior

RESPUESTAS

1. **La respuesta correcta es: B. Insuficiencia de folato.** Esta paciente es una anciana con desnutrición y una dieta pobre en frutas y vegetales de hoja verde. Su presentación clínica es compatible con anemia megaloblástica por alteración de la síntesis de ADN, lo que causa eritropoyesis y macrocitosis ineficaces. La ausencia de síntomas neurológicos y la concentración normal de ácido metilmalónico son compatibles con la insuficiencia de folato más que con la insuficiencia de vitamina B_{12}. Sin embargo, también se debe controlar la concentración de vitamina B_{12} para asegurarse de que no esté en el límite de la insuficiencia. Aunque el ácido metilmalónico es muy sensible, el tratamiento con folato y mascarilla en caso de insuficiencia de vitamina B_{12} no sería adecuado.

2. **La respuesta correcta es: D. Vitamina B_{12} 1 mg i.m. semanalmente y después mensualmente.** Este paciente tiene insuficiencia de vitamina B_{12}, debido a sus déficits neurológicos, anemia macrocítica megaloblástica y aumento de ácido metilmalónico. Es probable que su dieta vegana no incluya alimentos de origen animal ricos en vitamina B_{12}. Aunque es menos probable a la luz de sus hábitos dietéticos, se deben realizar pruebas en busca de anemia perniciosa, incluidos los autoanticuerpos contra las células parietales y el factor intrínseco, para asegurarse de que pueda absorber la suplementación oral después de la restitución completa con vitamina B_{12} i.m.

3. **La respuesta correcta es: C. Hierro/TIBC < 18%, ferritina 5 ng/mL.** Este paciente tiene anemia ferropénica por pica, queilosis angular, glositis atrófica y heces positivas para guayacol. Requiere una colonoscopia para detectar cáncer de colon y el inicio de hierro por vía oral o intravenosa.

4. **La respuesta correcta es: A. Trasplante alogénico de células madre.** Es muy probable que este paciente tenga un nuevo diagnóstico de anemia aplásica. Para los pacientes jóvenes, el trasplante alogénico de células madre ofrece un 80% de supervivencia a largo plazo y un riesgo significativamente menor de evolución maligna, aunque tiene el riesgo de producir morbilidad y mortalidad relacionadas con el trasplante. La inmunosupresión, como la lograda con ciclosporina o tacrólimus, se asocia con una tasa de respuesta del 80-90% y una supervivencia a 5 años del 80-90%, pero también se relaciona con una incidencia de trastornos clonales a 10 años del 15-20%, incluyendo síndrome mielodisplásico, leucemia mielógena aguda y hemoglobinuria nocturna paroxística. Los miméticos de trombopoyetina generalmente se reservan para la enfermedad resistente al tratamiento, y la atención de apoyo con transfusiones, antibióticos y factores de crecimiento es más apropiada para una población de edad avanzada o resistente al tratamiento.

5. **La respuesta correcta es: A. Anemia por inflamación crónica.** Esta paciente tiene anemia por inflamación crónica basada en su anemia normocítica y ferritina alta. El mejor tratamiento para la anemia es tratar el lupus, ya que el empeoramiento de las artralgias y las nuevas úlceras bucales sugieren una probable exacerbación de la enfermedad. Aunque la insuficiencia de hierro también puede coexistir con la anemia por inflamación crónica, es poco probable en esta paciente debido a la ferritina elevada. La concentración de creatinina normal contradice la posibilidad de anemia por enfermedad renal crónica, mientras que su Hb normal del año pasado y la ausencia de exposiciones nocivas (alcohol, isoniazida, cloranfenicol, plomo) no son compatibles con la anemia sideroblástica.

6. **La respuesta correcta es: A. Anemia hemolítica autoinmunitaria.** Esta paciente tiene anemia hemolítica, esferocitosis y una prueba de Coombs positiva, todos compatibles con anemia hemolítica autoinmunitaria caliente. La linfadenopatía y la linfocitosis absoluta de la paciente apuntan a la leucemia linfocítica crónica como causa subyacente de la anemia hemolítica autoinmunitaria. La anemia hemolítica inducida por levofloxacino es menos probable, dada la prueba de Coombs positiva. De manera similar, no hay trombocitopenia o esquistocitosis que sugieran AHMA. Finalmente, la esferocitosis hereditaria se habría presentado a una edad mucho más temprana y no se caracteriza por una prueba de Coombs positiva.

7. **La respuesta correcta es: E. Aplasia pura de eritrocitos.** La anamnesis proporcionada sugiere que la paciente y sus hijos estaban infectados con parvovirus, que puede estar asociado con fiebres y una apariencia de «mejilla abofeteada». En los estudios de laboratorio se observa una anemia normocítica sin evidencia de trombocitopenia o leucopenia, lo que hace que la anemia aplásica sea menos probable. La aplasia pura de eritrocitos ocurre cuando un paciente desarrolla anticuerpos o linfocitos destructivos que se dirigen a la médula ósea y conducen a una eritropoyesis ineficaz. Esta afección puede estar asociada con la infección por parvovirus, así como con timoma, leucemia linfocítica crónica, enfermedad autoinmunitaria y ciertos medicamentos. La biopsia de médula ósea revelaría la falta de precursores eritroides con hematopoyesis normal de las otras líneas celulares. Es importante destacar que, en los adultos inmunocompetentes, la infección por parvovirus conduce a una anemia transitoria, por lo que es probable que esta mujer se recupere pronto sin intervención. En pacientes inmunosuprimidos, el parvovirus puede causar una anemia más prolongada.

8. **La respuesta correcta es: C. Talasemia α menor.** La naturaleza asintomática de larga duración de la anemia de la paciente hace que la anemia por insuficiencia de hierro, la opción A, sea poco probable, a pesar del VCM disminuido. El diagnóstico correcto basado en el VCM disminuido, la saturación de transferrina normal $> 18\%$ y los resultados de la electroforesis de Hb es talasemia α menor. La talasemia α menor es el resultado de la pérdida de dos genes de la cadena α. El genotipo puede ser heterocigoto para el rasgo talasemia α-1 (aa/−, más frecuente entre los asiáticos) u homocigoto para el rasgo talasemia α-2 (a−/a−, más frecuente entre los individuos africanos). Los pacientes suelen tener anemia leve, hipocromía y microcitosis, sin otras manifestaciones clínicas significativas, a diferencia de la talasemia α intermedia o mayor.

9. **La respuesta correcta es: C. Exanguinotransfusión.** Esta paciente tiene un síndrome de dificultad respiratoria aguda con base en los nuevos infiltrados pulmonares en la RxT y la tos, la fiebre, la taquipnea, las retracciones intercostales, las sibilancias, los estertores y la disminución de las saturaciones de oxígeno. El síndrome torácico agudo es una de las principales causas de muerte de los pacientes con anemia de células falciformes, y esta paciente evoluciona rápidamente de un síndrome torácico agudo de moderado a grave. Por lo tanto, el tratamiento más apropiado es el intercambio en lugar de la transfusión simple, ya que la transfusión de intercambio permitirá una rápida disminución del porcentaje de hemoglobina S (HbS) y evitará la hiperviscosidad que podría ocurrir con una transfusión simple de gran volumen. Los esteroides no son una práctica estándar para el tratamiento del síndrome torácico agudo en los adultos, y los nebulizadores de albuterol no revertirán la causa subyacente de sus síntomas.

10. **La respuesta correcta es: B. Intercambio de plasma.** Este paciente tiene púrpura trombocitopénica trombótica que conduce a AHMA. Requiere un intercambio de plasma urgente para eliminar los autoanticuerpos inhibidores y reemplazar las concentraciones disminuidas de ADAMTS13 (una metaloproteinasa similar a la desintegrina con motivos 13 de trombospondina tipo 1), la enzima requerida para escindir los multímeros del factor de von Willebrand (FvW). Los multímeros del FvW de peso molecular ultraalto no escindidos causan trombos plaquetarios y anemia hemolítica. El plasma fresco congelado reemplazará a ADAMTS13 pero no eliminará los autoanticuerpos inhibidores. Las transfusiones de eritrocitos y plaquetas tampoco revertirán el trastorno subyacente.

11. **La respuesta correcta es: B. Prueba de glucosa-6-fosfato-deshidrogenasa (G6PD).** Se requiere la prueba de G6PD, ya que su insuficiencia es más frecuente en afroamericanos y pacientes de ascendencia mediterránea. La trimetoprima-sulfametoxazol es una causa frecuente de anemia hemolítica en los pacientes con insuficiencia de G6PD. Si la anemia es grave o la paciente presenta síntomas, se debe administrar una transfusión de eritrocitos. Se debe advertir a los pacientes que eviten los agentes oxidantes en el futuro. Considere que las concentraciones de G6PD pueden ser normales en el contexto de una crisis aguda si el paciente ha desarrollado una reticulocitosis significativa, porque estas células más jóvenes tienen un mayor contenido de G6PD.

12. **La respuesta correcta es: A. Administrar concentrado de complejo de protrombina de 4 factores.** La hemorragia intracraneal asociada con warfarina con un INR de TP prolongado debe tratarse con 4F-PCC, en lugar de plasma fresco congelado. El motivo de lo anterior es que el 4F-PCC se administra en un volumen menor y dará lugar a una reversión más rápida del INR.

El 4F-PCC contiene los factores de coagulación dependientes de la vitamina K, que incluyen los factores II, VII, IX y X. Aunque también debe administrarse vitamina K, esta administración debe hacerse mediante 10 mg de infusión i.v. No hay indicación de transfundir plaquetas en esta paciente con un recuento plaquetario normal y sin evidencia de disfunción plaquetaria. Con respecto a la transfusión de eritrocitos, esta se reserva para la pérdida de sangre de gran volumen. En esta paciente, aunque la hemorragia intracraneal produce un efecto clínico significativo, es probable que la verdadera pérdida de sangre sea relativamente pequeña.

13. **La respuesta correcta es: A. Trastorno plaquetario adquirido; DDAVP.** La hemorragia en el contexto de la uremia suele ser multifactorial, pero incluye disfunción plaquetaria e interacciones plaquetarias-endoteliales anómalas. Esto se considera un trastorno plaquetario adquirido, dado que existe un recuento plaquetario normal, pero una función plaquetaria disminuida, en un paciente sin una etiología congénita conocida de disfunción plaquetaria y con un desencadenante adquirido identificable. Los factores que se cree contribuyen a la disfunción plaquetaria en el contexto de la uremia incluyen toxinas urémicas, anemia y aumento de la producción de óxido nítrico por las células endoteliales (inhiben la agregación plaquetaria). La administración de DDAVP actúa aumentando la liberación de grandes multímeros del factor VII: FvW de las células endoteliales; se trata de una intervención de acción rápida y de bajo riesgo para el tratamiento de la hemorragia urémica. También puede potenciar la activación plaquetaria y la liberación de gránulos. La otra intervención inicial aceptada es la diálisis para corregir la uremia. La transfusión de plaquetas no será eficaz porque estas se volverán disfuncionales en el plasma urémico. La insulina no contribuye al sangrado.

14. **La respuesta correcta es: E. Biopsia de piel con microscopía por inmunofluorescencia directa.** La púrpura palpable es una manifestación frecuente de la vasculitis de vasos pequeños. Las pápulas y placas eritematosas eventualmente progresarán a lesiones elevadas que no blanquean. En este paciente joven con púrpura palpable, dolor abdominal y nueva insuficiencia renal, el diagnóstico más probable es vasculitis por inmunoglobulina A (IgA). En los pacientes con vasculitis por IgA, la biopsia de piel mostrará vasculitis leucocitoclástica en la evaluación histopatológica e IgA en la inmunofluorescencia directa. El primer paso en el diagnóstico de pacientes con lesiones cutáneas definidas es una biopsia de piel. La biopsia renal presenta un mayor riesgo de sangrado dada la naturaleza invasiva del procedimiento, aunque también mostraría depósitos de IgA. La enfermedad por anticuerpos anti-membrana basal glomerular se presenta con glomerulonefritis rápidamente progresiva y, en algunos casos, hemorragia alveolar pulmonar, pero no se esperaría dolor abdominal o púrpura palpable. Aunque la vasculitis por ANCA puede producir un eritema similar, los pacientes afectados suelen ser mayores (60 años) y no presentan dolor abdominal.

15. **La respuesta correcta es: E. Púrpura trombocitopénica trombótica.** Esta paciente es una mujer joven que tiene AHMA (Coombs negativo), trombocitopenia, esquistocitos en el frotis periférico (indicativo de AHMA) y concentración aumentada de LDH y bilirrubina indirecta, todos compatibles con púrpura trombocitopénica trombótica debido a un autoanticuerpo adquirido. La púrpura trombocitopénica trombótica es más frecuente en mujeres y en pacientes de ascendencia afroamericana. Dado el historial de hipotiroidismo de esta paciente, muy probablemente por hipotiroidismo autoinmunitario crónico, también conocido como *tiroiditis de Hashimoto*, puede tener un mayor riesgo de trastornos autoinmunitarios. Es importante reconocer temprano el diagnóstico de púrpura trombocitopénica trombótica, porque el tratamiento es una terapia de recambio plasmático de urgencia. La trombocitopenia inmunitaria primaria es menos probable en este caso porque la paciente también tiene anemia hemolítica y el síndrome de Evans (trombocitopenia inmunitaria más anemia hemolítica) también es menos probable debido a la prueba de Coombs negativa. La trombocitopenia inducida por fármacos no es probable con una anemia hemolítica concurrente. Los posibles fármacos responsables de la trombocitopenia incluyen la quinina, los antimicrobianos, la quetiapina y los fármacos quimioterápicos. La paciente no habría requerido profilaxis antimicrobiana para su viaje a Europa.

16. **La respuesta correcta es: C. Suspender la heparina, solicitar ELISA para PF4-heparina, iniciar la bivalirudina.** Es muy probable que esta paciente tenga una TIH mediada por anticuerpos,

que generalmente ocurre después de 4-10 días de exposición a la heparina, pero puede ocurrir antes si la paciente ha estado expuesta a la heparina dentro de los 100 días anteriores debido a anticuerpos persistentes. Los episodios trombóticos pueden ocurrir hasta en el 50% de los pacientes. La puntuación 4-T se puede utilizar clínicamente para evaluar la probabilidad previa a la prueba de trombocitopenia y trombosis inducidas por heparina en este caso. Esta paciente tiene una puntuación de 4-T muy alta según el grado de caída de las plaquetas ($> 50\%$ con un nadir superior a 20k), el momento de la trombocitopenia (dentro de 1 día con exposición previa a heparina en el último mes), TVP, y ninguna otra explicación clara de su trombocitopenia. La interrupción inmediata de la heparina y el inicio de una anticoagulación alternativa (los fármacos parenterales incluyen argatrobán, bivalirudina, danaparoide o fondaparinux; los fármacos orales incluyen los anticoagulantes orales de acción directa) están indicados si existe una alta probabilidad de TIH mediada por anticuerpos. La warfarina no es una terapia aceptada como tratamiento inicial de la trombosis en la TIH, porque habrá un agotamiento inicial de los factores anticoagulantes proteína C y S, antes del agotamiento de los factores de coagulación dependientes de la vitamina K, que pueden exacerbar la trombosis y conducir a la gangrena periférica. Por el contrario, la TIH tipo I puede ocurrir después de 1-4 días de terapia con heparina sin exposición previa a la heparina y está mediada por el efecto directo de la heparina (no inmunitario). Por lo general, los pacientes no desarrollan trombosis, tienen un recuento de plaquetas $> 100000/\mu L$ y pueden continuar con la heparina de forma segura con una estrecha observación.

Para el diagnóstico de TIH, primero se debe enviar el ELISA para PF4-heparina. Si el resultado es positivo, se confirma la TIH. Si el resultado es indeterminado, está indicado realizar una prueba funcional para TIH, como el análisis de liberación de serotonina. Si el ELISA es negativo, la presencia de TIH es extremadamente improbable y se deben investigar otras causas de trombocitopenia.

17. **La respuesta correcta es: D. Púrpura trombocitopénica inmunitaria.** Esta es una presentación clásica de trombocitopenia inmunitaria que tiene una distribución bimodal por edades para el inicio de la enfermedad. En niños y adultos jóvenes, la enfermedad típicamente se presenta después de un síndrome vírico con secuelas de trombocitopenia grave. La gran morfología de las plaquetas también es clásica para la trombocitopenia inmunitaria. Aunque la leucemia aleucémica es una posibilidad, la falta de síntomas constitucionales, Hb normal, leucocitos y la ausencia de leucocitos anómalos en la sangre periférica apuntan a lo contrario. Las enfermedades transmitidas por garrapatas, como la erliquiosis, a menudo tienen trombocitopenia asociada, pero la falta de un síndrome clínico que incluya síntomas constitucionales, fiebre, leucopenia asociada y anomalías de las PFH no es compatible con la erliquiosis. Por último, aunque debe tenerse en cuenta la trombocitopenia asociada con fármacos, este síndrome clínico es más compatible con la trombocitopenia inmunitaria.

18. **La respuesta correcta es: B. Inmunoglobulina i.v. + esteroides.** El paciente tiene hemorragia espontánea y un recuento de plaquetas $< 10000/\mu L$, que requiere tratamiento urgente con el objetivo de aumentar el recuento de plaquetas a un rango seguro (generalmente $> 30000/\mu L$). En particular, la presencia de ampollas de sangre en las superficies mucosas puede ser indicativa de mayores posibilidades de hemorragia espontánea, como en localizaciones intracraneales o viscerales. Los esteroides forman la columna vertebral del tratamiento de la trombocitopenia inmunitaria y se consideran terapia de primera línea en el contexto agudo y generalmente conducen a una respuesta en el recuento de plaquetas 4-7 días después de iniciada la terapia. En casos de trombocitopenia grave y alto riesgo de hemorragia del SNC, también se puede agregar inmunoglobulina i.v. La respuesta del recuento de plaquetas a la inmunoglobulina i.v. por lo general se observa en 1-2 días. Dada la naturaleza inmunitaria del aclaramiento plaquetario en la trombocitopenia inmunitaria, la transfusión plaquetaria generalmente no desempeña ningún papel. Las terapias con esplenectomía o agonistas de trombopoyetina son estrategias de tratamiento eficaces para la trombocitopenia inmunitaria en la fase crónica.

19. **La respuesta correcta es: D. Transfusión de plaquetas con un objetivo de plaquetas $> 50000/\mu L$.** En general, se recomienda un objetivo plaquetario $> 50000/\mu L$ para la mayoría de los procedimientos quirúrgicos. Es probable que esta paciente tenga trombocitopenia multifactorial por hepatitis C, enfermedad hepática crónica y esplenomegalia, y es poco probable que tenga trombocitopenia inmunitaria. Por lo tanto, la transfusión de plaquetas es la estrategia más eficaz para llevar rápidamente el recuento de plaquetas al objetivo. El romiplostim se usa a menudo en

el contexto prequirúrgico para procedimientos electivos en los que hay tiempo para titular el medicamento y permitir una respuesta plaquetaria, que puede demorar 1-2 semanas. Dicho fármaco se recomienda para pacientes con trombocitopenia inmunitaria en el caso de que las transfusiones de plaquetas no sean una terapia eficaz. Esta paciente tiene un INR levemente alterado, probablemente secundario a una disfunción hepática, que no refleja una coagulopatía verdadera, aunque el paciente debe recibir vitamina K para optimizar los factores de coagulación.

20. **La respuesta correcta es: D. EvW de tipo III.** La DDAVP es un análogo sintético de la vasopresina que provoca una liberación transitoria del FvW de los gránulos de almacenamiento en el endotelio vascular, lo que conduce a un aumento de las concentraciones séricas. Por lo tanto, es una estrategia razonable para la profilaxis y el tratamiento de hemorragias menores en los pacientes con EvW tipo I leve y hemofilia A leve (insuficiencia de factor VIII), porque el FvW aumenta la vida media circulante del factor VIII de aproximadamente 30 min a 24 h. También se ha visto que es eficaz en la disfunción plaquetaria de la enfermedad renal en etapa terminal. La EvW tipo III es una variante rara de la EvW caracterizada por una insuficiencia grave o prácticamente la ausencia de cualquier FvW, lo que lleva a una diátesis hemorrágica grave. La DDAVP es ineficaz en la EvW tipo III porque no hay FvW presente en los gránulos de almacenamiento (los cuerpos de Weibel-Palade).

21. **La respuesta correcta es: D. TIH de tipo 2.** La TIH tipo 2 es un trastorno inmunomediado con generación de plaquetas contra el complejo PF4-heparina, que conduce a la formación de trombos plaquetarios microvasculares y un estado procoagulante masivo. Sin embargo, la generación de anticuerpos contra la PF4-heparina necesita al menos 5 días de exposición a heparina no fraccionada por vía i.v. En los pacientes con exposición previa a la heparina tipo 2, la TIH puede ocurrir antes de los 5 días, pero este paciente no tiene antecedentes médicos previos ni toma medicamentos. La TIH de tipo 1 es una trombocitopenia no inmunitaria causada por los efectos directos de la heparina que se une a las plaquetas y provoca la eliminación de la circulación y se observa dentro de los primeros 2 días del inicio de la heparina i.v. no fraccionada. Este fenómeno no es protrombótico y mejora con el tiempo, incluso con la continuación del tratamiento con heparina. El uso de la bomba de balón intraaórtico se asocia con trombocitopenia, que se cree que es de etiología mecánica.

22. **La respuesta correcta es: B. Vitamina K i.v.** Esta mujer se presenta con un frotis periférico relacionado con leucemia promielocítica aguda, que se asocia con CID y a menudo conduce a hemorragias potencialmente mortales. Sin embargo, no tiene una hemorragia activa y sus análisis de laboratorio son compatibles con CID leve. Las plaquetas deben administrarse en caso de un recuento < 10000/μL, y los pacientes con hemorragia grave y un TP o tiempo de tromboplastina parcial activada significativamente prolongados o una concentración baja de fibrinógeno deben recibir reemplazo del factor de coagulación, como plasma fresco congelado o crioprecipitado; este último ofrece fibrinógeno con menos volumen que el plasma fresco congelado. Por lo tanto, actualmente no tiene indicación para plaquetas, crioprecipitado o plasma fresco congelado. La vitamina K es la terapia más apropiada en este momento, particularmente en el contexto de una antibioticoterapia que puede inhibir la flora intestinal productora de vitamina K. Los concentrados de complejo de protrombina suelen estar contraindicados en la CID, dado el riesgo de trombosis.

23. **La respuesta correcta es: D. Idarucizumab.** El paciente tomó dabigatrán por última vez 3 h antes de la presentación, y su semivida es de alrededor de 12 h sin insuficiencia renal. Dado que tiene una hemorragia grave potencialmente mortal, está indicada la reversión del dabigatrán con idarucizumab. Si no se dispone de este último, se podría administrar en su lugar un concentrado de complejo de protrombina activado, como la FEIBA, aunque esto conlleva un riesgo protrombótico significativo. El plasma fresco congelado generalmente se evita en las hemorragias asociadas con anticoagulantes orales directos, dados los riesgos asociados, que incluyen reacciones transfusionales, trombosis y sobrecarga de volumen, y la ausencia de datos que respalden su uso, excepto en el caso de una coagulopatía coexistente. El andexanet α está indicado para la reversión de los inhibidores del factor Xa en los pacientes con hemorragias potencialmente mortales asociadas con estos inhibidores, como rivaroxabán, apixabán y edoxabán.

24. **La respuesta correcta es: B. Emicizumab.** El emicizumab es un anticuerpo monoclonal biespecífico humanizado recombinante que une los factores activados IX y X y, por lo tanto, reemplaza la función del factor VIII. No es inhibido por anticuerpos que se unen al factor VIII y ahora está

aprobado para la profilaxis primaria en los pacientes con hemofilia A y títulos altos de inhibidores. Dados los altos títulos de inhibidores (aloanticuerpos producidos en respuesta a la infusión frecuente y prolongada de factor VIII recombinante), una dosis más alta de factor VIII no funcionaría. En la hemofilia A hay una insuficiencia del factor VIII y las concentraciones de factor IX son normales en estos pacientes; por lo tanto, la terapia con factor IX recombinante no sería beneficiosa. El factor VIIa recombinante activa la vía de coagulación extrínseca, que no necesita factor VIII, y se ha utilizado en el pasado para pacientes con hemofilia y títulos elevados de inhibidores en el contexto de episodios hemorrágicos agudos. Sin embargo, esto se asocia con un alto riesgo de complicaciones trombóticas y no se usa como profilaxis. En el contexto de la eficacia y aprobación del emicizumab, la utilidad del factor VIIa en pacientes con inhibidores y hemorragia aguda es menos clara. Tenga en cuenta que el emicizumab no actúa de inmediato: requiere aproximadamente un mes de tratamiento con dosis de carga.

25. **La respuesta correcta es: C. Citometría de flujo para CD55 y CD59.** Este paciente tiene anemia hemolítica, pancitopenia y trombosis venosa mesentérica, que en conjunto sugieren un diagnóstico de hemoglobinuria nocturna paroxística, un trastorno de células madre hematopoyéticas adquirido poco frecuente que resulta de una mutación somática en un gen del cromosoma X. La prueba diagnóstica de elección es la citometría de flujo para las proteínas ligadas al glucofosfatidilinositol CD55 y CD59, que de forma característica se encuentran disminuidas en los eritrocitos y granulocitos. Las concentraciones de proteína C y S y antitrombina III se ven afectadas por la trombosis aguda y la anticoagulación y, por lo tanto, es mejor evaluarlas más de 2 semanas después de completar la anticoagulación. Un ensayo de resistencia a la proteína C activada positiva es compatible con el factor V de Leiden. Estas otras trombofilias hereditarias no explicarían la anemia hemolítica ni la pancitopenia de este paciente.

26. **La respuesta correcta es: D. Warfarina.** Esta paciente presenta trombosis arterial y anticuerpos antifosfolipídicos elevados en dos ocasiones, lo que confirma el diagnóstico de síndrome antifosfolípidos. Se ha demostrado que la anticoagulación a largo plazo con warfarina es más eficaz para la prevención de la trombosis secundaria en pacientes con síndrome antifosfolípidos que los anticoagulantes orales directos, especialmente para aquellos pacientes con antecedentes de trombosis arterial. El uso de enoxaparina durante toda la vida impone costos y una carga significativos para las personas afectadas y, por lo tanto, generalmente se reserva para pacientes con síndrome antifosfolípidos que están o quedan embarazadas.

27. **La respuesta correcta es: D. Sin anticoagulación.** Si bien el factor V de Leiden conlleva un riesgo ligeramente mayor de tromboembolia venosa, en ausencia de antecedentes de un coágulo o una circunstancia de alto riesgo (p. ej., cirugía mayor), no hay indicación de anticoagulación en estos pacientes, aunque se debe considerar el uso de profilaxis contra tromboembolia venosa en el momento de la cirugía.

28. **La respuesta correcta es: B. Sin tratamiento.** Este paciente tiene leucemia linfocítica crónica en estadio 0, donde la única anomalía es un recuento elevado de leucocitos. El estadio I se diagnostica cuando los ganglios linfáticos están agrandados, el estadio 2 cuando el bazo está agrandado, el estadio 3 cuando el paciente se vuelve anémico y el estadio 4 cuando se presenta trombocitopénico. Por lo general, el tratamiento no comienza hasta la etapa 3 o si presenta síntomas de linfadenopatía o esplenomegalia.

29. **La respuesta correcta es: C. Émbolos microscópicos de colesterol.** La eosinofilia que se desarrolla durante una hospitalización suele ser secundaria a una exposición a un fármaco o un procedimiento. Los medicamentos típicos con los que esto ocurre son los antibióticos y la eosinofilia se resolverá después de la interrupción. Los émbolos de colesterol posteriores al cateterismo también pueden causar eosinofilia secundaria. La vasculatura de los riñones es más vulnerable cuando esto ocurre.

30. **La respuesta correcta es: B. Leucemia mielógena crónica.** La basofilia no suele ser un hallazgo aislado, sino que debe contextualizarse. Puede verse en cualquiera de las condiciones anteriores; por lo tanto, el contexto clínico es fundamental para distinguir la causa. La presentación con

recuento de leucocitos elevado con exceso de granulocitos maduros y diferenciación conservada, sin síntomas de leucostasis o lisis tumoral, es clásica de la leucemia mielógena crónica.

31. **La respuesta correcta es: A. Citomegalovirus negativo.** Este paciente requiere eritrocitos negativos para CMV, porque es un receptor de trasplante de órgano sólido con inmunosupresión con riesgo de infección por CMV. La leucorreducción disminuye drásticamente el riesgo de reacciones transfusionales febriles no hemolíticas, aloinmunización de antígenos leucocitarios humanos y transmisión de CMV. Sin embargo, el CMV y otros virus pueden transmitirse en el plasma, por lo que se prefieren los CMV negativos para los pacientes con trasplante renal. Además, quedan algunos linfocitos viables después de la leucorreducción, por lo que los pacientes con riesgo de enfermedad de injerto contra huésped asociada con transfusiones, como los receptores de trasplantes de células madre hematopoyéticas (TCMH), requieren eritrocitos irradiados.

32. **La respuesta correcta es: A. Consultar con el banco de sangre.** Este paciente está experimentando una reacción transfusional hemolítica retardada, que suele ocurrir 1 o 2 semanas después de una transfusión de sangre. La mayoría de las reacciones transfusionales hemolíticas tardías se caracterizan por hemólisis extravascular y son clínicamente silenciosas. Sin embargo, los pacientes con anemia de células falciformes tienen más probabilidades de presentar síntomas debido a una hemólisis intravascular leve. Se debe realizar una consulta con el banco de sangre para obtener una prueba de detección de anticuerpos para identificar el antígeno eritrocitario específico al que el paciente se ha sensibilizado, de modo que se puedan prevenir reacciones futuras. La transfusión de otra unidad de concentrados de eritrocitos antes de que se identifique el antígeno podría provocar otra reacción de transfusión hemolítica y, por lo tanto, debe evitarse. La infección es una causa menos probable de fiebre e ictericia en este caso dado el resultado positivo de la prueba de Coombs, por lo que los hemocultivos no son necesarios. Finalmente, el alta domiciliaria sería prematura, porque el paciente requiere análisis de sangre seriados para confirmar que la hemólisis no está empeorando.

33. **La respuesta correcta es: C. Sobrecarga circulatoria asociada con transfusiones.** Esta paciente tiene sobrecarga circulatoria asociada con la transfusión, para la cual tiene muchos factores de riesgo, que incluyen antecedentes de insuficiencia cardíaca y EPOC, así como edad > 85 años, sexo femenino y complexión corporal pequeña. Esto podría haberse evitado con una tasa de transfusión más lenta, un volumen de transfusión reducido y la administración de diuréticos antes de la transfusión. Las otras reacciones transfusionales enumeradas como opciones de respuesta ocurren durante o poco después de una transfusión en lugar de horas después y es más probable que causen hipotensión en lugar de hipertensión.

34. **La respuesta correcta es: A. Trasplante alogénico de células madre.** Esta paciente tiene síndrome mielodisplásico con anemia sintomática y neutropenia con celulitis recurrente. Sin embargo, tiene una citogenética muy buena con un recuento de blastocitos bajo, por lo que tiene una puntuación revisada del *International Prognostic Scoring System* (IPSS-R) muy baja de 1.5, que corresponde a una mediana de supervivencia global cercana a los 9 años. Por lo tanto, debe tratarse con medidas de apoyo, incluidos antibióticos y estimulantes de la eritropoyetina, así como terapias de baja intensidad, como azacitidina y decitabina. El trasplante alogénico de células madre está reservado para pacientes con puntuaciones IPSS-R altas o muy altas con un buen estado funcional.

35. **La respuesta correcta es: C. Vacuna antineumocócica cada 5 años.** Los pacientes con síndrome mielodisplásico deben recibir vacunas apropiadas para su edad, incluidas las vacunas contra la influenza anuales y las vacunas antineumocócicas cada 5 años. Sin embargo, no deben recibir vacunas de virus vivos. De manera similar, no se ha demostrado que los antibióticos profilácticos y el G-CSF proporcionen beneficios y, por lo tanto, no se recomiendan en las guías de la National Comprehensive Cancer Network (NCCN).

36. **La respuesta correcta es: A. Trasplante alogénico de células madre.** Este paciente tiene síndrome mielodisplásico con anemia sintomática y trombocitopenia. Tiene una citogenética deficiente y una puntuación IPSS-R muy alta de 8, lo que corresponde a una supervivencia global media de menos de 1 año. Está en buena forma médica y tiene un buen estado de desempeño, por lo que es un buen candidato para el trasplante alogénico de células madre, que ofrece la única esperanza

de cura. Los fármacos hipometilantes son más apropiados para pacientes con un estado funcional deficiente. Su enfermedad no tiene una mutación *IDH1* o *IDH2* que pueda ser tratada con ivosidenib o enasidenib, respectivamente. Con base en su citogenética adversa, es poco probable que la quimioterapia intensiva logre un beneficio a largo plazo y se asocia con una alta tasa de toxicidad.

37. **La respuesta correcta es: B. Clopidogrel.** Es muy probable que el paciente tenga policitemia vera y, aunque todos los pacientes deben comenzar con ácido acetilsalicílico en dosis bajas, también cumple los criterios de flebotomía e hidroxiurea. La policitemia vera se diagnostica en hombres con Hb > 16.5 g/dL o hematócrito > 49%, y en mujeres con Hb > 16 g/dL o hematócrito > 48% que no tienen otras explicaciones (p. ej., hipoxia, síndromes productores de eritropoyetina, deshidratación). Aproximadamente el 95% de los pacientes tendrán la mutación activadora *JAK2 V617F*. Los pacientes también deben medir las concentraciones de eritropoyetina, porque los valores bajos aumentan la probabilidad de policitemia vera. El tratamiento implica flebotomía para alcanzar un hematócrito <45%, ácido acetilsalicílico en dosis bajas e hidroxiurea si hay alto riesgo, que incluye edad ≥ 60 años o trombo previo.

    Cabe destacar que las concentraciones de proteína C y S a menudo son bajas después de un episodio de coagulación, por lo que medir estos valores en ese momento no es indicativo de una insuficiencia. Habría que repetir la prueba después de la TVP, aunque en este caso el paciente tiene una mejor explicación de su presentación.

38. **La respuesta correcta es: D. Transfusión de eritrocitos.** La paciente tiene mielofibrosis primaria, que probablemente sea secundaria al lupus. La mielofibrosis primaria también puede surgir de policitemia vera, trombocitemia esencial, otros cánceres hematológicos y sólidos y toxinas. Los síntomas suelen ser secundarios a anemia y esplenomegalia posterior. Si la paciente no presenta síntomas y no está anémica, no hay indicación de tratamiento. Si la paciente fuera más joven y tuviera un mal pronóstico, podría intentarse un tratamiento más agresivo con un alotrasplante de células madre, la única cura potencial. Sin embargo, para una paciente anciana sintomática como esta, la atención de apoyo, incluidas las transfusiones de sangre, es el estándar.

39. **La respuesta correcta es: D. Observación.** El paciente tiene < 60 años de edad, no tiene antecedentes de trombosis y su recuento de plaquetas es < 1 500 000/μL, por lo que no tiene indicación de ácido acetilsalicílico o hidroxiurea.

40. **La respuesta correcta es: D. Citogenética: t(8;21), NPM1+.** Además del HC con diferencial, la evaluación diagnóstica de leucemia aguda incluye frotis periférico y biopsia de médula ósea con citometría de flujo y citogenética. El frotis periférico mostrará anemia, trombocitopenia y blastos circulantes, cuyo origen puede determinarse mediante citometría de flujo (leucemia linfoblástica aguda frente a leucemia mielógena aguda). Además, la presencia de anomalías citogenéticas específicas, que incluyen t(15;17), t(8;21), inv(16) o t(16;16), es suficiente para un diagnóstico de leucemia mielógena aguda independientemente del recuento de blastos. Esta paciente tiene leucemia mielógena aguda con base en blastos que muestran marcadores mieloides, como mieloperoxidasa, CD13 y CD33.

    La citogenética y las anomalías moleculares son fundamentales para ayudar a determinar el riesgo de recaída en la leucemia mielógena aguda. En la pregunta, solo la translocación (8; 21) y la positividad de la mutación del gen *NPM1* confieren un pronóstico favorable. Otros marcadores de pronóstico favorable incluyen inv(16), t(16; 16) y mutaciones *CEBPA* bialélicas. El t(15; 17) conduce a una oncoproteína de fusión PML-receptor de ácido retinoico α (PML-RARA) y es diagnóstico de leucemia promielocítica aguda, un subconjunto único de leucemia mielógena aguda que se asocia con una tasa de curación muy alta en los pacientes con terapias modernas que incluyen ATRA y ATO. Las deleciones 5 y 7, las aberraciones 3q26, t(6; 9), las aberraciones de 11q23 y el cariotipo complejo confieren un pronóstico desfavorable, al igual que las mutaciones genéticas *FLT3-ITD*, *MLL-PTD*, *TP53* y *RUNX1*. El t(9; 22) significa la presencia del transcrito de fusión BCR-ABL, que no se encuentra en la leucemia mielógena aguda pero identifica un subconjunto de alto riesgo de recaída de la leucemia linfoblástica aguda.

41. **La respuesta correcta es: A. Citarabina y daunorrubicina liposómicas los días 1, 3 y 5.** Es muy probable que esta paciente haya desarrollado leucemia mielógena aguda relacionada con la terapia citotóxica según su historial de cáncer de mama que requirió quimioterapia. Por lo tanto, la terapia

de inducción más adecuada para esta paciente es citarabina y daunorrubicina liposómicas los días 1, 3 y 5. La terapia de inducción estándar estaría indicada para pacientes menores de 60 años de edad, o mayores de 60 años pero candidatas para quimioterapia intensiva, y que no tengan mutaciones diana. La opción E, con la adición de midostaurina, describe la terapia de inducción apropiada para pacientes con leucemia mielógena aguda mutada en *FLT3*. La opción D, con la adición de gemtuzumab ozogamicina, describe la terapia de inducción apropiada para la leucemia mielógena aguda CD33 positiva. La terapia de intensidad reducida está indicada para pacientes que tienen más de 60 años de edad y requieren quimioterapia no intensiva debido a comorbilidades médicas o estado funcional. Para los pacientes menores de 45 años de edad, la terapia de inducción incluye la terapia estándar o HiDAC durante 6 días seguida de idarrubicina o daunorrubicina durante 3 días.

42. **La respuesta correcta es: D. Síndrome de diferenciación; tratar con dexametasona 10 mg c/12 h y medidas de sostén.** La explicación más probable de la presentación aguda del paciente es el síndrome de diferenciación (ácido retinoico todo *trans* [ATRA]), que se presenta en aproximadamente el 25% de los pacientes tratados con ATRA para leucemia promielocítica aguda. El síndrome de diferenciación es una complicación potencialmente mortal de la terapia con agentes diferenciadores en presencia de blastos leucémicos. Los signos y síntomas del síndrome de diferenciación incluyen fiebre, infiltrados pulmonares, disnea, edema, hipotensión y lesión renal aguda. Aunque el síndrome de dificultad respiratoria aguda también se puede caracterizar por disnea, hipoxemia e infiltrados pulmonares bilaterales, el diagnóstico de síndrome de diferenciación es más probable en este paciente, que está en tratamiento de inducción por leucemia promielocítica aguda con ATRA.

    El tratamiento para el síndrome de diferenciación incluye tanto dexametasona 10 mg dos veces al día como cuidados de apoyo con diuresis, vasopresores, oxígeno de apoyo y diálisis según la necesidad. Los cuidados de apoyo por sí solos no son suficientes para esta afección potencialmente mortal. No está indicado el tratamiento con fármacos quimioterápicos adicionales, como daunorrubicina, porque este síndrome indica una respuesta a la terapia, más que una resistencia a la terapia o un empeoramiento de la enfermedad. Los antibióticos están indicados si se identifica una fuente infecciosa, pero el síndrome de diferenciación por sí solo no requiere tratamiento con antibióticos.

43. **La respuesta correcta es: B. Si suspende el imatinib, tendrá un 60% de probabilidad de recurrencia en 24 meses.** Esta paciente ha logrado una remisión molecular completa con quimioterapia basada en imatinib, que ocurre en aproximadamente una cuarta parte de los pacientes. La recomendación oficial es seguir tomando imatinib de forma indefinida, pero no podrá concebir ya que el imatinib es teratogénico. Hay muchos ensayos de interrupción del inhibidor de la tirosinacinasa que muestran una ausencia de aproximadamente 40% de la tasa de recaída molecular a los 2 años. Si decide interrumpir el imatinib, necesitará una estrategia de seguimiento intensiva durante los próximos 24 meses (Mahon FX, Réa D, Guilhot J, et al. *Lancet Oncol.* 2010;11:1029).

44. **La respuesta correcta es: A. Blinatumomab.** El blinatumomab está aprobado para pacientes con leucemia linfoblástica aguda de linfocitos B recidivante o resistente al tratamiento para CD19 y se demostró que es superior a las opciones de quimioterapia estándar con respecto a las tasas de remisión, así como a la mejora de la supervivencia general (Kantarjian HM, Stein A, Gökbuget N , et al. *NEJM.* 2017;376:836).

    El inotuzumab y el tisagenlecleucel también son nuevas opciones para los pacientes con leucemia linfoblástica aguda recidivante o refractaria, pero solo un subconjunto de los linfoblastos son positivos para CD22 y la paciente tiene más de 26 años, por lo que no es candidata para recibir tisagenlecleucel.

45. **La respuesta correcta es: A. Leucemia mielógena aguda.** Este paciente tiene leucemia aguda basada en la presencia de > 20% de blastos circulantes en la sangre periférica. La leucemia mielógena crónica conduce a un aumento de las células mieloides a lo largo del espectro de diferenciación del linaje mieloide y no tiene recuentos altos de blastos (a menos que sea una fase acelerada o una crisis blástica). La asignación del linaje es fundamental para el tratamiento oportuno de estos pacientes y se realiza mediante citometría de flujo en sangre periférica (si hay evidencia de blastos circulantes) o médula ósea. Los blastos mieloides expresan marcadores mieloperoxidasa, CD13, CD33, CD117.CD13, CD33 y CD117. Los blastos linfoides pueden ser linfocitos B o T y se

identifican mediante marcadores respectivos. Blastos de linfocitos B: CD19, CD20, CD22. Blastos de linfocitos T: CD3, CD4, CD8.

46. **La respuesta correcta es: D. Todo lo anterior.** Este caso demuestra que los pacientes con leucemia aguda pueden presentar varias complicaciones de su enfermedad o secuelas relacionadas. En particular, una alta carga de enfermedad con un recuento de blastos muy alto aumenta el riesgo de leucostasis debido al lodo microvascular visceral y la oclusión, lo que conduce a una disfunción del órgano terminal. Clásicamente se presenta con síntomas respiratorios y relacionados con el SNC, y su tratamiento incluye el inicio urgente de terapia citorreductora, leucocitaféresis y cuidados intensivos. Este paciente también muestra evidencia de laboratorio de lisis tumoral espontánea con hipercalemia, disfunción renal y LDH elevada. Esto ocurre a menudo en pacientes con alta carga de enfermedad y patología de rápida proliferación, lo que lleva a la lisis espontánea de células tumorales. Dado el reemplazo del sistema inmunitario normal por el clon leucémico, los pacientes con leucemia aguda tienen un riesgo muy alto de infección, y todas las fiebres deben investigarse con urgencia y los pacientes deben recibir terapia antibiótica empírica de amplio espectro.

47. **La respuesta correcta es: B. < 50.** El linfoma primario del SNC suele ocurrir cuando el recuento de CD4 de un paciente cae por debajo de 50/mm^3. El linfoma no hodgkiniano (LNH) es una neoplasia maligna que define al sida. Los pacientes también suelen estar infectados con el virus de Epstein-Barr. El tratamiento incluye metotrexato intratecal, esteroides y posible radiación o temozolomida. El régimen puede requerir una mieloablación significativa, hasta el punto de considerar un TCMH autólogo.

48. **La respuesta correcta es: C. Observación.** Esta paciente tiene leucemia linfocítica crónica asintomática, que no requiere tratamiento. La leucemia linfocítica crónica no se trata, a menos que los pacientes presenten síntomas relacionados con la enfermedad (p. ej., dolor por linfadenopatía o hepatoesplenomegalia) o hayan desarrollado citopenias. La terapia de primera línea suele ser ibrutinib.

49. **La respuesta correcta es: C. Linfoma difuso de linfocitos B grandes (LDLBG).** La paciente ha experimentado una transformación de Richter, una progresión de leucemia linfocítica crónica a LDLBG. Esto ocurre en aproximadamente el 5% de los pacientes con leucemia linfocítica crónica y conlleva un mal pronóstico. A continuación, se trata a los pacientes por LDLBG, en lugar de por la leucemia linfocítica crónica inicial. El tratamiento para el LDLBG a menudo incluye R-CHOP (rituximab, ciclofosfamida, doxorrubicina = hidroxidaunorrubicina, vincristina = oncovina, prednisona) con o sin radiación.

50. **La respuesta correcta es: D. PET; VSG; biopsia de médula ósea.** El siguiente paso más importante en la evaluación diagnóstica es la biopsia por escisión de los ganglios linfáticos (no la aspiración con aguja fina porque esto no revelará la arquitectura circundante) con inmunofenotipificación y citogenética para confirmar el diagnóstico. Debido a que la estadificación requiere la identificación del número de regiones de ganglios linfáticos involucradas, la presencia de enfermedad en uno o ambos lados del diafragma y la presencia o ausencia de afectación de órganos extralinfáticos, se necesitan imágenes de cuerpo completo. Se prefiere la exploración por PET, ya que con la TC por sí sola no se detecta de manera confiable la afectación del bazo y el hígado. Además, la respuesta por PET al tratamiento puede ser de valor pronóstico y, en ocasiones, puede guiar el tratamiento. Aunque el hemograma completo, la química sanguínea completa y la LDH no son necesarios para la estadificación, estos resultado de laboratorio se utilizan en calculadoras predictivas para estimar la probabilidad de respuesta al tratamiento y la supervivencia general, al igual que la VSG. Está indicada la biopsia de médula ósea, ya que sería un sitio de enfermedad extraganglionar. La TC y/o RM de cabeza no están indicadas en ausencia de síntomas. Se pueden considerar las serologías del VIH, el virus linfotrópico de linfocitos T humanos y el virus de Epstein-Barr para descartar causas alternativas de linfadenopatía, pero no son necesarias para el diagnóstico o la estratificación del riesgo.

51. **La respuesta correcta es: A. ABVD (doxorrubicina, bleomicina, vinblastina, dacarbazina) y repetir PET después de 2 ciclos.** Esta paciente tiene linfoma de Hodgkin clásico, estadio 2, no voluminoso. La terapia de primera línea para el linfoma de Hodgkin en estadio 1-2 es ABVD con radioterapia o sin ella. Aunque, en teoría, se la consideraría para la radiación en el sitio afectado

debido a que la enfermedad se limita a solo dos sitios, el riesgo potencial de malignidad secundaria en la mama o miocardiopatía como consecuencia de la radiación mediastínica supera el beneficio potencial, en particular porque la quimioterapia sola es curativa en más de la mitad de los pacientes. Se recomienda la PET después de los dos primeros ciclos para la reestadificación. Las personas con enfermedad progresiva en este momento podrían ser consideradas para escalar la terapia a un régimen más agresivo como BEACOPP, mientras que aquellas con una respuesta notable a los dos primeros ciclos serían candidatas para la eliminación de la bleomicina durante los cuatro ciclos restantes con el fin de reducir la frecuencia de la toxicidad pulmonar. No sería apropiado planificar un BEACOPP antes de volver a generar imágenes en una etapa temprana de la enfermedad, lo que hace que la opción C sea incorrecta. Tanto el brentuximab-vedotin como el pembrolizumab son fármacos activos para la enfermedad de Hodgkin, pero actualmente solo están aprobados para la enfermedad en recaída y no serían apropiados para la terapia inicial. La quimioterapia combinada con ABVD es la terapia inicial estándar para el linfoma de Hodgkin, y la radioterapia sola (opción D) no tiene ninguna función en esta paciente.

52. **La respuesta correcta es: A. RxT, ecocardiograma, pruebas de función pulmonar.** Los efectos tardíos después del tratamiento para el linfoma de Hodgkin incluyen un mayor riesgo de segundos cánceres (aproximadamente 4.6 veces el riesgo hasta por 40 años), particularmente de mama (si recibió radioterapia), pulmón y neoplasias hematológicas. Debido a que esta paciente no se realizó radiación en el tórax o el cuello, su riesgo de cáncer de mama es relativamente más cercano al promedio, mientras que su riesgo de cáncer de pulmón, leucemia aguda, síndrome mielodisplásico y LNH permanece elevado. Se realiza un hemograma completo con diferencial para evaluar la presencia de malignidad hematológica. Se debe realizar una RxT para evaluar el cáncer de pulmón debido a los síntomas. Dado que tiene un mayor riesgo de enfermedad cardíaca y pulmonar debido a que recibió seis ciclos de doxorrubicina (cardiotóxico) y bleomicina (toxicidad pulmonar), debe someterse a un ecocardiograma y pruebas de función pulmonar. Aunque el hipotiroidismo podría contribuir a la fatiga y la disnea en algunos casos, el riesgo de enfermedad tiroidea en esta paciente es similar al de la población general, porque el mayor riesgo entre los pacientes con linfoma de Hodgkin se aplica solo a aquellos que reciben radiación en el cuello.

53. **La respuesta correcta es: A. Terapia cuádruple frente a *H. pylori* (bismuto, metronidazol, tetraciclina, omeprazol).** Este paciente tiene un tipo de linfoma de tejido linfoide asociado a mucosas (MALT), en este caso relacionado con *H. pylori*. Más del 75% de los pacientes con linfoma MALT gástrico en estadio temprano asociado con *H. pylori* tendrán una regresión de su enfermedad y una respuesta duradera a largo plazo con el tratamiento de *H. pylori* solo. Si el paciente tuviera una enfermedad persistente después de la erradicación de *H. pylori*, sería apropiada la radioterapia o la monoterapia con rituximab. De manera similar, si el paciente no mostrara evidencia de *H. pylori* en el momento del diagnóstico, sería apropiado proceder con radiación o rituximab como terapia de primera línea.

54. **La respuesta correcta es: B. Biopsia de médula ósea con análisis de citogenética y mutación genética; exploración ósea.** La presentación inicial de este paciente con hipercalcemia, enfermedad renal, anemia y dolor óseo junto con una IgG κ monoclonal grande es compatible con un diagnóstico de mieloma múltiple. Los criterios para el diagnóstico de mieloma múltiple incluyen células plasmáticas de médula ósea clonales $\geq$ 10% y al menos un evento definitorio de mieloma, que puede incluir deterioro de órganos o tejidos relacionados con el mieloma (lesiones óseas líticas, calcio $>$ 11 mg/dL, creatinina $>$ 2 mg/dL o Hb $<$ 10 g/dL), o cualquiera de varios biomarcadores, incluidas células plasmáticas de médula ósea $\geq$ 60%, relación de cadenas ligeras libres en suero $\geq$ 100:1, o más de una lesión localizada en la RM. Este paciente ya se ha realizado pruebas de suero compatibles con mieloma múltiple, pero requiere una biopsia de médula ósea con análisis de mutación genética y citogenética para ayudar a guiar el tratamiento y estratificar el riesgo. Además, refiere dolor de cadera que preocupa por una posible lesión ósea lítica que puede tener riesgo de fractura patológica y, por lo tanto, está indicada una exploración ósea para realizar estudios adicionales. La PET no es una prueba de diagnóstico útil para el mieloma múltiple y se usa con más frecuencia para diagnosticar el linfoma. La concentración de microglobulina β_2 y la albúmina sérica también deben solicitarse con fines de estadificación. En este paciente, que cumple varios criterios

de diagnóstico para el mieloma múltiple, no sería apropiado posponer más estudios y repetir la prueba en 6 semanas o 6 meses.

55. **La respuesta correcta es: B. 1% anual; 25% de riesgo de por vida.** Este paciente tiene un diagnóstico de GMSI. Este diagnóstico requiere una relación anómala de cadenas ligeras libres en ausencia de lesiones óseas líticas, insuficiencia renal o hipercalcemia. El paciente debe realizarse una exploración ósea para confirmar que no haya lesiones esqueléticas. La prevalencia de GMSI en la población es de aproximadamente 3% en los pacientes mayores de 50 años, 5% en los mayores de 70 años y 7.5% en los mayores de 85 años. El pronóstico es favorable para la mayoría de los pacientes con GMSI, porque existe un riesgo de 1% anual de progresión a mieloma múltiple, macroglobulinemia de Waldenström o una enfermedad linfoproliferativa maligna y un riesgo de por vida del 25%. Los pacientes deben tener un seguimiento estrecho después del diagnóstico, con repetición de la EPS en 6 meses y después anualmente a partir de entonces si están estables.

56. **La respuesta correcta es: D. Síndrome de hiperviscosidad.** La presentación clínica general de esta paciente con anemia, pico elevado de IgM monoclonal y crioglobulinemia es más compatible con un diagnóstico de macroglobulinemia de Waldenström, que es una neoplasia de linfocitos B (linfoma linfoplasmocítico) que secreta IgM monoclonal. Aproximadamente el 90% de estos pacientes tendrán mutaciones *MYD88 L265P*. Además, los pacientes con macroglobulinemia de Waldenström no deberían tener lesiones óseas líticas. Las manifestaciones clínicas pueden incluir amiloidosis y glomerulopatía por depósito de IgM en piel, intestinos y riñón, aunque este paciente no presenta ningún signo compatible con esto. Los pacientes también pueden tener anemia hemolítica autoinmunitaria crónica y neuropatía periférica debido a la actividad de los autoanticuerpos de IgM, aunque tampoco está presente en esta paciente. La crioglobulinemia tipo I, que conduce al fenómeno de Raynaud y vasculitis, también se observa en este caso, pero no explica los síntomas neurológicos y pulmonares. Los síntomas de esta paciente son más congruentes con el síndrome de hiperviscosidad, que ocurre en aproximadamente el 15% de las personas con macroglobulinemia de Waldenström. Los síntomas suelen presentarse cuando la viscosidad relativa del suero es > 5 o 6. Los síntomas incluyen visión borrosa, cefalea, mareos, cambios en el estado mental, insuficiencia cardíaca congestiva e infiltrados pulmonares. El tratamiento es la plasmaféresis.

57. **La respuesta correcta es: B. Iniciar bendamustina + rituximab.** Las indicaciones para el tratamiento en pacientes con macroglobulinemia de Waldenström incluyen hiperviscosidad, neuropatía, organomegalia, amiloidosis, enfermedad por crioaglutininas, crioglobulinemia, citopenias relacionadas con la enfermedad y adenopatía voluminosa. Para los pacientes asintomáticos con macroglobulinemia de Waldenström diagnosticada incidentalmente, es apropiada la observación con un seguimiento estrecho de laboratorio y clínico. Sin embargo, este paciente tiene síntomas de neuropatía periférica, muy probablemente relacionados con IgM, y requiere tratamiento. Los pacientes con macroglobulinemia de Waldenström y neuropatía periférica pueden tener anticuerpos contra la glucoproteína asociada con mielina u otros que contribuyen al desarrollo de neuropatía, sin relación con la viscosidad sérica. Este paciente no tiene síntomas ni evidencia de laboratorio de hiperviscosidad y, por lo tanto, la plasmaféresis, opción E, no está indicada. Hay varios regímenes preferidos para el tratamiento inicial de la macroglobulinemia de Waldenström, que incluyen bendamustina/rituximab, bortezomib/dexametasona/rituximab y rituximab/ciclofosfamida/dexametasona. El bortezomib sería una elección inapropiada para este paciente, porque puede empeorar los síntomas de la neuropatía. El autotrasplante de células madre se recomienda con frecuencia para las personas con mieloma múltiple, pero no está indicado como tratamiento de primera línea para la macroglobulinemia de Waldenström.

58. **La respuesta correcta es: E. Mieloma múltiple latente.** Esta paciente tiene mieloma múltiple latente, que se diagnostica en personas con proteína M > 3 g/dL o infiltrado de células plasmáticas clonales de médula ósea del 10-60%, sin deterioro de órganos o tejidos relacionado con el mieloma ni amiloidosis. En el estudio de esta paciente se demuestra una proteína M elevada y > 10% de infiltración de células plasmáticas de la médula ósea, pero ausencia de lesiones líticas, anemia,

hipercalcemia e insuficiencia renal. Los hallazgos son incompatibles con la GMSI, que requiere proteína M < 3 g/dL y plasmocitosis medular < 10%. El mieloma múltiple no secretor se diagnostica en pacientes sin proteína M, pero con plasmocitosis medular y deterioro de órganos o tejidos relacionado con el mieloma. La paciente no tiene características clínicas o hallazgos patológicos que correspondan con la amiloidosis.

59. La respuesta correcta es: D. Derivación a oncología radioterápica para radioterapia a la lesión ósea del húmero derecho. Este paciente tiene un plasmocitoma óseo solitario, que se define como una lesión lítica sin plasmocitosis u otra alteración de órganos o tejidos relacionados con el mieloma, incluidas otras lesiones óseas, calcio > 11 mg/dL, creatinina > 2 mg/dL o Hb < 10 mg/dL, con EPS negativo para el pico M. Debido a que la enfermedad está localizada, el paso más apropiado a seguir en el tratamiento sería la radiación o la reconstrucción quirúrgica. En este caso, la radiación sería adecuada. La observación y la derivación a fisioterapia serían inapropiadas, porque el paciente estaría en riesgo de empeoramiento del dolor y posiblemente fractura patológica. Aunque las opciones A, B y E son terapias sistémicas adecuadas para ser consideradas en el mieloma múltiple, no están indicadas en el caso de un plasmocitoma solitario.

60. La respuesta correcta es: A. Bortezomib/lenalidomida/dexametasona. Los regímenes de inducción con la mejor tasa de respuesta para el mieloma múltiple combinan inhibidores del proteasoma (bortezomib, carfilzomib) con inmunomoduladores (lenalidomida). Otros fármacos activos incluyen prednisona, dexametasona, melfalán y ciclofosfamida. Es importante establecer la elegibilidad de un paciente para un trasplante antes de la inducción, ya que los regímenes preferidos difieren para las personas que pueden recibir un trasplante. Sin embargo, no se recomienda el trasplante de células madre como terapia de inducción inicial para pacientes con mieloma múltiple. Se recomienda el autotrasplante de células madre para algunos casos, después de la inducción, para permitir una terapia de consolidación de dosis alta. El trasplante alogénico de células madre rara vez se usa en pacientes con mieloma múltiple. Los regímenes de inducción comunes para candidatos a trasplante incluyen tripletes, como bortezomib/lenalidomida/dexametasona, bortezomib/ciclofosfamida/dexametasona o carfilzomib/lenalidomida/dexametasona, la mayoría de los cuales combinan inhibidores del proteasoma con inmunomoduladores. La pomalidomida/ciclofosfamida/dexametasona, opción D, está indicada solo para pacientes con mieloma múltiple en recaída o previamente resistente al tratamiento.

61. La respuesta correcta es: D. Acondicionamiento mieloablativo seguido de trasplante alogénico proveniente de su hermano. El paciente tiene un alto riesgo de recaída debido a la presencia de la mutación *FLT3-ITD*. Dado el alto riesgo de recaída de la enfermedad y la disponibilidad de un hermano donante totalmente compatible, un alotrasplante es la mejor estrategia de tratamiento para él. En un paciente joven con leucemia mielógena aguda de alto riesgo sin comorbilidades, el acondicionamiento mieloablativo es tolerable y reduce el riesgo de recurrencia de la leucemia además de los efectos antileucémicos del injerto contra el efecto de leucemia del propio trasplante alogénico. La opción B es un abordaje razonable para la terapia de consolidación para pacientes con leucemia mielógena aguda con niveles aceptables de riesgo. Los inhibidores de FLT3 han mostrado una mejoría en la supervivencia general cuando se agregan a la quimioterapia de inducción estándar seguida de una dosis de mantenimiento. Sin embargo, dada la edad del paciente, la disponibilidad de un hermano donante totalmente compatible y el alto riesgo de recurrencia de la enfermedad, un alotrasplante sería la mejor opción para la terapia de consolidación.

62. La respuesta correcta es: C. Esteroides. Esta paciente ha desarrollado síndrome del injerto, que ocurre típicamente 1-4 días después de tener un recuento absoluto de neutrófilos > 500. Las principales características son fiebre, edema pulmonar no cardiogénico y exantema eritrodermatoso. Si solo están presentes dos de los criterios anteriores, el diagnóstico puede estar respaldado por disfunción renal, disfunción hepática, encefalopatía o aumento de peso inexplicable. El tratamiento del síndrome de injerto implica el uso de 1 mg/kg de esteroides, que se reducen rápidamente durante 3-4 días.

63. **La respuesta correcta es: A. Enfermedad de injerto contra huésped aguda.** La combinación de diarrea, erupción maculopapular y disfunción hepática hace que la enfermedad de injerto contra huésped aguda sea el diagnóstico más probable. Esta enfermedad ocurre típicamente dentro de los 6 meses posteriores al trasplante y se caracteriza por la participación de estos tres sistemas. La gravedad se clasifica según el porcentaje del área corporal afectada por la erupción, la elevación de la concentración de la bilirrubina y el volumen de la diarrea. El trasplante de células madre periféricas relacionado con incompatibilidades aumentó el riesgo del paciente de contraer la enfermedad de injerto contra huésped aguda. Los síntomas y los análisis de laboratorio de este paciente son todos leves (grado I), pero es probable que necesite una biopsia para respaldar el diagnóstico de la enfermedad de injerto contra huésped aguda gastrointestinal, que posteriormente se tratará con una mayor inmunosupresión (cabe destacar que si < 25% de su piel estuviera afectada, inicialmente podría tratarse con esteroides tópicos solos).

64. **La respuesta correcta es: D. Síndrome de obstrucción sinusoidal.** Este paciente se presenta con síndrome de obstrucción sinusoidal hepática. El diagnóstico típicamente se establece con base en un síndrome clínico de bilirrubina sérica > 2 mg/dL, hepatomegalia o dolor en el cuadrante superior derecho y aumento de peso repentino > 2% del peso corporal inicial. Aunque varias afecciones predisponen a los pacientes al riesgo de síndrome de obstrucción sinusoidal, las personas que se han realizado trasplantes de células hematopoyéticas tienen un riesgo mayor, en particular durante las primeras 3 semanas. El diagnóstico también debe excluir otras causas de insuficiencia hepática, como infección, enfermedad de injerto contra huésped, Budd-Chiari e isquemia.

65. **La respuesta correcta es: A. PET con fluorodesoxiglucosa/TC (FDG-PET/TC) y RM cerebral; pendiente de resultados, seguir con evaluación de ganglios linfáticos mediastínicos con ecografía endobronquial, mediastinoscopia.** La información clave requerida para tomar una determinación de tratamiento en este caso es la etapa del cáncer. Por lo tanto, la evaluación inicial se centra en la evaluación de la enfermedad metastásica a distancia con una PET y una RM cerebral y, si es negativa, evaluar completamente la extensión local del tumor dentro del mediastino. Esto último es fundamental para ayudar a decidir el abordaje para tratar los tumores localmente avanzados, incluido el papel de la radiación y la viabilidad de los métodos quirúrgicos.

66. **La respuesta correcta es: D. Osimertinib solo.** Las deleciones en el exón 19 del receptor del factor de crecimiento epidérmico (EGFR) son mutaciones activadoras y se encuentran predominantemente en no fumadores con cáncer de pulmón. La presencia de mutaciones de *EGFR* predice la respuesta a los inhibidores de EGFR que son más eficaces y menos tóxicos que la quimioterapia citotóxica estándar. En este paciente con cáncer de pulmón no microcítico en estadio 4 con análisis de mutación positivo para *EGFR*, la terapia de primera línea más apropiada es osimertinib, un inhibidor de tirosina-cinasa de EGFR de tercera generación. El osimertinib ha demostrado ser más eficaz que los inhibidores de generaciones anteriores (erlotinib, gefitinib) en la configuración inicial, y se cree que esto está relacionado con su actividad contra las mutaciones canónicas del *EGFR* encontradas en pacientes sin tratamiento previo (deleciones de L858R y exón 19) y la resistencia a mutaciones de T790M encontradas en casi el 50% de los pacientes que progresan con los inhibidores de EGFR de primera generación. Además, el osimertinib tiene una mejor penetración cerebral que los inhibidores de EGFR de generaciones anteriores. El osimertinib no debe combinarse con carboplatino y pemetrexed como terapia de primera línea. El crizotinib también es un inhibidor de la tirosina-cinasa, pero se dirige a ROS1 y debe usarse en pacientes con mutación *ROS1*. El pembrolizumab solo y el carboplatino/pemetrexed/pembrolizumab se pueden usar para pacientes con tinción de PD-L1 > 50% sin otras mutaciones diana.

67. **La respuesta correcta es: C. Carboplatino, paclitaxel y pembrolizumab.** Para pacientes con carcinoma de células escamosas metastásico, se recomienda la tinción PD-L1. Para aquellos con tinción > 50%, el pembrolizumab solo es la terapia de primera línea. Para aquellos con PD-L1 < 50%, la terapia de primera línea es carboplatino/paclitaxel más pembrolizumab.

68. **La respuesta correcta es: D. TC de tórax.** Esta paciente tiene antecedentes de hábito tabáquico e hiponatremia significativa. Aunque los estudios de sodio están indicados, la paciente también

tiene antecedentes preocupantes por un posible síndrome paraneoplásico secundario a un carcinoma microcítico de pulmón, por lo que está justificada una TC de tórax.

69. **La respuesta correcta es: B. En 5 años.** Actualmente, el US Preventive Services Task Force (USPSTF) recomienda la TC de dosis baja anual para las personas de 55-80 años con un historial de hábito tabáquico de 30 paquetes por año y que actualmente fuman o han dejado de fumar en los últimos 15 años.

70. **La respuesta correcta es: C. Tamoxifeno.** El tamoxifeno es la terapia sistémica estándar para el cáncer de mama ER+ en estadio temprano de bajo riesgo en mujeres premenopáusicas. Un inhibidor de la aromatasa como el anastrozol sería la terapia de primera línea para las mujeres posmenopáusicas. En las mujeres premenopáusicas, sin embargo, los inhibidores de la aromatasa no bloquean la producción ovárica de estrógenos y, por lo tanto, solo pueden usarse con supresión ovárica médica o quirúrgica concurrente. La inhibición de la aromatasa combinada con la supresión ovárica es más eficaz que el tamoxifeno solo en las mujeres más jóvenes con alto riesgo de enfermedad (ganglios linfáticos afectados, tumor de alto grado, tumor de gran tamaño, puntuación alta de Oncotype DX). La terapia endocrina adyuvante durante 10 años es generalmente superior al tratamiento durante 5 años. Sin embargo, los beneficios de supervivencia general y sin enfermedad de la terapia prolongada son reducidos para las pacientes con enfermedad de bajo riesgo, como esta mujer, por lo que la terapia podría interrumpirse antes de los 10 años si experimenta efectos adversos, como bochornos (sofocos) o trombosis intolerables.

71. **La respuesta correcta es: C. Lapatinib.** Las opciones para el cáncer de mama metastásico con receptor hormonal positivo y HER2 negativo incluyen inhibidores de la aromatasa (p. ej., anastrozol), inhibidores de CDK 4/6 (p. ej., palbociclib) e inhibidores de la diana de la rapamicina en mamíferos (mTOR) (p. ej., everólimus) agregados a otros inhibidores de la aromatasa (p. ej., exemestano). El lapatinib es un inhibidor reversible de HER2 que no está indicado en la enfermedad HER2 negativa.

72. **La respuesta correcta es: A. Docetaxel, ciclofosfamida, trastuzumab, pertuzumab.** El cáncer de mama HER2+ se trata con terapia dirigida a HER2. Estos fármacos incluyen los anticuerpos monoclonales trastuzumab y pertuzumab, inhibidores de la tirosina-cinasa, incluidos lapatinib y neratinib, y el conjugado anticuerpo-fármaco trastuzumab emtansina (T-DM1). En el contexto de la terapia adyuvante, docetaxel, ciclofosfamida, trastuzumab y pertuzumab (TCHP) ahora se considera una terapia estándar basada en el ensayo *Adjuvant Pertuzumab and Herceptin in Initial Therapy of Breast Cancer* (APHINITY) (*NEJM* 2017). El letrozol, un inhibidor de la aromatasa, más ribociclib, un inhibidor de CDK4/6, es una terapia de primera línea apropiada para el cáncer de mama metastásico con receptor hormonal positivo y HER2 negativo.

73. **La respuesta correcta es: B. BRCA2.** Aunque tanto el *BRCA1* como el *BRCA2* aumentan el riesgo de cáncer de mama y de ovario, existe una mayor asociación del cáncer de páncreas con las mutaciones de *BRCA2*. Cabe destacar que los cánceres con mutación *BRCA* suelen ser más sensibles a las terapias que se dirigen a la vía de reparación de la recombinación homóloga, incluida la terapia con platino y los inhibidores de la poli (ADP-ribosa) polimerasa (PARP). Los inhibidores de PARP están aprobados para el cáncer de mama metastásico con mutaciones de la línea germinal *BRCA1/2*.

74. **La respuesta correcta es: D. No se indican más mastografías.** La USPSTF recomienda la detección precoz mediante mastografías bienales para las mujeres de 50-74 años de edad. En ausencia de mastografías anómalas previas y sin molestias presentes en las mamas, no hay ninguna indicación para que esta paciente continúe realizándose mastografías de forma regular.

75. **La respuesta correcta es: D. Iniciar tratamiento con inmunoterapia en combinación con quimioterapia de primera línea.** En marzo de 2019, la Food and Drug Administration (FDA) de los Estados Unidos otorgó la aprobación acelerada para el atezolizumab de primera línea en combinación con quimioterapia para pacientes PD-L1 positivas con cáncer de mama triple negativo.

76. **La respuesta correcta es: C. Degarelix y abiraterona/prednisona.** Este paciente fue diagnosticado recientemente con cáncer de próstata metastásico hormonosensible. La columna vertebral

del tratamiento para esta forma de la enfermedad es la terapia de privación de andrógenos, ya sea con un agonista de la hormona liberadora de hormona luteinizante (LHRH, *luteinizing hormone-releasing hormone*) de acción prolongada (p. ej., leuprolida) o un antagonista de LHRH (p. ej., degarelix). La elección de la terapia de privación de andrógenos varía entre los expertos. Sin embargo, la leuprolida sola se asocia con un estallido androgénico transitorio, dada su actividad agonista sobre el receptor de LHRH y, por lo tanto, puede empeorar los síntomas o precipitar crisis en pacientes con enfermedad de gran volumen. En consecuencia, se introduce gradualmente en el tratamiento después de pretratarlo con un bloqueador del receptor de andrógenos (bicalutamida) durante un par de semanas o se inicia el tratamiento con un antagonista directo del receptor de LHRH, que no está asociado con el aumento de andrógenos. Varios estarían a favor de este último abordaje, particularmente en pacientes con un alto volumen de enfermedad como en este caso, aunque se trata de una terapia más costosa.

Recientemente hemos aprendido de varios ensayos clínicos que la adición de un miembro de una nueva generación de antiandrógenos, la abiraterona (inhibidor de la liasa CYP17), o quimioterapia en forma de docetaxel a la terapia de privación de andrógenos mejora la supervivencia general en los pacientes con cáncer de próstata metastásico hormonosensible (especialmente aquellos con alta carga de morbilidad). Dada la edad de este paciente, las múltiples comorbilidades y el bajo estado funcional, no es un buen candidato para la quimioterapia con docetaxel. Por lo tanto, degarelix con abiraterona/prednisona es la mejor opción entre las enumeradas.

77. **La respuesta correcta es: C. RM de próstata.** El paciente tiene un PSA persistentemente elevado, que podría ser secundario a cáncer de próstata. Tiene 67 años y, sin mayores problemas médicos, una larga esperanza de vida. En estos pacientes, el diagnóstico temprano del cáncer de próstata puede ayudar a prevenir la mortalidad futura relacionada con el cáncer. Hace unos años, la única forma de investigar más el PSA era una biopsia de 12 núcleos guiada por ecografía transrectal. Los avances recientes en las imágenes de próstata con RM ahora permiten la identificación visual de cualquier posible lesión patológica. En un estudio reciente (Kasivisvanathan V, Rannikko, A., Borghi, M, et al. *NEJM.* 2018;378:1767) se comparó la RM de próstata directamente con la biopsia de próstata guiada por ecografía transrectal estándar en pacientes con un perfil epidemiológico similar al de nuestro paciente. Aproximadamente el 30% de los sujetos del estudio pudieron prescindir de una biopsia de próstata porque en la RM no se observaron lesiones preocupantes. Los individuos con lesiones visualizadas en la RM se realizaron una biopsia más enfocada en lugar de la biopsia ciega de 12 núcleos. No es de extrañar que un mayor porcentaje de pacientes a los que se les realiza una RM de próstata fueran diagnosticados con cáncer de próstata clínicamente significativo (grado Gleason ≥ 7) en comparación con la biopsia estándar dado el abordaje dirigido.

78. **La respuesta correcta es: A. Vigilancia activa.** La vigilancia activa es una estrategia para evitar o retrasar el tratamiento de pacientes con cáncer de próstata de bajo riesgo que es clínicamente insignificante y es poco probable que les plantee un problema de salud durante mucho tiempo. La vigilancia activa es, como su nombre lo indica, una estrategia activa con un seguimiento estrecho y realización de pruebas, que incluyen mediciones repetidas del PSA, biopsias de próstata o RM, para identificar a los pacientes con progresión temprana para el tratamiento y, por lo tanto, no reducir la posibilidad de curación durante la terapia. Se debe evitar el tratamiento en pacientes con enfermedad de riesgo realmente bajo. Las opciones C y D son el estándar de atención para el cáncer de próstata clínicamente localizado, pero tienen toxicidad asociada. En un paciente con cáncer de próstata Gleason 6 de bajo riesgo a partir de una biopsia dirigida guiada por RM, la vigilancia activa es un abordaje razonable siempre que comprenda que si se observa que la enfermedad está progresando (aumento del PSA, cambio a un grado de Gleason más alto), entonces el tratamiento con las opciones C o D sería apropiado.

79. **La respuesta correcta es: A. Colonoscopia a los 20 años, luego repetir la prueba anualmente.** Es probable que este paciente tenga cáncer colorrectal hereditario sin poliposis según sus antecedentes familiares: ≥ 3 miembros de la familia con cánceres asociados con cáncer colorrectal hereditario sin poliposis, dos generaciones afectadas y al menos un diagnóstico antes de los 50 años. Esto fue confirmado por la prueba de mutación de la línea germinal, que tuvo una mutación en *PMS2*, uno de los componentes de la vía de reparación del desajuste. Otros componentes de la vía de reparación de errores de apareamiento que pueden mutar en cáncer colorrectal

hereditario sin poliposis incluyen *MLH1*, *MSH6* y *PMS2*. Los pacientes con este síndrome familiar deben tener asesoramiento genético, comenzar la detección a la edad de 20-25 años y continuar con las colonoscopias de detección cada 1-2 años.

80. **La respuesta correcta es: D. A y B.** En los pacientes con un diagnóstico de cáncer de colon conocido, se mide el ACE para evaluar posteriormente la respuesta a la terapia. Cabe destacar que el ACE no es una herramienta de detección precoz. Después, los pacientes se realizan una TC de tórax/abdomen/pelvis para buscar enfermedad metastásica. Esta enfermedad hace metástasis preferentemente en el hígado, los pulmones y el peritoneo, en ese orden. Las metástasis cerebrales son menos frecuentes, por lo que las imágenes de la cabeza no están indicadas a menos que se presenten síntomas neurológicos.

81. **La respuesta correcta es: B. Cáncer familiar de mama/ovario (BRCA2).** Aunque todos los síndromes enumerados pueden conducir a una forma hereditaria de cáncer de páncreas, este patrón particular de cánceres de mama, ovario y próstata apunta hacia mutaciones en *BRCA2*. La penetrancia para desarrollar cáncer de páncreas en los pacientes con mutaciones hereditarias de BRCA2 es menor que la de los cánceres de mama y ovario.

82. **La respuesta correcta es: E. Inhibidores de la poli (ADP-ribosa) polimerasa (PARP).** Los inhibidores de PARP se dirigen a la poli (ADP-ribosa) polimerasa. *BRCA2* funciona en la ruta de reparación del ADN de recombinación homóloga y los tumores que han perdido *BRCA2* (y, por lo tanto, tumores deficientes en recombinación homóloga) son exquisitamente sensibles a la pérdida de PARP, que normalmente participa en la reparación de roturas monocatenarias. Esta fina sensibilidad de las células tumorales *BRCA* negativo a la inhibición de PARP se conoce como *letalidad sintética*, un fenómeno en el que un defecto en cualquiera de los dos genes tiene poco efecto sobre la célula o el organismo, pero una combinación de defectos en ambos genes provoca la muerte. En consecuencia, las células no tumorales del paciente (que no han perdido la segunda copia de *BRCA2*) no sufren la misma toxicidad para la inhibición de PARP que las células tumorales. Recientemente, se demostró que la terapia de mantenimiento con un inhibidor de PARP con olaparib prolonga la progresión de la enfermedad en pacientes con cáncer de páncreas metastásico que tienen una mutación genómica *BRCA2*. Debido a que la principal toxicidad de este paciente es la neuropatía (que es secundaria al oxaliplatino), es probable que la continuación de la quimioterapia con FOLFOX o un régimen que consista en abraxano (que también causa neurotoxicidad) empeoraría estos síntomas. Con respecto a la opción D, la inmunoterapia, específicamente el bloqueo de puntos de control con inhibidores de PD-1, no ha mostrado eficacia en los cánceres de páncreas excepto en un subconjunto muy pequeño de pacientes (~1% o menos) que tienen cáncer de páncreas secundario al síndrome de Lynch, lo que lleva a MSI-H (microsatélites inestables). Debido a que el paciente tiene un buen estado funcional y una excelente respuesta al FOLFIRINOX inicial, la opción de terapia de hospicio (opción C) en este momento no sería apropiada.

83. **La respuesta correcta es: D. Realizar protocolo pancreático para TC o RM con contraste seguido de aspiración con aguja fina (PAAF) guiada por ecografía endoscópica.** El protocolo pancreático para TC con contraste intravenoso, que incluye imágenes de fase arterial y venosa, o la RM con contraste es el siguiente paso más importante en el diagnóstico. Si no se observa ninguna lesión, el siguiente paso sería realizar una ecografía endoscópica o colangiopancreatografía por resonancia magnética (CPRM). Después de la obtención de imágenes para definir el tamaño y la ubicación de la lesión, la aspiración con aguja fina guiada por ecografía endoscópica es la modalidad preferida para obtener el diagnóstico de tejido. Aunque es útil comprobar el CA 19-9 antes de la cirugía y la tendencia postoperatoria para evaluar la recidiva, esta no es una prueba esencial en el diagnóstico. La ecografía abdominal es útil para evaluar el hígado, la vesícula biliar y los riñones, pero es menos sensible a las lesiones pancreáticas.

84. **La respuesta correcta es: D. Derivación con un equipo multidisciplinario para el tratamiento del CCH.** El carcinoma hepatocelular es uno de los tumores raros que pueden diagnosticarse sin una biopsia en pacientes con cirrosis hepática y hallazgos característicos en la TC multifásica del hígado o la RM hepática con contraste. El American College of Radiology ha establecido un sistema de datos e informes de imágenes del hígado (LI-RADS, *Liver Imaging Reporting and Data System*) para estandarizar la interpretación de las imágenes de vigilancia del hígado para el carcinoma

hepatocelular. La categoría 5 de LI-RADS implica carcinoma hepatocelular definitivo y estos pacientes no necesitan una biopsia para su confirmación. Los criterios de LI-RADS 5 para masas > 2 cm incluyen el hiperrealce de la fase arterial y uno de los siguientes: 1) aspecto de lavado (no periférico), 2) cápsula potenciadora y 3) umbral de crecimiento = aumento de tamaño de una masa en ≥ 50% en ≤ 6 meses.

85. **La respuesta correcta es: D. Quimioembolización arterial transcatéter (TACE).** La TACE es una técnica mínimamente invasiva de administración local de quimioterapia (recubierta con perlas de gel) en las ramas de la arteria hepática que alimentan el tumor y representa un abordaje razonable para paliar el carcinoma hepatocelular no metastásico localmente avanzado irresecable. Sin embargo, la TACE generalmente está contraindicada en los pacientes con trombosis de la vena porta de la vena principal o ramas derecha o izquierda de primer orden debido al alto riesgo de insuficiencia hepática por lesión hepática isquémica posterior a TACE. Los pacientes con carcinoma hepatocelular y trombosis de la vena porta asociada tienen un peor pronóstico general y, por lo regular, no se consideran candidatos a trasplante de hígado, resección quirúrgica y TACE. La radioterapia corporal estereotáctica (SBRT, *stereotactic body radiation therapy*), un tipo de radioterapia altamente enfocada, aún se puede usar en tales casos, pero es poco probable que sea útil debido a los múltiples nódulos satélites.

86. **La respuesta correcta es: C. RM de hígado.** Se puede realizar un diagnóstico de carcinoma hepatocelular mediante una TC o una RM abdominal con contraste de tres fases. La TC o la RM están indicadas si se encuentra una tumoración en la ecografía o si las concentraciones de alfafetoproteína están aumentadas.

87. **La respuesta correcta es: B. TC de tórax/abdomen con contraste.** Este paciente tiene un diagnóstico reciente de leucemia mielógena crónica con aumento en la concentración de creatinina, fósforo y ácido úrico, así como concentraciones limítrofes incrementadas de potasio, todos compatibles con síndrome de lisis tumoral inminente. Una TC de tórax/abdomen será útil para diagnosticar la leucemia mielógena crónica y se debe evitar el uso de contraste en el contexto de disfunción renal asociada con el síndrome de lisis tumoral. En cambio, se necesita una biopsia de médula ósea para confirmar el diagnóstico de leucemia mielógena crónica. La rasburicasa es apropiada para tratar la concentración aumentada de ácido úrico en este paciente, y la hidroxiurea es útil para la citorreducción mientras se espera la confirmación del diagnóstico, aunque requiere una vigilancia estrecha en caso de empeoramiento del síndrome de lisis tumoral. Los líquidos intravenosos son útiles para la prevención del síndrome de lisis tumoral.

88. **La respuesta correcta es: C. Aspiración nasogástrica.** Esta paciente tiene enterocolitis neutropénica, en la que la infección microbiana en el contexto de una neutropenia grave ha provocado la necrosis de varias capas de la pared intestinal. La aspiración nasogástrica debe considerarse como una terapia de apoyo, así como el reposo intestinal, los líquidos intravenosos y el apoyo nutricional. La morfina, loperamida y proclorperazina son fármacos opiáceos, antidiarreicos y anticolinérgicos, respectivamente, que pueden agravar el íleo y, por lo tanto, deben evitarse. Aunque una consulta quirúrgica puede ser apropiada, la cirugía también debe evitarse en esta paciente neutropénica y trombocitopénica, a menos que se deteriore clínicamente o desarrolle una perforación con aire libre o hemorragia digestiva persistente a pesar de las intervenciones con medicamentos.

89. **La respuesta correcta es: B. ATO y ATRA.** Esta paciente tiene una presentación clínica que hace pensar en leucemia promielocítica aguda, debido a la facilidad de aparición de hematomas y los cuerpos de Auer. Estos pacientes tienen una tasa de curación muy alta, pero la mortalidad suele ocurrir temprano si no se identifica la afección. Aproximadamente el 90% de estos pacientes presentarán CID con evidencia de hemorragia y la causa principal de muerte es la hemorragia intracraneal. Esta paciente debe recibir ATO y ATRA, y deben monitorizarse los laboratorios para mantener las plaquetas > 10000/µL, fibrinógeno > 100 mg/dL y TP/TTP/INR normales.

90. **La respuesta correcta es: D. RM de columna inmediata.** El paciente presenta signos de compresión de la médula espinal, una urgencia oncológica. Aunque la cirugía puede estar indicada en última instancia, no se puede realizar antes de la confirmación por imágenes. Por lo tanto, el paciente debe realizarse una RM de columna inmediatamente. También puede recibir esteroides en dosis altas para controlar las secuelas.

91. **La respuesta correcta es: A. Insuficiencia de dihidropirimidina-deshidrogenasa.** Hasta el 80% del 5-fluorouracilo (5-FU), y su profármaco oral capecitabina, es degradada por la enzima hepática dihidropirimidina-deshidrogenasa en metabolitos inactivos. Los polimorfismos en la dihidropirimidina-deshidrogenasa que conducen a una insuficiencia parcial o completa de la actividad enzimática se relacionan con una mayor exposición al 5-FU y sus metabolitos activos y pueden presentar toxicidad hemática, gastrointestinal, del SNC y cutánea grave. El triacetato de uridina, un derivado de pirimidina, inhibe competitivamente la incorporación de 5-FU en el ARN y es un fármaco aprobado que se administra dentro de las 96 h posteriores a la finalización del tratamiento con 5-FU o capecitabina en casos de toxicidad grave e inesperada. Los síntomas presentes no se observan habitualmente después del tratamiento con FOLFOX, que se administra de forma ambulatoria sin apoyo del G-CSF en la mayoría de los casos. Aunque la opción B es posible, primero se debe considerar la insuficiencia de dihidropirimidina-deshidrogenasa.

92. **La respuesta correcta es: C. Infliximab.** Esta paciente tiene una colitis grave inducida por inhibidores de los puntos de control, que es resistente a los esteroides. Los inhibidores de puntos de control desinhiben el sistema inmunitario para generar un efecto antitumoral. Sin embargo, pueden ocurrir efectos secundarios autoinmunitarios con estos fármacos. En particular, el uso de inhibidores de puntos de control duales dirigidos tanto al eje CTLA4, como al eje PD-1, puede tener toxicidades más graves e inusuales que no se observan con la monoterapia. En este caso, el momento de la diarrea en relación con la duración del tratamiento encaja bien con la aparición de colitis inducida por inhibidores de puntos de control. La infección es el diagnóstico diferencial más importante y se ha descartado con cultivos de heces y toxina de *C. difficile*. La colitis por citomegalovirus a menudo puede ocurrir en estos pacientes que tienden a estar inmunodeprimidos y, a menudo, pueden pasarse por alto. La colitis por citomegalovirus también se evaluó en la muestra para biopsia de colon y fue negativa. Por lo tanto, dado el momento de los síntomas y los hallazgos de la sigmoidoscopia y la colitis activa en la biopsia, hay muy pocas dudas de que se trate de una colitis inducida por inhibidores de puntos de control. El tratamiento de primera línea para la colitis grave inducida por puntos de control son los esteroides parenterales. Un subconjunto de pacientes puede ser resistente a los esteroides y se trata con un anticuerpo anti-factor de necrosis tumoral α como infliximab.

93. **La respuesta correcta es: C. RM cerebral.** Aunque existen muchas causas infecciosas y autoinmunitarias de hipotensión en un paciente en inmunoterapia, la combinación de anomalías tiroideas, suprarrenales y gonadales sugiere un problema desde lo alto de sus respectivos ejes. La hipofisitis es un efecto secundario poco frecuente pero grave del uso de ipilimumab y nivolumab, cuyas posibilidades aumentan con la terapia combinada. El síndrome clínico despierta sospechas, que se pueden confirmar con RM. Mientras tanto, se deben suspender los fármacos de inmunoterapia y, dado el riesgo hemodinámico alto, el paciente también debe recibir esteroides.

94. **La respuesta correcta es: D. Tocilizumab.** Cuando la presión arterial de la paciente descendió por primera vez, pero respondió a los líquidos, había desarrollado un síndrome de liberación de citocinas de grado 2. Cuando dejó de responder a los líquidos, se convirtió en un síndrome de liberación de citocinas de grado 3. Actualmente, el inhibidor de la interleucina 6 tocilizumab está indicado en el síndrome de liberación de citocinas de grado 3, aunque las prácticas se están moviendo hacia el grado 2. Los esteroides se evitan si es posible, dado que no se ha demostrado definitivamente que no interfieran con la eficacia de las linfocitos T receptoras de antígenos quiméricos. En ocasiones, se administran inhibidores del factor de necrosis tumoral α como infliximab para la colitis, y en otras se administra micofenolato de mofetilo para la hepatitis.

95. **La respuesta correcta es: E. A, B, C.** La paciente ha desarrollado síndrome de encefalopatía relacionada con linfocitos T del receptor de antígeno quimérico (CRES, *chimeric antigen receptor T-cell–related encephalopathy syndrome*), que se caracteriza por edema cerebral, delírium, afasia, convulsiones y, potencialmente, la muerte. Si los pacientes progresan hasta presentar convulsiones y la intubación, deben tratarse con antiepilépticos y esteroides. El tocilizumab está indicado para el síndrome de liberación de citocinas, pero no para CRES.

PREGUNTAS

1. Mujer de 78 años de edad con antecedentes de enfermedad pulmonar obstructiva crónica (EPOC), hipertensión y enfermedad por reflujo gastroesofágico se presenta con 4 días de tos productiva, fiebre y malestar. La paciente siente que le falta el aire cuando camina. Su nieta recientemente tuvo un resfriado, pero no recuerda ningún otro contacto con personas enfermas en el asilo de ancianos donde reside. No ha recibido antibióticos en los últimos 3 meses. En la exploración física, los signos vitales son temperatura 37.6 °C, pulso 90/min, frecuencia respiratoria (FR) 32 respiraciones/min y presión arterial (PA) 150/87 mm Hg. Asimismo, en la exploración física se ausculta disminución de los ruidos pulmonares y crepitantes en la base inferior derecha, sin egofonía ni sibilancias. En los resultados de los estudios de laboratorio se observa recuento de leucocitos de 16 800/μL con 89% de neutrófilos, 1.2% de bandas, 8% de linfocitos, velocidad de sedimentación globular (VSG) 48 mm/h, proteína C reactiva (CRP, *C-reactive protein*) 33 mg/L, plaquetas 90 000/μL y creatinina 0.6 mg/dL. En la radiografía de tórax (RxT) se observan cambios enfisematosos estables y evidencia de opacificación del lóbulo inferior derecho y del lóbulo medio derecho.

   ¿Cuál es el diagnóstico más probable?
   A. Exacerbación aguda de la bronquiectasia
   B. Neumonitis por broncoaspiración
   C. Exacerbación de la EPOC
   D. Neumonía grave adquirida en la comunidad

2. Si la paciente mencionada en la pregunta 1 tiene inmunosupresión, ¿cuál de las siguientes pruebas no debería utilizarse?
   A. Hemocultivos
   B. Procalcitonina
   C. Antígeno urinario de *Streptococcus pneumoniae*
   D. Cultivo de esputo con tinción de Gram
   E. Prueba respiratoria vírica

3. ¿Cuál sería la terapia empírica apropiada para la paciente mencionada en la pregunta 1?
   A. Ceftriaxona más azitromicina
   B. Doxiciclina
   C. Sin antibióticos, brinde cuidados de sostén
   D. Vancomicina más cefepima

4. ¿Qué vacunas debe asegurarse de que haya recibido la paciente de la pregunta 1?
   A. Vacuna contra la influenza
   B. Vacuna antineumocócica conjugada 13-valente
   C. Vacuna antineumocócica polisacárida 23-valente
   D. Vacuna recombinante contra el zóster
   E. Todo lo anterior

5. Si la paciente de la pregunta 1 en el último mes hubiera estado internada en un hospital para el tratamiento de una infección urinaria (IU), ¿cuál sería el tratamiento empírico más apropiado para su neumonía?
   A. Cefepima y vancomicina
   B. Ceftriaxona y metronidazol
   C. Ceftriaxona y vancomicina
   D. Ciprofloxacino

6. Si la prueba de influenza fuera positiva en la paciente mencionada en la pregunta 1, ¿cuál sería el tratamiento apropiado?
   A. Amantadina 200 mg una vez al día durante 5 días
   B. Oseltamivir 75 mg una vez al día durante 5 días
   C. Oseltamivir 75 mg dos veces al día durante 5 días
   D. Solo medidas de sostén

7. Mujer de 54 años de edad con antecedentes de miocardiopatía isquémica, a la que se le hizo un trasplante cardíaco hace 12 días, ha desarrollado fiebre. Tiene evidencia de delírium con fluctuaciones, pero por lo demás niega cualquier síntoma infeccioso local como cefalea, rigidez del cuello, fotofobia, tos, disnea, dolor abdominal, disuria o diarrea. Tiene una úlcera por presión en estadio 1 en el sacro y un catéter central de inserción periférica en el miembro superior derecho. Tiene un marcapasos externo con un sitio de incisión limpio y seco. En la exploración física, su temperatura alcanzó un máximo de 39.4 °C, pulso 115/min, FR 18 respiraciones/min y PA 126/82 mm Hg. La exploración física se destaca por la disminución del estado de alerta con la orientación en persona y lugar, pero no el tiempo. Ha disminuido los ruidos pulmonares de forma bilateral; examen cardíaco con ruidos cardíacos R_1, R_2 y R_4; sin soplos, roces ni galopes. En abdomen se escucha peristaltismo y no tiene dolor a la palpación. Presenta edema simétrico en las extremidades. No tiene exantema. Sus laboratorios se caracterizan por: creatinina de 1.8 mg/dL y recuento de leucocitos de 19 300/μL con un 93% de neutrófilos. En una RxT se observan atelectasias en las bases y edema pulmonar leve. El análisis de orina tiene 1+ mg de glucosa/dL, 1+ mg de proteína/dL y densidad específica 1.016 (rango de referencia 1.001-1.035), con 0-2 leucocitos/campo de alta potencia (hpf, *high-power field*). A las 72 h, en dos conjuntos de hemocultivos se observa crecimiento de levaduras en dos de cada cuatro frascos; las pruebas séricas de 1,3-β-D glucano y galactomanano están pendientes.

   ¿Cuál de los siguientes factores no aumenta el riesgo de infección micótica invasiva?
   A. Catéteres venosos centrales
   B. Sonda de Foley
   C. Malignidad hematológica
   D. Alimentación parenteral total
   E. Inhibidores del factor de necrosis tumoral α (TNF, *tumor necrosis factor-α*)

8. Todo lo siguiente puede producir una prueba de suero de 1,3-β-D glucano positiva, ¿excepto cuál?
   A. Hemodiálisis con membranas de celulosa
   B. Aspergilosis invasiva
   C. Mucormicosis invasiva
   D. Administración reciente de albúmina
   E. Administración reciente de inmunoglobulinas i.v.

9. ¿Qué especies de hongos pueden detectarse mediante pruebas de suero de galactomanano?
   A. Especies de *Aspergillus*
   B. Especies de *Histoplasma*
   C. Especies de *Penicillium* (*Talaromyces*)
   D. A y C
   E. Todo lo anterior

10. ¿Qué prueba diagnóstica es necesaria en la paciente mencionada en la pregunta 7?
    A. Consulta con el servicio de oftalmología
    B. Repetir hemocultivos
    C. Ecocardiograma transtorácico
    D. Todo lo anterior

11. ¿Cuál es el tratamiento empírico para la paciente mencionada en la pregunta 7?
    A. Iniciar una equinocandina
    B. Iniciar fluconazol
    C. Retirar todos los catéteres venosos centrales
    D. A y C
    E. B y C

12. Hombre de 56 años de edad se presenta 8 meses después de haberse realizado un trasplante alogénico de células madre con aumento de la tos y disnea. Ha estado en tratamiento prolongado con esteroides por complicaciones de la enfermedad de injerto contra huésped de la piel. Recibe trimetoprima-sulfametoxazol (TMP-SMX) como profilaxis contra *Pneumocystis*. En la exploración física está afebril y los signos vitales son pulso 92/min, FR 22 respiraciones/min, PA 122/85 mm Hg y saturación de O_2 (SaO_2) 90% con aire ambiente. La tomografía computarizada (TC) de tórax se caracteriza por la presencia de múltiples nódulos pulmonares dispersos con consolidaciones nodulares y opacidades en vidrio esmerilado circundantes («signo del halo»). El galactomanano sérico está elevado.

    ¿Cuál es el diagnóstico más probable?
    A. Bronquiolitis obliterante
    B. Aspergilosis pulmonar invasiva
    C. Neumonía por *Staphylococcus aureus* resistente a la meticilina (SARM)
    D. Virus sincitial respiratorio (VSR)

13. Mujer de 36 años de edad con antecedentes de nefrolitiasis recurrente y diabetes mellitus (DM) mal controlada se presenta con ardor al orinar, polaquiuria e hipersensibilidad suprapúbica. La paciente es sexualmente activa con una pareja masculina y no usa preservativo. Los signos vitales en la exploración física son temperatura 37.4 °C, pulso 70/min, FR 16 respiraciones/min y PA 118/79 mm Hg. En la exploración no tiene apariencia séptica, la evaluación cardiovascular es normal y siente dolor suprapúbico. No presenta dolor costovertebral.

    ¿Cuál es el diagnóstico más probable?
    A. Pielonefritis aguda
    B. Cistitis aguda no complicada
    C. Vejiga neurogénica por DM
    D. Ninguna de las anteriores

14. ¿Cuál de las siguientes opciones no debe considerarse para la evaluación de la paciente mencionada en la pregunta 13?
    A. Hemograma completo (HC)
    B. TC de abdomen y pelvis
    C. Pruebas de *Neisseria gonorrhoeae* y *Chlamydia trachomatis*
    D. Análisis de orina y cultivo de orina

15. ¿Cuál de las siguientes opciones podría considerarse como tratamiento empírico en la paciente mencionada en la pregunta 13?
    A. Fosfomicina
    B. Nitrofurantoína
    C. TMP-SMX
    D. Todo lo anterior

16. Hombre de 36 años de edad con antecedentes remotos de trasplante renal presenta ardor, polaquiuria y orina maloliente durante varios días. Recibió TMP-SMX el mes pasado como tratamiento para una infección urinaria por *Escherichia coli* productora de β-lactamasa. Sus síntomas se resolvieron durante algunas semanas y ahora han regresado. Es sexualmente activo y no usa preservativos. En la exploración física, los signos vitales son temperatura 38 °C, pulso 80/min, FR 16 respiraciones/min y PA 118/79 mm Hg. En la exploración no tiene apariencia séptica, la evaluación cardiovascular es normal y hay dolor suprapúbico. No se observan secreciones uretrales ni lesiones genitales. No tiene sensibilidad costovertebral.

¿Cuál es el diagnóstico más probable?
   A. IU complicada
   B. Rechazo del trasplante
   C. IU sin complicaciones
   D. Ninguna de las anteriores

17. ¿Cuál es el diagnóstico apropiado para el paciente mencionado en la pregunta 16?
   A. TC de abdomen y pelvis
   B. Pruebas de *Neisseria gonorrhoeae* y *Chlamydia trachomatis*
   C. Examen de próstata
   D. Análisis de orina y cultivo de orina
   E. Todo lo anterior

18. ¿Cuál es el tratamiento empírico para el paciente mencionado en la pregunta 16?
   A. Ciprofloxacino
   B. Carbapenem i.v.
   C. Nitrofurantoína
   D. TMP-SMX

19. Hombre de 73 años de edad con antecedentes de gota, hipertensión, DM y trastorno por consumo de alcohol se presenta con una herida en el pie plantar derecho de 1 año de duración que se ha vuelto muy dolorosa. Una semana antes del ingreso, en una clínica de atención de urgencias, el paciente recibió una dosis de antibióticos por vía intravenosa y se le realizó una radiografía del pie, en la que no se observó osteomielitis. Ha recibido atención continua de heridas con un podólogo local. Su tratamiento actual incluye alopurinol, indometacina y lisinopril. Recientemente completó una reducción gradual de prednisona para una exacerbación de la gota. En la exploración física, los signos vitales son temperatura 37.6 °C, pulso 72/min, FR 16 respiraciones/min y PA 160/92 mm Hg. En la exploración de extremidades se observa una lesión ulcerada de 4 × 3 cm en la planta del pie derecho en la base del dedo gordo. Hay presencia de necrosis en el centro de la lesión, con bordes eritematosos y bien definidos. El eritema se extiende 4 cm más allá de los bordes. Con una sonda se identifica el tejido subcutáneo; sin embargo, la sonda no llega al hueso.

¿Cuál es el diagnóstico más probable?
   A. Osteomielitis crónica
   B. Infección del pie diabético
   C. Exacerbación de la gota
   D. Fascitis necrosante

20. ¿Cuáles de las siguientes características apoyarían un diagnóstico de osteomielitis aguda?
   A. VSG > 70 mm/h
   B. Sondaje hasta hueso o hueso muy visible
   C. Duración de la úlcera mayor de 1-2 semanas
   D. Tamaño de la úlcera > 2 cm^2
   E. Todo lo anterior

21. ¿Cuál sería la estrategia de tratamiento empírico óptima para el paciente mencionado en la pregunta 19?
    A. Ciprofloxacino y metronidazol
    B. Piperacilina-tazobactam
    C. Vancomicina y ertapenem
    D. Vancomicina y levofloxacino
    E. Vancomicina, cefepima y metronidazol

22. Mujer de 39 años de edad con antecedentes de consumo activo de drogas intravenosas y hepatitis C no tratada, presenta fiebre y escalofríos de inicio agudo. La última vez que se inyectó heroína i.v. en el brazo fue 12 h antes de su llegada. En la exploración física se encuentra en sufrimiento agudo, febril a 40.3 °C, pulso 118/min, PA 97/70 mm Hg, FR 18 respiraciones/min, SaO$_2$ 99% con aire ambiente. La paciente está alerta y orientada en los tres planos; sin embargo, no puede girar el cuello ni levantar el brazo derecho. Las pruebas de Brudzinski y Kernig son positivas. En el resto de la exploración destaca la presencia de marcas a lo largo de la fosa antecubital bilateral. Los laboratorios son notables por un recuento de leucocitos de 20 000/μL con un 87% de neutrófilos. Los hemocultivos dan como resultado *Staphylococcus aureus* sensible a la meticilina (SASM) y se inicia el tratamiento con oxacilina. En el ecocardiograma transtorácico no hay presencia de endocarditis. A pesar de los antibióticos antiestafilocócicos apropiados, la paciente tiene bacteriemia persistente con dolor de cuello y síntomas neurológicos focales.

    ¿Cuál es el diagnóstico más probable?
    A. Absceso de la raíz aórtica no observado en un ecocardiograma transtorácico
    B. Absceso epidural
    C. Meningitis por SASM
    D. Uso recurrente de drogas intravenosas durante la hospitalización
    E. Ninguna de las anteriores

23. Mujer sana de 22 años de edad se presenta después de cortarse el pie izquierdo con la hélice de un bote mientras nadaba en un lago. El accidente ocurrió hace 24 h, con solo una pequeña abrasión en el dorso del pie. El sitio se volvió cada vez más doloroso; por lo tanto, decide acudir al hospital. En la exploración se observa una mujer joven con angustia aguda, diaforética, con un pie derecho edematoso y eritematoso. El eritema llega a su tobillo y el tejido tiene apariencia esponjosa. No tiene secreción y no hay crepitación en la exploración. Los signos vitales son fiebre de 40.1 °C, pulso 112/min, FR 16 respiraciones/min y PA 100/62 mm Hg. Los laboratorios son creatinina 1.7 mg/dL, recuento de leucocitos 22 400/μL con 98% de neutrófilos, 6% de bandas y lactato 3.4.

    ¿Cuál es el diagnóstico más probable?
    A. Fascitis necrosante
    B. Pioderma gangrenoso
    C. Piomiositis
    D. Celulitis grave
    E. Mordida de tiburón

24. Hombre de 52 años de edad, que ha estado entrenando para su primer maratón, presenta una semana de entumecimiento facial izquierdo, parálisis facial izquierda, acúfenos en el oído izquierdo y lesiones dolorosas en la lengua. Se presentó en el servicio de urgencias (SU) 4 días antes y le dijeron que tenía parálisis de Bell asociada con virus y que debía tomar 60 mg de prednisona al día. Siguió las indicaciones de los médicos, pero sus síntomas progresaron. El paciente volvió a acudir al SU cuando desarrolló cefaleas intensas en el hemisferio izquierdo e hipoacusia. En la exploración física, está afebril, pulso 70/min, FR 12 respiraciones/min y PA 115/78 mm Hg. Tiene una parálisis facial evidente del lado izquierdo sin signos de exantema. En la inspección se observa una capa blanca a lo largo de su lengua y vesículas que recubren su paladar. Está orientado, pero ha disminuido el grado de consciencia. No tiene alteraciones en los estudios de laboratorio.

¿Cuál es el diagnóstico más probable?
- A. Infección aguda por el virus de la inmunodeficiencia humana (VIH)
- B. Paresia del nervio facial secundaria a la enfermedad de Lyme
- C. Herpes zóster oftálmico
- D. Síndrome de Melkersson-Rosenthal
- E. Síndrome de Ramsay Hunt

25. De los estudios que se pueden solicitar al paciente mencionado en la pregunta 24, ¿cuál tiene la sensibilidad más baja para diagnosticar una infección activa?
- A. Prueba directa de anticuerpos fluorescentes en raspados de lesiones cutáneas vesiculares
- B. Inmunoglobulina G (IgG) del virus de la varicela zóster
- C. Reacción en cadena de la polimerasa (PCR, *polymerase chain reaction*) del virus de la varicela zóster de la lesión
- D. Cultivo vírico del virus de la varicela zóster

26. El paciente mencionado en la pregunta 24 empezó a delirar cada vez más durante las siguientes 12 h. Se realiza punción lumbar (PL), en la que se observan leucocitos 320/mm^3 con 70% de células nucleares polimórficas, glucosa 110 mg/dL y proteínas totales 100 mg/dL.

¿Cuál es la causa más probable con base en la historia clínica y estos resultados?
- A. Meningitis por sobreinfección bacteriana
- B. Encefalitis por virus del herpes simple 1 (VHS-1)
- C. Accidente cerebrovascular
- D. Encefalitis por varicela zóster

27. Hombre de 68 años de edad con antecedentes de hipertensión, gota, obesidad, estado de estenosis cervical posterior a una laminectomía cervical reciente y fijación de la columna vertebral hace 5 días es traído por su esposa por presentar confusión. No hubo complicaciones con la cirugía y el paciente fue dado de alta al tercer día postoperatorio con oxicodona. En casa, su dolor incrementó constantemente; por lo tanto, el paciente aumentó sus dosis de oxicodona, gabapentina e ibuprofeno. En la exploración física, los signos vitales son temperatura 39.6 °C, pulso 106/min, FR 24 respiraciones/min y PA 170/96 mm Hg. Está orientado y es capaz de mantener una conversación, pero parece letárgico. Las pupilas son igualmente redondas y reactivas. Tiene colocado el collarín cervical. El sitio de la incisión parece limpio, seco e intacto, sin induración ni sensibilidad. Puede mover las cuatro extremidades sin déficits focales. La evaluación cardíaca pulmonar es normal. En los resultados de laboratorio se observa: creatinina 1.9 mg/dL, K 5.4 mEq/L, recuento de leucocitos 20800/µL con 87% de neutrófilos, 3.2% de bandas y plaquetas 306000/µL; análisis de orina con proteína 1+, urobilinógeno 1+ y 10-20 leucocitos/hpf.

¿Cuál es el diagnóstico más probable?
- A. Meningitis bacteriana
- B. Accidente cerebrovascular
- C. Estado mental alterado inducido por medicamentos
- D. Encefalitis vírica

28. ¿En cuál de estos escenarios no se requieren estudios de imagen craneales antes de realizar la PL?
- A. Pacientes con epilepsia
- B. Hallazgos neurológicos focales
- C. Convulsiones de reciente aparición
- D. Papiledema
- E. Linfoma primario del sistema nervioso central (SNC)

29. La PL del paciente mencionado en la pregunta 27 tiene leucocitos de 1 200/mm^3 con 80% de células polimorfonucleares, glucosa 25 mg/dL y proteínas totales 600 mg/dL.

¿Cuál es la etiología más probable con base en la historia clínica y estos resultados?
- A. Meningitis bacteriana
- B. Meningitis aséptica inducida por fármacos

C. Encefalitis por VHS

D. Meningitis tuberculosa

30. ¿Cuál es el régimen de tratamiento empírico más apropiado para el paciente mencionado en la pregunta 27?

A. Mantener los antibióticos hasta que se obtengan más datos de cultivo

B. Aciclovir i.v.

C. Anfotericina B liposómica

D. Vancomicina y cefepima

31. Mujer de 34 años de edad con antecedentes de consumo de drogas intravenosas acude al SU con 5 días de fiebre, escalofríos y malestar general. No tiene otros antecedentes médicos importantes y no toma medicamentos. La paciente refiere uso diario de heroína i.v. En la exploración física los signos vitales son fiebre de 39.2 °C, pulso 107/min, PA 105/67 mm Hg, FR 16 respiraciones/min y SaO_2 97% con aire ambiente. En la exploración se ausculta un soplo sistólico de 2/6 que se escucha mejor en el borde esternal inferior izquierdo y crepitantes dispersos en la exploración pulmonar. Tiene múltiples marcas en el lugar de la inyección en brazos y piernas, así como algunas máculas eritematosas bilaterales en las palmas. Los laboratorios se caracterizan por un recuento de leucocitos de 18000/μL con un 92% de neutrófilos. La química sanguínea y las pruebas de función hepática (PFH) se encuentran dentro de los límites normales. La RxT se caracteriza por densidades nodulares bilaterales difusas.

¿Cuáles son los próximos pasos inmediatos en el diagnóstico y tratamiento de esta paciente?

A. Iniciar antibióticos empíricos de amplio espectro

B. Obtener un ecocardiograma

C. Obtener un electrocardiograma (ECG)

D. Obtener hemocultivos

E. Todo lo anterior

32. En los hemocultivos de la paciente mencionada en la pregunta 31 hay presencia de SASM en los cuatro frascos de cultivo. El ecocardiograma transtorácico destaca por una vegetación móvil de 8 mm en la válvula tricúspide y se solicita un ecocardiograma transesofágico (ETE) para una mejor evaluación.

¿Qué pasos adicionales se deben tomar en este momento?

A. Antibióticos restringidos a un β-lactámico (nafcilina o cefazolina)

B. Obtener una TC de tórax para evaluar la presencia de émbolos pulmonares

C. Detección de VIH y hepatitis C

D. B y C

E. A, B y C

33. La paciente mencionada en las preguntas 31 y 32 muestra mejoría en sus hemocultivos después de 48 h de terapia con antibióticos. En el ETE no se observan abscesos o perforaciones valvulares importantes y no se considera indicada la cirugía cardíaca. La TC de tórax se caracteriza por varias lesiones nodulares subpleurales y algunas densidades en forma de cuña sin necrosis causadas por infartos sépticos.

¿Cuáles son los próximos pasos para el tratamiento?

A. Continuar con los antibióticos durante 2 semanas a partir de la fecha de los primeros hemocultivos negativos y realizar los estudios de laboratorio semanales

B. Continuar con los antibióticos durante 6 semanas a partir de la fecha de los primeros hemocultivos negativos y solicitar laboratorios de control semanales

C. Continuar con los antibióticos durante 2 semanas a partir de la fecha de los primeros hemocultivos negativos; no hay indicación de revisar los laboratorios semanales

D. Continuar con los antibióticos durante 6 semanas a partir de la fecha de los primeros hemocultivos negativos; no hay indicación de revisar los laboratorios semanales

34. ¿Cuáles de las siguientes son indicaciones de profilaxis antimicrobiana para los procedimientos dentales?
    A. Antecedente de endocarditis infecciosa
    B. Antecedente de comunicación interventricular reparada en la niñez
    C. Presencia de válvula aórtica bioprotésica
    D. A y C
    E. A, B y C

35. Hombre de 45 años de edad se presenta a su consulta de atención primaria. Se mudó a los Estados Unidos desde Europa del Este hace 6 meses e informa que no tiene problemas médicos previos y no toma medicamentos. Recibió la vacuna contra el bacilo Calmette-Guérin (BCG) cuando era niño. En la exploración física está afebril y sus signos vitales se encuentran dentro de los límites normales. Tiene buen aspecto con ruidos pulmonares claros bilateralmente y sin adenopatías. Decide hacer una detección precoz de infección por tuberculosis (TB).

    ¿Con qué prueba se debería proceder?
    A. RxT
    B. Esputo inducido para cultivo de micobacterias y frotis para bacilos ácido-alcohol resistentes (BAAR)
    C. Análisis de liberación de interferón γ
    D. Prueba cutánea de tuberculina

36. Si el paciente mencionado en la pregunta 35 en el análisis de liberación de interferón γ de TB tiene un resultado indeterminado, ¿qué se debe hacer a continuación?
    A. Solicitar una prueba cutánea de tuberculina para comparar
    B. Tranquilizarse porque esto se espera con la vacuna BCG
    C. Repetir el análisis de liberación de interferón γ
    D. Tratar empíricamente la infección por TB latente

37. El paciente mencionado en la pregunta 35 tiene un resultado positivo en el análisis de liberación de interferón γ para TB. Niega tener fiebre reciente, escalofríos, sudores nocturnos o pérdida de peso. No exhibe síntomas pulmonares. No tiene antecedentes conocidos de contacto con personas infectadas por TB. La prueba de VIH es negativa. Se realiza una RxT, la cual no tiene alteraciones.

    ¿Cuál es el mejor paso a seguir en el manejo y tratamiento de este paciente?
    A. Iniciar la isoniazida a diario (con vitamina B_6) durante 9 meses
    B. Comenzar rifampicina diariamente durante 4 meses
    C. Iniciar rifampicina, isoniazida, pirazinamida y etambutol durante 2 meses, seguido de rifampicina con isoniazida durante 4 meses
    D. Ya sea A o B

38. En cambio, suponga que el paciente mencionado en las preguntas 35 y 37 refiere varios meses de fiebre y tos intermitentes. Su RxT no tuvo alteraciones.

    ¿Cuáles serían sus próximos pasos?
    A. Monitorizar y volver a realizar el análisis de liberación de interferón γ en 1 año
    B. Obtener una TC de tórax
    C. Enviar tres muestras de esputo inducido para BAAR y cultivo de micobacterias
    D. B y C

39. Hombre de 37 años de edad se presenta en la clínica para solicitar una prueba de VIH. Refiere que una expareja sexual suya le notificó recientemente que le diagnosticaron VIH. El paciente informa que ha sido sexualmente activo con múltiples parejas masculinas en el pasado y que no siempre usa preservativos. Tiene antecedente de un episodio previo de uretritis gonocócica hace 2 años y un episodio de sífilis primaria hace 5 años. Comenta que se realizó una prueba de VIH hace unos 10 años con resultado negativo. A la exploración, está afebril, con frecuencia cardíaca (FC) 87 lpm

y PA 124/85 mm Hg. Se percibe ansioso. La exploración de cabeza y cuello es normal. Tiene una frecuencia y ritmo regulares y los pulmones están limpios. En la exploración abdominal no se observan alteraciones y no presenta exantema. Se solicita una prueba de detección del VIH para anticuerpos/antígenos del VIH-1/2, con resultado positivo. El análisis de diferenciación del VIH-1/2 es positivo para el VIH-1.

Además del recuento de linfocitos CD4, la carga vírica y el genotipo del VIH, el HC con diferencial, la química sanguínea y las PFH, de los estudios de laboratorio que se enumeran a continuación, ¿cuál no se recomienda en aquellos pacientes con diagnóstico reciente de VIH?

A. Lípidos en ayuno
B. Glucano y galactomanano
C. HbA$_{1c}$
D. Serologías para hepatitis A, B, C
E. Análisis de liberación de interferón γ

40. El recuento de linfocitos CD4 del paciente mencionado en la pregunta 39 regresa a 172 células/μL y su carga vírica del VIH-1 es de 364000 copias/mL. El HC, la química sanguínea y las enzimas hepáticas están dentro de los límites normales. La anamnesis y la exploración adicionales no revelan ninguna evidencia de infección oportunista.

¿Cuándo se debe iniciar el tratamiento antiviral?

A. En esta consulta, si el paciente está de acuerdo con comenzar el tratamiento
B. Comenzar con la profilaxis contra *Pneumocystis jiroveci* y, si se tolera, comenzar la terapia antirretroviral 1 semana después
C. Una vez que se obtienen los resultados de su genotipo
D. Cuando el recuento de linfocitos CD4 es < 100 células/μL
E. Cuando el paciente desarrolla signos/síntomas de una infección oportunista

41. El paciente mencionado en las preguntas 39 y 40 comienza con tratamiento antirretroviral y con TMP-SMX para la profilaxis contra la neumonía por *Pneumocystis jiroveci*. En una visita de seguimiento 6 meses después, se siente bien y tiene un recuento de linfocitos CD4 de 300 células/μL y la carga vírica del VIH ahora es indetectable.

¿Cuál de los siguientes es el tratamiento adecuado?

A. Se puede suspender el TMP-SMX en este momento
B. Debe continuar con TMP-SMX hasta que el recuento de linfocitos CD4 se mantenga por encima de 200 células/μL durante 12 meses
C. Debe continuar con TMP-SMX hasta que haya recibido terapia antirretroviral durante 12 meses
D. Tendrá que permanecer en TMP-SMX de por vida

42. Hombre de 24 años de edad se presenta con usted en busca de consideración para la profilaxis previa a la exposición al VIH (PrEP). Informa que tiene múltiples parejas sexuales masculinas, pero siempre usa preservativos. Tiene antecedentes de gonorrea rectal hace 1 año. Se realiza detección precoz de infecciones de transmisión sexual de rutina, incluida la detección del VIH, y es negativa. En los estudios de laboratorio adicionales se muestra un hemograma normal y una química sanguínea completa.

¿Qué le ofrecería a este paciente, en este momento, para la profilaxis previa a la exposición al VIH?

A. No hay indicación de profilaxis previa a la exposición, ya que el paciente usa preservativos con regularidad
B. Iniciar tenofovir y emtricitabina según la necesidad después de tener relaciones sexuales sin protección
C. Comenzar tenofovir y emtricitabina a diario
D. Iniciar tenofovir, emtricitabina y dolutegravir diariamente

43. Una enfermera de 62 años de edad en la unidad de cuidados intensivos se presenta después de haberse pinchado con una jeringa hace unas horas. La paciente a la que le estaba haciendo pruebas de laboratorio tiene antecedentes de uso de drogas intravenosas e infección por VIH. Se desconoce su carga vírica más reciente y el resultado de la carga en esta admisión está pendiente.

    ¿Qué le ofrecería a la enfermera en este momento como profilaxis para la postexposición al VIH?
    A. Esperar los resultados de la carga vírica del VIH de la paciente y suspender el tratamiento a menos que sea detectable
    B. Esperar los resultados de la carga vírica del VIH de la paciente y solo comenzar la profilaxis posterior a la exposición si es detectable y una vez que se pueda confirmar el genotipo
    C. Iniciar tenofovir y emtricitabina diariamente durante 4 semanas
    D. Comenzar tenofovir y emtricitabina con un inhibidor de la integrasa (dolutegravir o raltegravir) diariamente durante 4 semanas

44. Hombre de 23 años de edad originario de Massachusetts se presenta después de desmayarse en el campo de fútbol durante un entrenamiento. En la exploración está afebril, FC 48 lpm y PA 110/83 mm Hg. El ECG se destaca por un nuevo bloqueo cardíaco de tercer grado. El paciente niega antecedentes familiares de problemas cardíacos, no toma medicamentos y niega cualquier picadura conocida de garrapata. En una revisión adicional de los sistemas, informa que tuvo un eritema no doloroso y no pruriginoso en el lado derecho hace unas semanas que se resolvió por sí solo.

    ¿Cuál de las siguientes afirmaciones es verdadera con respecto al tratamiento?
    A. Los hemocultivos serían útiles para confirmar el diagnóstico
    B. La afección es reversible con la administración de antibióticos
    C. El paciente necesitará un marcapasos cardíaco permanente
    D. El paciente necesitará antibióticos supresores de por vida
    E. La infección subyacente puede transmitirse sexualmente

45. Hombre de 65 años de edad con antecedentes remotos de esplenectomía se presenta con 1 semana de fatiga y debilidad progresivas, seguidas de 2 días de fiebre, malestar y coluria. Vive en Cape Cod, Massachusetts, y disfruta pasar tiempo al aire libre. El paciente niega cualquier picadura de garrapata, aunque informa que tuvo una erupción roja circular con un claro central en la parte posterior de la pierna, hace aproximadamente 1 semana, que desde entonces se resolvió. En la exploración, su temperatura es de 38.6 °C, FC 118 lpm y PA 116/62 mm Hg. Parece tener ictericia. Los laboratorios son leucocitos 4000/μL, hemoglobina 8.6 g/dL, plaquetas 110000/μL, bilirrubina total 7.2 mg/dL, alanina-aminotransferasa (ALT) 68 U/L y aspartato-aminotransferasa (AST) 72 U/L.

    Dada su presentación y factores de riesgo, ¿cuál sería el siguiente mejor paso?
    A. Realizar cribado con análisis de inmunoadsorción enzimática (ELISA, *enzyme-linked immunosorbent assay*) para enfermedad de Lyme, frotis de parásitos sanguíneos, PCR de anaplasmosis granulocítica humana
    B. Realizar cribado con ELISA para enfermedad de Lyme, frotis de parásitos sanguíneos, PCR de erliquiosis monocítica humana
    C. No se indica ninguna prueba; iniciar azitromicina empírica
    D. No se indica ninguna prueba; iniciar doxiciclina empírica

46. El frotis de parásitos sanguíneos del paciente mencionado en la pregunta 45 tiene formas intraeritrocíticas y se estima que tiene un 8% de parasitemia. Sus otras pruebas de laboratorio están pendientes.

    ¿Qué tratamiento se debe iniciar?
    A. Azitromicina y atovacuona
    B. Azitromicina, atovacuona y doxiciclina
    C. Ceftriaxona y azitromicina
    D. Doxiciclina sola
    E. Vancomicina y cefepima

47. Hombre de 28 años de edad se presenta con fiebre intermitente durante la última semana. El paciente informa que cada pocos días presenta escalofríos, cefalea y mialgias. No tiene antecedentes médicos y no toma medicamentos. Es sexualmente activo con una pareja, niega el uso de drogas intravenosas y bebe alcohol en ocasiones. Trabaja para el Cuerpo de Paz, pero su último viaje fuera del país fue hace 1 mes a Etiopía. En la exploración, su temperatura es 37.1 °C, FC 80 lpm y PA 128/62 mm Hg. Parece fatigado, pero sin angustia. Los laboratorios se destacan por: recuento de leucocitos 12 600/μL, hemoglobina 10.4 g/dL, plaquetas 106 000/μL, ALT 72 U/L, AST 65 U/L, índice normalizado internacional (INR, *international normalized ratio*) 1.3 (rango de referencia 0.9-1.1) y creatinina 1.4 mg/dL.

Dados sus factores de riesgo y presentación, ¿qué enfermedad podría tener que sería una urgencia médica que debe presumirse hasta que se demuestre lo contrario?
A. Infección aguda por VIH
B. Dengue
C. Virus de Epstein-Barr
D. Paludismo
E. Fiebre tifoidea

48. Mujer de 72 años de edad se presenta con 2 semanas de cefalea y fiebre. La cefalea se encuentra principalmente en el lado izquierdo de la cara y empeora al masticar. La paciente informa que no tuvo contacto con enfermos o viajes recientes. En la exploración, su temperatura es 38.4 °C, FC 92 lpm y PA 128/67 mm Hg. Los nervios craneales, incluida la agudeza visual, están intactos y no presenta déficits neurológicos focales ni signos meníngeos. Los laboratorios, incluyendo el HC, la química sanguínea y las PFH, están todos dentro de los límites normales. Su VSG se incrementa a 82 mm/h.

¿Cuál de los siguientes es el mejor paso a seguir en el tratamiento?
A. Obtener imágenes de resonancia magnética (RM) cerebral
B. Realizar una PL
C. Obtener una biopsia de la arteria temporal
D. Comenzar con prednisona en dosis altas

RESPUESTAS

1. **La respuesta correcta es: D. Neumonía grave adquirida en la comunidad.** Es probable que esta paciente tenga neumonía extrahospitalaria. Las etiologías potenciales incluyen una infección bacteriana, como *S. pneumoniae*, *Haemophilus influenzae* o *Moraxella catarrhalis*, o causas víricas, como influenza, rinovirus o virus sincitial respiratorio. En las guías del 2019 de la Infectious Diseases Society of America (IDSA) para la neumonía adquirida en la comunidad, se define a la neumonía adquirida en la comunidad grave como una FR superior a 30 respiraciones/min, una relación pO_2/FiO_2 (P/F) inferior a 250, infiltrados multilobulillares, confusión, uremia, leucopenia, trombocitopenia, hipotermia o hipotensión como criterios menores. Tres o más de estos criterios califican para neumonía adquirida en la comunidad grave. Dos criterios principales incluyen choque séptico e insuficiencia respiratoria. Esta paciente tiene una FR de 32 respiraciones/min, trombocitopenia e infiltrados multilobulillares, clasificándola como neumonía extrahospitalaria grave.

2. **La respuesta correcta es: B. Procalcitonina.** La información adicional que es útil para los pacientes que presentan neumonía adquirida en la comunidad incluye tinción de Gram de esputo y cultivo (muestra adecuada si > 25 PMN/campo de baja potencia [lpf, *low-power field*] y < 10 células escamosas/lpf), hemocultivos, antígeno urinario de *S. pneumoniae*, pruebas víricas y procalcitonina. La procalcitonina es un biomarcador que se regula al alza en las infecciones respiratorias agudas causadas por etiologías bacterianas, pero no víricas. El uso de procalcitonina varía entre los sistemas hospitalarios y podría considerarse para ayudar a dirigir el uso de antibióticos en algunas

instituciones; sin embargo, no está validado en hospederos inmunosuprimidos y, por lo tanto, no se recomendaría.

3. **La respuesta correcta es: A. Ceftriaxona más azitromicina.** Para la neumonía adquirida en la comunidad, se deben considerar los patrones de resistencia local de *S. pneumoniae*. No se debe utilizar la monoterapia con azitromicina o doxiciclina si la prevalencia de resistencia es > 25%. Además, para los pacientes con enfermedades concomitantes, como enfermedad cardíaca crónica, pulmonar, hepática o renal, DM, alcoholismo, neoplasias malignas o asplenia, las pautas sugieren terapia combinada (cefalosporina + macrólido/doxiciclina) o monoterapia (levofloxacino). De las opciones enumeradas, la ceftriaxona y la azitromicina serían apropiadas en esta paciente. También se podría considerar la monoterapia oral con levofloxacino (no incluida aquí como una opción). Vivir en un asilo de ancianos no la califica para recibir tratamiento para los microorganismos resistentes que se encuentran con las infecciones adquiridas en el hospital. Tampoco ha recibido antibióticos en los últimos 3 meses, lo que reduce su riesgo de contraer organismos resistentes; por lo tanto, la vancomicina y la cefepima no estarían indicadas. Debe tomar precauciones contra las gotitas mientras las pruebas víricas están pendientes. La duración del tratamiento para la neumonía extrahospitalaria es de 5 a 7 días con mejoría clínica.

4. **La respuesta correcta es: E. Todo lo anterior.** Después de los 65 años, todos los adultos inmunocompetentes deben recibir una dosis de vacuna neumocócica conjugada (PCV13) seguida de una dosis de PPSV23 al menos 1 año después de la PCV13. Si los pacientes de 19-64 años de edad tienen afecciones médicas crónicas (enfermedades crónicas del corazón, pulmón, hígado, DM, alcoholismo, hábito tabáquico), se debe administrar una dosis de PPSV23. Todas las personas deben recibir la vacuna contra la influenza anualmente. Para aquellos con alergia al huevo, disnea o angioedema, aún debe administrarse la vacuna contra la influenza bajo la supervisión de un profesional de la salud en un entorno médico. Se recomienda la vacuna zóster recombinante (Shingrix®) en todos los adultos de 50 años o más. Es una serie de dos dosis que se administran con al menos 2-6 meses de diferencia, independientemente de haber tenido un herpes zóster previo o una vacuna contra el zóster previamente recibida. En este caso, todas las vacunas enumeradas estarían indicadas para esta paciente si aún no las ha recibido.

5. **La respuesta correcta es: A. Cefepima y vancomicina.** El tratamiento empírico para la neumonía adquirida en el hospital depende de la presencia o ausencia de factores de riesgo para patógenos resistentes a múltiples fármacos, el conocimiento de los patógenos predominantes en el entorno de atención médica y los datos microbiológicos previos del individuo. El factor predictivo más importante que pone a una persona en riesgo de contraer microorganismos resistentes a múltiples fármacos es si ha recibido antibióticos por vía intravenosa en los últimos 90 días. Dos microorganismos que es necesario considerar en la neumonía adquirida en el hospital son *Pseudomonas aeruginosa* y SARM. Por esta razón, la única opción antibiótica que trataría a ambos organismos sería una combinación de cefepima (para *Pseudomonas*) y vancomicina (para SARM).

6. **La respuesta correcta es: C. Oseltamivir 75 mg dos veces al día durante 5 días.** La terapia antirretroviral debe iniciarse lo antes posible y es más probable que proporcione beneficios si se inicia dentro de las primeras 48 h de la enfermedad. No deben recibir tratamiento los pacientes con indicación terapéutica que se presenten más de 48 h después del inicio de los síntomas, especialmente aquellos que requieran hospitalización. Se recomendaría oseltamivir 75 mg dos veces al día durante 5 días en esta paciente si se diagnosticara influenza como la causa de su neumonía adquirida en la comunidad. Se recomienda la dosis de oseltamivir una vez al día para la quimioprofilaxis de la influenza o si los pacientes tienen disfunción renal. La amantadina ya no se usa para el tratamiento de la influenza debido a las altas tasas de resistencia.

7. **La respuesta correcta es: B. Sonda de Foley.** Esta paciente está inmunosuprimida debido a su reciente trasplante de corazón y esto la pone en mayor riesgo de infecciones micóticas invasivas. Otros factores de riesgo de fungemia incluyen la administración de alimentación parenteral total, neoplasias hemáticas, trasplante de órganos sólidos, terapias biológicas (incluidos los inhibidores de TNF-α) y uso de fármacos intravenosos. En este caso, la fuente probablemente fue el catéter

central de inserción periférica, que debe retirarse de inmediato. Es poco probable que la sonda de Foley sea una fuente de candidemia.

8. **La respuesta correcta es: C. Mucormicosis invasiva.** El análisis de 1,3-β-D glucano detecta un componente de la pared celular en muchos hongos, incluyendo especies de *Aspergillus* y *Candida* y *Pneumocystis jiroveci*; sin embargo, suele ser negativo en los pacientes con mucormicosis o criptococosis. El análisis de 1,3-β-D glucano puede ser falso positivo con la presencia de inmunoglobulina intravenosa, albúmina y gasa quirúrgica, ciertos tipos de membranas de diálisis e infecciones con ciertas bacterias que contienen β-glucanos celulares (*Pseudomonas aeruginosa*).

9. **La respuesta correcta es: E. Todo lo anterior.** El galactomanano es un componente principal de las paredes celulares de *Aspergillus*. Se dispone de un inmunoanálisis enzimático que detecta el antígeno de galactomanano para su uso en sangre y líquido de lavado broncoalveolar como prueba adyuvante para el diagnóstico de aspergilosis. El análisis de galactomanano sérico se emplea en el contexto de sospecha de aspergilosis invasiva en pacientes con neoplasias hemáticas. La prueba puede ser positiva en el contexto de infecciones por especies de *Fusarium* y *Penicillium* e *Histoplasma capsulatum* debido a la reactividad cruzada, y puede haber falsos positivos en el contexto de uso de inmunoglobulina intravenosa e históricamente con piperacilina-tazobactam (ahora rara vez es el caso gracias a una nueva preparación de piperacilina-tazobactam).

10. **La respuesta correcta es: D. Todo lo anterior.** Los hemocultivos con levadura nunca son contaminantes. Es importante recolectar hemocultivos diarios hasta que sean negativos. Otras pruebas de diagnóstico importantes para la fungemia incluyen una consulta con oftalmología para evaluar endoftalmitis y un ecocardiograma transtorácico para evaluar endocarditis, particularmente en casos de fungemia persistente o si hay evidencia de fenómenos embólicos.

11. **La respuesta correcta es: D. A y C.** La causa más probable de levadura en la sangre de esta paciente es un miembro del género *Candida*. El primer paso es eliminar cualquier fuente potencial de infección (en este caso, la vía del catéter central de inserción periférica) y obtener una consulta de enfermedades infecciosas. Existe una alta mortalidad asociada con la candidemia en hospederos inmunosuprimidos. El tratamiento empírico para las especies de *Candida* es una equinocandina, como la micafungina, porque *Candida glabrata* y *Candida krusei* pueden tener resistencia contra los antimicóticos azólicos. Para *Candida albicans*, hay poca resistencia en ausencia de exposición previa a azoles; por lo tanto, esta paciente podría pasar a fluconazol después de que se confirme la susceptibilidad.

12. **La respuesta correcta es: B. Aspergilosis pulmonar invasiva.** Es muy probable que este paciente tenga aspergilosis pulmonar invasiva. Los factores de riesgo para esto incluyen neutropenia profunda y prolongada o inmunosupresión. En este caso, el paciente tiene antecedentes de trasplante de células madre y recientemente también tomó esteroides. La presencia de un galactomanano sérico positivo y los hallazgos de la TC hacen que la aspergilosis sea más probable.

13. **La respuesta correcta es: B. Cistitis aguda no complicada.** Lo más probable es que se trate de una cistitis aguda no complicada. Sus síntomas se limitan a la vejiga sin evidencia de afectación de las vías superiores o signos sistémicos. Es importante señalar que los antecedentes de nefrolitiasis, DM mal controlada, VIH, estenosis urinarias con endoprótesis vascular y pacientes inmunosuprimidos no se consideran automáticamente infecciones urinarias complicadas; sin embargo, debería haber un umbral más bajo para tratar a estos individuos como infecciones complicadas.

14. **La respuesta correcta es: B. TC de abdomen y pelvis.** El estudio adicional incluye un análisis de orina, un cultivo de orina y un HC. La presencia de piuria en el análisis de orina sugiere infección. En los pacientes sexualmente activos con síntomas de infección urinaria y «piuria estéril», también debe hacerse la prueba de enfermedades de transmisión sexual como *N. gonorrhoeae* y *C. trachomatis*. Considere la obtención de imágenes por TC solo cuando el paciente esté gravemente enfermo, los síntomas persistan durante 72 h a pesar de los antibióticos y se sospeche obstrucción por

cálculo, absceso renal o síntomas recurrentes a las pocas semanas de tratamiento. Esta paciente no requiere una TC de abdomen y pelvis en este momento.

15. **La respuesta correcta es: D. Todo lo anterior.** Si un paciente tiene cistitis aguda sin complicaciones y no tiene infecciones urinarias previas con microorganismos resistentes a múltiples fármacos, las opciones de tratamiento empírico incluyen nitrofurantoína monohidrato 100 mg dos veces al día durante 5 días, tableta de TMP-SMX de doble potencia por v.o. dos veces al día durante 3-5 días o fosfomicina 3 g por v.o. para una sola dosis. Para la cistitis complicada, se puede administrar un ciclo más prolongado de 7-14 días con una fluoroquinolona o TMP-SMX.

16. **La respuesta correcta es: A. IU complicada.** Esta es una IU complicada. Las personas con trasplantes renales y las mujeres embarazadas se tratan como IU complicadas independientemente de si la infección se extiende más allá de la vejiga.

17. **La respuesta correcta es: E. Todo lo anterior.** Todos los hombres con infecciones urinarias deben someterse a un examen de próstata para detectar prostatitis. Los estudios de diagnóstico incluyen análisis de orina, cultivo de orina y HC. La presencia de piuria en el análisis de orina indica infección. La TC sería el estudio de imagen adecuado en este paciente debido a los síntomas recurrentes junto con las pocas semanas que han pasado posterior a completar el tratamiento. En los pacientes sexualmente activos con síntomas de infección urinaria, considere también la posibilidad de realizar pruebas de infecciones de transmisión sexual como *N. gonorrhoeae* y *C. trachomatis*.

18. **La respuesta correcta es: B. Carbapenem i.v.** Para una IU complicada, la estrategia terapéutica depende del riesgo del paciente de contraer microorganismos multirresistentes. Si en los últimos 3 meses tuvo una infección por bacilos gramnegativos multirresistentes, una estancia hospitalaria o utilizó una fluoroquinolona, TMP-SMX o un β-lactámico de amplio espectro, entonces la cefepima o un carbapenémico son el medicamento de primera línea para una IU complicada mientras se esperan los resultados de las pruebas de sensibilidad. Este paciente ha recibido recientemente TMP-SMX para una IU y tiene antecedentes de microorganismos resistentes a los medicamentos, lo que lo califica para un carbapenémico como terapia empírica. Si no hay factores de riesgo de resistencia a múltiples fármacos, el medicamento de elección es una fluoroquinolona, TMP-SMX o un β-lactámico.

19. **La respuesta correcta es: B. Infección del pie diabético.** Es probable que este paciente tenga una infección del pie diabético. Los factores de riesgo de las infecciones del pie diabético incluyen la neuropatía periférica, que conduce a una menor consciencia de la lesión; enfermedad vascular periférica, que altera el flujo sanguíneo necesario para la curación; y control glucémico deficiente, que deteriora la función de los neutrófilos. Si el paciente tuviera osteomielitis crónica, se esperaría ver hallazgos en la radiografía del pie, que típicamente pueden mostrar anomalías 2 semanas después de la infección.

20. **La respuesta correcta es: E. Todo lo anterior.** Los hallazgos clínicos que ayudan a respaldar la osteomielitis incluyen 1) sondaje del hueso o hueso muy visible; 2) tamaño de la úlcera > 2 cm; 3) duración de la úlcera mayor de 1-2 semanas; 4) VSG > 70 mm/h. En última instancia, la RM es el estudio de imagen más sensible para detectar osteomielitis si en la radiografía simple no se obtienen datos de importancia.

21. **La respuesta correcta es: E. Vancomicina, cefepima y metronidazol.** Se trata de una infección del pie diabético moderadamente grave. El tratamiento antibiótico debe dirigirse a organismos grampositivos (vancomicina, linezolid, daptomicina), bacilos gramnegativos (fluoroquinolonas, β-lactámicos de espectro avanzado) y microorganismos anaerobios (metronidazol, a menos que se incluya un carbapenémico, piperacilina-tazobactam o ampicilina-sulbactam en el régimen). *P. aeruginosa* es un patógeno común en las infecciones del pie diabético; por lo tanto, el ertapenem no sería un agente apropiado. Otros tratamientos, que incluyen la elevación de la extremidad, el estado sin carga de peso, el cuidado de las heridas, el control estricto de la glucemia y la insuficiencia venosa, son fundamentales para la cicatrización de las heridas. La consulta quirúrgica es necesaria para el desbridamiento y la revascularización (y si estas medidas no tienen éxito, la amputación).

22. **La respuesta correcta es: B. Absceso epidural.** Los pacientes que presentan bacteriemia, fiebre y dolor de espalda son causa de preocupación por un posible absceso epidural. Los síntomas clásicos incluyen dolor lumbar localizado, dolor similar a una descarga eléctrica, debilidad motora o sensorial y parálisis. Es importante reconocer esta presentación clínica, obtener imágenes rápidas e involucrar a neurocirugía según la necesidad para la descompresión temprana. Los hemocultivos pueden ayudar a identificar el patógeno en el 60% de los casos. A menudo no se realiza la PL para el examen del líquido cefalorraquídeo (LCR) porque el rendimiento diagnóstico es bajo.

23. **La respuesta correcta es: A. Fascitis necrosante.** La fascitis necrosante afecta los tejidos blandos profundos y da como resultado la destrucción rápida de varios planos fasciales. Tiene una alta mortalidad si no se reconoce a tiempo. La infección debe sospecharse en los pacientes con infección de tejidos blandos (edema, eritema) que progresa rápidamente (en horas) y si hay algún signo de enfermedad sistémica (fiebre, hemodinámicamente inestable). Otras manifestaciones cutáneas incluyen crepitación o dolor intenso desproporcionado al examen. El tratamiento incluye exploración quirúrgica temprana y agresiva con desbridamiento del tejido necrótico, así como terapia con antibióticos de amplio espectro. La presentación de esta paciente es más compatible con la infección por estreptococo β-hemolítico en lugar de la fascitis necrosante polimicrobiana, pero independientemente de lo anterior, el tratamiento empírico debe apuntar a organismos grampositivos, gramnegativos y anaerobios, y además, agregar el antibiótico antitoxina clindamicina. En esta paciente, que ha tenido exposición al agua, es importante considerar las especies de *Aeromonas* y *Pseudomonas*.

24. **La respuesta correcta es: E. Síndrome de Ramsay Hunt.** El síndrome de Ramsay Hunt, también conocido como *herpes zóster ótico*, es la reactivación del virus varicela zóster dentro del octavo par craneal que implica parálisis facial ipsilateral, anomalías auditivas (dolor de oído, disminución de la audición, acúfenos, hiperacusia) y, a menudo, vesículas dentro del conducto auditivo. Los pacientes también pueden experimentar alteraciones en la percepción del gusto, lesiones en la lengua y lagrimeo.

25. **La respuesta correcta es: D. Cultivo vírico del virus de la varicela zóster.** La PCR vírica ofrece la mayor sensibilidad para diagnosticar la reactivación del virus de la varicela zóster, y la prueba de antígeno fluorescente directo de los raspados de una lesión vesicular activa es el segundo mejor estudio de diagnóstico. El aislamiento del virus y el cultivo toma 1 semana para obtener resultados y rinde solo un 50-75% en comparación con las muestras positivas por PCR. La IgG del virus de la varicela zóster no tendría utilidad para diagnosticar la infección activa en este paciente.

26. **La respuesta correcta es: D. Encefalitis por varicela zóster.** Los resultados de la PL, junto con el delírium, son compatibles con encefalitis vírica. La encefalitis asociada con herpes zóster se presenta típicamente con delírium en los días posteriores al desprendimiento vesicular, pero puede ocurrir antes del inicio de la erupción. La encefalitis por virus varicela zóster es más común en pacientes inmunosuprimidos, pero también se observa en hospederos sanos, como este paciente. Cuando los dermatomas craneales o cervicales están involucrados con la reactivación del virus varicela zóster o los pacientes desarrollan herpes zóster diseminado, tienen un mayor riesgo de desarrollar encefalitis.

27. **La respuesta correcta es: A. Meningitis bacteriana.** Dada la confusión, la fiebre y la neurocirugía reciente del paciente, existe una alta probabilidad de que su presentación se deba a una meningitis bacteriana posneuroquirúrgica. Las infecciones por flora cutánea grampositiva son los microorganismos más probables en el contexto de derivaciones de LCR, neurocirugía reciente o traumatismo craneoencefálico penetrante, y deben considerarse en este caso. Los pacientes con meningitis suelen presentar fiebre, cefalea y signos meníngeos. Aunque puedan parecer letárgicos, tendrán un grado de consciencia sin alteraciones. Esto es diferente de los pacientes con encefalitis, que tienen cambios en el estado mental compatibles con el delirio. Los pacientes pueden tener características de ambas enfermedades; sin embargo, en este paciente, sería inusual que desarrollara encefalitis vírica después de la neurocirugía. Además, su examen no es compatible con encefalitis.

28. **La respuesta correcta es: A. Pacientes con epilepsia.** Se considera la obtención de estudios de imagen de cráneo antes de realizar una PL si el paciente tiene antecedentes de enfermedad del SNC (linfoma primario del SNC), convulsiones de nueva aparición, hallazgos neurológicos focales o papiledema; por lo tanto, los pacientes con un diagnóstico conocido de epilepsia no requieren imágenes de la cabeza antes del procedimiento.

    Este paciente no cumple los criterios para la obtención de estudios de imagen de la cabeza. Al abordar la meningitis bacteriana como un posible diagnóstico, primero y ante todo debe obtener hemocultivos y luego iniciar los antibióticos apropiados. También se pueden administrar esteroides en algunas circunstancias y, si se administran, debe hacerse antes de la primera dosis de antibióticos. La PL también debe realizarse lo antes posible, pero no debe retrasar el inicio de antibióticos o esteroides. Tenga en cuenta que es poco probable que cambie el rendimiento del cultivo de LCR si la LP se obtiene dentro de las 4 h posteriores al inicio del antibiótico. Los estudios de LCR adicionales que se pueden solicitar con base en la sospecha clínica incluyen frotis y cultivo de BAAR, cultivo y tinción de hongos, antígeno criptocócico, pruebas VDRL (*venereal disease research laboratory*), PCR para VHS/virus varicela zóster/enterovirus y citología.

29. **La respuesta correcta es: A. Meningitis bacteriana.** Dado el recuento incrementado de leucocitos, la concentración disminuida de glucosa y el aumento en la concentración de proteínas totales, los estudios del LCR sugieren causas bacterianas, micóticas o tuberculosas. Puesto que el recuento de leucocitos es particularmente alto y predominantemente de células polimorfonucleares, lo más probable es que se produzca una meningitis bacteriana. Dado su reciente procedimiento neuroquirúrgico, este paciente tiene riesgo de contraer *Staphylococcus aureus*, estafilococos coagulasa negativos y bacilos gramnegativos.

30. **La respuesta correcta es: D. Vancomicina y cefepima.** Este paciente probablemente tenga meningitis bacteriana y debe iniciarse con vancomicina y cefepima de forma empírica mientras se espera la tinción de Gram y los resultados del cultivo del LCR.

31. **La respuesta correcta es: E. Todo lo anterior.** La presentación y el examen de esta paciente son muy preocupantes por una posible endocarditis infecciosa, especialmente dado su riesgo por el uso de drogas intravenosas. Se escucha un soplo en la exploración y evidencia de fenómenos vasculares con lesiones de Janeway en las palmas, y se observa una posible embolia pulmonar séptica en la RxT. A esta paciente se le deben extraer hemocultivos inmediatamente, antes del inicio de los antibióticos. Se deben extraer al menos dos conjuntos de hemocultivos con dos frascos por conjunto. Después de la extracción de hemocultivos, debe comenzar con antibióticos empíricos de amplio espectro, incluida la cobertura de SARM. La vancomicina i.v. y la cefepima serían una buena opción empírica. Debe obtenerse un ECG para evaluar cualquier anomalía de la conducción y un ecocardiograma para evaluar las vegetaciones valvulares. Sería razonable comenzar con un ecocardiograma transtorácico, aunque también puede necesitar un ETE, dependiendo de la calidad y los hallazgos del ecocardiograma transtorácico.

32. **La respuesta correcta es: E. A, B y C.** La paciente tiene bacteriemia por SASM con endocarditis de la válvula tricúspide. Se requiere interconsulta con infectología. Se puede realizar una TC del tórax, por la RxT anómala, para evaluar la presencia de émbolos pulmonares sépticos y descartar cualquier sitio de absceso o empiema que pueda requerir drenaje. Debe reducirse la cobertura empírica de SARM (vancomicina) a un β-lactámico (cefazolina 2 g i.v. cada 6 h o nafcilina 2 g i.v. cada 4 h), que es superior a la vancomicina para tratar infecciones por SASM. Los hemocultivos deben controlarse cada 24-48 h hasta que sean negativos. Deben hacerse pruebas de detección de hepatitis C y VIH.

33. **La respuesta correcta es: B. Continuar con los antibióticos durante 6 semanas a partir de la fecha de los primeros hemocultivos negativos y solicitar laboratorios de control semanales.** Debe continuar el tratamiento con antibióticos intravenosos con nafcilina o cefazolina durante 6 semanas a partir de la fecha de los primeros hemocultivos negativos. Durante este tiempo, deben realizarse estudios de laboratorio semanales de control (química sanguínea, PFH y HC con diferencial) para detectar posibles efectos secundarios de los antibióticos a largo plazo (insuficiencia renal aguda, lesión hepática, eosinofilia, neutropenia).

34. **La respuesta correcta es: D. A y C.** Se recomienda la profilaxis antibiótica antes de los procedimientos dentales (que se define por cualquier manipulación del tejido gingival o región periapical de los dientes o perforación de la mucosa oral) en pacientes con antecedentes de endocarditis infecciosa, válvulas cardíacas protésicas, material de reparación de válvulas protésicas, trasplantes cardíacos con valvulopatía y cardiopatía congénita no reparada o reparada de forma incompleta. Además, está indicado para pacientes con cardiopatía congénita reparada dentro de los 6 meses posteriores a la cirugía inicial. No estaría indicado para alguien con un defecto del tabique ventricular remoto reparado en la infancia. El régimen profiláctico es típicamente 2 g de amoxicilina por vía oral 30-60 min antes del procedimiento. Alternativamente, se puede utilizar la clindamicina en pacientes con alergia a la penicilina.

35. **La respuesta correcta es: C. Análisis de liberación de interferón γ.** Se debe realizar un análisis de liberación de interferón γ en suero como el siguiente paso para este paciente. La recepción previa de la vacuna BCG, particularmente después de la infancia, puede tener como resultado una prueba cutánea de tuberculina reactiva. Los análisis de liberación de interferón γ no reaccionan de forma cruzada con el BCG y, por lo tanto, tienen una mejor especificidad en los receptores de BCG. El esputo inducido y la RxT no se realizarían antes de la prueba de detección de TB si el paciente no presenta ningún síntoma relacionado con enfermedad activa.

36. **La respuesta correcta es: C. Repetir el análisis de liberación de interferón γ.** Las dos pruebas de análisis de liberación de interferón γ más comunes incluyen QuantiFERON® y T spot®. Si los resultados del análisis son indeterminados, ya sea por una fuerte respuesta de control negativo o una respuesta débil de control positivo, entonces debe repetirse la prueba. Si los resultados del análisis de liberación de interferón γ repetido son indeterminados, puede continuar con la prueba cutánea de tuberculina. Este no es un resultado esperado de la vacuna BCG y la tranquilidad sería incorrecta en este escenario.

37. **La respuesta correcta es: D. Ya sea A o B.** Este paciente no presenta ningún signo o síntoma de TB pulmonar activa (fiebre, tos, sudores nocturnos, pérdida de peso), no está inmunosuprimido y su RxT no muestra alteraciones. Es probable que tenga una TB latente y no tenga evidencia de TB activa. Tampoco tiene contactos conocidos o presuntos con TB multirresistente; por lo tanto, las opciones de tratamiento para la TB latente en este caso incluirían rifampicina diaria durante 4 meses o isoniazida diaria (con vitamina B_6) durante 9 meses. La isoniazida y la rifapentina semanalmente durante 12 semanas también es una opción. El tratamiento para la TB activa (opción de respuesta C) no estaría indicado en este escenario.

38. **La respuesta correcta es: D. B y C.** En este caso, el paciente requiere una evaluación adicional para detectar TB activa. Debe instituirse el aislamiento de infecciones transmitidas por el aire. Debe tener tres muestras de esputo, inducidas si es necesario, para tinción de BAAR y cultivo de micobacterias. La PCR de TB, que es más sensible que el frotis de BAAR, debe revisarse en una de las muestras. La prueba de esputo negativa no excluye necesariamente el diagnóstico de TB pulmonar activa. El paciente también debe realizarse una TC de tórax, ya que en su RxT no tuvo alteraciones. Los pacientes a los que se les diagnostica TB pulmonar (y no se sospecha que tengan TB multirresistente) deben iniciar un tratamiento de cuatro medicamentos con rifampicina, isoniazida, pirazinamida y etambutol mientras se esperan las pruebas de susceptibilidad.

39. **La respuesta correcta es: B. Glucano y galactomanano.** Todos los pacientes con una infección por VIH recién diagnosticada deben realizarse los siguientes estudios de laboratorio de referencia: recuento de linfocitos CD4, carga vírica y genotipo del VIH (de los genes de la transcriptasa inversa y proteasa, para evaluar la resistencia a los medicamentos), HC con diferencial, química sanguínea, PFH, lípidos en ayuno, HbA_1c, detección de sífilis, serologías para hepatitis (A, B, y C) y detección sistemática de gonorrea y clamidia. Dependiendo del recuento de linfocitos CD4 del paciente, se puede solicitar la IgG para toxoplasmosis, ya que esto informa las opciones para la profilaxis de infecciones oportunistas en pacientes con recuento de linfocitos CD4 < 200/μL y, si es negativo, brinda la oportunidad de asesoramiento para la prevención de infecciones. En los pacientes con

inmunodepresión profunda, la IgG para citomegalovirus también es útil para detectar aquellos en riesgo de retinitis e infección primaria por citomegalovirus. Los pacientes también deben realizarse una prueba cutánea de tuberculina o un análisis de liberación de interferón γ, con una revisión adecuada de los síntomas, para evaluar la infección por TB. No se recomienda ni glucano ni galactomanano como estudios de rutina para la detección del VIH.

40. **La respuesta correcta es: A. En esta consulta, si el paciente está de acuerdo con comenzar el tratamiento.** En ausencia de ciertas infecciones oportunistas graves, se debe asesorar a los pacientes e iniciar de inmediato una terapia antirretroviral temprana. Esto incluso se puede hacer el mismo día o antes de que regrese su conjunto completo de laboratorios o genotipo. Los regímenes de primera línea incluyen dos inhibidores nucleósidos de la transcriptasa inversa con un inhibidor de la integrasa o un inhibidor de la proteasa potenciado con ritonavir o cobicistat. Además, debe comenzar con la profilaxis de la neumonía por *P. jiroveci* con TMP-SMX, ya que su recuento de linfocitos CD4 está por debajo de 200 células/μL. Si no puede tomar TMP-SMX, otras opciones incluyen atovacuona, dapsona (es necesario verificar el estado de glucosa-6-fosfato deshidrogenasa) o pentamidina en aerosol.

41. **La respuesta correcta es: A. Se puede suspender el TMP-SMX en este momento.** La profilaxis de la neumonía por *P. jiroveci* se puede interrumpir una vez que el recuento de linfocitos CD4 del paciente sea > 200 células/μL durante 3-6 meses mientras recibe tratamiento antirretroviral supresor. Por lo tanto, este paciente puede detener la TMP-SMX en este momento.

42. **La respuesta correcta es: C. Comenzar tenofovir y emtricitabina a diario.** La profilaxis previa a la exposición es muy eficaz para prevenir la transmisión del VIH en parejas serodiscordantes y consiste en que la pareja no infectada por el VIH tome tenofovir y emtricitabina (TDF-FTC) a diario. En algunos estudios también se ha sugerido que el uso a pedido puede ser eficaz, en el que la persona toma dos tabletas de TDF-FTC antes del acto sexual y una tableta cada 24 h después para alcanzar las dos dosis (por lo tanto, cuatro tabletas en total por acto sexual). Actualmente no se recomienda tomar profilaxis previa a la exposición solo después de un encuentro sexual. Aunque el paciente informa que usa preservativos, tiene un alto riesgo de contraer la infección por VIH y se debe recomendar profilaxis previa a la exposición.

43. **La respuesta correcta es: D. Comenzar tenofovir y emtricitabina con un inhibidor de la integrasa (dolutegravir o raltegravir) diariamente durante 4 semanas.** La exposición a un pinchazo de aguja de un paciente con diagnóstico conocido de VIH justifica la profilaxis posterior a la exposición. La terapia con triple fármaco, que generalmente consiste en tenofovir y emtricitabina con un inhibidor de la integrasa (dolutegravir o raltegravir), debe iniciarse lo antes posible (< 2 h), pero como máximo 48-72 h después de la posible exposición. No debe esperar los resultados de la carga vírica o el genotipo de la paciente para iniciar el tratamiento. Si la paciente tiene resistencia conocida al VIH, entonces se podría considerar un régimen diferente, pero el tratamiento nunca debe retrasarse por una prueba de genotipo o carga vírica.

44. **La respuesta correcta es: B. La afección es reversible con la administración de antibióticos.** Este paciente tiene carditis de Lyme, una manifestación de infección diseminada temprana por la espiroqueta *Borrelia burgdorferi*. Esto se transmite por la garrapata del venado *Ixodes scapularis*, común en Nueva Inglaterra, los estados del Atlántico medio y el Medio Oeste. No se transmite sexualmente. La carditis de Lyme puede provocar un bloqueo cardíaco de primer, segundo o tercer grado. Si bien los pacientes a veces pueden necesitar un marcapasos temporal, la afección es reversible con tratamiento antibiótico. Debe evitarse un marcapasos cardíaco permanente. *B. burgdorferi* no crece fácilmente en cultivo, por lo que los hemocultivos no serían útiles para confirmar el diagnóstico. Este paciente debe iniciarse con ceftriaxona i.v. y puede cambiarse a un fármaco oral (doxiciclina) tras la mejoría clínica. El tratamiento suele durar 14-21 días. No necesitará antibióticos de por vida para esta afección.

45. **La respuesta correcta es: A. Realizar cribado con ELISA para enfermedad de Lyme, frotis de parásitos sanguíneos, PCR de anaplasmosis granulocítica humana.** Existe una gran

preocupación por las enfermedades transmitidas por garrapatas, especialmente dada su ubicación geográfica. Su erupción reciente es típica del eritema migratorio, que se presenta hasta en un 80% de los pacientes con enfermedad de Lyme temprana y se puede observar 1-2 semanas después de la picadura de una garrapata. Sin embargo, sus otras anomalías de laboratorio generan preocupación por una posible coinfección con otra enfermedad transmitida por garrapatas. Específicamente, su anemia con evidencia de hemólisis genera preocupación por la infección por *Babesia microti*, el principal agente de la babesiosis humana en los Estados Unidos. Un paciente mayor con asplenia tiene un alto riesgo de infección grave y debe ser hospitalizado. Debe enviarse un frotis de sangre para buscar parásitos intracelulares y, si están presentes, para medir la parasitemia. También debe someterse a pruebas de coinfección con otras enfermedades transmitidas por garrapatas que también pueden causar pancitopenia (sin hemólisis) y transaminitis, en particular anaplasmosis (*Anaplasma phagocytophilum*). La erliquiosis (*Ehrlichia chaffeensis*) es relativamente infrecuente en Massachusetts y, aunque se considera la realización de pruebas, sería más útil hacer pruebas de coinfección con anaplasmosis de las opciones enumeradas. Si bien está indicado el tratamiento empírico, se deben llevar a cabo pruebas y ninguno de los regímenes enumerados anteriormente proporcionaría una cobertura adecuada.

46. **La respuesta correcta es: B. Azitromicina, atovacuona y doxiciclina.** Debe iniciar el tratamiento de la babesiosis con azitromicina y atovacuona i.v. Dado que probablemente también tuvo una infección primaria por enfermedad de Lyme en función del cuadro clínico con presencia de eritema migratorio, también debería recibir tratamiento con doxiciclina. La evidencia de eritema migratorio es suficiente para diagnosticar clínicamente la enfermedad de Lyme temprana incluso sin más pruebas. Tenga en cuenta que la doxiciclina también cubriría empíricamente la erliquiosis y la anaplasmosis mientras están pendientes las pruebas. También se debe consultar con el departamento de enfermedades infecciosas en aquellos pacientes que tengan síntomas intensos, que son asplénicos o inmunodeprimidos por otra causa, o si la parasitemia es del 4% o más.

47. **La respuesta correcta es: D. Paludismo.** La epidemiología de la fiebre entre los viajeros que regresan del exterior depende en gran medida de la geografía. En un viajero reciente al África subsahariana, el paludismo o malaria debería ser la mayor preocupación, incluso si no presenta fiebre en el momento de la evaluación. Las fiebres del paludismo aumentan y disminuyen y la exploración física puede ser normal. En particular, el tiempo de incubación del paludismo suele ser de 7-30 días y puede ser más prolongado.

    Una anamnesis y exploración física completos siempre deben guiar el diagnóstico. En este escenario, las pruebas de laboratorio deben incluir una química sanguínea, HC con diferencial, PFH, hemocultivos y la realización inmediata de pruebas de diagnóstico rápido para paludismo. Si bien las otras afecciones también son posibles, se debe suponer que el paciente tiene paludismo hasta que se demuestre lo contrario, y se debe obtener una consulta con el departamento de enfermedades infecciosas. El paludismo es una urgencia médica de alto riesgo o rápido deterioro y muerte, particularmente con *Plasmodium falciparum*. El inicio inmediato del tratamiento es fundamental.

48. **La respuesta correcta es: D. Comenzar con prednisona en dosis altas.** Recuerde que la mayoría de los casos de fiebre de origen desconocido son de etiología no infecciosa. En este caso, los síntomas de la paciente de cefalea temporal con dolor de mandíbula y VSG aumentada son los más preocupantes por una posible arteritis de células gigantes. Si bien la biopsia de la arteria temporal es útil para el diagnóstico, deben iniciarse de inmediato los esteroides cuando se sospeche esta afección porque, si no se trata, la paciente corre el riesgo de pérdida de la visión. Ni la RM cerebral ni la PL estarían indicadas como el mejor paso a seguir.

1. Mujer de 28 años de edad acude al servicio de urgencias (SU) con cefalea intensa y alteraciones del campo visual. Se realiza una tomografía computarizada (TC) de la cabeza, en donde se identifica una masa selar de 3 cm, así como hiperdensidades intralesionales preocupantes por una posible hemorragia. En la exploración, la paciente presenta malestar moderado debido al dolor, con temperatura 37.5 °C, frecuencia cardíaca (FC) 100 lpm, presión arterial (PA) 90/60 mm Hg y frecuencia respiratoria (FR) 22 respiraciones/min. Está alerta y orientada, y los movimientos extraoculares están intactos sin diplopía. Se obtienen los siguientes laboratorios:

   - Sodio: 132 mEq/L
   - Potasio: 4.2 mEq/L
   - Creatinina: 0.8 mg/dL

   ¿Cuál es el mejor paso a seguir en el tratamiento?
   A. Administrar 50 mg de hidrocortisona i.v.
   B. Evaluar la función tiroidea y la hormona antidiurética.
   C. Derivar para el protocolo hipofisario de resonancia magnética (RM) del cerebro
   D. Remitir para consulta neuroquirúrgica

2. La paciente mencionada en la pregunta 1 recibe hidrocortisona i.v. y es evaluada por neurocirugía para una cirugía de urgencia. Recibe cirugía transesfenoidal por la noche con patología preliminar de la lesión en la que se muestra un adenoma hipofisario con necrosis. La paciente se siente bien al día siguiente.

   ¿Cuál es el resultado esperado de la prueba de estimulación con tetracosactida la mañana siguiente a la cirugía, asumiendo que recibió una dosis de provocación de dexametasona antes y después de la cirugía?

   Concentraciones de cortisol con prueba de estimulación con tetracosactida:
   A. Basal: 0.2   30 min: 1.3   60 min: 2.2
   B. Basal: 0.5   30 min: 15.3   60 min: 20.5
   C. Basal: 2.5   30 min: 4.5   60 min: 12.2
   D. Basal: 6.3   30 min: 17.1   60 min: 22.3

3. Mujer de 45 años de edad acude a la consulta de endocrinología para evaluar su aumento de peso. La paciente informa un incremento de peso repentino hace 6 meses, aumentando 18 kg. También ha notado que se forman hematomas con facilidad y un leve edema en los miembros inferiores. En la exploración, la paciente tiene una PA de 145/90 mm Hg, FC de 80 lpm y FR de 15 respiraciones/min. Hay evidencia de redondez y plétora facial. Presenta adiposidad central con acumulaciones adiposas en la nuca. Tiene un edema con fóvea 1+ en los miembros inferiores bilateralmente. Recientemente, la HbA$_1$c fue de 6.4%, en comparación con un valor de 5.3% del año anterior. La paciente niega ronquidos, cefalea o modificaciones en el campo visual.

   ¿Cuál sería el mejor paso a seguir en el tratamiento?
   A. Solicitar una prueba de supresión de dexametasona (PSD) en dosis bajas
   B. Solicitar factor de crecimiento similar a la insulina (IGF-1, *insulin-like growth factor*) en ayuno
   C. Solicitar cortisol matutino con hormona adrenocorticotrópica (ACTH, corticotropina)
   D. Derivar para tomar una RM de hipófisis

4. Se realiza una PSD en la paciente mencionada en la pregunta 3, en la que se obtiene un cortisol matutino de 9.5 μg/mL. La concentración de ACTH concomitante fue de 15 μg/mL. La paciente hizo dos recolecciones de cortisol en orina de 24 h separadas, ambas tres veces por arriba del límite superior de la normalidad. La paciente se realizó una RM de protocolo hipofisario, en la que se mostró una lesión hipofisaria de 4 mm indicativa de microadenoma.

¿Cuál es el mejor paso a seguir en el tratamiento?
A. Iniciar ketoconazol 200 mg dos veces al día
B. Realizar dos mediciones de cortisol salival a altas horas de la noche
C. Enviar al servicio de neurocirugía para resección de microadenoma
D. Derivar al servicio de radiología para muestreo del seno petroso inferior

5. Hombre de 40 años de edad acude al consultorio de su médico de atención primaria (MAP) debido a artralgias. Informa que ha aumentado la rigidez de las rodillas y los hombros durante los últimos 2 años. También ha notado un incremento en el edema en las manos y los pies. El edema le ha obligado a comprar zapatos nuevos, ya que los viejos ya no le quedan. Asimismo, refiere que su esposa afirma que sus ronquidos han empeorado. En la exploración, el paciente presenta dedos engrosados en manos y pies. Muestra varias marcas en la piel del pecho. Tiene la mandíbula y la frente agrandadas en comparación con su foto de identificación tomada hace 4 años. En la exploración oral y nasal no se observan lesiones ni malformaciones.

¿Cuál de los siguientes sería el mejor paso a seguir en su diagnóstico?
A. Medición de la hormona del crecimiento después de una carga de glucosa oral
B. Concentración de la hormona del crecimiento en ayuno por la mañana
C. Prueba de estimulación con glucagón
D. Prueba de tolerancia a la insulina

6. Se observa que la concentración de IGF-1 del paciente mencionado en la pregunta 5 es de 1034 ng/mL (normal: 125-320 ng/mL). Se realiza una prueba de tolerancia a la glucosa oral con 75 g de glucosa y la concentración de hormona del crecimiento posglucosa es de 2.1 ng/mL (normal: < 1.0 ng/mL). En una RM hipofisaria se detecta una lesión de 9 mm dentro de la hipófisis. No se observa invasión del seno cavernoso ni compresión del quiasma óptico.

¿Cuál es el mejor paso a seguir en su tratamiento?
A. Iniciar lanreotida 30 mg mensuales
B. Comenzar pegvisomant 10 mg al día
C. Derivar a neurocirugía para resección
D. Derivar al servicio de oncología radioterápica para radiocirugía

7. Mujer de 30 años de edad, que por lo demás está sana, se presenta por amenorrea secundaria. Notó la amenorrea hace 6 meses. La prueba de embarazo fue negativa en la consulta y hace 1 mes. También ha notado mastalgia ocasional y galactorrea en ambas mamas. Ha desarrollado cefalea intermitente durante las últimas 2 semanas que mejora con paracetamol. Niega mareos o alteraciones en la visión.

¿Cuál es la causa más probable de sus síntomas?
A. Hiperplasia suprarrenal
B. Tumor de ovario
C. Tumoración hipofisaria
D. Uso subrepticio de medicamentos

8. Se verifica la concentración de prolactina en la paciente de la pregunta 7, que está aumentada a 120 ng/mL (normal: < 22 ng/mL). Las concentraciones de hormona estimulante de la tiroides (tirotropina o TSH, *thyroid-stimulating hormone*) y tiroxina libre (T_4L) son normales. Se realiza una RM de protocolo hipofisario, en la que se identifica una lesión intraselar de 1 cm relacionada con un macroadenoma. La paciente no está interesada en temas relacionados con fertilidad en este momento.

¿Cuál es el mejor paso a seguir en el tratamiento?
A. Iniciar la administración de cabergolina 0.5 mg semanalmente
B. Administrar anticonceptivos orales (ACO) combinados

C. Iniciar con levotiroxina 88 µg al día

D. Derivar al servicio de neurocirugía para extirpación de lesiones

9. Mujer de 21 años de edad acude al SU por presentar fatiga y micción frecuente. La paciente informa haber experimentado fatiga constante y confusión mental durante el año pasado. Requirió una visita a urgencias hace 6 meses debido a un dolor abdominal y le diagnosticaron un cálculo renal. También refiere empeoramiento de la cefalea y amenorrea durante el año pasado. Actualmente no toma medicamentos. Niega el consumo de alcohol o tabaco. Es adoptada y no conoce sus antecedentes familiares. En la exploración, la paciente parece cansada y tiene membranas mucosas secas. Los signos vitales son los siguientes: PA 100/70 mm Hg, FC 85 lpm, temperatura 36.8 °C y FR 18 respiraciones/min. El abdomen está blando e indoloro a la palpación. Tiene señales leves de edema sin fóvea de forma bilateral en miembros inferiores.

Las evaluaciones de laboratorio incluyen:

- Calcio: 11.6 mg/dL (normal: 8.5-10.5 mg/dL)
- Creatinina: 0.9 mg/dL
- Hormona paratiroidea: 75 pg/mL (normal: 10-65 pg/mL)
- 25-OH vitamina D: 30 ng/dL (normal: 20-80 ng/dL)
- TSH: 0.4 mU/L (normal: 0.4-5.0 mU/L)
- T_4L: 0.7 ng/dL (normal: 0.9-1.8 ng/dL)
- Prolactina: 10 ng/mL (normal: < 22 ng/mL)

La paciente recibe hidratación intensa en urgencias con reducción de calcio. Se realiza una RM cerebral debido a cefalea y se observa una lesión hipofisaria de 1 cm que colinda con el seno cavernoso, pero no comprime el quiasma óptico. Se realiza una ecografía de la tiroides, en la que se observa una tiroides de tamaño normal con masas agrandadas en cada lóbulo relacionadas con la hipertrofia de las paratiroides.

¿Cuál es la prueba de detección más importante después del tratamiento del cuadro agudo?

A. RM abdominal

B. Colonoscopia

C. Ecocardiograma

D. Ecografía pélvica

10. Mujer de 36 años de edad sin enfermedades crónicas acude con su MAP con aumento de peso, fatiga y piel seca.

¿Cuáles son las pruebas de detección precoz adecuadas para el hipotiroidismo?

A. TSH

B. TSH y T_4L

C. TSH, T_4L y triyodotironina libre (T_3L)

D. TSH, T_4L y T_3 total

11. Hombre de 39 años de edad con antecedentes de obesidad es diagnosticado con hipotiroidismo primario después de acudir a consulta con su MAP por fatiga y estreñimiento. La TSH es 29 mU/L (ref. 0.4-5 mU/L) y T_4L es 0.6 ng/dL (ref. 0.9-1.8 ng/dL). Su peso es de 80 kg.

¿Cómo se debe tratar su hipotiroidismo?

A. Levotiroxina 50 µg

B. Levotiroxina 88 µg

C. Levotiroxina 125 µg al día

D. Levotiroxina 150 µg al día

12. Hombre de 79 años de edad con antecedentes de obesidad, insuficiencia cardíaca y arteriopatía coronaria (AC) recibe el diagnóstico de hipotiroidismo primario después de acudir con su MAP por fatiga y estreñimiento. La TSH es de 29 mU/L (ref. 0.4-5 mU/L) y la T_4L es de 0.6 ng/dL (ref. 0.9-1.8 ng/dL). Su peso es de 80 kg.

¿Cómo se debe tratar su hipotiroidismo?
A. Levotiroxina 25 µg
B. Levotiroxina 50 µg
C. Levotiroxina 88 µg al día
D. Levotiroxina 120 µg al día

13. Mujer de 35 años de edad con antecedentes médicos de obesidad e hipotiroidismo ingresa en la unidad de cuidados intensivos médicos con alteración del estado mental, hipotermia y bradicardia. En los estudios de laboratorio se observa creatinina 0.8 mg/dL, TSH 30.4 mU/L (ref. 0.4-5 mU/L), T_4L 0.2 ng/dL (ref. 0.9-1.8 ng/dL) y recuento de leucocitos 15 500/µL.

¿Cuál es el paso más apropiado a seguir en el tratamiento?
A. Reiniciar la levotiroxina ambulatoria
B. Iniciar antibióticos de amplio espectro
C. Comenzar hidrocortisona 100 mg cada 8 h y 100 µg de T_4 i.v. al día
D. Iniciar T_4 200 µg i.v. y T_3 10 µg i.v.

14. Mujer de 55 años de edad con antecedentes de esclerosis múltiple ingresó en la unidad de cuidados intensivos médicos con neumonía por *Staphylococcus aureus* complicada con bacteriemia y endocarditis infecciosa. Una semana después de su hospitalización, se revisan los estudios de función tiroidea y se encuentra que tiene una TSH de 0.3 mU/L (ref. 0.4-5 mU/L) con T_4L de 0.7 ng/dL (ref. 0.9-1.8 ng/dL).

¿Cuál es el tratamiento adecuado?
A. Repetir las pruebas de tiroides después de la recuperación
B. Iniciar con levotiroxina 25 µg i.v. al día
C. Comenzar con levotiroxina 25 µg i.v. al día y T_3 10 µg i.v. al día
D. Iniciar con levotiroxina 50 µg por v.o. al día

15. Mujer de 45 años de edad acude al SU refiriendo palpitaciones. La paciente comenta que ha tenido intolerancia al calor y pérdida de peso involuntaria de 2 kg en el último mes. No tiene enfermedades crónicas y niega ingestas. En los estudios de laboratorio se registra TSH indetectable con T_4L de 4.1 ng/dL (ref. 0.9-1.8 ng/dL). En la exploración, la tiroides no está agrandada, no es dolorosa y no se aprecian nódulos.

¿Cuál es el mejor paso a seguir para el diagnóstico?
A. Solicitar gammagrafía de captación de yodo radioactivo
B. Pedir una ecografía de tiroides
C. Solicitar anticuerpos contra el receptor de tirotropina
D. Repetir TSH y T_4L

16. Hombre de 55 años de edad se presenta para evaluación de hipertiroidismo descubierto después de un examen por palpitaciones. En los estudios de laboratorio se observa TSH indetectable con T_4L 3.8 ng/dL (ref. 0.9-1.8 ng/dL). Se realiza una gammagrafía en la que no se capta yodo radioactivo.

¿Cuál de los siguientes es el diagnóstico más probable?
A. Enfermedad de Graves
B. Tiroiditis indolora
C. Adenoma tóxico
D. Adenoma hipofisario productor de TSH

17. Mujer de 35 años de edad se presenta para el tratamiento de la enfermedad de Graves recién diagnosticada con irritación ocular sin cambios en la visión, diplopía o restricción de los movimientos extraoculares. Ella es la única cuidadora de un niño de 12 meses de edad y desea quedar embarazada en los próximos 6-12 meses.

¿Cuál de las siguientes sería la mejor opción de tratamiento?
A. Metimazol durante 1 año
B. Propranolol como monoterapia
C. Yodo radioactivo
D. Cirugía

18. Hombre de 56 años de edad, al que se le realizó una TC con contraste, se presenta con agitación, taquicardia, hipotensión y fiebre de hasta 40.5 °C. En los estudios de laboratorio se obtiene TSH 0.05 mU/L (ref. 0.4-5 mU/L), T_4L 3.7 ng/dL (ref. 0.9-1.8 ng/dL) y T_3 total 360 ng/dL (ref. 60-181 ng/dL).

¿Cuál de los siguientes fármacos NO se recomienda como tratamiento inicial?
A. Bloqueador β
B. Glucocorticoides
C. Selenio
D. Tionamida

19. Mujer de 65 años de edad acude a la clínica de atención primaria tras la detección incidental de un nódulo tiroideo en una TC mientras estaba hospitalizada por amiloidosis nodular pulmonar. Tiene antecedentes de hipertensión bien controlada. Se le realizó una ecografía tiroidea que reveló un único nódulo hipoecoico de 10 mm con microcalcificaciones. Su TSH está dentro de los límites normales.

¿Cuál es el tratamiento más adecuado?
A. No se indica ninguna evaluación adicional
B. Derivar para aspiración con aguja fina
C. Repetir TSH y ecografía en 6 meses
D. Repetir la ecografía en 6 meses

20. Hombre de 70 años de edad se realiza una aspiración con aguja fina de un nódulo sólido hipoecoico de 1.5 cm de márgenes irregulares. Los resultados citológicos muestran atipia de significado indeterminado (Bethesda III).

¿Cuál es el paso más apropiado a seguir?
A. Realizar una cirugía
B. Repetir la aspiración con aguja fina con obtención de muestra para pruebas moleculares
C. Repetir TSH y ecografía en 6 meses
D. Repetir la ecografía en 6 meses

21. Hombre de 79 años de edad con fibrilación auricular se le inicia el tratamiento con amiodarona.

¿Cuál de las siguientes opciones no es cierta con respecto a la amiodarona y la función tiroidea?
A. La amiodarona puede provocar una tiroiditis destructiva
B. La amiodarona puede causar hipo- e hipertiroidismo
C. La amiodarona inhibe la conversión de T_4 a T_3
D. Cada 100 mg de amiodarona contienen la mitad del yodo contenido en la dieta promedio diaria

22. Hombre de 35 años de edad con hipertensión recién diagnosticada se presenta a la clínica con presión arterial elevada en curso en el hogar a pesar de la triple terapia de dosis máxima. Actualmente está tomando metoprolol, amlodipino e hidroclorotiazida con un efecto mínimo. No tiene antecedentes familiares de hipertensión y niega síntomas. Al examinarlo, se observa bien. La PA es 165/95 mm Hg, FC 80 lpm, temperatura 37 °C y FR 16 respiraciones/min. Los estudios de laboratorio son creatinina 0.8 mg/dL, potasio 3.6 mmol/L y sodio 141 mmol/L. Niega aumento de peso, hematomas, debilidad muscular o cambios en la piel.

¿Cuál de las siguientes opciones involucraría la evaluación de la causa secundaria más probable?
A. PSD
B. Renina y aldosterona plasmáticas matutinas
C. Ecografía renal
D. Metanefrinas en 24 h y catecolaminas fraccionadas en orina

23. Se verifica una relación aldosterona-renina en el paciente mencionado en la pregunta 22 con la técnica adecuada y se encontró que era de 25 ($<$ 10), con una concentración de aldosterona plasmática de 13 ng/dL (ref. $<$ 21 ng/dL).

¿Cuál es el paso apropiado a seguir en el tratamiento?
A. Protocolo suprarrenal de TC abdominal
B. Muestreo venoso suprarrenal
C. Iniciar espironolactona 100 mg al día
D. Prueba de supresión de sal

24. El paciente mencionado en las preguntas 22 y 23 recibe una prueba de supresión de sal mediante infusión de solución salina en la clínica y tiene una concentración de aldosterona de 12 ng/dL (ref. $<$ 5 ng/dL) después de 4 h. Se realiza una TC abdominal, en la que se muestra la glándula suprarrenal derecha con un nódulo de 6 mm y la glándula suprarrenal izquierda con una leve hipertrofia y un nódulo de 1.1 cm. Las unidades de Hounsfield son compatibles con la presencia de adenomas suprarrenales.

¿Cuál es el mejor paso a seguir en su tratamiento?
A. Muestreo venoso suprarrenal
B. Iniciar espironolactona 100 mg al día
C. Suprarrenalectomía del lado izquierdo
D. Suprarrenalectomía del lado derecho

25. Mujer de 67 años de edad acude a la clínica por 1 año de ganancia ponderal. La paciente tuvo un ligero aumento de peso después de la menopausia, pero notó un incremento repentino de peso de 9 kg durante el año pasado. También ha notado un aumento de la fatiga y dificultad para subir las escaleras. En la exploración presenta leve plétora y redondez facial, así como adiposidad central prominente. Tiene edema con fóvea 1+ en las piernas con hematomas ocasionales en los brazos. Los signos vitales son PA 150/95 mm Hg, FC 78 lpm, FR 16 respiraciones/min e índice de masa corporal (IMC) 32 kg/m^2. Los estudios de laboratorio son creatinina 1.1 mg/dL, potasio 3.5 mmol/L y sodio 138 mmol/L. Se sospecha síndrome de Cushing y la paciente recibe una PSD. La concentración de cortisol matutino después de una dosis de dexametasona de 1 mg la noche anterior es de 6.2 µg/mL (ref. $<$ 1.8 µg/mL).

¿Cuál es el mejor paso a seguir en el tratamiento?
A. Remitir para el protocolo suprarrenal de TC abdominal
B. Enviar para PSD de dosis alta (8 mg)
C. Derivar para muestreo del seno petroso inferior
D. Repetir la PSD con concentración de dexametasona y obtener la ACTH

26. La paciente mencionada en la pregunta 25 recibe una PSD de repetición de 1 mg en la que se observa cortisol matutino de 7.3 µg/dL ($<$ 1.8 µg/dL) y hormona adrenocorticotrópica (ACTH, corticotropina) de 4 pg/mL ($<$ 0.6 pg/mL), con concentración adecuada de dexametasona. Se le realiza una TC abdominal en la que se observa una glándula suprarrenal derecha nodular que contiene una lesión de 8 mm y 1.2 cm y una glándula suprarrenal izquierda nodular que contiene una lesión de 1.4 cm.

¿Cuál es el mejor paso a seguir en el tratamiento?
A. Muestreo venoso suprarrenal
B. Suprarrenalectomía bilateral
C. Inicio de ketoconazol 200 mg dos veces al día
D. Inicio de metirapona 500 mg tres veces al día

27. Hombre de 53 años de edad con hipertensión y obesidad ingresa en el hospital por un episodio de mareos, náuseas y vómitos. En la exploración, el malestar parece ser leve, PA 170/100 mm Hg, FC 100 lpm, FR 20 respiraciones/min y temperatura 36.6 °C. Su abdomen es blando y levemente

doloroso en la región epigástrica. En el curso de su estudio se le realiza una TC de abdomen y pelvis que se destaca por una masa suprarrenal izquierda de 4.2 × 3.5 cm con bordes lisos.

¿Cuál es el mejor paso a seguir para tratar este hallazgo?
A. RM abdominal con protocolo suprarrenal
B. No se requieren más evaluaciones dadas las características benignas del nódulo
C. Metanefrinas fraccionadas en orina de 24 h ahora, con planes para aldosterona, renina y PSD de 1 mg durante la noche en el entorno ambulatorio
D. Metanefrinas fraccionadas en orina de 24 h, aldosterona, renina y PSD de 1 mg durante la noche

28. El paciente mencionado en la pregunta 27 es dado de alta con éxito a su domicilio y se le realiza una prueba hormonal. Las metanefrinas fraccionadas en orina están dentro del rango normal, con una relación aldosterona-renina de 35 (ref. < 10), aldosterona de 10 ng/dL y cortisol de 5.7 μg/dL (ref. < 1.8 μg/dL) después de la PSD.

¿Cuál es el mejor paso a seguir en su tratamiento?
A. Repetir el protocolo suprarrenal de TC abdominal en 6 meses
B. Repetir el protocolo suprarrenal de TC abdominal en 12 meses
C. Repetir las pruebas de diagnóstico por imágenes y bioquímicas en 6 meses
D. Derivar a cirugía

29. Mujer de 25 años de edad sin afecciones médicas crónicas acude a atención primaria con cefalea intermitente, sudoración asociada y palpitaciones durante los últimos 3 meses. Afirma que estos episodios ocurren al azar y no están asociados con el hambre, los síntomas de ansiedad o el pánico. No experimenta ningún rubor, diarrea o dolor abdominal con los episodios. No consume alcohol ni drogas ilegales y no toma ningún medicamento. En el consultorio está afebril, con FC de 90 lpm y PA de 135/90 mm Hg. Su abdomen es blando sin tumoraciones a la palpación. En los hallazgos de laboratorio se muestra una creatinina de 1.0 mg/dL y electrólitos normales.

¿Cuál es el mejor paso a seguir en el tratamiento?
A. Control de insulina y glucosa durante el próximo episodio
B. Relación renina-aldosterona
C. Metanefrinas y catecolaminas fraccionadas en orina de 24 h
D. Concentraciones urinarias de ácido 5-hidroxiindolacético, cromogranina y gastrina

30. Se midieron las metanefrinas urinarias de la paciente mencionada en la pregunta 29 y fueron de 3 000 μg/24 h (normal: < 1000 μg/24 h en pacientes hipertensos). Se le realizó una TC abdominal en que la que se observaron las glándulas suprarrenales normales y, por lo demás, no presentaba complicaciones.

¿Cuál es el mejor paso a seguir en el tratamiento?
A. Iniciar de terazosina
B. Exploración con metayodobencilguanidina (MIBG) con I-123
C. Monitorización en serie de metanefrinas urinarias
D. TC de cuerpo entero

31. Se realizó una exploración con MIBG en la paciente mencionada en las preguntas 29 y 30, en la que se identificó una lesión en el cuello izquierdo. La paciente fue enviada con un cirujano endocrinólogo y está pendiente de cirugía.

¿Cuál es el mejor paso a seguir en el tratamiento?
A. Iniciar metoprolol 50 mg 2 veces al día
B. Iniciar metirapona 250 mg 4 veces al día
C. Iniciar nifedipino 30 mg cada 8 h
D. Iniciar prazosina 1 mg cada 4 h

32. La paciente mencionada en las preguntas 29-31 se interviene con éxito y se realiza la resección de un paraganglioma de 2.3 cm del cuello izquierdo, con ganglios linfáticos y márgenes locales negativos. La paciente ahora está pendiente de ser dada de alta del hospital.

    ¿Cuál es el seguimiento recomendado?
    A. Tumor benigno, no se indica seguimiento
    B. Derivación a genética, imágenes repetidas y catecolaminas en 1 año
    C. Repetir los estudios de imagen y catecolaminas en 1 año
    D. Repetir los estudios de imagen en 1 año

33. Mujer de 23 años de edad con antecedentes de hipotiroidismo se presenta a la clínica con síntomas de fatiga extrema. La paciente ha notado niveles de energía marcadamente bajos y apenas puede levantarse de la cama. Está experimentando mareos al pararse y caminar. La paciente también ha estado deseando alimentos muy salados, como pretzels y papas fritas. Niega enfermedad, contactos enfermos, viajar al extranjero o acampar. Niega el consumo de alcohol, tabaco o drogas ilegales. Tiene antecedentes de hipotiroidismo diagnosticado a los 21 años de edad y ha estado en 100 µg diarios de T_4L con TSH estable. En la exploración, la paciente se ve enferma, PA 85/60 mm Hg, FC 110 lpm, temperatura 37.6 °C y FR 15 respiraciones/min. Su abdomen es blando e indoloro. Tiene la piel seca y bronceada, e informa que es más oscura de lo habitual. Por lo demás, el resto de la exploración no tiene alteraciones.

    ¿Cuál es el mejor paso a seguir en el tratamiento?
    A. Prueba de estimulación con tetracosactida y estudios de función tiroidea
    B. Dosis oral de 2 mg de dexametasona y solución salina i.v.
    C. Hidrocortisona 20 mg en dosis oral y alentar el consumo de líquidos
    D. Derivar al SU

34. La paciente mencionada en la pregunta 33 es enviada al SU, donde recibe hidrocortisona i.v. y 3 L de solución fisiológica. Se observó que tenía un potasio de 5.6 mmol/L, que se recuperó a 4.0 mmol/L después de la hidrocortisona. Ella se siente mucho mejor.

    ¿Cuál es el paso apropiado a seguir en su tratamiento?
    A. Controlar las concentraciones de aldosterona y renina
    B. Evaluar los anticuerpos antisuprarrenales
    C. Verificar la ACTH de referencia y realizar una prueba de estimulación con tetracosactida
    D. Derivar a protocolo suprarrenal de TC abdominal

35. En la paciente mencionada en las preguntas 33 y 34, la ACTH regresa a 300 pg/mL (ref. 10-60 pg/mL). Se realiza una provocación con tetracosactida, que muestra una estimulación máxima de cortisol a 1.3 µg/dL (ref. > 18 µg/dL).

    ¿Cuál es el tratamiento adecuado para la enfermedad de Addison?
    A. Dexametasona 1 mg al día
    B. Fludrocortisona 0.1 mg al día
    C. Hidrocortisona 10 mg 2 veces al día
    D. Prednisona 5 mg al día y fludrocortisona 0.1 mg al día

36. Hombre de 29 años de edad, que es carpintero, se fracturó el radio después de una caída de una escalera. Se encontró que la concentración de calcio estaba elevada a 11.3 mg/dL (normal: 8.5-10.5 mg/dL), hormona paratiroidea 75 pg/mL (normal: 10-65 pg/mL) y 25 (OH) D 20 ng/mL (normal: 20-80 ng/mL).

    ¿Cuál es el mejor paso a seguir para el diagnóstico?
    A. Realizar absorciometría de rayos X de energía dual (DXA, *dual-energy X-ray absorptiometry*)
    B. Verificar la ecografía del cuello y la exploración con sestamibi
    C. Medir el calcio y la creatinina en suero y orina de 24 h
    D. Comprobar el fosfato y el magnesio séricos

37. Hombre de 70 años de edad con antecedentes de hipertensión, antecedentes remotos de enfermedad de Graves y tiroidectomía total, y antecedentes de hábito tabáquico de 25 paquetes/año se presenta con aumento de fatiga, sed, micción frecuente, pérdida de peso y confusión. Bebe varios litros de agua todos los días. En la exploración, tiene diplopía y no está orientado en tiempo.

    ¿Cuál de los siguientes diagnósticos es el más probable?
    A. Crisis hipercalcémica
    B. Estado hiperglucémico hiperosmolar
    C. Crisis de hipertiroidismo
    D. Accidente cerebrovascular (ACV)

38. Se encontró que la TSH en el paciente mencionado en la pegunta 37 era de 0.9 mU/L (ref. 0.4-5 mU/L), calcio 15.0 mg/dL (ref. 8.5-10.5 mg/dL), albúmina 3.0, calcio corregido por albúmina 15.8 mg/dL (ref. 8.5-10.5 mg/dL), creatinina 2.0 mg/dL, TC craneal normal y glucosa 80 mg/dL. Hace un año la concentración de calcio estaba normal en un análisis de sangre de rutina.

    ¿Cuál es la causa más probable de la hipercalcemia?
    A. Enfermedad de Graves
    B. Cáncer de pulmón
    C. Neoplasia endocrina múltiple tipo 1 (MEN1, *multiple endocrine neoplasia type* 1)
    D. Hiperparatiroidismo primario

39. La radiografía de tórax y la posterior TC de tórax en el paciente mencionado en las preguntas 37 y 38 muestran un tumor central espiculado de 4 cm con cavitación.

    ¿Cómo trataría la hipercalcemia?
    A. Calcitonina 200 mg i.m. cada 12 h
    B. Infusión de hormona paratiroidea/receptor de anticuerpos de la proteína relacionada con la hormona paratiroidea (PTHrP, *parathyroid hormone-related protein*)
    C. Solución salina normal i.v.
    D. Tratamiento del tumor pulmonar subyacente

40. Mujer afroamericana de 40 años de edad se presenta con tos seca durante varios meses, fatiga y disnea leve de esfuerzo. En la radiografía de tórax y la posterior TC se muestran adenopatías hiliares bilaterales y micronódulos. En la evaluación de laboratorio se muestra función renal normal, calcio 11.5 mg/dL (8.5-10.5 mg/dL) y albúmina 3.9 g/dL. La hormona paratiroidea es de 5 pg/mL (10-60 pg/mL), la PTHrP es indetectable, la 25(OH)D es de 30 ng/mL (20-80 ng/mL) y la 1,25(OH)D es de 110 pg/mL (19-70 pg/mL).

    ¿Cuál es el diagnóstico más probable?
    A. Hipercalcemia humoral de malignidad
    B. Hiperparatiroidismo primario
    C. Sarcoidosis
    D. Hiperparatiroidismo secundario

41. Mujer de 51 años de edad presenta parestesias en manos y pies y entumecimiento alrededor de la boca varias veces a la semana. Ha tenido estos síntomas durante aproximadamente 2 meses y no ha identificado ningún desencadenante en particular. Está preocupada por la esclerosis múltiple y le gustaría que le hicieran una prueba. La paciente solo toma un multivitamínico y levotiroxina desde que le realizaron una tiroidectomía total hace 3 meses. No hay antecedentes familiares de ninguna enfermedad neurológica. La concentración de TSH más reciente fue normal.

    ¿Qué pruebas solicitaría?
    A. Calcio y albúmina
    B. Hemograma completo
    C. Punción lumbar con evaluación de líquido cefalorraquídeo
    D. Análisis de orina

42. Hombre de 45 años de edad que es un ingeniero informático sano tiene una concentración sérica de calcio de 8.6 mg/dL (ref. 8.5-10.5 mg/dL), fósforo de 1.7 mg/dL (2.5-4.5 mg/dL) y función renal normal. Está asintomático, pero a usted le preocupa la baja concentración de fósforo.

¿Cuál es la mejor prueba diagnóstica a realizar?
A. Concentración de vitamina D y hormona paratiroidea
B. Prueba genética para la mutación *PHEX*
C. Medición de la concentración de glucosa en sangre e insulina en ayuno
D. Cuantificación de la FGF23

43. Mujer de 35 años de edad con hipoparatiroidismo posquirúrgico crónico está embarazada y se encuentra en su segundo trimestre. La concentración de calcio sérico es baja, de 6.8 mg/dL. La paciente toma calcio 500 mg 3 veces al día y calcitriol 0.25 µg 1 vez al día.

¿Cuál es el mejor paso a seguir?
A. Estabilizar las concentraciones séricas de calcio y albúmina
B. Verificar el fosfato y el magnesio séricos
C. Aumentar el calcitriol a 0.25 µg 2 veces al día
D. Aumentar el calcio a 1000 mg 3 veces al día
E. C y D y volver a verificar el calcio 2-3 días después

44. Mujer asintomática de 65 años de edad con osteoporosis (puntuación T en el cuello femoral −2.8) tiene calcio de 10.9 mg/dL (normal: 8.5-10.5 mg/dL), albúmina de 3.7 g/dL, hormona paratiroidea de 70 pg/mL (normal: 10-65 pg/mL), tasa de filtración glomerular estimada (TFGe) de 70 mL/min/1.73 m^2 y 25(OH)D de 32 ng/mL (normal: 20-80 ng/mL). La relación de aclaramiento de calcio a creatinina (CCCR, *calcium-to-creatinine clearance ratio*) es de 0.04 (ref. > 0.02).

¿Cuál es el mejor paso a seguir?
A. Recomendar pruebas genéticas
B. Sugerir cirugía de paratiroides
C. Recomendar vigilancia

45. Hombre de 65 años de edad acude a la clínica para el seguimiento de su diabetes mellitus tipo 2 (DM2). Ha estado tomando 1000 mg de metformina dos veces al día durante 1 año y su HbA$_1$c recientemente fue de 8.2%. Ha modificado su dieta y ha perdido 4.5 kg. Tiene antecedente de AC e hipertensión. Se realizó una intervención coronaria percutánea con colocación de una endoprótesis vascular liberadora de fármaco en la arteria coronaria derecha hace 6 meses.

¿Cuál sería el mejor fármaco para agregar?
A. Insulina basal
B. Glipizida 2.5 mg al día
C. Liraglutida diaria
D. Rosiglitazona 4 mg al día

46. Hombre de 75 años de edad con antecedentes de DM2 e hipertensión ingresa en el hospital por una infección de vías urinarias y una lesión renal aguda con creatinina aumentada a 3.5 mg/dL desde un valor basal de 0.85 mg/dL. Los medicamentos que tiene como tratamiento para la diabetes incluyen metformina 1000 mg dos veces al día y empagliflozina 25 mg al día con concentraciones de glucosa en sangre que oscilan entre 150 y 200 mg/dL en el hogar. Su HbA$_1$c más reciente fue de 8.2% hace 1 mes. En la exploración presenta malestar leve por dolor abdominal. Pesa 100 kg y el IMC es de 35 kg/m^2. La concentración de glucosa en sangre se eleva de forma persistente a más de 300 mg/dL en el hospital después de tener medicamentos en casa.

Para mejorar el control glucémico, ¿cuál de los siguientes cambios se debe realizar en su esquema de tratamiento actual?
A. Iniciar 5 U de insulina regular tres veces al día con escala móvil regular
B. Iniciar dosis ajustable de insulina aspart
C. Reanudar los medicamentos previos y ajustar la dosis de insulina regular
D. Iniciar 25 U de insulina glargina todas las noches con insulina aspart con dosis ajustable

47. Mujer de 35 años de edad con DM2 y obesidad mórbida acude a la consulta para seguimiento de rutina. En los estudios de laboratorio se observa HbA$_1$c de 8.5%, creatinina de 0.75 mg/dL y, por lo demás, no presenta complicaciones. Sus medicamentos actuales incluyen metformina 1 000 mg dos veces al día y multivitamínicos diarios. Desde su última visita hace 3 meses, ha modificado su dieta y aumentado su actividad física a 30 min de ejercicio moderado tres veces por semana. Ha perdido 1 kg.

    ¿Qué cambios recomendaría?
    A. Continuar con la terapia médica actual y fomentar la modificación del estilo de vida
    B. Iniciar glargina 20 U todas las noches
    C. Comenzar con 2.5 mg de glipizida al día
    D. Iniciar liraglutida 0.6 mg por vía subcutánea (s.c.) una vez al día

48. Hombre de 27 años de edad con diabetes mellitus tipo 1 (DM1) se presentó al SU con náuseas, vómitos y alteración del estado mental después de no administrarse 2 días la insulina debido a problemas con el seguro. Recibió reanimación con líquidos, reposición de potasio para mantener el potasio sérico entre 3.3 y 5.3 mEq/L, y se inició con infusión de insulina i.v. después de recibir un bolo i.v. de 0.1 U por kg. Los laboratorios iniciales incluyen pH venoso de 7.15, brecha aniónica de 30 y bicarbonato de 12, que mejoraron después de 12 h a pH de 7.38, brecha aniónica de 12 y bicarbonato de 21. Se interrumpió la infusión de insulina i.v. y se reinició el régimen domiciliario de insulina glargina diaria por la mañana con insulina Humalog en las comidas.

    ¿Qué parámetros, además de la concentración de glucosa en sangre < 200 mg/dL, recomienda la American Diabetes Association (ADA) cuando se reduce la insulina i.v. y se superpone con la insulina s.c.?
    A. Es capaz de comer y está hemodinámicamente estable
    B. pH venoso hemodinámicamente estable > 7.30
    C. Brecha aniónica sérica < 12 mEq/L y bicarbonato sérico ≥ 15 mEq/L
    D. pH venoso > 7.3, K > 3.3 y < 5.3 mEq/L

49. Hombre de 54 años de edad con antecedentes de hipertensión presenta un episodio de confusión y dificultad para hablar. En el SU, se encuentra con glucosa por punción digital de 33 mg/dL. Su confusión mejora después de beber 230 mL de jugo (zumo) de naranja. La anamnesis adicional recopilada de la esposa del paciente revela que ha tenido episodios de confusión a menudo por la mañana durante aproximadamente 1 mes.

    ¿Cuál de los siguientes estudios de laboratorio extraídos durante la hipoglucemia son más compatibles con la hiperinsulinemia endógena?

	Insulina (pmol/L)	Proinsulina (pmol/L)	Péptido C (ng/mL)	β-hidroxibutirato (mmol/L)	Detección de hipo-glucemiantes orales
A.	3	4	0.4	6.5	Negativo
B.	20	14	0.6	< 2.7	Positivo
C.	36	< 2	< 0.2	< 2.7	Negativo
D.	38	25	0.8	< 2.7	Negativo

50. Mujer de 75 años con antecedentes médicos desconocidos acude al SU con alteración del estado mental. Su familia dice que ha estado de visita por Navidad y se ha sentido mal durante varios días. En la exploración, la PA es 105/75 mm Hg, la FC 115 lpm y la FR 18 respiraciones/min. Se encuentra estuporosa con membranas mucosas secas y taquicardia, pero por lo demás la exploración no tiene datos de importancia. En los laboratorios se obtiene gasometría venosa con pH de 7.35, química sanguínea con glucosa de 738 mg/dL, bicarbonato sérico de 22 mEq/L y brecha aniónica de 12. La osmolalidad sérica es de 330 mOsm/kg y el β-hidroxibutirato es negativo.

    El manejo inicial del estado hiperglucémico hiperosmolar involucra a todas, ¿excepto cuál de las siguientes opciones?
    A. Electrocardiograma (ECG)
    B. Búsqueda de proceso infeccioso
    C. Reanimación con líquidos i.v.
    D. Ecocardiograma transtorácico

51. Hombre de 56 años de edad con DM2 (para la cual toma metformina) y enfermedad renal crónica en estadio 3 se presenta a la clínica para el seguimiento de la atención de la diabetes. Su HbA$_1$c más reciente es de 8.0%. Hace ejercicio durante 30 min, cinco veces por semana, y ha realizado cambios en la dieta para mejorar su control glucémico. Está interesado en los medicamentos de los que ha oído hablar que protegen los riñones y tratan la diabetes.

    Todo lo siguiente es cierto con respecto a la nefropatía diabética y los inhibidores del cotransportador de sodio-glucosa 2 (SGLT2), ¿excepto?
    A. La nefropatía diabética es la causa más frecuente de enfermedad renal terminal en el mundo
    B. Se ha demostrado que los inhibidores de SGLT2 reducen la proporción de albúmina a creatinina en la orina
    C. Los inhibidores de SGLT2 aumentan la hiperfiltración
    D. En los estudios que evalúan los inhibidores de SGLT2 en pacientes con insuficiencia renal moderada se ha mostrado una disminución inicial de la TFGe, pero después una disminución menor con el tiempo en comparación con el placebo

52. Mujer de 65 años de edad acude a la clínica para el seguimiento de su DM2. Actualmente toma metformina a la dosis máxima y dulaglutida 1.5 mg por semana. Su HbA$_1$c más reciente es de 9.5% mientras toma este régimen regularmente durante 5 meses. Se despierta varias veces durante la noche para orinar y está dispuesta a comenzar con inyecciones diarias para mejorar el control glucémico y reducir la nicturia.

    ¿Cuáles son las instrucciones adecuadas para comenzar con la insulina?
    A. Iniciar insulina de acción prolongada a razón de 0.1-0.2 UI/kg/día e insulina prandial a razón de 4 U por comida
    B. Comenzar con insulina de acción prolongada a una dosis de 0.1-0.2 UI/kg/día con instrucciones para aumentar 2 U cada 3 días hasta alcanzar el objetivo de glucosa en ayunas
    C. Comenzar con insulina de acción prolongada a 20 U por día y continuar con esta dosis hasta el seguimiento mientras mantiene un registro de glucosa
    D. Comenzar con insulina de acción prolongada a 20 U por día y reducir la dosis de metformina a 500 mg dos veces al día

53. Se presenta para seguimiento un hombre de 58 años de edad con DM2 e insuficiencia cardíaca con fracción de eyección del 35%. Es físicamente activo y la diabetes está bien controlada con una HbA$_1$c de 7.5% con dosis de metformina máxima tolerada. No tiene antecedentes de enfermedad renal o enfermedad cardíaca ateroesclerótica.

    ¿Qué cambios sería apropiado hacer en el tratamiento con fármacos antihiperglucémicos?
    A. Continuar con metformina y agregar dapagliflozina
    B. Continuar con metformina y agregar sitagliptina
    C. Suspender la metformina y comenzar la dapagliflozina
    D. Detener la metformina y comenzar la administración de insulina basal

54. Mujer de 19 años de edad acude a la clínica después de una hospitalización reciente por cetoacidosis diabética durante la cual fue diagnosticada con DM1.

    ¿Qué pruebas de detección adicionales se recomiendan al momento del diagnóstico?
    A. Perfil lipídico
    B. Perfil lipídico y TSH
    C. Perfil lipídico, transglutaminasa tisular y TSH
    D. TSH

55. Hombre de 58 años de edad con DM2 en régimen de insulina en bolo basal se presenta para visita urgente después de una semana de empeoramiento de la hiperglucemia y respuesta variable a las inyecciones de insulina prandial (usa frasco y jeringa). Por lo demás, se siente bien y ha cambiado el sitio de inyección. Había dejado su frasco de insulina durante la noche en el auto en una noche fría.

    ¿Qué se debería haber hecho con este frasco de insulina?
    A. Dejar que la insulina se descongele en el refrigerador
    B. Dejar que la insulina se caliente a temperatura ambiente antes de la administración

C. Desechar el frasco y abrir uno nuevo

D. Agitar bien la insulina antes de usarla

56. Hombre de 35 años de edad con antecedentes de DM1 tratada con bomba de insulina acude a urgencias obnubilado tras un accidente de vehículo motorizado (AVM). Su temperatura es de 36 °C, la PA de 80/55 mm Hg, la FC de 120 lpm y la FR de 22 respiraciones/min. La glucosa inicial al pinchar el dedo es de 150 mg/dL y sus análisis de laboratorio no son compatibles con cetoacidosis diabética.

¿Cuál es el tratamiento adecuado para la diabetes de este paciente?

A. Continuar con la bomba de insulina en la configuración actual

B. Continuar con la bomba de insulina en la configuración actual y administrar insulina s.c. para corregir la alteración en dosis ajustable

C. Suspender la bomba de insulina y administrar insulina de acción prolongada según el peso del paciente

D. Suspender la bomba de insulina y cambiar a infusión de insulina i.v.

57. Hombre de 67 años de edad con antecedentes de hipertensión y AC se presenta para valoración de tratamiento hipolipemiante. Experimentó un infarto de miocardio (IM) hace 6 meses que requirió dos endoprótesis vasculares liberadoras de fármacos. En ese momento se le administraron atorvastatina 80 mg, que ha estado tomando de manera constante. La concentración de lipoproteínas de baja densidad (LDL, *low-density lipoproteins*) antes del tratamiento fue de 162 mg/dL, y en un perfil de lípidos de hace 2 semanas tuvo LDL de 85 mg/dL. Actualmente se siente bien sin dolor en el pecho, mialgias ni calambres en las piernas.

¿Cuál es el mejor paso a seguir en su tratamiento?

A. Continuar con atorvastatina 80 mg al día y agregar ezetimiba 10 mg al día

B. Continuar con atorvastatina 80 mg al día y agregar fenofibrato 145 mg al día

C. Suspender atorvastatina e iniciar evolocumab 140 mg cada 2 semanas

D. Cambiar a pravastatina 40 mg

58. Hombre de 28 años de edad acude a la clínica debido a preocupaciones sobre sus antecedentes familiares. Su padre sufrió un IM a los 40 años y murió a los 48 por causas cardiovasculares. Su hermano de 34 años también experimentó recientemente un IM que requirió la colocación de una endoprótesis vascular. Se siente bien y no tiene dolor en el pecho. En la exploración, no hay evidencia de xantomas de tendones. Se realiza un perfil lipídico, en el que se observa colesterol total de 350 mg/dL, LDL de 250 mg/dL, lipoproteínas de alta densidad (HDL, *high-density lipoproteins*) de 35 mg/dL y triglicéridos de 200 mg/dL.

¿Cuál sería el tratamiento recomendado en este momento?

A. Atorvastatina 80 mg al día

B. Evolocumab 140 mg cada 2 semanas

C. No se indica tratamiento

D. Simvastatina 10 mg al día

59. Hombre de 45 años de edad con antecedentes de DM2, hipertensión y enfermedad de hígado graso no alcohólico se presenta con dolor abdominal de inicio agudo que se irradia a la espalda con náuseas y vómitos. Se realiza una TC en el SU en la que se observa evidencia de pancreatitis aguda. En la exploración, el paciente está angustiado debido al dolor abdominal; temperatura 37.7 °C, FC 115 lpm, FR 25 respiraciones/min y PA 110/75 mm Hg. En los estudios de laboratorio de observa una creatinina de 1.5 mg/dL, glucosa en sangre de 230 mg/dL y leucocitos de 20 000/μL. Se realiza un perfil de lípidos en el que se muestra una concentración de triglicéridos de 2 000 mg/dL.

Aparte de la hidratación intensa y el ayuno, ¿cuál es el mejor paso a seguir en el tratamiento de los triglicéridos de este paciente?

A. Iniciar aféresis

B. Comenzar con fenofibrato 145 mg al día

C. Iniciar con 145 mg de fenofibrato al día y 80 mg de atorvastatina al día

D. Administrar insulina y dextrosa i.v.

RESPUESTAS

1. **La respuesta correcta es: A. Administrar 50 mg de hidrocortisona i.v.** Esta paciente está experimentando un ACV hipofisario. La paciente requerirá evaluación por neurocirugía para determinar el tratamiento de la lesión hipofisaria y la hemorragia; sin embargo, necesitará primero estabilización médica. Tiene hipotensión, taquicardia e hiponatremia leve, por lo que presenta síntomas de insuficiencia suprarrenal. La insuficiencia suprarrenal aguda puede poner en peligro la vida y requiere atención inmediata para prevenir el colapso hemodinámico. A menudo se necesita la administración de líquidos por vía intravenosa, pero aquí no se ofreció como una opción. Las evaluaciones de insuficiencia suprarrenal son importantes, pero deben realizarse después de la estabilización médica para evitar retrasos en la administración de glucocorticoides.

2. **La respuesta correcta es: B. Basal: 0.5, 30 min: 15.3, 60 min: 20.5.** La paciente experimenta insuficiencia suprarrenal central aguda, por lo que la pérdida repentina de la función hipofisaria impide la liberación de ACTH. En estas condiciones, las glándulas suprarrenales aún no se han atrofiado por falta de estimulación y, por lo tanto, siguen siendo sensibles a la ACTH. La respuesta B es correcta porque la paciente no debería mostrar estimulación al inicio del estudio con un cortisol matutino bajo; sin embargo, responde a la tetracosactida (un análogo de la ACTH). La respuesta A sugiere una patología suprarrenal primaria debido a una profunda falta de producción de cortisol. La respuesta C sugiere insuficiencia suprarrenal secundaria crónica con alguna evidencia de atrofia suprarrenal. La respuesta D representa una prueba de estimulación normal. Es importante recordar que las pruebas de estimulación con tetracosactida pueden ser falsamente tranquilizadoras en situaciones de insuficiencia suprarrenal central aguda, ya que las glándulas suprarrenales no han tenido tiempo de atrofiarse.

3. **La respuesta correcta es: A. Solicitar una prueba de supresión de dexametasona (PSD) en dosis bajas.** Esta paciente presenta signos y síntomas clásicos del síndrome de Cushing, que incluyen hipertensión, hiperglucemia, adiposidad abdominal, fácil formación de hematomas y edema. La paciente garantiza la confirmación de estos hallazgos clínicos y la evaluación de la etiología de su hipercortisolismo. Los exámenes de detección para el síndrome de Cushing incluyen la PSD, la prueba de cortisol salival nocturna y la recolección de cortisol en orina de 24 h. Es importante tener en cuenta que un cortisol aleatorio o matutino no es una herramienta útil para diagnosticar el síndrome de Cushing. Los estudios de imagen deben realizarse solo después de la confirmación bioquímica de la enfermedad y las pruebas para sugerir una fuente hipofisaria.

4. **La respuesta correcta es: D. Derivar al servicio de radiología para muestreo del seno petroso inferior.** Esta paciente tiene evidencia clínica y bioquímica de síndrome de Cushing. Una vez que se confirma la hipercortisolemia, la evaluación diagnóstica se centra en si la enfermedad se debe a una causa central o periférica. La concentración de ACTH medida durante la PSD fue detectable, lo que sugiere un proceso dependiente de esta hormona. Esto podría ser una fuente hipofisaria (adenoma) o el síndrome de Cushing por un tumor ectópico productor de ACTH. El método para determinar si la producción de ACTH se localiza en la glándula hipófisis es mediante muestreo del seno petroso inferior, que mide los valores de ACTH en los lechos venosos de la hipófisis. Seguir adelante con la terapia médica o quirúrgica podría llevar a un diagnóstico erróneo del tipo de Cushing que experimenta esta paciente. Cabe destacar que la presencia de una lesión en la RM de hipófisis no garantiza que sea la fuente del hipercortisolismo, ya que las lesiones incidentales no son infrecuentes.

5. **La respuesta correcta es: A. Medición de la hormona del crecimiento después de una carga de glucosa oral.** Este paciente presenta signos clásicos de acromegalia, que incluyen agrandamiento de las manos y los pies, edema de tejidos blandos, cambios en la estructura facial y desarrollo de acrocordones. El paciente tiene fuertes indicios clínicos de acromegalia; sin embargo, requieren confirmación clínica. Parte de la evaluación consiste en verificar la concentración de IGF-I, que si está elevada sugiere acromegalia. No obstante, esta prueba puede verse afectada por la obesidad,

las enfermedades y los medicamentos. El patrón de referencia para el diagnóstico de acromegalia es la prueba de supresión de la hormona del crecimiento, que consiste en controlar las concentraciones de dicha hormona después de una prueba oral de tolerancia a la glucosa. La falta de supresión después de una carga de glucosa es diagnóstica de acromegalia. La obtención aleatoria de concentraciones de la hormona del crecimiento no permite diagnosticar la acromegalia debido a su gran variabilidad fisiológica. La prueba de estimulación del glucagón y la prueba de tolerancia a la insulina se utilizan para el diagnóstico de la insuficiencia de la hormona del crecimiento.

6. La respuesta correcta es: C. Derivar a neurocirugía para resección. La acromegalia casi siempre se debe a la secreción excesiva de hormona del crecimiento por parte de un adenoma hipofisario. La terapia de primera línea es la resección quirúrgica, ya que puede conducir a la curación. Si el tumor es inoperable debido al tamaño o la afectación de las estructuras del sistema nervioso central, o si se logra una resección incompleta, se puede agregar terapia médica para controlar los síntomas. El pegvisomant es un antagonista del receptor de la hormona del crecimiento y la lanreotida es un análogo de la somatostatina, los cuales pueden reducir con éxito las concentraciones de IGF-1 en la acromegalia no controlada.

7. La respuesta correcta es: C. Tumoración hipofisaria. La paciente presenta signos y síntomas de hiperprolactinemia, que incluyen amenorrea, galactorrea y dolores de cabeza. Con frecuencia la hiperprolactinemia se debe a adenomas hipofisarios secretores de prolactina: «prolactinomas». Otras patologías hipofisarias que pueden producir elevaciones de la prolactina incluyen el síndrome de la silla turca vacía y la compresión/desviación del tallo. Los tumores de ovario y la hiperplasia suprarrenal se asocian más frecuentemente con hiperandrogenismo que con hiperprolactinemia. Son frecuentes las elevaciones de prolactina inducidas por medicamentos; sin embargo, no hay evidencia de que esta paciente esté tomando tal medicamento. Siempre es importante evaluar el uso de antagonistas de la dopamina como antipsicóticos, ya que con frecuencia aumentan la prolactina.

8. La respuesta correcta es: A. Iniciar la administración de cabergolina 0.5 mg semanalmente. Esta paciente tiene evidencia de un macroprolactinoma. Los adenomas secretores de prolactina con frecuencia responden de manera excelente al tratamiento con agonistas de la dopamina y no requieren cirugía como tratamiento de primera línea. Los síntomas de amenorrea y galactorrea de la paciente sugieren que está experimentando hiperprolactinemia sintomática y que debe recibir tratamiento. La cabergolina es un agonista de la dopamina que se administra una vez a la semana y es un tratamiento bien tolerado para la hiperprolactinemia. Si la paciente solo tuviera la amenorrea como síntoma y no estuviera interesada en concebir, entonces tomar ACO sería una opción razonable.

9. La respuesta correcta es: A. RM abdominal. La presentación de esta paciente es compatible con hiperparatiroidismo, con hipercalcemia sintomática en el contexto de concentraciones elevadas de hormona paratiroidea. También presenta cefalea y amenorrea, lo que es indicativo de una lesión hipofisaria. Esto está respaldado por la evidencia de un hipotiroidismo de origen central con TSH y T_4L bajas. La combinación de hiperparatiroidismo y masa hipofisaria es preocupante por una posible MEN1. Los pacientes con MEN1 también tienen riesgo de desarrollar tumores neuroendocrinos del páncreas y deben realizarse pruebas de detección precoz de tumores neuroendocrinos pancreáticos en el momento del diagnóstico. Esto se logra mejor mediante RM abdominal. La ecografía pélvica y la colonoscopia son importantes para la detección de tumores en otros síndromes oncogénicos, pero no están indicadas aquí, ni tampoco un ecocardiograma.

10. La respuesta correcta es: A. TSH. En la mayoría de los pacientes con signos o síntomas de hipotiroidismo, la TSH debe ser la prueba inicial. En algunos hospitales, la TSH se puede solicitar con pruebas reflexivas, lo que significa que la T_4L se verifica solo si la concentración de TSH está elevada o la TSH se puede solicitar sola y se puede repetir con la T_4L si la concentración de TSH inicial está elevada. La T_3, total o libre, no es útil en el tratamiento del hipotiroidismo ambulatorio.

11. La respuesta correcta es: C. Levotiroxina 125 μg al día. La fórmula de 1.6 μg/kg de peso corporal por día se utiliza para estimar la dosis de reemplazo inicial en los adultos. Se puede usar la dosis estimada completa en pacientes jóvenes y sanos sin antecedentes de enfermedad cardíaca.

12. **La respuesta correcta es: A. Levotiroxina 25 μg.** La dosis inicial de levotiroxina para los adultos mayores con antecedentes de AC o enfermedad cardiopulmonar debe ser baja (12.5-25 μg al día), con aumentos graduales según los síntomas y las concentraciones de TSH. No se recomienda la dosis diaria total de levotiroxina calculada en función del peso para reducir al mínimo el riesgo de precipitar episodios cardíacos al aumentar la demanda miocárdica.

13. **La respuesta correcta es: C. Comenzar hidrocortisona 100 mg cada 8 h y 100 μg de T$_4$ i.v. al día.** El coma mixedematoso es una urgencia endocrinológica. Hasta que se descarte una insuficiencia suprarrenal coexistente, los pacientes deben ser tratados empíricamente por insuficiencia suprarrenal mientras se trata el hipotiroidismo intenso. Dado que el coma mixedematoso se asocia con una alta mortalidad (~40%), el tratamiento debe iniciarse con base en la sospecha clínica, incluso antes de la devolución de los resultados de laboratorio. La atención de apoyo y la evaluación de los factores desencadenantes son fundamentales para el manejo del coma mixedematoso, además del tratamiento del hipotiroidismo y la posible insuficiencia suprarrenal.

14. **La respuesta correcta es: A. Repetir las pruebas de tiroides después de la recuperación.** En pacientes críticamente enfermos, la evaluación de la función tiroidea es difícil, ya que la enfermedad no tiroidea puede causar hipotiroidismo central adquirido que se resuelve con el tratamiento de la enfermedad primaria. Los estudios de tiroides deben verificarse en los pacientes críticamente enfermos solo si existe una alta sospecha de afección tiroidea. Los estudios de tiroides de esta paciente probablemente reflejen una enfermedad no tiroidea (enfermo eutiroideo) y se resolverá con el tratamiento de su infección.

15. **La respuesta correcta es: A. Solicitar gammagrafía de captación de yodo radioactivo.** Para la evaluación del hipertiroidismo, indicado en esta paciente por TSH disminuida y T$_4$L elevada, la gammagrafía de captación de yodo radioactivo es la primera prueba apropiada. La causa más frecuente del hipertiroidismo es la enfermedad de Graves. La captación de yodo radioactivo en la enfermedad de Graves muestra una captación homogénea difusa.

16. **La respuesta correcta es: B. Tiroiditis indolora.** La tiroiditis indolora es un hipertiroidismo transitorio resultante de la liberación de hormona tiroidea almacenada y se cree que es una forma de tiroiditis de Hashimoto. La captación de yodo radioactivo indica la síntesis de hormona tiroidea dentro de la glándula, por lo que las causas de hipertiroidismo que resultan de un exceso de estimulación o síntesis *de novo* de hormona tiroidea tienen una alta captación de yodo radioactivo. La captación baja de yodo radioactivo se observa en el hipertiroidismo causado por la destrucción o inflamación de la tiroides y la liberación de la hormona preformada.

17. **La respuesta correcta es: D. Cirugía.** La American Thyroid Association (ATA) hace hincapié en discutir todas las opciones de tratamiento para la enfermedad de Graves con los pacientes, ya que no existe un tratamiento que resulte mejor. En esta paciente, el yodo radioactivo estaría contraindicado ya que ella es la única cuidadora de un niño y no podría seguir las precauciones por radiación. Los fármacos antitiroideos son teratogénicos y deben evitarse cuando sea posible en mujeres que desean un embarazo. La cirugía cura el hipertiroidismo y sería la mejor opción para esta paciente.

18. **La respuesta correcta es: C. Selenio.** La tormenta tiroidea es una urgencia endocrinológica que requiere tratamiento inmediato. La ATA recomienda el tratamiento multimodal con bloqueo β-adrenérgico, tionamida, yoduro inorgánico, corticoesteroides, enfriamiento con paracetamol y mantas de enfriamiento, reanimación con volumen, soporte nutricional y cuidados respiratorios.

19. **La respuesta correcta es: B. Derivar para aspiración con aguja fina.** La aspiración con aguja fina debe realizarse en nódulos ≥ 1 cm si son sólidos o hipoecogénicos y tienen una o más características ecográficas sospechosas: márgenes irregulares, microcalcificaciones, forma más alta que ancha o calcificaciones del borde. En esta paciente, que tiene un nódulo hipoecoico de 10 mm con microcalcificaciones, se debe realizar la aspiración con aguja fina.

20. **La respuesta correcta es: B. Repetir la aspiración con aguja fina con obtención de muestra para pruebas moleculares.** Cuando los resultados de una aspiración con aguja fina son

indeterminados (atipia de significado desconocido, lesión folicular de significado indeterminado), se requiere una evaluación adicional. Después de una biopsia con citología indeterminada, la ATA recomienda realizar pruebas moleculares si se tomó una muestra adicional durante la biopsia inicial, o repetir la aspiración con aguja fina en un intervalo de 6-12 semanas. Si la citología repetida es indeterminada, se llevan a cabo pruebas moleculares.

21. **La respuesta correcta es: D. Cada 100 mg de amiodarona contienen la mitad del yodo contenido en la dieta diaria promedio.** La amiodarona contiene ~37% de yodo en peso. Cada tableta de 100 mg contiene 3 mg de yodo inorgánico, que es 10 veces la cantidad de yodo que consume diariamente el estadounidense promedio.

22. **La respuesta correcta es: B. Renina y aldosterona plasmáticas matutinas.** El hiperaldosteronismo está presente en el 11% de los pacientes con hipertensión refractaria a tres fármacos. En este paciente con hipertensión resistente sin antecedentes familiares y sin síntomas que sugieran hipercortisolismo o feocromocitoma, la causa más probable de hipertensión secundaria es el hiperaldosteronismo primario. El primer paso en la evaluación del hiperaldosteronismo es la medición de la renina y la aldosterona plasmáticas matutinas como prueba de detección precoz.

23. **La respuesta correcta es: D. Prueba de supresión de sal.** Este paciente presenta una relación aldosterona-renina aumentada; una relación > 20 permite sospechar de hiperaldosteronismo primario. En los raros casos en los que el diagnóstico es inequívoco (hipocalemia franca en el momento de la presentación y aldosterona > 20 µg/mL), no se requieren más pruebas. En este caso, sin embargo, se requiere la confirmación del aldosteronismo primario. Esto se puede hacer con la prueba de supresión de sal, la cual se puede realizar en un entorno ambulatorio con tabletas de sal o mediante infusión de solución salina intravenosa en la clínica. La adición de solución salina durante 4 h debería suprimir las concentraciones de aldosterona < 5 ng/dL en los individuos normales. La ausencia de supresión permite hacer el diagnóstico de hiperaldosteronismo primario.

24. **La respuesta correcta es: A. Muestreo venoso suprarrenal.** Las imágenes revelan múltiples adenomas suprarrenales de significado poco claro. Asumir que la lesión más grande o la glándula suprarrenal más hipertrofiada o nodular es la fuente de la aldosterona puede conducir a un diagnóstico erróneo. El abordaje correcto sería realizar una muestra venosa suprarrenal para determinar la fuente de la aldosterona. Una vez que se localiza la fuente, se puede derivar al paciente a cirugía para una suprarrenalectomía subtotal o total. La terapia médica se utiliza en situaciones en las que el tratamiento quirúrgico es técnicamente difícil o se rechaza.

25. **La respuesta correcta es: D. Repetir la PSD con concentración de dexametasona y obtener la ACTH.** La PSD de la paciente es preocupante por la falta de supresión, ya que se esperaría que la dexametasona llevara las concentraciones de cortisol matutinos a < 1.8 µg/dL. Sin embargo, es importante evaluar si el paciente tomó, absorbió y metabolizó adecuadamente la dexametasona, ya que la falta de cumplimiento o el hipermetabolismo pueden ser motivo de prueba fallida. Si las concentraciones de cortisol realmente no se suprimen, entonces determine si el hipercortisolismo es dependiente o no de ACTH. Una concentración de ACTH no suprimida sugeriría un proceso dependiente de dicha hormona, como una tumoración hipofisaria o un tumor productor de ACTH. Una ACTH suprimida sugeriría una fuente autónoma de producción de cortisol, como un adenoma suprarrenal.

26. **La respuesta correcta es: A. Muestreo venoso suprarrenal.** La paciente presentaba síndrome de Cushing independiente de la ACTH y se le realizaron estudios de imagen abdominal para buscar causas suprarrenales. La nodularidad bilateral y las lesiones en la paciente dificultan la localización de la fuente principal de glucocorticoides. Al igual que con el exceso de mineralocorticoides, el muestreo venoso suprarrenal puede ser útil para determinar qué glándula suprarrenal está más involucrada en la producción excesiva de glucocorticoides. Si la fuente no está lateralizada, entonces las otras tres opciones (una quirúrgica, dos médicas) son razonables para tratar el hipercortisolismo.

27. **La respuesta correcta es: C. Metanefrinas fraccionadas en orina de 24 h ahora, con planes para aldosterona, renina y PSD de 1 mg durante la noche en el entorno ambulatorio.** Todos los pacientes con incidentalomas suprarrenales deben ser evaluados por hiperfunción hormonal. La evaluación hormonal incluye estudios en busca de feocromocitoma, síndrome de Cushing subclínico y, si es hipertenso o con hipocalemia inexplicable, hiperaldosteronismo. En este escenario, dado el alto grado de sospecha clínica de feocromocitoma y la gravedad de la afección, se recomendaría realizar una evaluación de feocromocitoma lo antes posible. El resto del diagnóstico debe hacerse de forma ambulatoria cuando el paciente se encuentra en su estado de salud inicial, ya que la enfermedad aguda puede inducir falsos positivos. La RM abdominal no proporciona más información en este momento.

28. **La respuesta correcta es: D. Derivar a cirugía.** Las características de imagen que sugieren malignidad incluyen forma irregular, densidad heterogénea, diámetro > 4 cm y calcificaciones. En caso de nódulos de apariencia benigna (< 10 HU o lavado relativo > 40%), se deben repetir las imágenes después de 6-12 meses. En este caso, el tumor mide > 4 cm, lo que hace que el riesgo de carcinoma adrenocortical sea mucho mayor y justifica la adrenalectomía profiláctica para prevenir la progresión a carcinoma adrenocortical. Cabe destacar que el paciente no pasó la PSD y tenía una relación aldosterona-renina aumentada, lo que sugiere una sobreproducción de glucocorticoides y mineralocorticoides. Los carcinomas adrenocorticales pueden producir múltiples hormonas, a diferencia de los adenomas, que generalmente secretan una sola.

29. **La respuesta correcta es: C. Metanefrinas y catecolaminas fraccionadas en orina de 24 h.** La presentación de la paciente es más preocupante por el exceso de catecolaminas. Si bien la sudoración y las palpitaciones pueden asociarse con hipoglucemia, la paciente no describe la tríada de Whipple. Los síntomas también son menos probables debido a un tumor neuroendocrino intestinal o al síndrome carcinoide, ya que no hay enrojecimiento ni síntomas gastrointestinales. El caso amerita la evaluación de feocromocitoma y paraganglioma midiendo metanefrinas y catecolaminas fraccionadas en orina. Un valor positivo justifica una evaluación adicional con imágenes.

30. **La respuesta correcta es: B. Exploración con metayodobencilguanidina MIBG con I-123.** Las catecolaminas elevadas también pueden ser producidas por tumores de la cadena simpática conocidos como *paragangliomas*. Son extrasuprarrenales y requieren imágenes más amplias para su identificación. Con frecuencia se requieren múltiples modalidades hasta que se identifican, con MIBG, tomografía por emisión de positrones con fluorodesoxiglucosa (FDG-PET, *fluorodeoxyglucose-positron emission tomography*) y exploraciones con octreotida, que tienen diferentes sensibilidades para identificar paragangliomas. Como se ha confirmado el exceso de catecolaminas, la monitorización seriada o el tratamiento profiláctico son inapropiados en este momento.

31. **La respuesta correcta es: D. Iniciar prazosina 1 mg cada 4 h.** La práctica preoperatoria actual para los tumores secretores de catecolaminas es proporcionar un bloqueo α, evitando la estimulación adrenérgica α catastrófica durante la manipulación del tumor. Esto se puede realizar con bloqueadores α no selectivos, como la fenoxibenzamina, o con agentes selectivos como la prazosina. Los pacientes necesitan ajustar la dosis hasta que desarrollen hipotensión ortostática como marcador de un bloqueo suficiente. El bloqueo β exclusivo nunca debe realizarse en los pacientes con tumores secretores de catecolaminas, para prevenir el colapso cardiovascular por estimulación α sin oposición. La metirosina previene la producción de catecolaminas y se utiliza en el tratamiento del feocromocitoma metastásico.

32. **La respuesta correcta es: B. Derivación a genética, imágenes repetidas y catecolaminas en 1 año.** A medida que ha avanzado el campo de la genética, se han identificado más mutaciones genéticas que aumentan el riesgo de paraganglioma y feocromocitoma. Se estima que > 20% de los feocromocitomas son de origen genético-familiar; por lo tanto, el asesoramiento y las pruebas genéticas son de gran valor en esta población de pacientes. Las personas con tumores secretores de catecolaminas deben realizarse exámenes de detección de forma regular con imágenes y concentraciones de catecolaminas para asegurar que no haya evidencia de recurrencia, en particular en pacientes con mutaciones genéticas conocidas, como neoplasia endocrina múltiple 2A (MEN2A), síndrome de Von Hippel-Lindau y mutaciones de succinato-deshidrogenasa.

33. **La respuesta correcta es: D. Derivar al SU.** La paciente se presenta con signos de insuficiencia suprarrenal, que incluyen fatiga, hipotensión y ortostasis. La presencia de hiperpigmentación y antojos de sal sugiere un déficit tanto de glucocorticoides como de mineralocorticoides. En el contexto de una mujer joven con hipotiroidismo, la causa más probable sería la enfermedad de Addison. La paciente presenta síntomas hemodinámicos importantes y también puede tener anomalías electrolíticas graves subyacentes, como hipercalcemia e hiponatremia. Su presentación es preocupante por una posible crisis suprarrenal y requiere tratamiento inmediato con hidrocortisona i.v., reanimación con líquidos y corrección de anomalías electrolíticas.

34. **La respuesta correcta es: C. Verificar la ACTH de referencia y realizar una prueba de estimulación con tetracosactida.** El cuadro clínico sugiere fuertemente la enfermedad de Addison; sin embargo, la paciente requiere confirmación bioquímica de insuficiencia suprarrenal. El aumento en la concentración de ACTH (con frecuencia en el orden de los cientos) es compatible con insuficiencia suprarrenal. Se esperaría que una prueba de estimulación con tetracosactida mostrara una respuesta mínima a esta. Una vez que se confirma el diagnóstico, la paciente requerirá información sobre el asesoramiento apropiado sobre glucocorticoides y mineralocorticoides. También se pueden comprobar los anticuerpos contra 21-hidroxilasa, ya que su presencia está asociada con la enfermedad de Addison, pero no es necesario para el diagnóstico. Se puede usar una TC abdominal para identificar otras causas de insuficiencia suprarrenal, pero es de poca utilidad para la adrenalitis autoinmunitaria conocida.

35. **La respuesta correcta es: D. Prednisona 5 mg al día y fludrocortisona 0.1 mg al día.** Con su nuevo diagnóstico, la paciente requerirá el reemplazo de glucocorticoides y mineralocorticoides de por vida. La prednisona y la fludrocortisona cubren este requisito. Si bien la hidrocortisona tiene efectos tanto glucocorticoides como mineralocorticoides, es poco probable que la dosis de reemplazo de hidrocortisona proporcione una cobertura suficiente de mineralocorticoides y, por lo general, se complementa con fludrocortisona. Se recomienda la dosis más baja posible de ambos para prevenir las complicaciones del uso excesivo de glucocorticoides y el aldosteronismo.

36. **La respuesta correcta es: C. Medir el calcio y la creatinina en suero y orina de 24 h.** El hiperparatiroidismo primario es inusual en hombres jóvenes y plantea la posibilidad de una forma familiar de hipercalcemia. Es necesario descartar la hipercalcemia hipocalciúrica familiar, ya que debe evitarse la paratiroidectomía en la hipercalcemia hipocalciúrica familiar. Todas las células paratiroideas tienen un defecto en el receptor sensible al calcio y la extirpación de una glándula paratiroidea no cambiará la enfermedad. Actualmente, el cálculo de la relación del CCCR es la prueba estándar, y se necesitan mediciones de calcio en orina de 24 h, creatinina, y calcio y creatinina séricos concomitantes. Aunque normalmente se controlan, el magnesio y el fosfato no contribuirán mucho a la cuestión del diagnóstico. Las pruebas de imagen para la localización de las glándulas paratiroideas se pueden realizar después de descartar la hipercalcemia hipocalciúrica familiar. Sufrió una fractura traumática, pero no por fragilidad (definida como una caída desde una altura de pie). La DXA no está indicada en esta etapa del diagnóstico.

37. **La respuesta correcta es: A. Crisis hipercalcémica.** La presentación de este paciente con síntomas y signos neurológicos agudos requiere una evaluación urgente. Si bien su presentación podría asociarse con hipertiroidismo, los antecedentes de tiroidectomía sin mencionar cambios en la medicación hace que este diagnóstico sea poco probable. El hecho de que pueda beber mucha agua hace que el estado hiperglucémico hiperosmolar sea menos probable. La sed, la micción frecuente y la pérdida de peso no son características de un ACV. Debe descartarse la hiponatremia, pero esta no era una de las posibilidades proporcionadas. La hipercalcemia puede causar todos los síntomas y ocupa un lugar destacado en el diagnóstico diferencial. Se puede observar letargia y confusión en la hipercalcemia grave, y la debilidad de los músculos extraoculares puede causar diplopía.

38. **La respuesta correcta es: B. Cáncer de pulmón.** La hipercalcemia grave, o crisis hipercalcémica, puede tener varias causas, pero la hipercalcemia por malignidad es más probable en este paciente con un fuerte historial de hábito tabáquico. La concentración normal de calcio de hace un año prácticamente descarta el hiperparatiroidismo primario, incluido el hiperparatiroidismo asociado

con la MEN1. Su TSH es normal, presumiblemente a través de la terapia apropiada con levotiroxina, excluyendo el hipertiroidismo (de la enfermedad de Graves u otras causas).

39. La respuesta correcta es: C. Solución salina normal i.v. La hipercalcemia grave debe tratarse de inmediato. La hidratación intensa con solución salina i.v. es la intervención más eficaz. A menudo se necesitan grandes dosis. La calcitonina a veces se usa en el tratamiento agudo de la hipercalcemia, pero su efecto es relativamente débil y no dura más que unos pocos días debido a la taquifilaxia. Los bisfosfonatos (si la función renal lo permite) y el denosumab son eficaces en el tratamiento de la hipercalcemia maligna, pero no actúan de inmediato. Los anticuerpos del receptor de la hormona paratiroidea/PTHrP no están disponibles clínicamente. Es necesario abordar el manejo del tumor pulmonar subyacente, pero no debe retrasar el tratamiento agudo de la hipercalcemia.

40. La respuesta correcta es: C. Sarcoidosis. La sarcoidosis, una enfermedad inflamatoria caracterizada por la presencia de granulomas no caseificantes, puede afectar a casi todos los órganos, ser asintomática o asociarse con una amplia gama de síntomas, y plantea un desafío diagnóstico. Las mujeres afroamericanas tienen una mayor incidencia de sarcoidosis. La presentación de esta paciente es clásica para la sarcoidosis pulmonar, pero se necesita una evaluación diagnóstica que generalmente incluye una biopsia de tejido. La hipercalcemia en la sarcoidosis se debe a la conversión independiente de la hormona paratiroidea de la 25-hidroxivitamina D en la 1,25-dihidroxivitamina D activa. El hiperparatiroidismo primario o secundario se presenta con hormona paratiroidea elevada (y la concentración de calcio sérico no está elevada en el hiperparatiroidismo secundario). La hipercalcemia humoral por malignidad es causada por un aumento de la PTHrP.

41. La respuesta correcta es: A. Calcio y albúmina. Esta es una presentación típica de hipocalcemia con irritabilidad neuromuscular. Si la concentración de calcio sérico (ajustado a la albúmina) resulta ser baja y la hormona paratiroidea está disminuida o en una concentración inadecuada, tiene hipoparatiroidismo posquirúrgico y no esclerosis múltiple.

42. La respuesta correcta es: A. Concentración de vitamina D y hormona paratiroidea. Este paciente tenía una concentración indetectable de vitamina D con hiperparatiroidismo secundario, una afección frecuente que se caracteriza por calcio sérico disminuido a normal (debido a la baja absorción de calcio) y fósforo sérico reducido (debido a la elevación de la hormona paratiroidea). El tratamiento con suplementos de vitamina D normaliza estos hallazgos. *PHEX* está mutado en *XLH*, una forma hereditaria de raquitismo. El FGF23 está aumentado en varios tipos raros de hipofosfatemia. La deficiencia de vitamina D es mucho más común y debe descartarse primero. La insulina puede provocar un desplazamiento intracelular de fosfato, pero eso influiría en las infusiones de glucosa.

43. La respuesta correcta es: A. Estabilizar las concentraciones séricas de calcio y albúmina. Durante el embarazo, la albúmina sérica suele disminuir debido a un aumento del volumen plasmático. El calcio sérico total debe corregirse por albúmina. La albúmina es de 2.0 g/dL y el calcio ajustado es de 8.4 mg/dL y, por lo tanto, está dentro del rango para pacientes hipoparatiroideos de normal bajo a bajo. En ausencia de síntomas, no se necesita ningún cambio en el tratamiento.

44. La respuesta correcta es: B. Recomendar cirugía de paratiroides. Tiene hiperparatiroidismo primario, una enfermedad con una incidencia de > 100 000 casos nuevos al año en los Estados Unidos. Por lo general, se observa en mujeres posmenopáusicas. En la hipercalcemia hipocalciúrica familiar, la relación del CCCR suele ser < 0.01; por lo tanto, no está indicada la prueba genética. Los criterios para el tratamiento quirúrgico del hiperparatiroidismo primario asintomático incluyen cualquiera de los siguientes: edad < 50 años, calcio sérico > 11.5 g/dL, CrCl < 60 o puntuación T de DXA < −2.5, o antecedentes de fractura por fragilidad. Tiene osteoporosis y se recomienda paratiroidectomía.

45. La respuesta correcta es: C. Liraglutida diariamente. En este paciente con enfermedad cardiovascular conocida, de acuerdo con las pautas de la ADA de 2018, al adicionar un segundo medicamento a la metformina y el manejo del estilo de vida para mejorar el control glucémico, se recomienda agregar una terapia validada para mejorar la salud del corazón. De las opciones enumeradas, la liraglutida, agonista del receptor del péptido 1 similar al glucagón, es el único fármaco

aprobado por la Food and Drug Administration (FDA) de los Estados Unidos para reducir el riesgo de muerte cardiovascular en los pacientes adultos con DM2.

46. **La respuesta correcta es: D. Iniciar 25 U de insulina glargina todas las noches con insulina aspart con dosis ajustable.** Este paciente tenía sus medicamentos antihiperglucémicos domiciliarios retenidos apropiadamente al momento de la admisión, dada su enfermedad aguda y lesión renal. El alcance de su resistencia subyacente a la insulina, tanto debido a factores metabólicos como a su enfermedad aguda, sugiere que necesitará insulina durante la hospitalización. Para los pacientes que anticipan una necesidad significativa de insulina, el inicio de la insulina de base proporcionará un mejor control glucémico que las dosis correctivas por sí solas. Comenzar la administración basal con insulina glargina o protamina neutra Hagedorn (NPH) sería un abordaje razonable en alguien con el patrón glucémico mencionado anteriormente.

47. **La respuesta correcta es: D. Iniciar liraglutida 0.6 mg s.c. una vez al día.** Esta paciente no está alcanzando actualmente su objetivo de HbA_1c del 7.0%, por lo que es apropiado agregar una terapia adicional para mejorar el control glucémico. Dada su obesidad concomitante, la liraglutida es la opción más adecuada, ya que está aprobada por la FDA para el tratamiento de la obesidad. Las sulfonilureas y la insulina están asociadas con el aumento de peso.

48. **La respuesta correcta es: C. Brecha aniónica sérica < 12 mEq/L y bicarbonato sérico ≥ 15 mEq/L.** Las pautas de la ADA para la cetoacidosis diabética recomiendan disminuir gradualmente la insulina i.v. y comenzar un programa de insulina subcutánea de dosis múltiples cuando la glucemia sea < 200 mg/dL y se cumplan al menos dos de los siguientes parámetros: 1) brecha aniónica sérica < 12 mEq/L (o en el límite superior de lo normal para el laboratorio local), 2) bicarbonato sérico ≥ 15 mEq/L y 3) pH venoso > 7.30. Además, se prefiere que el paciente permanezca en infusión i.v. si no puede comer. La infusión i.v. debe continuarse durante 1-2 h después del inicio de la insulina s.c.

49. **La respuesta correcta es: D. Insulina = 38 pmol/L, proinsulina = 25 pmol/L, péptido C = 0.8 ng/mL, α-hidroxibutirato < 2.7 mmol/L, detección fármaco hipoglucemiantes orales = negativo.** En la evaluación de la hipoglucemia en un adulto sin diabetes, es necesario documentar la tríada de Whipple y obtener los siguientes análisis de laboratorio en el momento de los síntomas: insulina, proinsulina, péptido C, β-hidroxibutirato y detección de fármacos hipoglucemiantes orales. En casos de hiperinsulinemia endógena (insulinoma), habrá una baja concentración de glucosa con insulina, proinsulina y péptido C elevados, con β-hidroxibutirato suprimido y detección negativa de fármacos hipoglucemiantes orales. Los hallazgos de laboratorio en la hipoglucemia debida a sulfonilureas serán idénticos, excepto que el cribado del hipoglucemiante oral será positivo.

50. **La respuesta correcta es: D. Ecocardiograma transtorácico.** El tratamiento inicial del estado hiperglucémico hiperosmolar (EHH), como el tratamiento de la cetoacidosis diabética, implica la sustitución de los déficits de volumen y electrólitos, la insulina y la identificación de cualquier enfermedad subyacente que pueda haber precipitado el EHH. Los precipitantes comunes incluyen infección, incumplimiento de medicación, IM y ACV. Aunque el IM puede ser un desencadenante del EHH, esto se evaluaría inicialmente con un ECG en lugar de un ecocardiograma.

51. **La respuesta correcta es: C. Los inhibidores de SGLT2 aumentan la hiperfiltración.** Los modelos animales han sugerido que la inhibición de SGLT2 reduce la hiperfiltración y la albuminuria. En los ensayos clínicos, los inhibidores de SGLT2 causan una leve disminución inicial de la TFGe, pero después reducen la disminución de la TFGe con el tiempo en comparación con el placebo. La canagliflozina ha sido aprobada para reducir el riesgo de enfermedad renal en etapa terminal, empeoramiento de la función renal, muerte cardiovascular y hospitalización por insuficiencia cardíaca en adultos con DM2 y nefropatía diabética.

52. **La respuesta correcta es: B. Comenzar con insulina de acción prolongada a una dosis de 0.1-0.2 UI/kg/día con instrucciones de aumentar 2 U cada 3 días hasta alcanzar el objetivo de glucosa en ayunas.** La ADA recomienda la introducción temprana de insulina si hay evidencia de catabolismo continuo (pérdida de peso), si hay síntomas de hiperglucemia o cuando la HbA_1c es > 10%. En esta paciente, su nicturia probablemente refleje una hiperglucemia sintomática. Una vez iniciada, la metformina debe continuarse todo el tiempo que se tolere con agentes

adicionales añadidos según la necesidad. La ADA recomienda una dosis inicial de insulina basal de 0.1-0.2 UI/kg/día o 10 U por día con instrucciones para la autotitulación del paciente. Antes del inicio de la insulina prandial, sería razonable vigilar la respuesta a la insulina basal para simplificar el régimen y promover el cumplimiento terapéutico.

53. **La respuesta correcta es: A. Continuar con metformina y agregar dapagliflozina.** En individuos con DM2 con insuficiencia cardíaca como enfermedad concomitante predominante, se recomiendan los inhibidores del cotransportador de sodio-glucosa 2 (SGLT2) como segundo agente (además de la metformina). Se ha demostrado que los inhibidores de SGLT2 reducen significativamente el riesgo de hospitalización debido a insuficiencia cardíaca. Como este paciente todavía está por encima del objetivo de HbA$_1$c, se debe agregar dapagliflozina al régimen actual.

54. **La respuesta correcta es: C. Perfil lipídico, transglutaminasa tisular y TSH.** En el momento del diagnóstico de DM1, se recomienda la detección de enfermedad celíaca, hipotiroidismo y dislipidemia.

55. **La respuesta correcta es: C. Desechar el frasco y abrir uno nuevo.** La insulina sin abrir debe guardarse en el refrigerador. La mayoría de los viales de insulina caducan ~30 días después del primer uso y no requieren refrigeración después de abrirse. La insulina no debe exponerse a temperaturas extremas, ya que puede provocar cambios significativos en su acción. Se recomienda que la insulina se almacene a temperatura ambiente en un lugar alejado del calor directo y la luz, siempre que la temperatura no sea $> 30\,°C$. Si un frasco de insulina se congela o se expone a un calor extremo, debe desecharse.

56. **La respuesta correcta es: D. Suspender la bomba de insulina y cambiar a infusión de insulina i.v.** La ADA defiende permitir que los pacientes continúen usando sus bombas cuando estén hospitalizados, siempre y cuando puedan hacerlo física y mentalmente. En este contexto, en el que el paciente no puede manejar su bomba de insulina debido a un estado mental alterado y parece estar críticamente enfermo, sería apropiado hacer la transición a la infusión de insulina intravenosa. La ADA recomienda la transición al régimen de bolo basal en los pacientes no críticos ingresados en el hospital pero que no pueden operar la bomba de manera segura.

57. **La respuesta correcta es: A. Continuar con atorvastatina 80 mg al día y agregar ezetimiba 10 mg al día.** En el ensayo IMPROVE-IT se mostró que la adición de ezetimiba a la terapia con estatinas disminuyó las LDL y mejoró los resultados cardiovasculares en los pacientes con AC conocida. Como este paciente tiene un objetivo de LDL más estricto (< 70 mg/dL), sería beneficioso un tratamiento adicional. Actualmente toma una estatina de alta potencia, por lo que cambiar a una potencia moderada no mejoraría sus LDL. No está claro si la adición del fibrato agregaría un beneficio cardiovascular concomitante y puede aumentar el riesgo de mialgias y rabdomiólisis al usarlo con estatinas. Es razonable comenzar agregando ezetimiba y ver el colesterol LDL resultante (LDL-C). Las pautas estadounidenses recomiendan agregar un inhibidor de PCSK9 si el LDL-C permanece en 70 mg/dL o más; las pautas europeas recomiendan apuntar a un LDL-C < 55 mg/dL.

58. **La respuesta correcta es: A. Atorvastatina 80 mg al día.** Las recomendaciones actuales son iniciar estatinas de alta intensidad como tratamiento de primera línea en los pacientes que se cree son portadores heterocigotos de hipercolesterolemia familiar. La estatina de alta intensidad con o sin la adición de ezetimiba sería una buena primera opción para reducir las concentraciones de LDL en $> 50\%$. Si el paciente tiene evidencia de enfermedad cardiovascular o no responde suficientemente a una estatina, la adición de un inhibidor de PCSK9 como evolocumab sería razonable.

59. **La respuesta correcta es: D. Iniciar insulina y dextrosa i.v.** Este paciente está experimentando hipertrigliceridemia intensa y muestra síntomas preocupantes como taquicardia y leucocitosis en asociación con su pancreatitis. Es necesario un tratamiento rápido de las alteraciones metabólicas relacionadas con la hipertrigliceridemia. La insulina promueve la expresión de la lipoproteína lipasa, lo que favorece la eliminación de los triglicéridos de la circulación. Como este paciente es hiperglucémico y puede tolerar la terapia con insulina, el inicio de insulina i.v. con suficiente glucosa para preservar la euglucemia ayudaría a disminuir los triglicéridos. Si el paciente no responde a medidas más conservadoras, entonces la aféresis sería un siguiente paso razonable.

REUMATOLOGÍA

PREGUNTAS

1. Mujer de 42 años de edad con antecedentes médicos nada destacables acude a su médico de atención primaria (MAP) con molestias en el lado radial de la muñeca derecha que comenzaron hace una semana. No refiere lesiones o traumatismos en la mano o la muñeca y por lo demás está sana. Tiene un niño sano de 6 meses. En la exploración física hay presencia de dolor a la palpación sobre el lado radial dorsal de la muñeca con plenitud sobre el primer compartimento dorsal de la muñeca derecha. El dolor se reproduce con la desviación cubital de la muñeca con el pulgar sujetado en la palma. La palpación de la primera articulación carpometacarpiana no es dolorosa. La radiografía de la muñeca es normal.

    ¿Cuál de los siguientes es el diagnóstico más probable?
    A. Síndrome del túnel carpiano
    B. Tenosinovitis de De Quervain
    C. Presentación precoz de artritis inflamatoria
    D. Artrosis de la mano

2. Hombre de 64 años de edad con antecedentes de hipertensión, obesidad, enfermedad por hígado graso no alcohólico (HGNA) y dislipidemia, se presenta a la consulta de reumatología en noviembre refiriendo 2 meses de dolor bilateral en las manos. Niega exantema, úlceras bucales o nasales, fenómeno de Raynaud, debilidad proximal, disnea o dolor torácico pleurítico. Los medicamentos incluyen amlodipino 10 mg 1 vez al día, simvastatina 20 mg 1 vez al día y ácido acetilsalicílico 81 mg 1 vez al día. En la exploración se observa sinovitis bilateral de la segunda a cuarta falanges metacarpianas (MCP) y sinovitis interfalángica proximal. El hemograma completo (HC) no presenta anomalías. La aspartato-aminotransferasa (AST) es de 130 U/L y la alanina-aminotransferasa (ALT) es de 150 U/L, que es el valor inicial. La función renal es normal. Las serologías de hepatitis son negativas y la prueba QuantiFERON-TB es negativa. En las radiografías de las manos no se observa ninguna enfermedad erosiva.

    ¿Cuál de los siguientes es el diagnóstico más probable?
    A. Espondiloartritis anquilosante
    B. Artritis asociada con parvovirus
    C. Gota poliarticular
    D. Artritis reumatoide

3. ¿Cuáles de las siguientes pruebas positivas ayudarán a establecer el diagnóstico en el paciente mencionado en la pregunta 2?
    A. Serologías agudas de parvovirus
    B. Tomografía computarizada (TC) de energía dual
    C. Antígeno leucocitario humano (HLA, *human leukocyte antigen*)-B27
    D. Resonancia magnética (RM) de la mano
    E. Factor reumatoide y anticuerpos anti-péptido citrulinado cíclico (anti-CCP)

4. El paciente mencionado en las preguntas 2 y 3 comienza con sulfasalazina (SSZ) 500 mg dos veces al día e hidroxicloroquina 400 mg una vez al día. Tres semanas después, durante un viaje a Florida, acude al servicio de urgencias (SU) local con fiebre, tos, exantema, mialgias y artralgias difusas. En el examen, hay una exantema maculopapular confluente sobre el tronco y los brazos. Se observa que tiene sinovitis bilateral en las falanges MCP e interfalángica proximal. Los laboratorios se caracterizan por: AST 400 U/L, ALT 350 U/L y fosfatasa alcalina 800 IU/L. Tiene leucopenia leve. En la radiografía de tórax (RxT) no se observa ninguna consolidación. La prueba rápida de influenza es negativa.

   ¿Cuál de los siguientes es el paso más apropiado a seguir en el tratamiento de este paciente?
   A. Manejo conservador del síndrome vírico con hidratación, paracetamol y reposo
   B. Iniciar oseltamivir para la gripe, dado un alto índice de sospecha
   C. Iniciar prednisona 0.5 mg/kg para el brote de artritis reumatoide
   D. Suspender la hidroxicloroquina
   E. Suspender SSZ y comenzar prednisona 0.5 mg/kg

5. Mujer de 32 años de edad fue diagnosticada recientemente con artritis reumatoide seropositiva no erosiva. No puede tolerar el metotrexato debido a intolerancia gastrointestinal, incluso cuando se cambia a la formulación s.c. y se le agrega ácido folínico. Tiene antecedentes de síndrome de Stevens-Johnson que se desarrolló después de un ciclo de trimetoprima-sulfametoxazol para el tratamiento de una infección urinaria hace 3 años. Está casada y quiere tener hijos. Se inicia tratamiento con hidroxicloroquina, pero no tolera la medicación por vía oral, y en el seguimiento en los 3 meses posteriores continúa con sinovitis activa.

   ¿Cuál de los siguientes es el fármaco a elegir?
   A. Fármaco biológico antirreumático modificador de la enfermedad (FARME)
   B. Leflunomida
   C. Penicilamina
   D. Sulfasalazina

6. Decide iniciar tratamiento con un FARME.

   ¿Cuál de los siguientes fármacos tiene menos probabilidades de lograr un buen control de la enfermedad?
   A. Abatacept (proteína 4-Ig asociada con linfocitos T citotóxicos [CTLA4])
   B. Anakinra (antagonista del receptor de interleucina [IL] 1)
   C. Infliximab (anti-factor de necrosis tumoral [TNF, *tumor necrosis factor*])
   D. Tocilizumab (anti-IL-6)

7. Hombre de 28 años de edad, por lo demás sano, acude al SU con antecedentes de 6 semanas de dolor poliarticular que afecta sus muñecas, codos, rodillas y pies. Experimenta episodios febriles diarios de hasta 38.9 °C que ocurren hacia el final del día. Su madre, que lo acompaña, nota un sarpullido en el tronco durante estos episodios. En una revisión exhaustiva se destaca una pérdida de peso de 3 kg que no fue intencional durante las últimas 4 semanas, así como la sudoración nocturna. Niega dolor de garganta, úlceras bucales o nasales, tos, dolor abdominal, diarrea o disuria. Niega haber viajado recientemente o haber estado expuesto a contactos enfermos conocidos. A la exploración, está afebril y los signos vitales son normales. No se nota ningún exantema. Hay dolor a la palpación de ambas muñecas, sin evidencia de derrame, eritema o calor. Se palpan ganglios linfáticos cervicales firmes, no dolorosos y enmarañados, los más grandes de los cuales miden hasta 2 cm de diámetro máximo. El resto de la exploración es normal. En el HC se observa un recuento de leucocitos de 14 000 células/μL, con predominio de neutrófilos. Las concentraciones de AST y ALT están levemente aumentadas a 78 U/L y 98 U/L, respectivamente. El factor reumatoide, el péptido cíclico citrulinado (CCP, *cyclic citrullinated peptide*) y los anticuerpos antinucleares (ANA, *antinuclear antibodies*) son negativos. Las radiografías de las muñecas no muestran alteraciones. Los hemocultivos no tienen crecimiento después de 5 días.

¿Cuál de los siguientes no es un paso apropiado en la evaluación y el tratamiento?

A. TC de tórax, abdomen y pelvis

B. Biopsia abierta de ganglio linfático cervical

C. Iniciar naproxeno 500 mg 2 veces al día con omeprazol 20 mg 1 vez al día

D. Iniciar prednisona 0.5 mg/kg

8. Hombre de 28 años de edad con antecedentes de hipertensión, obesidad y dislipidemia acude al SU refiriendo un día de dolor intenso en la rodilla derecha y en el tobillo izquierdo. A la exploración, está afebril, con signos vitales normales. En la exploración física se detecta sinovitis de la rodilla derecha y el tobillo izquierdo. En la exploración de la rodilla izquierda también se observa dolor a la palpación a lo largo del tendón infrarrotuliano, así como nódulos pequeños y firmes en la bolsa del olécranon izquierdo. El resto de la exploración es normal. En los estudios de laboratorio realizados en el SU, el HC y la química sanguínea no muestran anomalías, mientras que la velocidad de sedimentación globular (VSG, 56 mm/h) y la proteína C reactiva (80 mg/L) están aumentadas. El paciente refiere dos episodios previos similares con dolor y edema de rodilla de inicio agudo que fueron tratados con antiinflamatorios no esteroideos (AINE) y hubo resolución completa en 1 semana. Niega antecedentes de exantema cutáneo, enfermedad inflamatoria de los ojos, lumbalgia, conjuntivitis, disuria, dolor de talón, dolor abdominal o diarrea. No recuerda ningún antecedente de infecciones gastrointestinales, urinarias o de oído, nariz y garganta.

¿Cuál de los siguientes es el diagnóstico más probable?

A. Artritis gotosa aguda

B. Artritis reumatoide

C. Artritis séptica

D. Espondiloartritis seronegativa

E. Lupus eritematoso sistémico

9. ¿Cuál de los siguientes es el mejor paso para establecer el diagnóstico en el paciente mencionado en la pregunta 8?

A. Artrocentesis con recuento celular, diferencial y examen de cristales

B. TC de energía dual

C. Prueba de HLA-B27

D. Ecografía musculoesquelética

E. Radiografía de la articulación sacroilíaca

10. Hombre de 50 años de edad con antecedentes de hipertensión, hiperlipidemia, diabetes mellitus tipo 1 (DM1) (en bomba de insulina), enfermedad ulcerosa péptica, enfermedad renal crónica en estadio 3, miocardiopatía isquémica y gota ingresa en el hospital refiriendo 2 días de empeoramiento de la disnea de esfuerzo. Se encuentra en insuficiencia cardíaca aguda descompensada y se trata con furosemida i.v. En el tercer día de hospitalización, el paciente presenta artralgias intensas y edema de múltiples articulaciones, incluidas muñecas, codos, rodillas, tobillos y falanges metatarsianas. En el examen, está afebril. Observa múltiples tumoraciones duras subcutáneas indoloras dentro de ambas bolsas del olécranon. Hay sinovitis activa de su segunda y tercera falange MCP, rodillas bilaterales y articulaciones falángicas bilaterales del primer, segundo y tercer metatarsiano. Se realiza artrocentesis de rodilla derecha, con estudios preliminares que muestran 36 000 células/μL con 85% de neutrófilos. El examen de cristales y la tinción de Gram están pendientes. En el HC se observa un recuento normal de leucocitos y eritrocitos. Su tasa de filtración glomerular (TFG) es de 18 mL/min, pero hace un mes era de 39 mL/min. El ácido úrico es de 5.7 mg/dL. Una HbA$_1$c reciente fue del 9%.

¿Cuál de los siguientes es el mejor tratamiento para la artritis?

A. Administrar hormona adrenocorticotrópica s.c.

B. Iniciar anakinra 100 mg 1 vez al día s.c.

C. Comenzar con 1.2 mg de colchicina seguido de 0.6 mg 1 h después

D. Iniciar indometacina 50 mg 3 veces al día

E. Iniciar prednisona 40 mg 1 vez al día

11. Hombre de 65 años de edad con antecedentes de hipertensión, hiperlipidemia y gota tofácea recibe seguimiento por su hipertensión. Su gota está estable y no ha tenido artritis gotosa aguda en 2 años. La concentración de ácido úrico más reciente es de 4.8 mg/dL. Su presión arterial (PA) en múltiples visitas está aumentada y piensa hacer ajustes al régimen actual de amlodipino 10 mg 1 vez al día.

    ¿Qué ajuste de medicación antihipertensiva recomendaría?
    A. Continuar con amlodipino y comenzar con lisinopril
    B. Continuar con amlodipino e iniciar losartán
    C. No cambiar el régimen antihipertensivo: puede empeorar la función renal y precipitar una crisis de gota
    D. Suspender el amlodipino e iniciar tratamiento con hidroclorotiazida
    E. Dejar de amlodipino y comenzar lisinopril

12. Hombre de 80 años de edad con antecedentes de hipertensión, enfermedad renal crónica en estadio 4, DM y fibrilación auricular en tratamiento con warfarina, acude al SU con antecedentes de 2 días de dolor y edema en la rodilla derecha. Niega haber tenido episodios previos de artralgias. Refiere una caída reciente una semana antes, pero no recuerda haberse lesionado la rodilla. Niega fiebre, escalofríos, exantemas cutáneos, dolor abdominal, diarrea, disuria o dolor ocular. No ha recibido antibióticos en los 3 meses anteriores. En el examen, está afebril. PA de 130/85 mm Hg. Hay un derrame de rodilla de tamaño moderado, eritema y calor. La amplitud de movimiento está limitada por el dolor, pero puede flexionar pasivamente la rodilla a 45°. En la radiografía se observa un derrame moderado y un estrechamiento del espacio articular del compartimento medial con calcificación del cartílago articular. Su HC es normal. La química sanguínea se destaca por una TFG de 25 mL/min y la concentración sérica de ácido úrico es de 6.7 mg/dL.

    ¿Cuál de las siguientes opciones no es una causa probable de su presentación?
    A. Artritis gotosa aguda
    B. Presentación aguda de artritis reumatoide
    C. Hemartrosis
    D. Seudogota
    E. Artritis séptica

13. ¿Cuál es el siguiente mejor paso en el tratamiento del paciente mencionado en la pregunta 12?
    A. Artrocentesis con recuento celular, examen de cristales, tinción de Gram y cultivo
    B. TC de energía dual
    C. RM de rodilla derecha
    D. Medición de la concentración de ácido úrico en suero
    E. Comenzar con prednisona 40 mg al día

14. Se realiza artrocentesis en el paciente de la pregunta 12 y se aspiran 20 mL de líquido amarillo turbio. En el recuento celular se obtienen 35 000 células/µL y 75% de neutrófilos. La tinción de Gram es negativa y en el análisis de cristales se observan cristales en forma de romboide con birrefringencia débilmente positiva. El cultivo de líquido articular no muestra crecimiento después de 3 días.

    ¿Cuál de los siguientes es el diagnóstico más probable?
    A. Artritis por hidroxiapatita de calcio
    B. Artritis por colesterol
    C. Gota
    D. Seudogota

15. ¿Cuál es el mejor paso a seguir en el tratamiento del paciente en las preguntas 12-14?
    A. Inyección de esteroides intraarticular con 80 mg de metilprednisolona
    B. Repetir la artrocentesis
    C. Iniciar ceftriaxona y vancomicina
    D. Iniciar colchicina
    E. Comenzar con naproxeno 500 mg 2 veces al día

16. Hombre de 28 años de edad originario de la India es derivado a reumatología para la evaluación de sus antecedentes de 3 meses de lumbalgia. El paciente nota un inicio insidioso del dolor lumbar asociado con 60 min de rigidez matutina. El dolor mejora con la actividad y empeora con el reposo. Ha probado naproxeno 440 mg 2 veces al día con buen efecto, pero con recurrencia del dolor al suspender el tratamiento. El paciente niega exantema, visión borrosa, ojos rojos, sensación de sequedad ocular, disuria, aumento de la frecuencia urinaria, dolor abdominal o diarrea. No hay antecedentes de infecciones urinarias o gastrointestinales previas. En la exploración siente dolor a la palpación en la región lumbar y paraespinal, principalmente en las articulaciones sacroilíacas. La flexión, abducción y rotación externa de las caderas (FABER: *flexion, abduction, and external rotation*) reproducen el dolor lumbar.

   ¿Cuál es el diagnóstico más probable?
   A. Espondilitis anquilosante
   B. Enfermedad intestinal inflamatoria (EII): espondiloartropatía axial asociada
   C. Artritis reactiva
   D. Artritis reumatoide

17. ¿Cuál es la siguiente mejor prueba diagnóstica para evaluar el dolor lumbar en el paciente mencionado en la pregunta 16?
   A. Colonoscopia
   B. Factor reumatoide y anti-CCP
   C. RM sacra
   D. Radiografías de la articulación sacroilíaca

18. Las radiografías de la articulación sacroilíaca con proyecciones de Ferguson en el paciente mencionado en la pregunta 16 tienen evidencia de enfermedad de la articulación sacroilíaca bilateral de grado 4 (anquilosis total). En los estudios de laboratorio se observa anemia normocítica, normocrómica, función renal y hepática normal y marcadores inflamatorios aumentados. Es HLA-B27 positivo. Decide iniciar al paciente con adalimumab 40 mg s.c. cada 2 semanas.

   ¿Cuál de las siguientes pruebas es necesaria antes de comenzar a tomar adalimumab en este paciente?
   A. Anticuerpos contra la hepatitis C
   B. Prueba de antígenos y anticuerpos del virus de la inmunodeficiencia humana (VIH)
   C. Análisis de liberación de interferón γ (ALIG)
   D. Anticuerpos treponémicos específicos

19. Hombre de 28 años de edad acude al SU con antecedentes de 3 días de dolor y edema en la rodilla derecha. Tiene un historial de abuso de cocaína complicado por vasculitis inducida por levamisol, así como un episodio reciente de uretritis gonocócica hace 3 semanas tratada con ceftriaxona y azitromicina i.m. El paciente refiere antecedentes de ojo rojo bilateral en el momento del diagnóstico con uretritis gonocócica resuelta desde entonces, erupción en el glande del pene y lumbalgia de 3 semanas de duración que empeora por la mañana y mejora con la actividad. Niega cualquier otro eritema, dactilitis o síntomas continuos de disuria, polaquiuria o urgencia. No refiere dolor en el talón. No hay antecedentes personales de psoriasis o EII. Antecedentes familiares sin importancia. En el examen, está afebril. Hay sinovitis de rodilla derecha y tobillo izquierdo. Tiene una erupción eritematosa circinada sobre el glande sin secreción peneana. No hay otras erupciones. La palpación de la articulación sacroilíaca no es dolorosa. La prueba FABER es negativa; la FABER del lado derecho está limitada por dolor de rodilla y amplitud de movimiento reducido. En los laboratorios se observan leucocitos de 12 700/μL y hemoglobina (Hb) de 9.9 g/dL. La proteína C reactiva es de 127 mg/L y su VSG es de 98 mm/h. En el análisis de orina no hay leucocitos, nitritos ni eritrocitos. El examen toxicológico en orina es negativo. El análisis del líquido sinovial se realiza en el SU, que muestra 27 000 células/μL con un 71% de neutrófilos. Tanto la tinción de Gram como el examen de cristales son negativos. El cultivo está pendiente.

¿Cuál es el diagnóstico más probable?

A. Artritis gonocócica diseminada

B. Gota

C. Artritis reactiva

D. Artritis reumatoide

E. Artritis séptica

20. ¿Cuál de los siguientes es el paso más apropiado a seguir para el paciente mencionado en la pregunta 19?

A. Administrar toradol i.v. y después hacer la transición a AINE v.o.

B. No hacer nada y esperar los resultados del cultivo

C. Iniciar ceftriaxona y azitromicina

D. Comenzar ceftriaxona y vancomicina

E. Iniciar prednisona v.o. 40 mg 1 vez al día

21. Mujer de 23 años de edad acude a urgencias con antecedentes de 2 días de dolor en el tobillo izquierdo y en la mano derecha. Refiere que se sintió caliente unos días antes, pero no se ha revisado la temperatura. La paciente niega exantema, úlceras bucales o nasales, dolor en el pecho, dolor abdominal, disuria, polaquiuria, enrojecimiento de los ojos, aspereza o dolor. Asimismo, niega cualquier antecedente de traumatismo. Es sexualmente activa con una pareja masculina soltera. En la exploración física se encuentra afebril. Su tobillo izquierdo está edematizado, con dolor a la palpación y caliente con amplitud de movimiento muy limitada. No hay sinovitis en el resto de la exploración, pero la extensión pasiva del segundo dedo derecho reproduce el dolor a lo largo del segundo tendón flexor. Se notan algunas pápulas pustulosas a lo largo de las palmas de las manos bilateralmente. El HC se caracteriza por leucocitosis leve y la química sanguínea no tiene anomalías. El análisis del líquido sinovial muestra un recuento de leucocitos de 35 000 células/μL, con 84% de predominio de neutrófilos. En el análisis de orina se observan 20-50 leucocitos.

¿Cuál de los siguientes es el diagnóstico más probable?

A. Infección gonocócica diseminada

B. Gota

C. Artritis reactiva

D. Artritis reumatoide

E. Sífilis

22. ¿Cuál de las siguientes pruebas tendría más utilidad para confirmar el diagnóstico de la paciente mencionada en la pregunta 21?

A. Hemocultivos

B. RM

C. Prueba de amplificación de ácidos nucleicos (PAAN)

D. Pruebas serológicas

23. Hombre de 69 años de edad con DM2, artritis reumatoide y artritis gotosa comprobada por estudio de cristales acude al SU con el antecedente de 2 días de dolor en la rodilla derecha. Niega tener fiebre, escalofríos, erupciones o artralgias. Tiene antecedentes de ser seropositivo para el factor reumatoide y los anti-CCP. Está en tratamiento con metotrexato e infliximab para su artritis reumatoide y alopurinol para su gota. El paciente observa un buen control de los síntomas de la artritis reumatoide (típicamente con dolor interfalángico proximal, en las falanges MCP y en la muñeca). Su último brote de gota fue en la primera articulación de la falange metatarsiana izquierda hace 2 años, y desde entonces ha suspendido el alopurinol. En el examen, está afebril. Su rodilla derecha tiene edema, dolor a la palpación y eritema, con una amplitud de movimiento significativamente reducida. En el HC se observa leucocitosis de 13 500 células/μL. Su función renal se reduce con una TFG de 35 mL/min. La radiografía de rodilla tiene signos de condrocalcinosis.

¿Cuál de las siguientes es la causa menos probable de sus síntomas?
A. Gota
B. Seudogota
C. Artritis reumatoide
D. Artritis séptica

24. ¿Cuál es el mejor paso a seguir en el diagnóstico del paciente mencionado en la pregunta 23?
A. Artrocentesis
B. Hemocultivos
C. RM de rodilla derecha
D. Radiografía de rodilla derecha

25. Se hace artrocentesis del paciente de la pregunta 23 con extracción completa de 40 mL de líquido sinovial turbio. El análisis del líquido sinovial muestra un recuento de leucocitos de 49 000 células/µL con un 98% de neutrófilos. El examen de los cristales es positivo para cristales extracelulares en forma de aguja, birrefringencia negativa. La tinción de Gram es negativa y hay cultivos pendientes.

¿Cuál es el siguiente paso en su tratamiento?
A. Administrar una inyección de esteroides intraarticular
B. Obtener hemocultivos y comenzar con vancomicina/ceftriaxona i.v.
C. Reanudar alopurinol
D. Comenzar con indometacina
E. Iniciar prednisona v.o.

26. Mujer de 36 años se presenta en el SU en el otoño en Massachusetts con antecedentes de 3 semanas de dolor en ambas manos y muñecas. El dolor empeora por la mañana, asociado con 45 min de rigidez matutina. El dolor mejora con la actividad y muestra empeoramiento y rigidez con el descanso. No refiere nuevos exantemas; úlceras bucales o nasales; dolor de pecho, abdomen o espalda; diarrea o disuria. Niega cualquier infección urinaria o digestiva reciente. Es madre de dos niños sanos. El más pequeño, de 2 años, se está recuperando de una enfermedad febril con síntomas de infección respiratoria superior y erupción malar, tras unas vacaciones familiares en Florida. Niega cualquier otro contacto enfermo conocido. En la exploración hay sinovitis de articulaciones MCP bilaterales segunda a quinta, interfalángicas proximales y ambas muñecas. HC y química sanguínea normales.

¿Cuál de las siguientes pruebas tiene más probabilidades de establecer el diagnóstico?
A. ANA y ADN de doble cadena
B. Reacción en cadena de la polimerasa del virus Chikungunya
C. Inmunoglobulina G (IgG) de anticuerpos de superficie de la hepatitis B
D. Prueba de anticuerpos de Lyme con Western blot reflejo
E. IgM/IgG para parvovirus B19
F. Factor reumatoide y anti-CCP

27. Mujer de 46 años de edad con antecedentes de hipertensión, hiperlipidemia, DM2 y fenómeno de Raynaud acude al SU con cefalea y visión borrosa durante las últimas 8 h. En la exploración, se observa afebril con frecuencia cardíaca (FC) 100 lpm, PA 170/95 mm Hg, frecuencia respiratoria (FR) 18 respiraciones/min y saturación de oxígeno (SaO_2) del 97% con aire ambiente. La exploración de la piel se caracteriza por vasos sanguíneos dilatados pequeños que palidecen en las manos y la cara, y las uñas tienen asas capilares dilatadas con caída. Los laboratorios se destacan por lo siguiente:
- HC: leucocitos 7 000 µL, Hb 8.6 g/dL, plaquetas 54 000 µL
- Frotis de sangre: esquistocitos y trombocitopenia
- Química sanguínea: Na 144 mEq/L, K 4.0 mEq/L, Cl 108 mEq/L, bicarbonato 32 mEq/L, creatinina 3.9 mg/dL, nitrógeno ureico en sangre 78 mg/dL
- Pruebas de función hepática: bilirrubina total 4.5 mg/dL, bilirrubina directa 0.4 mg/dL, AST 35 U/L, ALT 42 U/L y fosfatasa alcalina 86 UI/L
- Análisis de orina: no hay presencia de proteínas, sangre, esterasa leucocitaria o nitritos
- Actividad de ADAMTS13: normal

¿Cuál es el mejor paso a seguir en el tratamiento?
A.   Hemodiálisis de urgencia
B.   Observación y cuidados de apoyo
C.   Plasmaféresis
D.   Iniciar captopril
E.   Iniciar esteroides i.v.

28.   ¿Cuál de los siguientes autoanticuerpos pone a la paciente mencionada en la pregunta 27 en mayor riesgo de desarrollar esta complicación de su enfermedad?
A.   ANA
B.   Anti-dsDNA
C.   Anticuerpo antihistona
D.   Anti-ARN polimerasa III
E.   Ribonucleoproteína anti-U1

29.   Hombre de 53 años de edad con antecedentes de arteriopatía coronaria (AC), hipertensión, hiperlipidemia y enfermedad por reflujo gastroesofágico (ERGE) acude a la clínica con un síntoma principal de debilidad progresiva durante las últimas 4 semanas. Primero notó un aumento de la fatiga al subir las escaleras de su departamento en el segundo piso y recientemente desarrolló dificultad para peinarse. En la exploración se observa que el paciente está afebril con una FC de 63 lpm y PA de 130/72 mm Hg. En la exploración tiene fuerza de 4/5 en sus músculos proximales, poiquilodermia de la parte superior del tórax y la espalda, y placas escamosas fisuradas en los dedos índices radiales. El paciente comienza con una terapia médica dirigida por objetivos, pero desafortunadamente desarrolla disnea progresiva durante los próximos meses.

¿Cuál de los siguientes anticuerpos está más estrechamente asociado con un mayor riesgo de desarrollar enfermedad pulmonar intersticial en pacientes con esta afección?
A.   ANA
B.   Anti-dsDNA
C.   Anticuerpo antihistona
D.   Anti-Jo1
E.   Anti-ARN polimerasa III
F.   Anti-topoisomerasa I

30.   Dado el nuevo diagnóstico subyacente del paciente mencionado en la pregunta 29, ¿cuál de las siguientes pruebas de detección precoz está indicada?
A.   Trago de bario
B.   Biopsia de médula ósea
C.   Ecografía cardíaca
D.   Colonoscopia
E.   Examen de retina

31.   Mujer de 34 años de edad con antecedentes de obesidad, hiperlipidemia, DM2 y fenómeno de Raynaud se presenta a la clínica tras 8 semanas de artralgias de muñecas, manos y rodillas bilaterales. Niega tener fiebre, escalofríos, tos, congestión nasal, náuseas, vómitos, diarrea o exantema recientes. La paciente bebe dos a tres copas de vino todas las noches y niega haber fumado. Su abuela tiene antecedentes de artritis no especificados. En la exploración, se observa que la paciente está afebril con FC de 75 lpm y PA de 107/53 mm Hg. La SaO$_2$ es del 98% con el aire ambiente. La exploración de la articulación no revela evidencia de sinovitis, pero se observa que tiene los dedos edematizados. En otras revisiones exhaustivas, la paciente nota adelgazamiento del cabello y cierta dificultad para ponerse la camisa y la chaqueta por la mañana. Las pruebas de laboratorio iniciales revelan que la paciente es positiva para ANA a 1:1280, SSA positivo, SSB negativo, Scl-70 negativo, Jo1 negativo, ribonucleoproteína U1 positivo, CCP negativo y factor reumatoide positivo.

¿Cuál de los siguientes es el diagnóstico más probable?

A. Dermatomiositis
B. Enfermedad mixta del tejido conjuntivo
C. Artritis reumatoide
D. Esclerodermia
E. Síndrome de Sjögren
F. Lupus eritematoso sistémico

32. ¿Cuál de las siguientes complicaciones de su afección es más probable que desarrolle la paciente?
A. Insuficiencia renal aguda
B. Artritis erosiva
C. Linfoma
D. Hipertensión pulmonar
E. Pérdida de la visión

33. Hombre de 65 años de edad con antecedentes de artritis reumatoide, AC, hiperlipidemia, fibrilación auricular, esteatosis hepática, enfermedad renal crónica e hiperplasia prostática benigna se presenta a la clínica con 3 semanas de fiebre baja, artralgias, exantema y dolor en el lado derecho del pecho al inspirar. Antes de este episodio, se encontraba en su estado de salud habitual y había estado tomando todos sus medicamentos caseros según lo prescrito. En la revisión exhaustiva no se detecta que estuviera en contacto reciente con personas enfermas, escalofríos, síntomas de las vías respiratorias superiores, náuseas, vómitos o diarrea. Los signos vitales son temperatura 37.9 °C, FC 93 lpm y PA 143/89 mm Hg. En la exploración se observa que el paciente tiene un exantema macular eritematoso y leve que recubre las áreas de los brazos expuestas al sol sin evidencia de sinovitis. Los laboratorios incluyen leucocitos 4.3×10^9/L, Hb 11.2 g/dL, plaquetas 95×10^9/L, creatinina 0.65 mg/dL, ANA positivo 1:640, anti-dsDNA positivo, anti-Smith negativo, concentraciones de complemento normales y antihistonas positivos.

¿Cuál de los siguientes medicamentos de la lista puede ser responsable de su presentación clínica?
A. Adalimumab
B. Ácido acetilsalicílico
C. Atorvastatina
D. Metotrexato
E. Rivaroxabán

34. ¿Cuál de los siguientes es más probable que diferencie al paciente en el cuadro clínico presentado en la pregunta 33 de un diagnóstico de lupus eritematoso sistémico de reciente aparición?
A. Patrón de ANA
B. Estado de anticuerpos antihistona
C. Historia clínica
D. Biopsia de piel

35. Mujer de 32 años de edad con antecedentes de lupus eritematoso sistémico que se manifestó en el pasado con pericarditis y trombosis venosa profunda (TVP) en tratamiento con warfarina, se presenta con fatiga creciente, fiebre leve, exantema, así como dolor y edema bilateral de la muñeca en las últimas 2 semanas. La paciente cumple con el tratamiento con hidroxicloroquina, pero sigue fumando con regularidad. En la exploración se observa que la paciente está febril con temperatura de 38.2 °C, FC de 98 lpm y PA de 128/68 mm Hg. En la exploración articular se observa sinovitis bilateral simétrica de las muñecas con edema asociado, y ha estado tomando ibuprofeno 600 mg 3 veces al día con poca mejoría de sus síntomas. También se observa que la paciente tiene un exantema de color rojo brillante que recubre la nariz y las mejillas bilateralmente. Los laboratorios son creatinina 0.8 mg/dL, análisis de orina sin proteinuria o hematuria, dsDNA débilmente positivo, C3 y C4 normales, así como VSG y proteína C reactiva aumentadas.

¿Cuál es el mejor paso a seguir en su tratamiento?

A. Brindar tranquilidad
B. Biopsia renal
C. Iniciar metotrexato
D. Iniciar esteroides
E. Suspender la hidroxicloroquina

36. Desafortunadamente, la paciente desarrolla compromiso renal y se observa que tiene una concentración de creatinina de 2.8 mg/dL, análisis de orina con proteínas 3+ y sangre 2+, con análisis microscópico que muestra eritrocitos dismórficos y cilindros de eritrocitos, y una proporción de proteína total en orina puntual a creatinina de 2.7 g. La biopsia renal revela evidencia de nefritis lúpica de clase IV.

   Además de los esteroides en dosis altas, ¿cuál de los siguientes sería el tratamiento más apropiado para un paciente con un diagnóstico reciente de nefritis lúpica?

   A. Azatioprina
   B. Belimumab
   C. Ciclofosfamida
   D. Metotrexato
   E. Plasmaféresis
   F. Rituximab

37. Mujer de 56 años de edad con antecedentes de lupus eritematoso sistémico complicado por nefritis lúpica que requiere hemodiálisis, síndrome antifosfolípidos con TVP recurrente y embolia pulmonar con anticoagulación, pericarditis, artritis lúpica, fibromialgia y anemia. Se presenta con un motivo principal de consulta de cambios en la visión. La paciente ha notado un aumento de la dificultad para leer durante las últimas 3-4 semanas y describe un empeoramiento de la visión nocturna durante los últimos 6 meses que la ha llevado a dejar de conducir de noche. El examen del fondo de ojo se destaca por la atrofia bilateral del pigmento retiniano parafoveal, y las pruebas oftalmológicas adicionales confirman estos hallazgos compatibles con la «maculopatía en diana». La paciente recibe la terapia médica adecuada para sus afecciones.

   ¿Cuál de los siguientes medicamentos probablemente sea más responsable de su retinopatía?

   A. Azatioprina
   B. Hidroxicloroquina
   C. Metotrexato
   D. Prednisona
   E. Warfarina

38. ¿Cómo se podría haber evitado este evento adverso relacionado con la medicación?

   A. Combinación de vitaminas antioxidantes y cinc
   B. Monitorización de la presión intraocular
   C. Vigilancia regular del nivel de medicación
   D. Exámenes oftalmológicos de detección precoz
   E. Control estricto de la glucosa en sangre

39. Hombre de 75 años de edad con antecedentes de hipertensión, hiperlipidemia, DM2, AC, insuficiencia cardíaca congestiva, apnea obstructiva del sueño, asma, enfermedad renal crónica en estadio 3, artrosis, ERGE y rinitis alérgica, se presenta en el SU con hemoptisis durante las últimas 6 h. Describe tres episodios en los que tosió aproximadamente una cucharada de sangre roja brillante. También refiere 2-3 semanas de fiebres de bajo grado recurrentes en el hogar, 7 kg de pérdida de peso involuntaria y dificultad para escribir debido a una nueva debilidad de la mano derecha y la muñeca. Los signos vitales son temperatura 38.1 °C, FC 105 lpm, PA 160/83 mm Hg, FR 20 respiraciones/min y SaO$_2$ 91%. La exploración se caracteriza por un exantema petequial de

ambos miembros inferiores y muñeca caída a la derecha. El análisis de laboratorio se muestra a continuación:

- HC: Hb 10.9 g/dL, plaquetas 165 000/μL, leucocitos 16 900/μL (diferencial: neutrófilos 61%, linfocitos 22%, eosinófilos 12% y basófilos 0.2%)
- Química sanguínea: Na 142 mEq/L, K 3.8 mEq/L, creatinina 0.9 mg/dL
- Pruebas de función hepática: AST 32 U/L, ALT 25 U/L, bilirrubina total 1.0 mg/dL, bilirrubina directa 0.3 mg/dL, fosfatasa alcalina 91 UI/L
- Análisis de orina: no hay presencia de sangre, glucosa 1+, esterasa leucocitaria negativa, proteína negativa, densidad específica 1.010

¿Cuál de las siguientes es la causa más probable de sus síntomas actuales?
A. Vasculitis crioglobulinémica
B. Granulomatosis eosinofílica con poliangeítis
C. Granulomatosis con poliangeítis
D. Poliangeítis microscópica
E. Poliarteritis nudosa (PAN)

40. ¿Cuál de los siguientes estudios es más probable que ayude a proporcionar un diagnóstico?
A. Pruebas de alergia
B. Frotis de sangre
C. Broncoscopia
D. Electromiografía y estudio de conducción nerviosa
E. Tomografía por emisión de positrones

41. Hombre sin hogar de 54 años de edad, sin antecedentes conocidos, acude al SU con 1 semana de dolor abdominal difuso y dificultad para caminar. El dolor abdominal generalmente empeora con las comidas y, aunque niega náuseas o vómitos, ha experimentado tres episodios de hematoquecia en las últimas 24 h. El paciente también refiere parestesias y debilidad en el tobillo izquierdo durante 2 semanas y se ha caído dos veces después de perder el equilibrio. En la exploración física se detecta fiebre subjetiva, malestar, mialgias, pérdida de peso y exantema. Tiene antecedentes de reciente encarcelamiento y uso de drogas intravenosas. Los signos vitales son temperatura 37.6 °C, FC 112 lpm, PA 170/95 mm Hg, FR 16 respiraciones/min y SaO2 98% con aire ambiente. En la exploración se encuentra dolor abdominal difuso de leve a moderado, fuerza de 3/5 en la dorsiflexión del pie y púrpura palpable en ambos miembros inferiores. Los resultados de laboratorio iniciales son leucocitos 15 800/μL, Hb 7.5 g/dL, plaquetas 115 000/μL, VSG 61 mm/h, proteína C reactiva 15.8 mg/L, creatinina 2.3 mg/dL (valor inicial 0.8 mg/dL) y en el análisis de orina con proteína 1+ y sangre 1+ sin cilindros de eritrocitos. El paciente ingresa en el hospital y se le realiza una angiografía de la arteria renal, en la que se observan múltiples aneurismas de la arteria renal con constricciones en los grandes vasos y oclusión de varias arterias más pequeñas.

¿Cuál es el diagnóstico más probable?
A. Vasculitis crioglobulinémica
B. Granulomatosis eosinofílica con poliangeítis
C. Granulomatosis con poliangeítis
D. Poliangeítis microscópica
E. PAN

42. ¿Cuál de las siguientes infecciones está más estrechamente asociada con la patología del paciente mencionado en la pregunta 41?
A. Virus de Epstein-Barr
B. Hepatitis B
C. Hepatitis C
D. VIH
E. Tuberculosis

43. Hombre de 69 años de edad con antecedentes de enfermedad pulmonar obstructiva crónica (EPOC), consumo de tabaco anterior, trastorno por consumo de alcohol, caídas recurrentes y hematoma subdural traumático en el contexto de intoxicación, demencia y aneurisma de la aorta abdominal que requiere reparación endovascular, se presenta con exantema cutáneo, artralgias y dolor abdominal. El paciente se encontraba en su estado de salud habitual hasta aproximadamente 3 semanas antes de su presentación, cuando refiere dolor de garganta, fiebre y dolor leve de cuello a la palpación. Sus síntomas se resolvieron en el transcurso de 3-4 días. Hace dos días, el paciente notó un exantema en los miembros inferiores y pasó a desarrollar artralgias que afectaban a ambos tobillos, rodillas y caderas y dolor abdominal tipo cólico. Los signos vitales son los siguientes: temperatura 36.8 °C, FC 94 lpm, PA 115/65 mm Hg, FR 14 respiraciones/min y SaO$_2$ 90% con el aire ambiente. En la exploración se observa púrpura violácea que recubre la parte inferior de las piernas y la parte distal de los muslos, inflamación de los tobillos y las rodillas y dolor abdominal leve difuso. En los laboratorios se observaron leucocitos 12 000/μL, Hb 13 g/dL, plaquetas 170 000/μL y creatinina 0.5 mg/dL y en el análisis de orina no hay presencia de proteínas ni sangre. En la biopsia de piel se observa vasculitis leucocitoclástica con depósito de IgA.

¿Cuál es el diagnóstico más probable?
A.   Enfermedad anti-membrana basal glomerular
B.   Vasculitis crioglobulinémica
C.   Granulomatosis con poliangeítis
D.   Vasculitis por IgA
E.   Poliangeítis microscópica

44. ¿Cuál es el siguiente mejor paso en el tratamiento del paciente mencionado en la pregunta 43?
A.   Angiografía por TC abdominal
B.   Colchicina
C.   Observación
D.   Ecografía de la arteria renal
E.   Esteroides

45. Hombre de 65 años de edad con antecedentes de hipertensión, hiperlipidemia, EPOC, hábito tabáquico actual, aneurisma aórtico abdominal, nefrolitiasis e hiperplasia prostática benigna se presenta a la clínica con 1 semana de ictericia indolora. El paciente niega fiebre, escalofríos, pérdida de peso o sudores nocturnos y, por lo demás, se encuentra en su estado de salud habitual. El paciente no tiene antecedentes de consumo de alcohol. Los signos vitales son los siguientes: temperatura 36.4 °C, FC 75 lpm, PA 150/93 mm Hg, FR 16 respiraciones/min y SaO$_2$ 93% con el aire ambiente. En la exploración hay linfadenopatía axilar e ictericia. Los laboratorios son leucocitos 8 000/μL, Hb 12 g/dL, plaquetas 274 000/μL, lipasa 130 U/L, AST 110 U/L, ALT 85 U/L, fosfatasa alcalina 218 UI/L, bilirrubina total 4.3 mg/dL, bilirrubina directa 3.8 mg/dL y creatinina 0.8 mg/dL. En la TC de tórax, abdomen y pelvis se observa una tumoración de 3 cm en la cabeza pancreática con adenopatías mediastínicas, hiliares, axilares y retroperitoneales. La colangiopancreatografía retrógrada endoscópica (CPRE) tiene una dilatación del conducto biliar, pero sin cálculos biliares. Las pruebas de subclases de IgG en suero revelan valores elevados de IgG4.

¿Cuál es el siguiente paso en su tratamiento?
A.   Ecografía endoscópica con biopsia
B.   Colangiopancreatografía por RM
C.   Observación
D.   Radioterapia
E.   Asesoramiento para dejar de fumar
F.   Procedimiento de Whipple

46. El estudio adicional del paciente mencionado en la pregunta 45 tiene hallazgos compatibles con la enfermedad relacionada con IgG4.

    ¿Cuál es el primer paso en su tratamiento?
    A. Adalimumab
    B. Metotrexato
    C. Radioterapia
    D. Rituximab
    E. Esteroides
    F. Resección quirúrgica

47. Hombre de 45 años de edad con antecedentes de cirrosis por trastorno por consumo de alcohol, abstinencia de alcohol complicada por convulsiones, uso de drogas intravenosas, hepatitis C, endocarditis de la válvula tricúspide por *Staphylococcus aureus* resistente a meticilina (SARM) y osteomielitis lumbar acude a urgencias con exantema cutáneo de reciente aparición que afecta a ambos miembros inferiores durante los últimos 2 días. El paciente comenzó a sentirse mal hace aproximadamente una semana, cuando desarrolló malestar generalizado, fatiga, artralgias y parestesias con debilidad leve en ambas piernas. El paciente fue liberado recientemente de la prisión y no ha tenido seguimiento habitual de un médico durante varios años. Los signos vitales son los siguientes: temperatura 37.3 °C, FC 97 lpm, PA 93/64 mm Hg, FR 16 respiraciones/min y SaO$_2$ 95% con el aire ambiente. En la exploración física se observa púrpura violácea palpable que afecta a los miembros inferiores, soplos sistólicos 2/6 que se escuchan mejor en el borde esternal inferior, hígado nodular, esplenomegalia, fuerza 4/5 a la flexión dorsal y plantar de ambos pies, y disminución de la sensibilidad al tacto ligero sobre desde la parte inferior de los miembros inferiores hasta la mitad de la cresta tibial. En los estudios de laboratorio se observa leucocitos 11 × 10^9/L, Hb 8.5 g/dL, plaquetas 69 × 10^9/L, AST 60 U/L, ALT 45 U/L, fosfatasa alcalina 115 UI/L, bilirrubina total 1.5 mg/dL, bilirrubina directa 0.8 mg/dL, creatinina 0.75 mg/dL, análisis de orina 2 normal, ANA, factor reumatoide positivo, C3 normal y C4 bajo. Los hemocultivos ×2 no han tenido crecimientos hasta la fecha.

    ¿Cuál es el siguiente paso en su tratamiento?
    A. Prueba anti-CCP
    B. Prueba anti-membrana basal glomerular
    C. Ecografía cardíaca
    D. Prueba de crioglobulina
    E. Biopsia de riñón

48. ¿Cuál es el principal factor de riesgo del paciente mencionado en la pregunta 47 para desarrollar este padecimiento?
    A. Trastorno por consumo de alcohol
    B. Cirrosis
    C. Hepatitis C
    D. Antecedentes de endocarditis
    E. Uso de drogas intravenosas

49. Mujer de 65 años de edad con antecedentes de túnel carpiano, incontinencia urinaria de esfuerzo y ansiedad se presenta a la clínica para una visita de priorización (*triage*) con un síntoma principal de dolor bilateral en los miembros inferiores durante las últimas 6 semanas. Ella describe el dolor como una «sensación de hormigueo, similar a la electricidad» que afecta a ambos pies y tobillos. El dolor siempre está presente, pero informa que lo nota con mayor frecuencia por la noche. La paciente tiene seguimiento regular con su MAP y no había tenido ningún problema médico reciente hasta que desarrolló el síndrome del túnel carpiano del lado derecho hace aproximadamente 6 meses. Desde ese momento, la paciente describe varias molestias, incluido el empeoramiento del

dolor bilateral en el hombro durante los últimos 3 meses, la aparición de hematomas con facilidad y un aumento de peso de 4.5 kg. Los signos vitales son los siguientes: temperatura 36.9 °C, FC 65 lpm, PA 120/70 mm Hg, FR 14 respiraciones/min y SaO$_2$ 98% con el aire ambiente. La exploración se caracteriza por hepatoesplenomegalia, abombamiento bilateral de la parte anterior del hombro, signos de Phalen y Tinel positivos de la muñeca derecha, disminución de la sensibilidad al tacto ligero de los pies y tobillos, edema con fóvea 2+ en los miembros inferiores hasta las rodillas y hematomas periorbitarios con diseminación adicional de hematomas en los miembros superiores e inferiores. Los laboratorios revelan leucocitos 8 000/µL, Hb 12 g/dL, plaquetas 95 000/µL, creatinina 1.6 mg/dL y en el análisis de orina presencia de proteína 3+.

¿Cuál es el mejor paso a seguir en su tratamiento?

A. Angiografía coronaria
B. Electromiografía
C. Prueba de hepatitis B
D. Biopsia hepática
E. Electroforesis de proteínas séricas (EPS) y electroforesis de proteínas en orina (EPO) con inmunofijación
F. Ecografía venosa de miembros inferiores

50. Después de realizar las pruebas anteriores para la paciente mencionada en la pregunta 49, se toma la decisión de realizar una biopsia de panículo adiposo.

¿Qué es lo que más probablemente se muestre en la evaluación patológica del tejido?

A. Infiltrado linfoplasmocítico denso con «fibrosis estoriforme»
B. Depósito excesivo de colágeno organizado con expansión de la dermis
C. Sialoadenitis linfocítica focal
D. Dermatitis de interfaz
E. Tinción positiva de rojo Congo con birrefringencia «verde manzana»

RESPUESTAS

1. **La respuesta correcta es: B. Tenosinovitis de De Quervain.** La historia clínica de dolor atraumático radial en la muñeca, abombamiento y sensibilidad sobre la muñeca radial dorsal y los hallazgos en la exploración con una maniobra de Finkelstein positiva sugieren tendinopatía de De Quervain. La etiología no se comprende del todo; sin embargo, los datos de observación sugieren que las actividades repetitivas que mantienen el pulgar en extensión y en abducción predisponen a esta alteración. La tendinopatía afecta al abductor largo del pulgar y al extensor corto del pulgar a medida que atraviesan el primer compartimento dorsal desde el antebrazo hasta la mano. El tratamiento es conservador con aplicación de hielo en el área, inmovilización con una férula en espiga para el pulgar en el antebrazo y AINE. Se puede considerar la inyección de glucocorticoides en pacientes que no responden a estas medidas, mientras que se puede ofrecer cirugía en los casos resistentes.

2. **La respuesta correcta es: D. Artritis reumatoide.** La presentación del paciente es notable por una artritis inflamatoria crónica, simétrica y predominante de pequeñas articulaciones, compatible con artritis reumatoide. La artritis por parvovirus puede tener una presentación similar, pero la duración de los síntomas en este caso es más prolongada de lo que se esperaría para la infección por parvovirus. La gota generalmente se presenta con una artritis inflamatoria aguda, que puede ser poliarticular, pero una poliartritis crónica de pequeñas articulaciones es una presentación mucho menos probable de gota. La espondilitis anquilosante puede asociarse con una artritis inflamatoria que es típicamente oligoarticular, asimétrica y predominantemente de grandes articulaciones. Una artritis poliarticular de pequeñas articulaciones sin dolor lumbar de tipo inflamatorio no sugiere espondilitis anquilosante.

3. **La respuesta correcta es: E. Factor reumatoide y anticuerpos anti-CCP.** El mejor paso a seguir en la evaluación es verificar las pruebas serológicas de factor reumatoide y los anti-CCP.

4. **La respuesta correcta es: E. Suspender SSZ y comenzar prednisona 0.5 mg/kg.** La constelación de fiebre, erupción maculopapular, artralgias, mialgias y transaminitis que ocurren 2-3 semanas después del inicio de SSZ debe generar preocupación por un posible síndrome de hipersensibilidad alérgica relacionado con SSZ y el medicamento debe suspenderse inmediatamente. Se pueden usar esteroides sistémicos para controlar el estado inflamatorio agudo y permitir la resolución de los síntomas de hipersensibilidad. Aunque los síntomas y los hallazgos son inespecíficos y pueden sugerir un exantema por virus, el tratamiento empírico de una etiología vírica sin suspender SSZ no es la respuesta correcta, particularmente dadas las consecuencias graves y potencialmente mortales de la alergia a la SSZ. Es poco probable que los síntomas del paciente sean causados por la hidroxicloroquina y no pueden explicarse simplemente por un brote de su artritis reumatoide subyacente, que no se esperaría que le causara otros síntomas de fiebre, erupción cutánea, mialgias y transaminitis.

5. **La respuesta correcta es: A. Fármaco biológico antirreumático modificador de la enfermedad (FARME).** Las opciones de FARME en la artritis reumatoide incluyen FARME convencionales (a saber, sulfasalazina, hidroxicloroquina, metotrexato y leflunomida), FARME sintéticos dirigidos (inhibidores de JAK/STAT) y FARME biológicos (como anti-TNF y anti-IL-6). Dada su intolerancia al metotrexato y la actividad persistente de la enfermedad, necesita un ajuste de la terapia. Sus antecedentes de una reacción grave a un medicamento que contiene sulfa impide el uso de SSZ, y su deseo de tener hijos haría indeseable el uso de leflunomida dada su teratogenicidad. Entre las opciones que se ofrecen, el mejor paso a seguir sería iniciar una terapia biológica.

6. **La respuesta correcta es: B. Anakinra (antagonista del receptor de interleucina [IL] 1).** Es menos probable que la anakinra logre el control de los síntomas en esta paciente con artritis

reumatoide. La anakinra es un antagonista del receptor de IL-1 humano recombinante que es eficaz en el tratamiento de afecciones autoinflamatorias, que implican, en parte, la sobreproducción de IL-1 a través de la activación desregulada o aberrante del inflamosoma, una plataforma multimérica que convierte la pro-IL-1 a IL-1. Aunque la anakinra está disponible para el tratamiento de la artritis reumatoide, es significativamente menos eficaz para esta afección en comparación con otros agentes biológicos, incluidas las terapias anti-TNF. La anakinra está aprobada para su uso en combinación con metotrexato para el tratamiento de la artritis reumatoide en la Unión Europea, pero no en los Estados Unidos.

7. **La respuesta correcta es: D. Iniciar prednisona 0.5 mg/kg.** La constelación de síntomas que incluyen fiebres diarias, sudores nocturnos, pérdida de peso involuntaria y linfadenopatía en un adulto por lo demás sano debe motivar una evaluación amplia en busca de etiologías infecciosas, malignas e inflamatorias no infecciosas. Aunque la enfermedad de Still de inicio en la edad adulta, una enfermedad inflamatoria de causa desconocida, puede explicar muchas de las características, incluido el exantema concurrente con fiebres, poliartralgias y transaminitis, el diagnóstico requiere la exclusión de afecciones inflamatorias malignas, infecciosas y de otro tipo. Los siguientes pasos apropiados en la evaluación incluyen imágenes adicionales del tórax, el abdomen y la pelvis para evaluar la patología localizada. Sería apropiada una biopsia por escisión de un ganglio linfático cervical u otros ganglios linfáticos accesibles para evaluar una neoplasia maligna como el linfoma, así como causas infecciosas atípicas. Se puede aplicar el uso juicioso de AINE para el control de los síntomas mientras se realiza una evaluación adicional. El tratamiento empírico con esteroides para la enfermedad de Still del adulto no sería apropiado en esta etapa, dado el potencial de los esteroides para ocultar la patología subyacente.

8. **La respuesta correcta es: A. Artritis gotosa aguda.** La oligoartritis asimétrica inflamatoria intermitente aguda recurrente que se resuelve por completo con terapia antiinflamatoria, así como la evidencia de nódulos firmes en la bolsa del olécranon, sugieren artritis inducida por cristales, específicamente gota, debido a la presencia de tofos en el examen. La naturaleza de resolución intermitente de estos episodios y la ausencia de características extraarticulares o axiales argumentan en contra de la artritis periférica asociada con espondiloartropatías seronegativas.

9. **La respuesta correcta es: A. Artrocentesis con recuento celular, diferencial y examen de cristales.** La confirmación del diagnóstico con el examen de cristales de una muestra de líquido sinovial sería el siguiente paso más apropiado. Si la artrocentesis no es posible, o el examen de los cristales es negativo, se puede evaluar la presencia de depósitos de cristales de urato monosódico con imágenes; sin embargo, este no sería el primer paso en la evaluación. Como los síntomas no son congruentes con una espondiloartropatía seronegativa, no es necesario realizar radiografías de la articulación sacroilíaca o pruebas de HLA-B27.

10. **La respuesta correcta es: B. Iniciar anakinra 100 mg 1 vez al día s.c.** El paciente ha desarrollado una poliartritis inflamatoria aguda en el contexto de múltiples comorbilidades, que incluyen enfermedad renal crónica, DM1 y miocardiopatía isquémica. El diagnóstico diferencial de una poliartritis aguda incluye artritis cristalina, artritis vírica, artritis por complejos inmunitarios o presentación aguda de una artritis inflamatoria crónica. El paciente tiene múltiples factores de riesgo de hiperuricemia y el hallazgo clínico de tofos bilaterales sugiere una carga considerable de hiperuricemia crónica. La diuresis con diuréticos de asa es un factor de riesgo de fluctuación en las concentraciones séricas de ácido úrico que puede precipitar una artritis gotosa aguda. Una concentración de ácido úrico dentro del rango normal no descarta una artritis gotosa aguda debido al efecto uricosúrico de las citocinas inflamatorias. Por estas razones, el diagnóstico más probable es la artritis gotosa poliarticular aguda.

El tratamiento de la gota implica 1) el tratamiento agudo de la artritis gotosa y 2) la determinación de si el paciente se beneficiará de la terapia para reducir los uratos. Las opciones para el tratamiento agudo de la gota incluyen AINE, esteroides intraarticulares, colchicina, esteroides sistémicos o terapia anti-IL-1, y la elección a menudo está determinada por la gravedad de los síntomas, el número de articulaciones afectadas y la presencia de enfermedades concomitantes que pueden impedir el uso seguro de ciertas terapias. Los AINE están contraindicados debido a la enfermedad renal crónica y la úlcera péptica, los esteroides intraarticulares o sistémicos causarán elevaciones agudas de la concentración de glucosa en sangre ante su DM1 y la colchicina está relativamente contraindicada debido a una insuficiencia renal grave. Se ha demostrado que la anakinra, un antagonista de IL-1R, es eficaz para el tratamiento de las exacerbaciones de artritis gotosa grave, y las comorbilidades del paciente no excluyen su uso.

11. **La respuesta correcta es: B. Continuar con amlodipino e iniciar losartán.** Las concentraciones aumentadas de ácido úrico y la gota se han relacionado con múltiples enfermedades concomitantes, que incluyen hipertensión, hiperlipidemia, DM2, obesidad e insuficiencia cardíaca congestiva. La presencia de hiperuricemia también se ha relacionado con resultados cardiovasculares adversos; por lo tanto, es necesario modificar los factores de riesgo, incluido el control adecuado de la hipertensión. El losartán es el único antagonista del receptor de angiotensina II que ha demostrado tener efectos uricosúricos y reducir las concentraciones de ácido úrico. Se presume que este efecto está relacionado con la inhibición de los transportadores URAT1 en el riñón, que están involucrados en la reabsorción de ácido úrico filtrado. La hidroclorotiazida aumentaría las concentraciones séricas de ácido úrico al promover la reabsorción neta de ácido úrico. No se ha demostrado que los inhibidores de la enzima convertidora de angiotensina, incluido lisinopril, reduzcan las concentraciones de ácido úrico.

12. **La respuesta correcta es: B. Presentación aguda de artritis reumatoide.** El diagnóstico diferencial de una monoartritis aguda es limitado y comprende la artritis inflamatoria inducida por cristales, que incluye gota y seudogota, artritis séptica bacteriana o una presentación monoarticular aguda de la artritis inflamatoria crónica. Sin embargo, una presentación aguda de artritis reumatoide es el diagnóstico menos probable.

13. **La respuesta correcta es: A. Artrocentesis con recuento celular, examen de cristales, tinción de Gram y cultivo.** Debe realizarse una artrocentesis para descartar una etiología infecciosa; las características clínicas por sí solas, incluyendo la ausencia de fiebre, los hallazgos de la exploración (grado de dolor, edema, pérdida de la amplitud de movimiento) y la ausencia de leucocitosis, no son lo suficientemente sensibles como para excluir un proceso infeccioso, particularmente en pacientes ancianos con comorbilidades inmunosupresoras.

14. **La respuesta correcta es: D. Seudogota.** El recuento de células del líquido sinovial de 35 000 células/µL es tranquilizador; sin embargo, no descarta un proceso séptico. La tinción de Gram tiene una sensibilidad de ~30% para la detección de artritis séptica. La artritis inducida por cristales de pirofosfato de calcio dihidrato es el diagnóstico más probable, dada la presencia de condrocalcinosis en la radiografía, artrosis de rodilla, edad y primera presentación con artritis de rodilla. Un examen de cristales que muestre cristales de forma romboide con birrefringencia débilmente positiva establecería el diagnóstico.

15. **La respuesta correcta es: A. Inyección de esteroides intraarticular con 80 mg de metilprednisolona.** La enfermedad renal crónica avanzada del paciente impediría el uso seguro de AINE. Se puede usar colchicina si se ajusta a la función renal; sin embargo, es menos probable que sea eficaz dada la duración de los síntomas del paciente. La colchicina puede iniciarse mientras se esperan los resultados del análisis del líquido sinovial para descartar una etiología séptica. En este caso, según el recuento de células, la tinción de Gram y los datos del cultivo, es

poco probable que exista una etiología infecciosa y es probable que una inyección de esteroides intraarticular proporcione el mayor alivio.

16. **La respuesta correcta es: A. Espondilitis anquilosante.** Este paciente de 28 años de edad originario de la India se presenta con dolor lumbar con progresión insidiosa, rigidez matutina prolongada que mejora con la actividad y una buena respuesta al tratamiento con AINE, lo que sugiere dolor lumbar de tipo inflamatorio. El diferencial para esto comprende la espondiloartritis axial, que incluye espondilitis anquilosante, artritis reactiva, espondiloartritis asociada con EII, artritis psoriásica, espondiloartritis no radiográfica y espondiloartritis indiferenciada. En este paciente no hay hallazgos en la anamnesis o la exploración que sugieran la presencia de EII o psoriasis subyacentes, o etiologías infecciosas precedentes que impliquen otro tipo de espondiloartritis. La afectación inflamatoria del esqueleto axial inferior no se asocia típicamente con artritis reumatoide.

17. **La respuesta correcta es: D. Radiografías de la articulación sacroilíaca.** El siguiente mejor paso en la evaluación es una radiografía simple de la articulación sacroilíaca para evaluar la afectación radiográfica. Las anomalías de la articulación sacroilíaca suelen clasificarse de 0 a 4 según la gravedad y para determinar el grado de confianza en que los cambios observados reflejan una sacroileítis. Se puede considerar la RM de las articulaciones si en las radiografías no se sugiere sacroileítis o cuando los hallazgos son inciertos.

18. **La respuesta correcta es: C. ALIG.** La terapia anti-TNF se asocia con un alto riesgo de reactivación de *Mycobacterium tuberculosis* (MTb) en pacientes con antecedentes de tuberculosis latente. Por lo tanto, es fundamental descartar la infección de tuberculosis latente antes del inicio de la administración del anti-TNF. Este paciente de la India, donde la tuberculosis es endémica, tiene un alto riesgo de infección por tuberculosis. Hay varias pruebas disponibles para evaluar la respuesta inmunitaria a MTb que indica exposición a la micobacteria en el pasado. Estas pruebas incluyen la prueba cutánea de la tuberculina, que implica la inyección intradérmica de un derivado proteínico purificado, que estimula una respuesta de hipersensibilidad de tipo retardado mediada por linfocitos T en el lugar de la inyección dentro de las 48-72 h. Otras pruebas incluyen el ALIG, que mide la liberación de interferón γ por linfocitos T después de la estimulación por antígenos de MTb. Ambos análisis pueden tener resultados falsos positivos y falsos negativos. Las otras pruebas no son necesarias antes de iniciar la terapia anti-TNF, pero pueden verificarse según factores de riesgo adicionales o exámenes de detección apropiados para la edad.

19. **La respuesta correcta es: C. Artritis reactiva.** Los AINE se consideran un tratamiento de primera línea para la artritis reactiva. La mayoría de los casos tienden a resolverse en el plazo de 1 año desde el diagnóstico. Se pueden agregar FARME convencionales o biológicos, según la respuesta clínica. Se puede considerar la prednisona en los pacientes que tienen una respuesta inadecuada a los AINE, aunque la respuesta clínica a los esteroides suele ser subóptima.

20. **La respuesta correcta es: A. Administrar toradol i.v y después hacer la transición a AINE v.o.** El cuadro clínico de una artritis inflamatoria oligoarticular aguda con afectación asimétrica de grandes articulaciones y lumbalgia de tipo inflamatorio en el contexto de una sospecha reciente de infección urinaria y síntomas compatibles con conjuntivitis y balanitis circinada es congruente con el diagnóstico de artritis reactiva.

Aunque la artritis séptica es una posibilidad dada la agudeza de la presentación, es menos probable una forma oligoarticular de artritis séptica bacteriana. Aunque un recuento celular en el líquido sinovial de 27 000 células/μL no descarta un proceso séptico, el cuadro clínico de afectación oligoarticular, características extraarticulares (conjuntivitis, balanitis) y tinción de Gram negativa reducen la probabilidad previa a la prueba de que se trate de una sepsis bacteriana. La infección gonocócica diseminada siempre debe considerarse en cualquier individuo sexualmente activo; sin embargo, la ausencia de evidencia de tenosinovitis o exantema pustuloso, el cuadro clínico de balanitis, conjuntivitis y lumbalgia inflamatoria y los antecedentes recientes de tratamiento apropiado para la sospecha de uretritis gonocócica con ceftriaxona i.m. hacen poco probable el diagnóstico de infección gonocócica diseminada.

21. La respuesta correcta es: A. Infección gonocócica diseminada. El cuadro clínico sugiere una monoartritis inflamatoria aguda del tobillo izquierdo y afectación tenosinovial flexora del segundo tendón flexor. Otros hallazgos notables incluyen una erupción pustulosa en las palmas, leucocitosis y piuria. En una persona sexualmente activa, esta constelación de síntomas es muy sugerente de infección gonocócica diseminada. La artritis reactiva puede presentarse con una monoartritis aguda; sin embargo, la artritis reactiva no explicaría su erupción pustulosa.

22. La respuesta correcta es: C. PAAN. Este estudio en líquidos corporales de múltiples fuentes, que incluyen bucofaringe, recto, uretra y líquido sinovial, tiene el rendimiento diagnóstico más alto. Las pruebas serológicas no influyen en el diagnóstico y la RM no muestra hallazgos específicos de infección gonocócica diseminada. Deben obtenerse hemocultivos, pero el cultivo tiene un rendimiento diagnóstico más bajo que la PAAN.

23. La respuesta correcta es: C. Artritis reumatoide. El diagnóstico diferencial de una monoartritis aguda es bastante limitado e incluye artritis inflamatoria asociada con cristales (gota y seudogota), artritis infecciosa bacteriana o una presentación aguda de una artritis inflamatoria crónica (p. ej., seudosepsis por artritis reumatoide). Los factores de riesgo de artritis séptica en este paciente incluyen estado de inmunosupresión (diabetes, fármacos inmunosupresores, edad). Los factores de riesgo de la artritis gotosa comprenden antecedentes de gota comprobada por cristales, cese del tratamiento reductor de uratos y disfunción renal. La presencia de condrocalcinosis en la radiografía sugiere depósito de cristales de pirofosfato de calcio. Si bien es posible un brote de su artritis reumatoide, el paciente percibe que los síntomas están bien controlados con su régimen actual de metotrexato e infliximab, y una monoartritis aguda debería despertar sospechas de un proceso alternativo.

24. La respuesta correcta es: A. Artrocentesis. El siguiente mejor paso sería una artrocentesis con recuento y diferencial de células, análisis de cristales, tinción de Gram y cultivo.

25. La respuesta correcta es: B. Obtener hemocultivos y comenzar con vancomicina/ceftriaxona i.v. La artritis séptica debida a la mayoría de los microorganismos bacterianos se asocia típicamente con recuentos elevados de leucocitos en el líquido sinovial, a menudo > 50 000 células/μL. Se pueden observar recuentos de células más bajos y, por lo tanto, los resultados del líquido deben interpretarse en el contexto clínico. En este paciente, la probabilidad previa a la prueba de artritis séptica es alta, por lo que un recuento celular de 49 000 células/μL no descarta un proceso séptico. Además, un porcentaje de neutrófilos > 90% indica un proceso séptico. La tinción de Gram tiene una sensibilidad de solo 30-50%. La presencia de cristales en el líquido no descarta un proceso séptico concomitante. Dada la alta probabilidad general de una artritis bacteriana séptica y los resultados del análisis del líquido sinovial, el siguiente paso más apropiado sería comenzar con antibióticos empíricos después de obtener hemocultivos. Si se descarta un proceso séptico sobre la base de cultivos, se pueden suspender los antibióticos y se puede tratar al paciente por un brote de artritis gotosa.

26. **La respuesta correcta es: E. IgM/IgG para parvovirus B19.** La paciente se presenta con una poliartritis aguda simétrica predominante de pequeñas articulaciones que aparece en ausencia de características extraarticulares, comorbilidades conocidas o antecedentes de infecciones. El diagnóstico diferencial para tal presentación incluye artritis vírica aguda, que incluye parvovirus, infecciones agudas de hepatitis B o C, citomegalovirus, virus de Epstein-Barr o infecciones víricas de Chikungunya. Es posible una presentación aguda de un proceso crónico, como la artritis reumatoide, una espondiloartropatía seronegativa con artritis periférica o una enfermedad del tejido conjuntivo con artritis. De estos, se favorece una artritis vírica, dada la agudeza, ausencia de características extraarticulares y antecedentes de probable infección vírica en su hijo.

    El exantema del hijo, que se presenta como una enfermedad febril con erupción malar, es compatible con la infección aguda por parvovirus B19, o quinta enfermedad. En los adultos, la infección aguda por parvovirus a menudo se asocia con una poliartritis aguda que puede simular la artritis reumatoide en su patrón de síntomas articulares. Es probable que las pruebas serológicas con IgM/IgG conduzcan a un diagnóstico correcto; la presencia de anticuerpos IgM positivos sugiere una infección aguda. El patrón de síntomas articulares en este paciente no es congruente con una presentación de artritis de Lyme. El anticuerpo de superficie de la hepatitis B, IgG, documentaría la presencia de inmunidad protectora y no una infección aguda. Aunque la artritis por virus Chikungunya puede presentarse con este cuadro clínico, el dolor suele ser más intenso y no se ha documentado que se haya contraído ningún caso de infección por Chikungunya en los Estados Unidos sin viajar al extranjero.

27. **La respuesta correcta es: D. Iniciar captopril.** Esta paciente con antecedentes de fenómeno de Raynaud se presenta con hipertensión y se encuentra que tiene una lesión renal aguda con evidencia de microangiopatía trombótica (MAT) en las pruebas de laboratorio con anemia, trombocitopenia y bilirrubina indirecta elevada. Su presentación es más congruente con crisis renal por esclerodermia. La crisis renal por esclerodermia ocurre en el 10-15% de los pacientes con esclerosis sistémica y es más frecuente en la esclerosis sistémica cutánea difusa en comparación con la esclerosis sistémica cutánea limitada. A menudo ocurre en las primeras etapas de la enfermedad y, por lo general, se presenta dentro de una mediana de duración de 7.5 meses desde la primera manifestación clínica de la enfermedad que no sea fenómeno de Raynaud. En este caso, las telangiectasias del paciente y las asas capilares dilatadas con prolapso en el examen sugieren el diagnóstico de esclerodermia. El análisis de orina suele ser normal en la crisis renal por esclerodermia, pero puede tener proteinuria si hay hipertensión grave. La crisis renal por esclerodermia es una MAT, y es importante considerar otras causas de esta última, como la púrpura trombocitopénica (síntomas inespecíficos, fiebre, lesión renal aguda leve, con o sin síntomas neurológicos, baja actividad de ADAMTS13), síndrome urémico hemolítico (antecedentes de exposición, dolor abdominal intenso, náuseas o vómitos, diarrea) y MAT inducida por fármacos (exposición a quinina en particular, o exposición a gemcitabina u oxaliplatino). La crisis renal por esclerodermia representa una urgencia reumatológica y debe tratarse sin demora, y estos pacientes se tratan con mayor frecuencia en la unidad de cuidados intensivos. Un inhibidor de la enzima convertidora de angiotensina, como captopril, es el pilar del tratamiento para la crisis renal por esclerodermia. Se cree que los esteroides provocan crisis renal por esclerodermia y deben evitarse en los pacientes con dicha enfermedad. Los pacientes con crisis renal por esclerodermia a menudo requieren hemodiálisis, pero nuestra paciente no tiene ninguna indicación actual para hemodiálisis urgente. La plasmaféresis se usa para tratar la púrpura trombocitopénica trombótica, que podría presentarse de manera similar.

28. **La respuesta correcta es: D. Anti-ARN polimerasa III.** Los pacientes con esclerodermia con anticuerpos contra la ARN polimerasa III tienen un mayor riesgo de desarrollar crisis renal por

esclerodermia en comparación con los pacientes con anticuerpos anti-Scl-70 o anticentrómero. El ANA a menudo es positivo en la esclerodermia, ya que es una enfermedad del tejido conjuntivo, pero un ANA positivo no aumenta el riesgo de crisis renal por esclerodermia. Los anticuerpos anti-dsDNA están asociados con el lupus, los anticuerpos antihistona se encuentran en pacientes con lupus inducido por fármacos, los anticuerpos anti-Jo1 se pueden observar en la dermatomiositis y los anticuerpos anti-ribonucleoproteína U1 se detectan en la enfermedad mixta del tejido conjuntivo (EMTC, mixed connective tissue disease) y en algunos pacientes con lupus.

29. **La respuesta correcta es: D. Anti-Jo1.** El paciente presenta debilidad progresiva y tiene antecedentes y exploración física compatibles con debilidad muscular proximal. Esto, combinado con los hallazgos cutáneos del paciente, es muy característico de la dermatomiositis. La debilidad de los músculos proximales es la presentación más común de dermatomiositis o polimiositis (PM). Los pacientes a menudo tienen dificultades para realizar tareas con los brazos por encima de la cabeza (p. ej., peinarse, ponerse camisas/chaquetas) y la debilidad proximal de la pierna puede manifestarse como dificultad para pararse de una silla o subir escaleras. Los hallazgos cutáneos que se observan con frecuencia en la dermatomiositis incluyen poiquilodermia del cuello (signo de V), espalda (signo de chal) y caderas (signo de pistolera); pequeñas pápulas moradas o rojas en las superficies extensoras de las articulaciones de la mano y los codos (pápulas de Gottron); y una erupción violácea que afecta a los párpados superiores (signo de heliotropo).

Un subconjunto de pacientes también puede tener placas escamosas fisuradas en las superficies radiales de los dedos y palmas con hiperpigmentación de los pliegues palmar conocidos como manos de mecánico. Las manos de los mecánicos se ven comúnmente en una forma agresiva de dermatomiositis o PM conocida como síndrome de antisintetasa. Los pacientes con síndrome de antisintetasa pueden desarrollar enfermedad pulmonar intersticial de inicio rápido y pueden experimentar disnea como síntoma inicial en ausencia de debilidad muscular prominente o erupción. El anti-Jo1 es el anticuerpo más común asociado con el síndrome de antisintetasa, y a menudo se solicita después de un diagnóstico de dermatomiositis o PM para evaluar el riesgo de desarrollar una enfermedad pulmonar rápidamente progresiva. Los ANA son inespecíficos y pueden verse en una variedad de diferentes enfermedades del tejido conjuntivo. El anti-dsDNA se asocia con el lupus y los anticuerpos antihistona se observan en el lupus inducido por fármacos. Los anticuerpos antitopoisomerasa I también se conocen como anticuerpos anti-Scl-70 y se ven en ciertos tipos de esclerodermia. Los anticuerpos anti-ARN polimerasa III también están asociados con la esclerodermia y pueden aumentar el riesgo de desarrollar una crisis renal por esclerodermia.

30. **La respuesta correcta es: D. Colonoscopia.** Debido a su fuerte asociación con la malignidad, todos los pacientes con un nuevo diagnóstico de dermatomiositis deben realizarse una evaluación exhaustiva de cáncer. Esto incluye TC de tórax de dosis baja (según lo indicado para la detección del cáncer de pulmón), mamografía, citología vaginal y colonoscopia. Muchos reumatólogos también obtendrán una ecografía transvaginal para detectar cáncer de ovario.

31. **La respuesta correcta es: B. Enfermedad mixta del tejido conjuntivo.** La EMTC es una patología única que representa una superposición de lupus, esclerosis sistémica y miopatía inflamatoria. Los pacientes suelen presentar síntomas vagos, que incluyen fatiga, artralgias, mialgias, fenómeno de Raynaud, edema de la mano, dedos edematizados, sinovitis y miositis de bajo grado con debilidad muscular. Los pacientes rara vez presentan al inicio una clara superposición de múltiples enfermedades, pero a menudo desarrollan estas características durante varios años. La EMTC pertenece a la familia de las enfermedades del tejido conjuntivo y los pacientes generalmente tienen ANA y también pueden tener SSA o SSB positivos. El factor reumatoide es un marcador

inespecífico y se puede observar en hasta el 50% de los pacientes con EMTC. El diagnóstico requiere anticuerpos anti-U1 RNP positivos, por definición.

32. **La respuesta correcta es: D. Hipertensión pulmonar.** La hipertensión pulmonar es la principal causa de muerte en estos pacientes.

33. **La respuesta correcta es: A. Adalimumab.** El paciente presenta fiebre, artralgia, exantema y dolor torácico al inspirar, compatible con pleuritis. Las pruebas de laboratorio se caracterizan por un anticuerpo antinuclear positivo, anti-dsDNA positivo y antihistona positivo. Sus síntomas y estudios de laboratorio son más congruentes con un diagnóstico de lupus inducido por fármacos. Este último es un padecimiento relativamente infrecuente causado por una respuesta autoinmunitaria desencadenada por ciertos medicamentos. Los fármacos de uso común que se sabe que están asociados incluyen isoniazida, clorpromazina, hidralazina, metildopa, procainamida, inhibidores de TNF-α, minociclina y penicilamina. De la lista de medicamentos potenciales de este paciente descrita en la pregunta anterior, el adalimumab (inhibidor de TNF-α) es el único medicamento que se sabe que está asociado con el lupus inducido por fármacos.

34. **La respuesta correcta es: C. Historia clínica.** Si bien comparte muchas características en común con el lupus eritematoso sistémico, el lupus inducido por fármacos ocurre con la misma frecuencia en hombres y mujeres, a menudo se presenta en adultos mayores debido a una mayor exposición a los medicamentos causantes y generalmente tiene un inicio más abrupto. Los síntomas más comunes del lupus inducido por fármacos incluyen fiebre, malestar general, artritis, exantema cutáneo y serositis. Las erupciones malares y discoides clásicas que se observan en el lupus eritematoso sistémico son poco frecuentes en el lupus inducido por fármacos y la enfermedad renal es rara. La biopsia de piel tanto para el lupus eritematoso sistémico como para el lupus inducido por fármacos mostraría dermatitis de interfase. Las pruebas de laboratorio suelen ser positivas para anticuerpos antihistona en pacientes con lupus inducido por fármacos (> 90%), pero las tasas de positividad de anticuerpos antihistona pueden llegar hasta el 80% en pacientes con lupus eritematoso sistémico. A excepción del lupus inducido por anti-TNF, las tasas de positividad de anti-dsDNA son mucho más bajas en el lupus inducido por fármacos que en el eritematoso sistémico y pueden servir para diferenciar las dos enfermedades. El diagnóstico de lupus inducido por fármacos se basa en un síndrome clínico plausible, pruebas de laboratorio constantes y una exposición clara a los medicamentos.

35. **La respuesta correcta es: D. Iniciar esteroides.**

36. **La respuesta correcta es: C. Ciclofosfamida.** Esta paciente con antecedentes conocidos de lupus se presenta con fatiga, fiebres leves, exantema y sinovitis. Su constelación de síntomas es más indicativo de un brote de lupus leve a moderado. Además de los síntomas observados en nuestro paciente, los brotes de lupus también pueden presentarse con malestar general, cefalea, úlceras bucales o nasales, fotosensibilidad, disnea, dolor torácico, disminución de la diuresis, hematuria, confusión y pérdida de memoria. Algunos brotes de lupus son asintomáticos y solo pueden ser sugeridos por resultados anómalos de las pruebas de laboratorio, como una lesión renal aguda o un empeoramiento de la anemia. Sin duda, sus síntomas ameritan tratamiento, y lo más apropiado es un ciclo corto de prednisona. La hidroxicloroquina es la base del tratamiento del lupus y no debe suspenderse en el contexto de un brote agudo. Si sus síntomas persistieran a pesar de la terapia con prednisona, o si la paciente desarrollara afectación orgánica, se puede justificar la terapia con esteroides i.v. o la adición de otros inmunosupresores.

La nefritis lúpica es una complicación grave del lupus eritematoso sistémico. El diagnóstico se realiza mediante biopsia renal y, por lo general, se justifica un tratamiento intensivo. Dependiendo de la edad, la raza y el historial de cumplimiento terapéutico del paciente, la nefritis lúpica de nueva aparición generalmente se trata con terapia oral con micofenolato de mofetilo o ciclofosfamida.

37. **La respuesta correcta es: B. Hidroxicloroquina.** La hidroxicloroquina es la base del tratamiento del lupus y es el único medicamento que proporciona un beneficio significativo de supervivencia y morbilidad en todo el espectro del lupus. Se sabe que la terapia con hidroxicloroquina causa retinopatía, y el examen fundoscópico a menudo revela atrofia del pigmento retiniano parafoveal y «maculopatía en diana». El riesgo de retinopatía depende tanto de la dosis acumulada de hidroxicloroquina como de la duración de la exposición.

38. **La respuesta correcta es: D. Exámenes oftalmológicos de detección precoz.** Los pacientes que toman hidroxicloroquina deben realizarse un examen fundoscópico de detección inicial con un oftalmólogo para descartar una enfermedad retiniana preexistente y luego un examen regular con examen fundoscópico y pruebas de campo visual. Se debe hacer la terapia de coherencia óptica de dominio espectral, especialmente después de 5 años de recibir terapia con hidroxicloroquina. Los exámenes oftalmológicos regulares ayudan a identificar la retinopatía inducida por hidroxicloroquina antes de que ocurran cambios en la visión y, a menudo, se puede prevenir un daño mayor interrumpiendo el tratamiento con hidroxicloroquina, aunque la retinopatía por hidroxicloroquina también puede progresar a pesar de interrumpir el tratamiento.

39. **La respuesta correcta es: B. Granulomatosis eosinofílica con poliangeítis.**

40. **La respuesta correcta es: D. Electromiografía y estudio de conducción nerviosa.** El paciente presenta fiebre, pérdida de peso involuntaria, hemoptisis, exantema petequial y mononeuritis múltiple, lo que preocupa por el desarrollo de una nueva vasculitis de vasos pequeños. Dada su historia de rinitis alérgica, asma y la eosinofilia periférica observada en su diferencial de leucocitos, su presentación clínica es más compatible con granulomatosis eosinofílica con poliangeítis (antes síndrome de Churg-Strauss). Esta enfermedad es una forma rara de vasculitis por anticuerpos anticitoplasma de neutrófilos (ANCA, *antineutrophil cytoplasmic antibodies*) que causa inflamación granulomatosa de los vasos pequeños y medianos del cuerpo. La enfermedad afecta con mayor frecuencia a los pulmones y la piel, pero puede dañar cualquier órgano del cuerpo. Las pruebas de laboratorio para p-ANCA solo son positivas en el 30-60% de los pacientes, y la mayoría con pruebas de p-ANCA positivas tienen un patrón de tinción perinuclear específico del antígeno MPO. Los pacientes con afectación nerviosa por vasculitis con ANCA pueden presentar caída de muñeca o pie debido a mononeuritis múltiple. La electromiografía y el estudio de conducción nerviosa combinados proporcionan información de diagnóstico valiosa y pueden ayudar a identificar este tipo específico de neuropatía periférica sensorial y motora progresiva. La electromiografía y el estudio de conducción nerviosa combinados con pruebas serológicas de ANCA y datos de biopsia se utilizan a menudo para hacer un diagnóstico de vasculitis con ANCA. La biopsia que muestra granulomas eosinofílicos necrosantes perivasculares o infiltración eosinofílica sigue siendo el patrón de referencia para el diagnóstico de granulomatosis eosinofílica con poliangeítis, pero la biopsia nerviosa puede causar daño nervioso permanente y probablemente se evitaría en un paciente con un síndrome clínico compatible con granulomatosis eosinofílica con poliangeítis y evidencia por electromiografía y estudio de conducción nerviosa de mononeuritis múltiple. Un antecedente significativo de asma o rinosinusitis con eosinofilia periférica en las pruebas de laboratorio puede ayudar a diferenciar la granulomatosis eosinofílica con poliangeítis de otras formas de vasculitis con ANCA, como la granulomatosis con poliangeítis y la poliangeítis microscópica.

41. **La respuesta correcta es: E. PAN.** El paciente se presenta con fiebre, malestar general, pérdida de peso, dolor abdominal, hematoquecia y mialgias, y se encuentra púrpura y mononeuritis múltiple en la exploración. También se observa que el paciente es hipertenso con marcadores inflamatorios

elevados y una lesión renal aguda en las pruebas de laboratorio. Su cuadro clínico es indicativo de vasculitis de vaso mediano, y la presencia de aneurismas de la arteria renal con constricciones de vasos grandes y oclusión de las arterias pequeñas confirma el diagnóstico de PAN. La PAN es una vasculitis de vaso mediano que a menudo se presenta con síntomas sistémicos inespecíficos, hipertensión debido a la activación del sistema renina-angiotensina-aldosterona con enfermedad de la arteria renal, lesión renal aguda, dolor abdominal especialmente después de las comidas (arteritis mesentérica), hemorragia digestiva, mononeuritis múltiple y mialgias. Al intentar diferenciar la PAN de las otras causas de vasculitis, aquella tiende de manera importante a preservar los pulmones.

42. **La respuesta correcta es: B. Hepatitis B.** La mayoría de los casos de PAN son idiopáticos, pero también se sabe que la hepatitis B causa PAN hasta en un tercio de los casos. La hepatitis C y la leucemia de células pilosas también son causas menos frecuentes de PAN.

43. **La respuesta correcta es: D. Vasculitis por IgA.** El paciente presenta exantema petequial, artritis de los miembros inferiores y dolor abdominal 3 semanas después de una infección por faringitis estreptocócica. En la biopsia de piel se observa vasculitis leucocitoclástica con tinción IgA positiva, lo que confirma el diagnóstico de vasculitis por IgA (antes púrpura de Henoch-Schönlein). La vasculitis por IgA típicamente es una enfermedad autolimitada y a menudo se resuelve espontáneamente sin intervención en aproximadamente 1 mes. La enfermedad más grave a veces puede provocar una lesión renal aguda que requiera diálisis temporal y complicaciones gastrointestinales, incluida la invaginación intestinal (generalmente en niños), hemorragia gastrointestinal, isquemia y necrosis intestinal y perforación intestinal. Por suerte, las complicaciones graves son relativamente raras y este paciente parece tener un caso más leve de la enfermedad.

44. **La respuesta correcta es: C. Observación.** Los pacientes sin afectación renal suelen tratarse sintomáticamente y los AINE pueden usarse para tratar la artritis en ausencia de enfermedad renal. El uso de esteroides para tratar la vasculitis por IgA es controvertido. En los adultos, por lo general solo se considera una reducción prolongada de esteroides en los pacientes con enfermedad renal grave o si el paciente tiene una contraindicación para recibir AINE.

45. **La respuesta correcta es: A. Ecografía endoscópica con biopsia.** Este paciente se presenta con ictericia obstructiva indolora y se encuentra una masa de 3 cm en la cabeza pancreática con linfadenopatía generalizada y concentraciones aumentadas de IgG4 en suero. Si bien se puede observar una presentación similar en el cáncer de páncreas, las concentraciones altas de IgG4 y la linfadenopatía generalizada sin evidencia adicional de enfermedad metastásica sugieren una enfermedad relacionada con IgG4. La biopsia sigue siendo el patrón de referencia para el diagnóstico y la ecografía endoscópica es el método preferido para acceder a las lesiones dentro del páncreas. Las preparaciones de tejido en la enfermedad relacionada con IgG4 suelen mostrar un infiltrado denso de células plasmáticas con fibrosis estoriforme y tinciones inmunohistoquímicas positivas para el depósito de IgG4. La enfermedad relacionada con IgG4 solo se reconoció recientemente como una afección reumática distinta. Los pacientes pueden presentar ictericia obstructiva indolora por una tumoración en el páncreas, pero los episodios recurrentes de pancreatitis autoinmunitaria son la presentación más frecuente. Los pacientes también suelen tener linfadenopatía y pueden desarrollar enfermedades en varios otros sistemas de órganos, que incluyen, entre otros, colangitis esclerosante, fibrosis retroperitoneal, sialadenitis esclerosante de las glándulas salivales y enfermedad orbitaria.

46. **La respuesta correcta es: E. Esteroides.** Los esteroides son la primera línea de tratamiento para la enfermedad IgG4 y una buena respuesta a la administración de esteroides ayuda a confirmar el diagnóstico.

47. **La respuesta correcta es: D. Prueba de crioglobulina.** El paciente se presenta con malestar general, artralgias, púrpura palpable y neuropatía periférica de reciente aparición. Su constelación de síntomas es preocupante para una vasculitis de vasos pequeños, y sus antecedentes

de hepatitis C levantan la sospecha de síndrome de crioglobulinemia mixta. Otros estudios de laboratorio que sirven como apoyo para la crioglobulinemia mixta incluyen factor reumatoide positivo y concentraciones bajas de C4. La *crioglobulinemia mixta* se refiere a una vasculitis de vasos pequeños causada por el depósito de inmunocomplejos. La enfermedad puede presentarse de varias formas, pero se asocia más comúnmente con púrpura palpable, dolor articular (artralgia o artritis) y debilidad (tríada de Meltzer). También puede estar asociada con neuropatía periférica, enfermedad renal o una variedad de otras manifestaciones sistémicas. La prueba de crioglobulina y la biopsia pueden confirmar el diagnóstico de crioglobulinemia mixta. Las crioglobulinas pueden precipitar a temperatura ambiente, por lo que las muestras de sangre deben recolectarse en tubos calentados que permanezcan calientes hasta que el laboratorio los procese para evitar pruebas de crioglobulinas falsas negativas. La vasculitis leucocitoclástica por lo general se observa en la biopsia de piel y la mayoría de los pacientes con enfermedad renal presentan glomerulonefritis membranoproliferativa. Dado que el paciente no muestra signos de enfermedad renal, la biopsia de riñón no sería apropiada en este momento.

48. **La respuesta correcta es: C. Hepatitis C.** La hepatitis C es un factor de riesgo reconocido para la crioglobulinemia mixta.

49. **La respuesta correcta es: E. EPS y EPO con inmunofijación.** La paciente presenta neuropatía periférica, túnel carpiano reciente, sobrecarga de volumen y formación fácil de hematomas. La exploración se destaca por el agrandamiento de la parte anterior del hombro («signo de la hombrera»), hepatoesplenomegalia y hematomas periorbitarios. En las pruebas de laboratorio se observa una concentración de creatinina aumentada con proteinuria significativa. La presentación de la paciente sugiere más una amiloidosis de cadena ligera amiloide. La *amiloidosis de cadenas ligeras de inmunoglobulina* (amiloidosis AL) es una amiloidosis primaria debida a una sobreproducción de anticuerpos monoclonales de cadenas ligeras que causan complicaciones cuando se depositan en varios tejidos del cuerpo. Los síntomas de presentación de la amiloidosis AL difieren según los órganos más afectados. Si los riñones o el corazón son los principales afectados, la amiloidosis AL puede presentarse con sobrecarga de volumen debido a un síndrome nefrótico o una miocardiopatía restrictiva. La mayoría de los pacientes con amiloidosis AL tienen afectación hepática, que puede presentarse con hepatomegalia o elevación de las enzimas hepáticas en un patrón colestásico. Los pacientes también pueden tener afectación musculoesquelética, lo que lleva a hallazgos como macroglosia, festoneado de la lengua, seudohipertrofia muscular, artropatía del hombro («signo de la hombrera»), túnel carpiano o afectación de otras articulaciones o tejidos conjuntivos. Otros hallazgos potenciales incluyen esplenomegalia, anemia, trombocitopenia, fácil aparición de hematomas o sangrado, neuropatía periférica y púrpura periorbitaria («ojos de mapache»). En esta paciente con afectación renal, es probable que tanto las cadenas ligeras libres en suero como en orina sean positivas en la EPS y la EPO, respectivamente. Además de la EPS y la EPO, la biopsia de varios sitios también puede orientar el diagnóstico de amiloidosis AL. El procedimiento más común y menos invasivo que se utiliza para obtener un diagnóstico de tejido es una biopsia del panículo adiposo abdominal. También se suele realizar una biopsia de médula ósea.

50. **La respuesta correcta es: E. Tinción positiva de rojo Congo con birrefringencia «verde manzana».** El estudio de patología del tejido afectado en los pacientes con amiloidosis AL mostrará infiltración de una sustancia cerosa amorfa con tinción positiva con rojo Congo. Aunque se puede considerar la biopsia hepática si la prueba inicial es equívoca, probablemente se consideraría solo después de que se obtuviera la EPS, la EPO y la biopsia del panículo adiposo abdominal menos invasiva. La dermatitis de interfase se asocia con lupus cutáneo; la sialoadenitis linfocítica focal se observa en la biopsia de glándulas salivales en el síndrome de Sjögren; se detecta un infiltrado linfoplasmocítico denso con «fibrosis estoriforme» en la enfermedad relacionada con IgG4, y se asocia un depósito excesivo de colágeno organizado con la expansión de la dermis en los casos de esclerodermia.

PREGUNTAS

1. Mujer de 78 años de edad con antecedentes de enfermedad de Alzheimer, hipertensión, fibrilación auricular tratada con apixabán y diabetes mellitus tipo 2 (DM2) tratada con insulina presenta un cambio repentino en el estado mental. Al inicio, tiene dificultades con la memoria a corto plazo y para recordar nombres. Su familia la ayuda con los medicamentos y la preparación de las comidas, pero ella se alimenta y se viste sola y ha podido permanecer en su casa. Su hija vino a traer la cena y la encontró sentada a la mesa de la cocina en camisón, desaliñada, retraída e incapaz de responder adecuadamente a las preguntas. La llevaron al servicio de urgencias (SU). En la exploración se encontró fiebre baja con signos vitales por lo demás normales, membranas mucosas secas, pulmones sin anomalías y abdomen blando, no doloroso y no distendido. Estaba somnolienta y a menudo se quedaba dormida, a menos que la estimularan constantemente. Pudo dar su nombre, pero dijo que estaba en casa y no estaba orientada respecto al mes ni el año. Pudo nombrar los días de la semana hacia adelante, pero no hacia atrás. En el resto de la exploración neurológica no hubo alteraciones.

    ¿Cuál es el mejor paso a seguir en el tratamiento?
    A.   Química sanguínea básica y hemograma completo
    B.   Punción digital para medir glucosa en sangre
    C.   Tomografía computarizada (TC) craneal sin contraste
    D.   Electroencefalograma (EEG) de rutina
    E.   Análisis de orina y cultivo de orina

2. La paciente mencionada en la pregunta 1 regresa con los resultados de sus estudios de laboratorio y se observa glucosa en sangre sin alteraciones; recuento de leucocitos de 12 000/µL y en el análisis de orina se detectan 50-100 leucocitos/campo de alta frecuencia (hpf, *high-power field*), esterasa leucocitaria positiva y nitritos positivos. La TC craneal tiene atrofia moderada y estable con mayor predominio en los lóbulos temporal y parietal, sin hemorragia ni otros hallazgos agudos.

    ¿Cuál de las siguientes opciones no es verdadera sobre la causa del cambio de estado mental de la paciente?
    A.   La edad avanzada de la paciente y la enfermedad neurológica subyacente representan factores de riesgo
    B.   La falta de atención es una característica distintiva
    C.   Está asociado con un aumento de la mortalidad
    D.   Los síntomas progresan lentamente
    E.   A menudo existe un desencadenante identificable

3. Hombre de 56 años de edad se presenta para evaluación de cambios de comportamiento. Su esposa informa que el paciente se ha convertido en una «persona diferente» durante los últimos 2 años. Solía ser una persona muy tranquila y agradable, pero durante este período se ha vuelto «desagradable». Maldice en público, escupe en el autobús y hace insinuaciones sexuales no deseadas hacia las mujeres. También ha sido menos capaz de completar las tareas en el trabajo y recientemente su empleador le advirtió formalmente que corre el riesgo de perder su trabajo si no cambia su comportamiento y no cumple con los plazos. Durante la exploración neurológica, llama al neurólogo «cariño» y «hermoso» y le pregunta si puede usar el martillo de reflejos para «devolverle el golpe al médico». Se realizan estudios de imagen cerebrales, que se muestran a continuación:

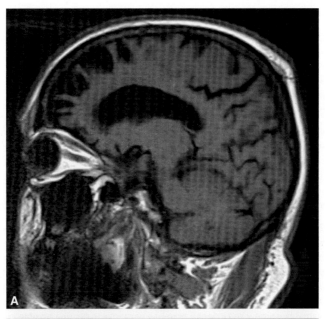

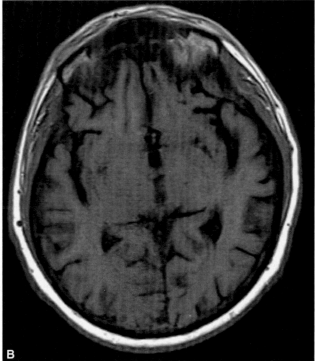

A. Proyección sagital. **B.** Proyección axial. Imágenes cortesía del Dr. Omar Al-Louzi, Harvard Neurology Residency Program, Brigham and Women's & Massachusetts General Hospitals.

¿Cuál es el diagnóstico más probable?
- A.   Enfermedad de Alzheimer
- B.   Variante conductual de la demencia frontotemporal
- C.   Degeneración corticobasal
- D.   Enfermedad por cuerpos de Lewy
- E.   Afasia primaria progresiva

4. Mujer de 25 años de edad se presenta al hospital después de una primera crisis convulsiva.

    ¿Cuál de las siguientes opciones podría haber contribuido al riesgo de convulsiones?
    A. Abstinencia de alcohol
    B. Bupropión
    C. Hipoglucemia
    D. Hiponatremia
    E. Todo lo anterior

5. ¿Cuál de las siguientes medidas es el primer paso si cree que alguien está en estado epiléptico?
    A. Administrar lorazepam i.v.
    B. Proporcionar fenitoína i.v.
    C. Inmediatamente administrar naloxona
    D. Asegurar una oxigenación adecuada
    E. Envío para TC craneal

6. Hombre de 23 años de edad sin antecedentes médicos se presenta tras perder el conocimiento en el supermercado. Recuerda sentirse sonrojado y algo ansioso justo antes del episodio, y su siguiente recuerdo es estar en el suelo atendido por un transeúnte. Este último informó que el paciente había perdido el conocimiento durante alrededor de 30 s, tiempo durante el cual tuvo convulsiones simétricas ocasionales. Estuvo somnoliento y ligeramente confundido durante 10-15 min después del acontecimiento y posteriormente volvió a su estado basal. Comenta que le duele la lengua. Lo llevan al hospital y se ordenan pruebas para investigar una posible convulsión o síncope.

    ¿Cuál de las siguientes afirmaciones es falsa?
    A. Un EEG de rutina normal descarta la posibilidad de un trastorno convulsivo subyacente
    B. Debe realizarse un ecocardiograma para evaluar la presencia de cardiopatía estructural
    C. El síncope suele ir acompañado de convulsiones
    D. Se debe aconsejar al paciente que se abstenga de conducir durante el tiempo que exijan las normas de conducción de su estado
    E. La laceración de la lengua aumenta la probabilidad de convulsiones

7. Mujer de 39 años de edad con antecedentes de migraña, trastorno por consumo de alcohol y trastorno depresivo mayor con un intento de suicidio previo se presenta en el SU con una crisis convulsiva de primera vez, caracterizada por pérdida repentina del conocimiento, giro de la cabeza hacia la derecha y convulsiones rítmicas del brazo derecho de 2 min de duración con un período prolongado de somnolencia y confusión después del acontecimiento. Los estudios de laboratorio son Na 132 mEq/L, aspartato-transaminasa (AST) 178 U/L, alanina-aminotransferasa (ALT) 98u/L y plaquetas 118×10^9. En el electrocardiograma (ECG) se observa un bloqueo cardíaco de primer grado y, por lo demás, es normal. En la resonancia magnética (RM) cerebral no se observan complicaciones. En el EEG se muestran descargas epileptiformes poco frecuentes que se originan en el lóbulo temporal izquierdo.

    ¿Cuál de las siguientes es una contraindicación para comenzar tratamiento con levetiracetam en esta paciente?
    A. Bloqueo cardíaco de primer grado
    B. Enfermedad hepática
    C. Antecedentes de depresión mayor
    D. Hiponatremia
    E. Trombocitopenia

8. ¿La deficiencia en cuál de las siguientes vitaminas produce un síndrome caracterizado por oftalmoparesia, ataxia y alteración del estado mental?
    A. Cianocobalamina
    B. Ácido pantoténico
    C. Piridoxina
    D. Riboflavina
    E. Tiamina

9. Hombre de 55 años de edad con antecedentes de depresión y abuso de alcohol se presenta al hospital para una cirugía planificada. Aproximadamente 72 h después de la cirugía, el paciente le dice a su enfermera que está escuchando a sus amigos decirle que ha sido secuestrado por extraterrestres. No hay nadie más en su habitación. En la exploración está tembloroso, hipertenso y taquicárdico. Los estudios de sangre no muestran alteraciones.

   ¿Cuál es el diagnóstico más probable?
   A. *Delirium tremens*
   B. Depresión
   C. Trastorno de estrés postraumático
   D. Trastorno esquizoafectivo

10. Hombre de 48 años de edad con antecedentes de trastorno crónico por consumo de alcohol se presenta 36 h después de su última bebida. Está trémulo, diaforético y ansioso. La frecuencia cardíaca (FC) es de 110-120 lpm y la presión arterial (PA) es de 177/93 mm Hg.

    Todos los siguientes medicamentos serían apropiados para tratar la abstinencia de alcohol de este paciente excepto:
    A. Alprazolam
    B. Clordiazepóxido
    C. Diazepam
    D. Lorazepam
    E. Fenobarbital

11. Mujer de 25 años de edad acude a urgencias con mareos y vómitos desde la mañana. Refiere que estuvo enferma con un resfriado más o menos hace una semana, pero que por lo demás estaba sana. En la exploración observa nistagmo horizontal evocado por la mirada que late hacia la derecha, que empeora cuando mira a la derecha y desaparece cuando mira a la izquierda. Se observó un movimiento sacádico de recuperación con el movimiento de la cabeza izquierda. No hubo ningún sesgo en la prueba de cubrir y descubrir. Su audición y el resto de su examen neurológico son normales.

    ¿Cuál es el diagnóstico más probable?
    A. Vértigo postural paroxístico benigno
    B. Laberintitis
    C. Accidente cerebrovascular (ACV) de circulación posterior de reciente aparición
    D. Neuritis vestibular

12. Mujer de 78 años de edad acude a la clínica por episodios repetidos de caídas. En la anamnesis comenta que cada vez que se despierta por primera vez para levantarse de la cama tiene un episodio en el que se siente mareada y no puede caminar durante 30 s. La exploración neurológica es normal.

    ¿Cuál es el diagnóstico más probable?
    A. Vértigo postural paroxístico benigno
    B. Conmoción
    C. Migraña
    D. Insuficiencia vertebrobasilar
    E. Neuritis vestibular

13. Mujer de 53 años de edad con DM2 acude a consulta por aparición repentina de mareos y náuseas, que comenzaron cuando estaba desayunando. Tiene una sensación constante de girar hacia la derecha. Los síntomas no se resolvieron después de un período de estar acostada, por lo que acudió al SU para su evaluación.

    Todos los siguientes hallazgos sugieren ACV de circulación posterior excepto:
    A. Audición disminuida
    B. Nistagmo de cambio directo
    C. Visión doble
    D. Disartria
    E. Ataxia de extremidades

14. Cada uno de los siguientes es un componente de la prueba HINTS para mareos repentinos, excepto:
    A. Prueba de coordinación dedo a nariz
    B. Prueba de impulso cefálico
    C. Nistagmo
    D. Prueba de sesgo

15. Hombre de 65 años de edad con antecedentes de hipertensión y dislipidemia fue llevado al hospital cuando su familia lo encontró incapaz de hablar, con los ojos desviados hacia el lado izquierdo, con el rostro derecho caído e incapacidad para mover el brazo derecho.

    ¿La ubicación más probable del ACV está en la distribución de cuál de las siguientes estructuras?
    A. Arteria cerebral media (ACM) izquierda
    B. Arteria cerebral posterior izquierda
    C. Arteria cerebral anterior derecha
    D. ACM derecha
    E. Arteria cerebelosa posteroinferior derecha

16. ¿Cuál de los siguientes pacientes es mejor candidato para recibir activador del plasminógeno tisular?
    A. Mujer de 40 años de edad sin antecedentes médicos de importancia presenta debilidad en todo el cuerpo izquierdo que notó al despertar. Se sintió bien por última vez a las 8 PM de la noche anterior
    B. Hombre de 55 años de edad con cirugía ortopédica hace 1 semana que presenta debilidad de todo el cuerpo en el lado derecho que comenzó 3 h antes
    C. Hombre de 60 años de edad con un hematoma intracerebral hace 4 semanas que presenta un inicio agudo de descoordinación y mareos que comenzaron 30 min antes de su llegada
    D. Mujer de 68 años de edad con antecedentes de hipertensión y DM que acude al hospital con inicio súbito de debilidad en la cara y el brazo izquierdos que comenzó hace 4 h
    E. Hombre de 92 años de edad con antecedentes de hipertensión que presenta 5 h de dificultad para ver las cosas del lado izquierdo

17. Mujer de 68 años de edad con antecedentes de hipertensión, hiperlipidemia, DM2 y arteriopatía coronaria (AC) se presenta con afasia expresiva de inicio súbito y debilidad de la cara y el brazo derechos. Es llevada al SU 60 min después del inicio de los síntomas. Su puntuación de la *National Institutes of Health Stroke Scale* (NIHSS) es de 17. Se solicita una TC con angiografía de cabeza y cuello.

    Esta prueba hace todo lo siguiente, excepto:
    A. Evaluar si hay una oclusión proximal de un vaso grande que justificaría realizar una trombectomía endovascular
    B. Evaluar la vasculatura cervical e intracraneal en busca de enfermedad ateroesclerótica como una posible causa del ACV
    C. Determinar la extensión de un infarto agudo
    D. Está contraindicada en pacientes con enfermedad renal en etapa terminal o alergia al yodo
    E. Descartar hemorragia intracraneal

18. Hombre de 74 años de edad con hipertensión e hiperlipidemia se presenta con inicio súbito de debilidad en la cara, el brazo y la pierna izquierdos, que comenzó repentinamente mientras estaba en el inodoro. Su esposa lo encuentra disártrico, débil en todo el lado izquierdo e incapaz de pararse. El paciente es trasladado al SU y en la TC de cráneo sin contraste se observa una hemorragia de 2 × 3 × 2 cm en los ganglios basales derechos.

    ¿Cuál de las siguientes es la causa más probable?
    A. Rotura de aneurisma
    B. Malformación arteriovenosa
    C. Angiopatía amiloide cerebral
    D. Hemorragia de una lesión neoplásica
    E. Hipertensión

19. Mujer de 55 años de edad sin antecedentes médicos significativos presentó fiebre, malestar y dolor de garganta que fue tratada con antibióticos y analgésicos. Diez días después, sus piernas se «doblaron» debajo de ella, tuvo dificultad para subir escaleras y notó parestesias en ambas manos. Se despertó a la mañana siguiente y no podía pararse. La llevaron al hospital, donde los signos vitales eran normales. La exploración neurológica se destacó por la debilidad del cierre ocular bilateral con los pares craneales por lo demás intactos, debilidad simétrica proximal más que distal (flexión del cuello 4+/5, abducción del hombro 4/5, 5−/5 más distalmente en los miembros superiores, flexión de la cadera 3/5, 4+/5 más distalmente en los miembros inferiores), arreflexia difusa, disminución de la sensación al tacto ligero y al pinchazo en ambas manos e incapacidad para sentarse o pararse de forma independiente. Se realizó una punción lumbar en la que se observaron 0 leucocitos $\times$ 10^6/L, 4 eritrocitos $\times$ 10^6/L, proteína de 86 mg/dL y glucosa de 65 mg/dL.

¿Cuál es el mejor paso a seguir en el tratamiento?
A. Electromiografía/estudios de conducción nerviosa
B. Corticoesteroides i.v.
C. Inmunoglobulina i.v.
D. RM de la columna lumbar
E. Vancomicina, ceftriaxona y aciclovir

20. Hombre de 57 años de edad con antecedentes de DM2 mal controlada acude a la clínica refiriendo dolor ardiente en los pies, que empeora por la noche y en ocasiones le impide conciliar el sueño. Refiere cierto entumecimiento bilateral en los dedos de los pies, pero niega debilidad o síntomas sensoriales en las manos. En la exploración tiene una leve disminución de la sensibilidad bilateral a la vibración en los dedos gordos, con sentido de la posición articular normal. La sensibilidad vibratoria es normal en los tobillos. La fuerza y los reflejos son normales. En los laboratorios se muestran HbA$_1$c 8.2%, vitamina B$_{12}$ 723 ng/mL, hormona estimulante de tiroides (tirotropina) 1.16 mU/L y electroforesis de proteínas séricas con inmunofijación normal sin pico M. Se le diagnostica una neuropatía periférica diabética y planea optimizar su control de glucosa. También le gustaría proporcionarle tratamiento para el dolor.

¿Cuál de las siguientes opciones no es una alternativa eficaz para tratar el dolor neuropático?
A. Antiinflamatorios no esteroideos (AINE)
B. Nortriptilina
C. Pregabalina
D. Capsaicina tópica
E. Venlafaxina

21. Un jornalero de 60 años de edad tiene dificultad para subir escaleras y levantarse del asiento del inodoro durante los últimos 5 meses, particularmente en la mañana al despertar, lo que mejora levemente a lo largo del día. También refirió xerostomía y fatiga. No hubo disfagia ni disartria. Tenía diabetes en el límite de rangos normales (controlada con dieta) y angina de pecho. Fumó dos paquetes de cigarrillos al día durante 30 años. Consumía varias bebidas alcohólicas al día. En la exploración neurológica se mostró que los nervios craneales estaban intactos, a excepción de posibles pupilas inactivas. La flexión del cuello fue débil, los deltoides 4/5 y la flexión de la cadera 3/5. Apenas podía caminar sobre los talones y los dedos de los pies. Se trazaron reflejos tendinosos profundos con ausencia de reflejo aquíleo bilateralmente. La marcha del paciente era cautelosa y amplia. Los estudios de conducción nerviosa mostraron amplitudes motoras difusamente reducidas (potenciales de acción muscular compuestos). Después de una estimulación nerviosa repetitiva rápida (30-50 Hz) o de contracciones intensas breves (10 s), se observó un marcado aumento de la amplitud compuesta del potencial de acción del músculo.

¿Qué tratamiento sería más eficaz para reducir los síntomas de esta afección?
A. 3,4-diaminopiridina (3,4-DAP)
B. Inmunoglobulina i.v.
C. Piridostigmina
D. Rituximab
E. Esteroides

22. Un trabajador de albañilería jubilado diestro de 63 años de edad se presentó a la clínica para una evaluación con respecto a la disfunción de la marcha con debilidad en el cuello, los hombros y las piernas durante los últimos 2 años. Informó que experimentó un deterioro gradual en su forma de andar, así como dificultades para subir y bajar escaleras. En la exploración, sus signos vitales eran normales y respiraba aire ambiente sin trabajo excesivo de respiración o uso de músculos accesorios. Había evidencia de eritema moderado y pápulas sobre las superficies extensoras de los dedos y una erupción eritematosa en la parte superior del pecho y la espalda. En la exploración motora se destacó por la atrofia leve de los músculos periescapulares sin fasciculaciones aparentes. La flexión y extensión del cuello fueron levemente débiles (4+/5). Hubo evidencia de debilidad proximal mayor que distal de los miembros superiores e inferiores (4/5 en abducción del hombro, 4/5 en rotación externa del hombro y 4+/5 en flexión y abducción de cadera). Los reflejos tendinosos profundos fueron 2+ en todo momento con los dedos hacia abajo. Tenía una postura encorvada al estar de pie. La concentración de creatina-cinasa estaba levemente aumentada. Los estudios de conducción nerviosa fueron normales y la EMG mostró una actividad espontánea prominente (potenciales de fibrilación y ondas agudas positivas).

    ¿Cuál de los siguientes hallazgos en la biopsia muscular sería más compatible con su diagnóstico?
    A. Colecciones nodulares de células inmunitarias y degeneración con vacuolas bordeadas
    B. Atrofia perifascicular e inflamación perivascular
    C. Necrosis de miofibras prominente
    D. Fibras musculares rojas desgarradas
    E. Atrofia de fibras musculares tipo 2

23. Hombre de 28 años de edad con antecedentes de hábito tabáquico y consumo excesivo de alcohol llega a la clínica refiriendo cefaleas diarias. Cada noche, aproximadamente a las 10 PM, desarrolla dolor punzante en el lado izquierdo en la parte delantera de la cabeza que se intensifica durante 5 min a un nivel insoportable. El dolor dura unos 30 min y después se resuelve. También informa lagrimeo y enrojecimiento en el ojo izquierdo y rinorrea. Ha tenido estos síntomas todas las noches durante las últimas 2 semanas, aunque recuerda un período similar de dolores de cabeza hace 1 año que se resolvieron.

    ¿Los síntomas de este paciente son más compatibles con cuál de los siguientes diagnósticos?
    A. Cefaleas en racimo o en brotes
    B. Cefalea secundaria
    C. Dolor neuralgiforme unilateral de corta duración con inyección conjuntival y desgarro
    D. Cefalea tensional
    E. Neuralgia del trigémino

24. Mujer de 28 años de edad sin antecedentes de consumo de anticonceptivos orales llega a la clínica refiriendo cefalea diaria. Durante los últimos 3 meses, todos los días ha tenido cefalea continua del lado izquierdo. La intensidad de la cefalea típicamente es moderada, aunque tiene exacerbaciones con dolor intenso que ella compara con un dolor punzante detrás del ojo izquierdo. Durante estas exacerbaciones, tiene rinorrea y lagrimeo y enrojecimiento del lado izquierdo del ojo. La exploración neurológica es normal y se le ha realizado una RM cerebral con venografía que no mostró lesión estructural o trombosis del seno venoso.

    ¿Cuál es el mejor tratamiento inicial?
    A. Indometacina
    B. Sumatriptán
    C. Topiramato
    D. Antidepresivo tricíclico
    E. Verapamilo

25. Mujer de 47 años de edad es atendida en la clínica para la evaluación de múltiples ACV isquémicos subcorticales e imágenes cerebrales anómalas. Ha experimentado tres ACV subcorticales separados durante los últimos 5 años, a pesar de que no se conocen factores de riesgo de ACV y tiene hábitos de vida saludables. Tiene antecedentes de migraña con aura que se remontan a la adolescencia y antecedentes familiares de migrañas intensas por parte de su hermana, así como ACV tempranos y deterioro cognitivo por parte de su madre. La RM cerebral se muestra a continuación:

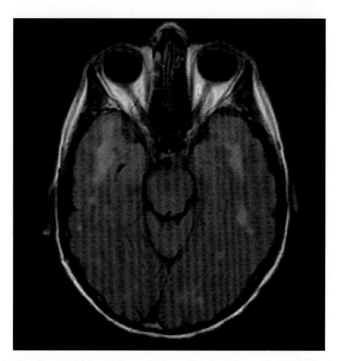

Imagen cortesía del Dr. Omar Al-Louzi, Harvard Neurology Residency Program, Brigham and Women's & Massachusetts General Hospitals.

¿En cuál de los siguientes genes es más probable que muestren anomalías las pruebas genéticas?
A. Gen de la α-galactosidasa A (*GAL*)
B. Mutación en *COL4A1*
C. Gen de la serina peptidasa 1 de HtrA (*HTRA1*)
D. *NOTCH3*
E. Gen *TREX1*

26. Mujer de 24 años de edad con antecedentes de síndrome de ovario poliquístico y de tomar anticonceptivos orales se presenta con cefalea de 3 semanas de duración. La paciente refirió haber experimentado cefalea occipital derecha opresiva durante las 2-3 semanas anteriores. Eran de naturaleza intermitente, ocurrían cada 2 o 3 días y duraban un par de horas. Sin embargo, durante los últimos 5 días, las cefaleas se han vuelto constantes y han empeorado progresivamente en su gravedad. La despiertan por la noche. Empeoran en intensidad al acostarse y comenta que permanecer sentada es la mejor posición. En la exploración se encuentra evidencia de papiledema bilateral. Se obtienen imágenes craneales y se muestran a continuación:

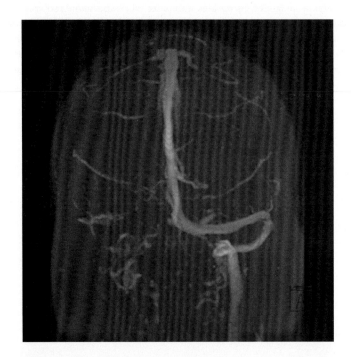

Imagen cortesía del Dr. Omar Al-Louzi, Harvard Neurology Residency Program, Brigham and Women's & Massachusetts General Hospitals.

¿Cuál sería el siguiente mejor paso en su tratamiento?
A. Administrar manitol 1 g/kg i.v.
B. Mantener PA < 140 mm Hg
C. Obtener hemocultivos y comenzar con antibióticos intravenosos de amplio espectro
D. Realizar una punción lumbar para descartar meningitis
E. Solicitar un análisis de trombofilia y comenzar la anticoagulación terapéutica con heparina

27. Hombre de 56 años de edad con antecedentes de hipertensión y obesidad se presenta con debilidad y entumecimiento en el pie derecho. Tiene problemas para flexionar completamente el tobillo y ha notado que se aplasta los dedos de los pies al caminar, lo que lo hace tropezar. También refiere dolor punzante desde la parte baja de la espalda hasta el muslo lateral derecho y la pantorrilla hasta el dedo gordo del pie. Sus síntomas aparecieron repentinamente después de que ayudó a su amigo a moverse. Inicialmente pensó que tenía una distensión muscular, pero decidió buscar atención médica debido a la dificultad para caminar. En la exploración física se observa debilidad de 4+/5 en la dorsiflexión del tobillo derecho y la inversión y eversión del pie. Ha disminuido la sensibilidad al pinchazo sobre la pantorrilla lateral derecha y el dedo gordo del pie. Los reflejos son normales. Cuando el paciente está en decúbito supino y la pierna derecha se eleva a 60°, provoca un dolor punzante desde la parte baja de la espalda hasta la pierna derecha.

¿Cuál es la localización de sus síntomas?
A. Raíz nerviosa L4
B. Raíz nerviosa de L5
C. Nervio peroneo
D. Raíz nerviosa S1
E. Médula espinal torácica

28. Mujer de 71 años de edad con antecedentes de hipertensión, hiperlipidemia y AC se presenta para evaluación de dolor en la pierna. El dolor comienza en la espalda y se irradia hacia ambas piernas. Es peor al caminar y mejora con el descanso, aunque observa que puede usar una bicicleta estática sin mucho dolor. También refiere dolor y calambres en las pantorrillas, así como entumecimiento y parestesias en ambos pies. En la exploración física tiene toda la fuerza conservada, reflejos rotulianos 1+ y ausencia de reflejo del tobillo. Las pulsos están conservados.

    ¿Qué características de su cuadro clínico son menos compatibles con una claudicación neurogénica que con una causa vascular?
    A. Ausencia de reflejo del tobillo
    B. Calambres en la pantorrilla
    C. Entumecimiento y parestesias en los pies
    D. Dolor que se irradia hacia las piernas
    E. A y B

29. Mujer de 51 años de edad con antecedentes de cáncer de pulmón no microcítico acude al SU con debilidad y entumecimiento bilateral de los miembros inferiores. Dos horas antes de la presentación notó un empeoramiento repentino de su dolor de espalda torácico, además de un nuevo entumecimiento y parestesias en los muslos bilateralmente. Esto se asoció con dificultad para caminar y debilidad bilateral de las piernas. Aún podía caminar, pero sentía que le temblaban las piernas. No notó incontinencia urinaria o fecal. En la exploración, la fuerza estaba intacta en sus miembros superiores. Hubo debilidad leve bilateral en la flexión de la cadera (4+/5). Estaba hiperrefléxica en las rótulas bilaterales (3+) con aducción cruzada. Sus dedos de los pies estaban levantados en ambos lados. Tiene alterada la sensación cuando se pincha a nivel de los pezones en la parte anterior. Se obtuvieron estudios de imagen de la columna vertebral que se muestran a continuación:

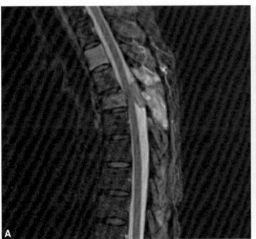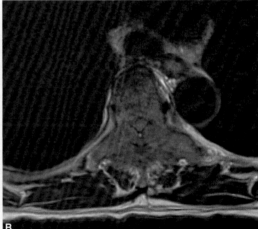

A. Proyección sagital. **B.** Proyección axial. Imágenes cortesía del Dr. Omar Al-Louzi, Harvard Neurology Residency Program, Brigham and Women's & Massachusetts General Hospitals.

    ¿Cuál es el paso más apropiado a seguir en su tratamiento?
    A. Administrar dexametasona 10 mg i.v., con evaluación urgente para descompresión de la columna torácica
    B. Administrar manitol 1 g/kg i.v.
    C. Inmovilización con collarín cervical duro
    D. Obtener hemocultivos y comenzar con antibióticos i.v. de amplio espectro
    E. Suplementación con vitamina B_{12}

RESPUESTAS

1. **La respuesta correcta es: B. Punción digital para medir glucosa en sangre.** Esta paciente presenta un cambio agudo en el estado mental, superpuesto al deterioro cognitivo crónico debido a la enfermedad de Alzheimer. El mejor paso a seguir en el tratamiento es controlar su concentración de glucosa en sangre. La paciente está en riesgo de hipoglucemia porque usa insulina, y esta es una prueba rápida en el sitio de atención que se puede realizar inmediatamente al lado de la cama. La química sanguínea básica, el HC y el análisis de orina también deben revisarse como parte del estudio de la encefalopatía, pero no sería la siguiente mejor prueba. Los laboratorios iniciales también deben incluir pruebas de función hepática y un examen de toxicología; la lista se puede ampliar en función del cuadro clínico. Los pacientes con enfermedad de Alzheimer tienen un mayor riesgo de convulsiones debido a encefalomalacia, por lo que el EEG puede ser apropiado para algunos pacientes. La TC de la cabeza sin contraste a menudo está indicada para cambios agudos en el estado mental, particularmente en pacientes con anticoagulación, pero no es la mejor prueba siguiente.

2. **La respuesta correcta es: D. Los síntomas progresan lentamente.** Esta paciente tiene delírium secundario a una infección urinaria. Estos pacientes tienen cambios de estado mental que aumentan y disminuyen, en lugar de síntomas que progresan lentamente. La falta de atención, como lo demuestra su incapacidad para nombrar los días de la semana al revés, es una característica distintiva. El delírium es un síntoma y debe dar lugar a un estudio de las causas médicas subyacentes, que incluyen infecciones, anomalías metabólicas, exposición a toxinas/medicamentos y factores de estrés fisiológico (como dolor o estreñimiento). Una demencia subyacente hace que los pacientes sean más vulnerables al delírium. Otros factores de riesgo incluyen la edad avanzada, las comorbilidades médicas y psiquiátricas deficientes en la línea de base funcional y el deterioro sensorial. El delírium es más fácil de prevenir que de tratar y se asocia con un aumento de la mortalidad, por lo que es importante prevenirlo activamente en los pacientes hospitalizados.

3. **La respuesta correcta es: B. Variante conductual de la demencia frontotemporal.** El paciente presenta un síndrome conductual progresivo que se manifiesta por desinhibición. Su personalidad cambió drásticamente de tranquila y agradable a inapropiada. Los síntomas claramente afectan su funcionamiento social y laboral. La demencia frontotemporal causa atrofia que típicamente afecta los lóbulos frontal y temporal, como se ilustra en la figura. Se trata de una tauopatía y, por lo tanto, la patología típicamente muestra estructuras intracitoplasmáticas redondeadas con inmunorreactividad a las inmunotinciones tau. La enfermedad de Alzheimer ciertamente puede manifestarse con cambios de comportamiento; lo anterior por lo general ocurre durante las últimas etapas de la enfermedad, y la atrofia frontal temprana no es característica de esto. La enfermedad por cuerpos de Lewy y la degeneración corticobasal pueden manifestarse con psicosis, pero no con cambios drásticos de comportamiento sin otras características parkinsonianas. No hay afectación del lenguaje en este paciente que sugiera una afasia progresiva primaria.

4. **La respuesta correcta es: E. Todo lo anterior.** Todas las causas anteriores ponen a la paciente en riesgo de sufrir crisis convulsivas. Generalmente, la abstinencia y las intoxicaciones por medicamentos y alcohol pueden poner a los pacientes en riesgo de sufrir convulsiones. Las anomalías de laboratorio, en particular las concentraciones bajas de glucosa y sodio, son factores de riesgo de crisis convulsivas. El bupropión es uno de los muchos medicamentos conocidos por reducir el umbral de las convulsiones.

5. **La respuesta correcta es: D. Asegurar una oxigenación adecuada.** El primer paso para controlar la actividad convulsiva es asegurarse de que se aborden los ABC del paciente (vías respiratorias, respiración y circulación). Se pueden considerar pruebas secundarias, incluida la TC de la cabeza y la punción lumbar, para comprender la etiología de las convulsiones, pero el primer paso es asegurarse de que el paciente esté protegiendo sus vías respiratorias. El lorazepam es el primer medicamento que se administra en el estado epiléptico, no la fenitoína. Por lo general, se administra naloxona para revertir la abstinencia de opiáceos.

6. **La respuesta correcta es: A. Un EEG de rutina normal descarta la posibilidad de un trastorno convulsivo subyacente.** Un EEG interictal (un EEG obtenido cuando un paciente no manifiesta síntomas de una posible convulsión) tiene aproximadamente un 50% de sensibilidad para un trastorno convulsivo subyacente. Por lo tanto, un EEG anormal puede descartar un trastorno convulsivo si se observan descargas epileptiformes, pero un EEG normal no puede descartar la posibilidad de un trastorno convulsivo. Si la sospecha de convulsiones sigue siendo alta después de un estudio no concluyente, se puede realizar una investigación adicional con monitorización EEG a largo plazo en un esfuerzo por capturar un episodios clínico durante la vigilancia y evaluar una correlación electrográfica. El resto de las opciones de respuesta son todas verdaderas para el diagnóstico de pacientes que presentan síncope frente a convulsiones.

7. **La respuesta correcta es: C. Antecedentes de depresión mayor.** En el 10-20% de los pacientes, el levetiracetam causa síntomas del estado de ánimo que van desde depresión hasta irritabilidad y, en casos graves, rabia y agitación. Dado el historial de la paciente de trastorno depresivo mayor con un intento de suicidio previo, se debe evitar este medicamento. La trombocitopenia y la enfermedad hepática son contraindicaciones relativas del ácido valproico. El bloqueo cardíaco de primer grado es una contraindicación para lacosamida. La hiponatremia es una contraindicación para la carbamazepina y la oxcarbazepina.

8. **La respuesta correcta es: E. Tiamina.** Ataxia, oftalmoparesia y estado mental alterado componen la tríada característica de la encefalopatía de Wernicke. Esta última es una afección aguda que pone en peligro la vida debido a la insuficiencia de tiamina. En los pacientes con trastorno por consumo de alcohol puede haber muchas insuficiencias de vitaminas; sin embargo, la de riboflavina suele causar estomatitis. La insuficiencia de piridoxina generalmente causa hallazgos en la piel, neuropatía y, a veces, somnolencia o confusión. La insuficiencia de cianocobalamina generalmente produce anemia o síntomas neurológicos, incluida la degeneración combinada subaguda de la médula espinal.

9. **La respuesta correcta es: A. *Delirium tremens.*** El historial de abuso de alcohol del paciente lo pone en riesgo de abstinencia de alcohol. El *delirium tremens* suele aparecer alrededor de 3 días después de la última bebida alcohólica del paciente. Por lo general, se manifiesta con alucinaciones, hipertensión, escalofríos, sudoración y taquicardia. No se espera que el trastorno esquizoafectivo, el trastorno de estrés postraumático y la depresión tengan estas anomalías en los signos vitales.

10. **La respuesta correcta es: A. Alprazolam.** El alprazolam es una benzodiazepina de acción corta y, debido a su corta vida media y al potencial de causar convulsiones de rebote, no debe usarse para el tratamiento de la abstinencia de alcohol. Es apropiado considerar el resto de las opciones de respuesta.

11. **La respuesta correcta es: D. Neuritis vestibular.** A la exploración, esta paciente presenta todas las características de tener mareos de causas periféricas (empuje positivo de la cabeza, sin inclinación y nistagmo que late unilateralmente). Dado que ha estado experimentando síntomas durante horas sin que se haya informado de una asociación con el movimiento de la cabeza, es poco probable que se trate de un vértigo posicional paroxístico benigno. Debido a que la audición es normal, esto no es laberintitis. Generalmente, el nistagmo central cambia de dirección y el paciente tampoco presenta otros síntomas de localización que sugieran un ACV de la circulación posterior.

12. **La respuesta correcta es: A. Vértigo postural paroxístico benigno.** El vértigo postural paroxístico benigno causa episodios breves (de segundos a minutos de duración) de mareo que a menudo se notan al cambiar la posición de la cabeza. Es poco probable que se trate de una neuritis vestibular dada la brevedad de los episodios. Tampoco es probable que sea una migraña, dado que no se ha informado de un dolor de cabeza asociado. No hay antecedentes de traumatismos y la naturaleza episódica hace que la conmoción cerebral sea menos probable. Aunque el vértigo puede ocurrir en caso de insuficiencia vertebrobasilar, generalmente hay otros síntomas y signos neurológicos en el examen.

13. **La respuesta correcta es: A. Audición disminuida.** La disminución de la audición que acompaña al mareo sugiere una causa otológica y es poco probable que se deba a una lesión central. El resto de las opciones de respuesta están relacionadas con una posible lesión en el tronco del encéfalo o el cerebelo, y cualquiera de ellas justificaría una RM cerebral para evaluar un ACV agudo en la circulación posterior.

14. **La respuesta correcta es: A. Prueba de coordinación dedo a nariz.** La prueba HINTS consiste en la prueba de impulso de la cabeza, nistagmo y prueba de sesgo. La prueba de impulso cefálico implica giros rápidos y pasivos de la cabeza mientras el paciente mantiene la fijación visual. La prueba de sesgo implica cubrir y descubrir alternativamente cada ojo para evaluar la desalineación vertical de los ojos. Si la prueba HINTS tiene ausencia de un movimiento sacádico correccional en la prueba del impulso cefálico, aparición de nistagmo que cambia de dirección o presencia de una desviación de inclinación vertical, se debe realizar una RM cerebral para valorar una etiología central. La prueba de coordinación dedo-nariz evalúa la función cerebelosa ipsilateral y puede ser anómala en un ACV de circulación posterior, pero no es un componente de la prueba HINTS.

15. **La respuesta correcta es: A. Arteria cerebral media (ACM) izquierda.** La ACM izquierda suministra el área del cerebro responsable del lenguaje en la mayoría de las personas. La ACM izquierda también irriga la banda motora izquierda, que es responsable de controlar el cuerpo del lado derecho, lo que explica por qué el paciente no puede mover el lado derecho. En los ACV, los ojos se desvían hacia el lado de la lesión, en comparación con las convulsiones, en donde los ojos se desvían al lado opuesto de donde se encuentra la lesión. El daño en la ACM derecha produciría predominantemente debilidad en la pierna izquierda más que en el brazo izquierdo, normalmente no tendría un impacto en el lenguaje y causaría una desviación de la mirada en la dirección opuesta. Un infarto de la ACM derecha se presentaría con debilidad del lado izquierdo, no del derecho, y también tendría evidencia de negligencia en las pruebas adicionales. Un infarto de la arteria cerebral posterior izquierda causaría predominantemente síntomas visuales, en particular, hemianopsia homónima derecha. Un ACV de la arteria cerebelosa posteroinferior derecha también se conoce como *síndrome medular lateral* y típicamente causa vértigo, hemiataxia ipsilateral (en este caso del lado derecho), disartria, ptosis y miosis (síndrome de Horner ipsilateral).

16. **La respuesta correcta es: D. Mujer de 68 años de edad con antecedentes de hipertensión y DM que acude al hospital con inicio súbito de debilidad en la cara y el brazo izquierdos que comenzó hace 4 h.** La paciente en la respuesta D se presenta dentro de las 4.5 h de la última hora conocida y no tiene ningún criterio de exclusión. Las opciones A y E son incorrectas porque los pacientes se presentan fuera de la ventana del activador del plasminógeno tisular de 4.5 h. La opción B es incorrecta porque la cirugía reciente del paciente es una contraindicación relativa. La opción C es incorrecta porque la hemorragia intracerebral reciente del paciente es una contraindicación.

17. **La respuesta correcta es: C. Determinar la extensión de un infarto agudo.** Si bien la TC es muy sensible para la hemorragia intracraneal aguda, los cambios radiográficos suelen estar ausentes hasta 6 h después de un ACV isquémico. Como tal, es una mala herramienta para determinar la carga del infarto dentro de las 6-24 h posteriores a un ACV isquémico. La RM es la modalidad de imagen preferida para determinar la extensión de un infarto agudo. La angiografía por TC es un componente importante de la evaluación del ACV agudo, ya que con ella se detecta la presencia o ausencia de una oclusión proximal de grandes vasos que indicaría una trombectomía endovascular y se identifica enfermedad ateroesclerótica en el arco aórtico y los vasos cervicales e intracraneales que podría contribuir a la etiología del ACV. Aunque los pacientes con enfermedad renal en etapa terminal o alergia al yodo no pueden recibir contraste de TC, pueden hacerse imágenes de vasos con protocolo de tiempo de vuelo de angiografía por RM, que no requiere contraste intravenoso con gadolinio, o ultrasonido dúplex carotídeo.

18. **La respuesta correcta es: E. Hipertensión.** Las hemorragias de las estructuras de la sustancia gris profunda, como los ganglios basales y la protuberancia, suelen ser el resultado de la hipertensión. Esto se debe a la rotura de pequeñas arterias lenticuloestriadas perforantes que surgen de las ACM. La mayoría de las arterias perforantes se originan en la ACM, pero no necesariamente en las arterias grandes del círculo de Willis. Es posible la hemorragia de una lesión neoplásica subyacente, pero es menos probable en un paciente sin antecedentes conocidos de malignidad. Las malformaciones arteriovenosas y la angiopatía amiloide cerebral suelen dar lugar a hemorragias lobulares más periféricas. La rotura de un aneurisma suele provocar una hemorragia subaracnoidea.

19. **La respuesta correcta es: C. Inmunoglobulina i.v.** Esta paciente tiene polineuropatía desmielinizante inflamatoria aguda o síndrome de Guillain-Barré. Los síntomas de debilidad simétrica de las extremidades proximales y distales, arreflexia y parestesias distales con pérdida sensorial se desarrollan en unos pocos días, con una gravedad máxima a las 2-4 semanas. Hasta dos tercios de los pacientes también pueden presentar dolor de espalda. La punción lumbar muestra disociación citoalbuminológica o concentración de proteína elevada sin pleocitosis del líquido cefalorraquídeo (LCR). Estos pacientes tienen un alto riesgo de compromiso respiratorio (la debilidad en flexión del cuello es un indicador de la afectación de los músculos respiratorios), por lo que requieren una vigilancia muy estrecha, incluidas pruebas de la mecánica respiratoria. La historia clínica, la exploración física y el LCR son suficientes para iniciar el tratamiento de la polineuropatía desmielinizante inflamatoria aguda con inmunoglobulina i.v. o plasmaféresis. Los estudios de conducción nerviosa/EMG pueden ser útiles, pero pueden ser normales en las primeras etapas del curso de la enfermedad y no son necesarios para el diagnóstico. La RM de la columna vertebral puede mostrar un realce de la raíz nerviosa, pero no es un signo sensible. No se ha demostrado que los esteroides tengan beneficios en la polineuropatía desmielinizante inflamatoria aguda y no se recomiendan. Aunque esta enfermedad a menudo va precedida de una infección, esta paciente no presenta signos de infección activa o meningitis o encefalitis que requieran antibióticos o antivirales.

20. **La respuesta correcta es: A. Antiinflamatorios no esteroideos (AINE).** Los fármacos de primera línea para tratar el dolor neuropático incluyen gabapentina, pregabalina, antidepresivos tricíclicos (nortriptilina o amitriptilina) e inhibidores de la recaptación de serotonina y noradrenalina (duloxetina y venlafaxina). Los fármacos de segunda línea incluyen tramadol y agentes tópicos, como lidocaína y capsaicina. Las opciones de tercera línea incluyen opiáceos y toxina botulínica A. No se recomiendan los AINE para el tratamiento del dolor neuropático.

21. **La respuesta correcta es: A. 3,4-diaminopiridina (3,4-DAP).** Los síntomas descritos en el caso reflejan el síndrome miasténico de Lambert-Eaton. Este trastorno de la unión neuromuscular presináptica es causado por autoanticuerpos contra los canales de calcio dependientes de voltaje, más comúnmente asociados con el cáncer de pulmón microcítico. El síndrome miasténico de Lambert-Eaton se caracteriza por debilidad de la extremidad proximal, que afecta preferentemente a los miembros inferiores, y fatiga. También se observa hiporreflexia o arreflexia. Las anomalías del sistema nervioso autónomo, en particular la xerostomía, pero también las anomalías pupilares, la disminución de la sudoración y el lagrimeo, y la impotencia son otras características importantes. La debilidad y la hiporreflexia tienden a mejorar temporalmente con contracciones musculares breves y repetidas. Las amplitudes motoras difusamente reducidas en los estudios de conducción nerviosa motora, a menudo < 50% de los límites inferiores de normalidad del laboratorio, suelen encontrarse al inicio del síndrome miasténico de Lambert-Eaton. Las pruebas electrofisiológicas de particular importancia son los estudios de estimulación nerviosa repetitiva, que, cuando se realizan a una frecuencia lenta (3 Hz), muestran una respuesta decreciente similar a la miastenia grave. Después de una estimulación nerviosa repetitiva rápida (30-50 Hz) o de contracciones intensas breves (10 s), se observa un marcado aumento de la amplitud compuesta del potencial de acción del músculo > 200%.

   El tratamiento sintomático más eficaz en el síndrome miasténico de Lambert-Eaton es la 3,4-DAP. Al bloquear los canales de potasio dependientes de voltaje en las motoneuronas presinápticas, la 3,4-DAP prolonga la despolarización de las terminales nerviosas y aumenta la liberación de acetilcolina. En teoría, la piridostigmina debería ser sinérgica con la 3,4-DAP, pero muchos pacientes con síndrome miasténico de Lambert-Eaton no se benefician de la piridostigmina, ya sea sola o en combinación con 3,4-DAP.

22. **La respuesta correcta es: B. Atrofia perifascicular e inflamación perivascular.** Los síntomas experimentados en este caso sugieren un patrón de debilidad muscular proximal. La dificultad para subir y bajar escaleras y la dificultad para levantarse de sillas bajas son síntomas característicos de la debilidad proximal de los miembros inferiores. En la exploración, se encontró debilidad proximal en los miembros superiores e inferiores, así como una leve debilidad en los flexores del cuello. En combinación con las pápulas eritematosas sobre las superficies extensoras (pápulas de Gottron) y la erupción cutánea en la parte superior de la espalda (signo del chal), el cuadro clínico sugiere dermatomiositis. Los hallazgos patológicos característicos de la dermatomiositis en la biopsia muscular son la atrofia perifascicular, en la que hay fibras atróficas en los bordes de los fascículos que, por lo demás, están compuestos por miofibras de tamaño relativamente normal e inflamación perivascular conformada principalmente de macrófagos, linfocitos B y células plasmáticas.

23. **La respuesta correcta es: A. Cefaleas en racimo o en brotes.** La historia clínica de este paciente es clásica de la cefalea en racimos. Los pacientes a menudo describen un dolor punzante e insoportable, terebrante o ardiente que es unilateral y periorbitario. Son frecuentes los síntomas autonómicos ipsilaterales, que incluyen lagrimeo, hiperemia conjuntival y rinorrea. Los pacientes a menudo informan una sensación de inquietud o pánico asociado con las cefaleas. Las cefaleas suelen aparecer a la misma hora del día, siendo la noche el momento de aparición más común. Las crisis pueden durar de 15 min a 3 h y los pacientes pueden tener hasta ocho crisis por día. Las crisis a menudo ocurren en grupos que duran de semanas a meses, y los pacientes pueden estar libres de cefaleas entre los brotes. Al igual que la cefalea en racimos, el dolor neuralgiforme unilateral de corta duración con hiperemia conjuntival y síndrome de lagrimeo se clasifica como cefalea autonómica del trigémino. La cualidad del dolor es similar, pero el dolor es mucho más breve y más frecuente, con crisis que duran de 5 s a 4 min y ocurren hasta 200 veces al día. Sus síntomas no son típicos de la neuralgia del trigémino (dolor punzante en la cara) o la cefalea tensional (dolor por presión bilateral, leve a moderado). La evaluación de las cefaleas de reciente aparición siempre debe incluir una revisión de los síntomas y signos de alerta que podrían indicar una cefalea secundaria. Estos incluyen aparición explosiva (o «el peor dolor de cabeza de la vida»), signos de aumento de la presión intracraneal (incluso peor al acostarse), síntomas de la visión (que incluyen dolor ocular, diplopía y visión borrosa), exploración neurológica anómala, edad > 50 años y estado de inmunosupresión.

24. **La respuesta correcta es: A. Indometacina.** La presentación de esta paciente es compatible con hemicránea continua, un síndrome de cefalea crónica con crisis intensas con características autonómicas superpuestas en una cefalea continua de al menos 3 meses de duración. Los estudios de imagen cerebrales suelen estar indicados para descartar una lesión estructural y también se deben considerar los estudios de imagen venosos específicos para excluir la trombosis del seno venoso en los pacientes con factores de riesgo de hipercoagulabilidad. La hemicránea continua debe resolverse por completo con indometacina; esta respuesta al tratamiento es parte de los criterios de diagnóstico. Generalmente, se realiza un ensayo con indometacina durante varios días con incrementos progresivos de las dosis. Después de una prueba exitosa, la cefalea se resuelve y se suspende la indometacina. Si la cefalea no se resuelve por completo, se debe considerar un diagnóstico alternativo. Los antidepresivos tricíclicos y el topiramato son tratamientos para muchos tipos de cefaleas, pero no para la hemicránea continua. El verapamilo es particularmente eficaz en la cefalea en racimos. Los triptanos se utilizan como medicamentos abortivos para las migrañas.

25. **La respuesta correcta es: D. *NOTCH3*.** La presentación de esta paciente es muy indicativa de arteriopatía cerebral autosómica dominante con infartos subcorticales y leucoencefalopatía (CADASIL). Esto se basa en su historial de infartos subcorticales sin los factores de riesgo típicos asociados con la enfermedad vascular (p. ej., hipertensión, DM, dislipidemia), antecedentes de migraña con aura e historial familiar de migrañas, ACV y deterioro cognitivo temprano. Las imágenes en caso de CADASIL muestran hiperintensidades difusas de la sustancia blanca en

las tomografías ponderadas en T2, que a menudo incluyen la región temporal anterior y la cápsula externa (también conocida como el *signo de O'Sullivan*). La CADASIL es un trastorno autosómico dominante causado por una mutación del gen *NOTCH3*. Es la causa más frecuente de ACV hereditario y demencia vascular en adultos. El gen *NOTCH3* codifica un receptor transmembranario que contiene 34 repeticiones del factor de crecimiento epidérmico, una proteína transmembranaria grande necesaria para la diferenciación y el desarrollo del músculo liso vascular.

26. **La respuesta correcta es: E. Solicitar un análisis de trombofilia y comenzar la anticoagulación terapéutica con heparina.** La paciente tiene varios signos de alerta en su historia clínica que sugieren una causa secundaria de cefaleas, como empeoramiento en la frecuencia y persistencia, empeoramiento con la posición reclinada y despertar del sueño. En la exploración se observa edema de papila bilateral, lo que indica que su presión intracraneal podría estar aumentada. El estudio de imagen craneal representado en la figura es un venograma por RM que muestra la falta de visualización del sistema venoso transverso, sigmoide y yugular derecho, compatible con trombosis del seno venoso. El tratamiento correcto en este caso sería enviar un estudio de trombofilia e iniciar a la paciente con anticoagulación terapéutica lo antes posible.

27. **La respuesta correcta es: B. Raíz nerviosa de L5.** Los síntomas de este paciente son compatibles con una radiculopatía L5 que causa pie caído, probablemente debido a una hernia del disco L4-L5. La radiculopatía puede presentarse con dolor punzante en la extremidad afectada, pérdida sensitiva y debilidad motora. La raíz del nervio L5 inerva el tibial anterior, que permite la flexión dorsal del pie; la debilidad de este músculo hace que el pie caiga. La pérdida sensitiva ocurre en la parte lateral de la pantorrilla y el dedo gordo del pie, con parestesias que se disparan desde la parte baja de la espalda hasta la parte lateral del muslo en la misma distribución. Los reflejos suelen ser normales, ya que el reflejo rotuliano está mediado por L4 y el reflejo aquíleo está mediado por S1. La radiculopatía L4 se presenta con debilidad del cuádriceps (extensión de la rodilla) y entumecimiento en la parte anterior de la pierna y la parte interna del pie. La radiculopatía S1 se presenta con debilidad del gastrocnemio (flexión plantar del tobillo) y pérdida sensorial en la parte lateral del pie y la planta del pie. Es más probable que una lesión de la médula espinal torácica se presente con un nivel sensorial y signos de motoneurona superior y no causaría dolor radicular. La neuropatía peronea es otra causa habitual de pie caído, con mayor frecuencia debido a la compresión en la cabeza del peroné, pero se puede distinguir de la radiculopatía L5 por la preservación de la inversión del pie, que se encuentra en el miotoma L5 pero es inervada por el nervio tibial.

28. **La respuesta correcta es: B. Calambres en la pantorrilla.** Tanto la estenosis espinal lumbar como la enfermedad vascular periférica con isquemia de las extremidades pueden causar dolor en los miembros inferiores con ciertas actividades. En la estenosis espinal lumbar (claudicación neurogénica), los pacientes suelen informar dolor radicular que empeora al caminar, pararse o en decúbito prono y mejora al inclinarse hacia adelante o sentarse. Sentarse hacia adelante puede ayudar a aliviar la compresión mecánica de las raíces nerviosas. También puede haber debilidad focal asociada, cambios sensoriales y disminución de reflejos. En la enfermedad de las arterias periféricas (claudicación vascular), el dolor es un calambre que predomina en las pantorrillas y puede irradiarse hacia las piernas. Es peor con la actividad y mejor con el descanso, pero no hay cambio entre estar sentado y estar de pie. En la exploración puede haber extremidades pálidas y frías con pulsos disminuidos, pero no se esperan hallazgos neurológicos.

29. **La respuesta correcta es: A. Administrar dexametasona 10 mg i.v., con evaluación urgente para descompresión de la columna torácica.** Esta paciente presenta síntomas de debilidad y entumecimiento de los miembros inferiores bilaterales que progresan rápidamente. En la exploración hay evidencia de una mielopatía torácica basada en su patrón de debilidad (que involucra los miembros inferiores pero sin afectar las superiores), hiperreflexia, dedos hacia arriba y nivel sensorial T4 al pinchazo. En los estudios de imagen se observa una lesión de masa epidural que comprime la médula espinal al nivel de la vértebra T5, lo que es motivo de preocupación por una posible enfermedad metastásica. El siguiente paso en el tratamiento implicaría la administración de esteroides y la evaluación para la descompresión urgente de la médula espinal.

AC	Arteriopatía coronaria	**FE**	Fracción de eyección
ACO	Anticonceptivo oral	**FR**	Frecuencia respiratoria
ACV	Accidente cerebrovascular	**FSH**	Hormona foliculoestimulante
AINE	Antiinflamatorio no esteroideo		(folitropina)
ALT	Alanina-aminotransferasa	**GA**	Gasometría arterial
AM	Antecedentes médicos	**GI**	Gastrointestinal
Angio-RM	Angiografía por RM	**GV**	Gasometría venosa
Angio-TC	Angiografía por TC	**Hb**	Hemoglobina
AO	Análisis de orina	**HBPM**	Heparina de bajo peso molecular
ARA	Antagonista del receptor de	**HC**	Hemograma completo
	angiotensina	**HDL**	Lipoproteínas de alta densidad
AST	Aspartato-aminotransferasa	**IC**	Insuficiencia cardíaca
AVM	Accidente de vehículo motorizado	**Ig i.v.**	Inmunoglobulina intravenosa
BAAR	Bacilos ácido-alcohol resistentes	**IM**	Infarto de miocardio
BCG	Bacilo de Calmette-Guérin	**IMC**	Índice de masa corporal
BRI	Bloqueo de rama izquierda	**INR**	Índice normalizado internacional
BUN	Nitrógeno ureico en sangre	**IU**	Infección urinaria
CK	Creatina-cinasa	**IVRS**	Infección de vías respiratorias
CRC	Cirugía de revascularización		superiores
	coronaria	**LCR**	Líquido cefalorraquídeo
CSD	Cuadrante superior derecho	**LDH**	Lactato-deshidrogenasa
CVF	Capacidad vital forzada	**LDL**	Lipoproteínas de baja densidad
dDAVP	Desmopresina	**Leuc**	Leucocito
DM	Diabetes mellitus	**MAP**	Médico de atención primaria
DM1	Diabetes mellitus tipo 1	**MELD**	Modelo para la hepatopatía
DM2	Diabetes mellitus tipo 2		terminal
DVY	Distensión venosa yugular	**MTb**	*Mycobacterium tuberculosis*
ECA	Enzima convertidora de	**NPH**	Protamina neutra Hagedorn
	angiotensina	**NPO**	Ayuno
ECG	Electrocardiograma	**OMS**	Organización Mundial de la Salud
EEG	Electroencefalograma	**ONG**	Oídos, nariz y garganta
EIA	Enzimoinmunoanálisis	**PA**	Presión arterial
EII	Enfermedad intestinal inflamatoria	**PAM**	Presión arterial media
ELISA	Análisis de inmunoadsorción	**PCR**	Reacción en cadena de la
	enzimática		polimerasa
EMG	Electromiografía	**PET**	Tomografía por emisión de
EPOC	Enfermedad pulmonar obstructiva		positrones
	crónica	**PFH**	Pruebas de función hepática
EPS	Electroforesis de las proteínas	**PFR**	Prueba de función respiratoria
	séricas	**PL**	Punción lumbar
ERGE	Enfermedad por reflujo	**PMN**	Leucocito polimorfonuclear
	gastroesofágico	**PSA**	Antígeno prostático específico
Eri	Eritrocito	**PVY**	Presión venosa yugular
FA	Fibrilación auricular	**RCP**	Reanimación cardiopulmonar
FC	Frecuencia cardíaca	**RdS**	Revisión de sistemas

RM	Resonancia magnética	**TSH**	Hormona estimulante de tiroides (tirotropina)
RxT	Radiografía de tórax		
s.c.	Subcutáneo	**UCI**	Unidad de cuidados intensivos
SARM	*Staphylococcus aureus* resistente a meticilina	**USPSTF**	U.S. Preventive Services Task Force
SASM	*Staphylococcus aureus* sensible a meticilina	**v.o.**	Vía oral
		VCI	Vena cava inferior
SNC	Sistema nervioso central	**VCM**	Volumen corpuscular medio
SPS	Sulfonato de poliestireno sódico	**VHA**	Virus de la hepatitis A
STS	Society of Thoracic Surgery	**VHB**	Virus de la hepatitis B
SU	Servicio de urgencias	**VHC**	Virus de la hepatitis C
TB	Tuberculosis	**VHE**	Virus de la hepatitis E
TC	Tomografía computarizada	**VIH**	Virus de la inmunodeficiencia humana
TCPH	Trasplante de células progenitoras hematopoyéticas	**VRM**	Venografía por RM
TFG	Tasa de filtración glomerular	**VSG**	Velocidad de sedimentación globular
TP	Tiempo de protrombina		